面向 21 世纪课程教材

科学出版社"十四五"普通高等教育本科规划教材

供基础、预防、临床、药学、检验、口腔、影像、麻醉、护理、法医等专业使用

基础中医学

第 2 版

主　审　黄光英　陆付耳

主　编　涂胜豪　贺松其

副主编　吴国琳　曾楚华　谢毅强　张莹雯　夏　庆

编　委　陈　琛（华中科技大学同济医学院附属同济医院）

　　　　董　慧（华中科技大学同济医学院附属同济医院）

　　　　贺松其（南方医科大学中医药学院）

　　　　姜淑君（华中科技大学同济医学院附属同济医院）

　　　　李　宁（四川大学华西医院）

　　　　李永乐（内蒙古医科大学中医学院）

　　　　刘艳娟（华中科技大学同济医学院附属同济医院）

　　　　龙清华（湖北民族大学医学部）

　　　　彭金香（湖北恩施学院医学部）

　　　　隋　华（大连医科大学中西医结合学院）

　　　　涂胜豪（华中科技大学同济医学院附属同济医院）

　　　　王　勇（陆军军医大学第一附属医院）

　　　　吴广阳（湖北恩施学院医学部）

　　　　吴国琳（浙江大学医学院附属第一医院）

　　　　夏　庆（四川大学华西医院）

　　　　谢毅强（海南医学院中医学院）

　　　　熊新贵（中南大学湘雅医院）

　　　　杨　琦（大连医科大学附属第二医院）

　　　　曾楚华（湖北民族大学医学部）

　　　　张国华（南方医科大学中医药学院）

　　　　张明敏（华中科技大学同济医学院附属同济医院）

　　　　张莹雯（武汉大学中南医院）

　　　　赵　庆（西南医科大学中西医结合学院）

科 学 出 版 社

北 京

内 容 简 介

　　本教材既涵盖中医学基础知识、基础理论和基本技能的主要知识点，又力求进行系统性的融合，以中医最突出的特色辨证论治为主线，以中医病证为中心，将理法方药进行系统整合，真实再现临床环境下中医诊治疾病的思维过程，将基本知识点的学习和中医辨证论治、整体观思维训练有机结合，让学生不仅能认识中医、理解中医，更为重要的是加强学生对中医思维和方法论的认识，教会他们如何运用中医基本知识，解决临床和生活中的实际问题。同时采用丰富的图表代替繁杂的文字叙述，使学生更容易地理解传统医学的奥妙。全书分为基础理论、辨证论治和证治药方三部分，基础理论介绍中医学发展简史和特点、中医学的哲学思想、藏象学说、病因与病机等；辨证论治包括四诊、辨证论治概述、防治原则与方法、中药概述、方剂概述、针灸和推拿等；证治药方讨论表证、热证、寒证、湿证、痰证等十余种常见证型的中医辨治。

　　本教材可供高等医药院校基础、预防、临床、药学、检验、口腔、影像、麻醉、护理、法医等专业学生使用。

图书在版编目 (CIP) 数据

　　基础中医学/涂胜豪，贺松其主编 . —2 版 . —北京：科学出版社，2023.12
　　面向 21 世纪课程教材　科学出版社"十四五"普通高等教育本科规划教材
　　ISBN 978-7-03-075075-4

　　Ⅰ.①基…　Ⅱ.①涂…②贺…　Ⅲ.①中医医学基础－高等学校－教材　Ⅳ.① R22

　　中国国家版本馆 CIP 数据核字（2023）第 040621 号

责任编辑：钟　慧/责任校对：宁辉彩
责任印制：赵　博/封面设计：陈　敬

斜 学 出 版 社 出版

北京东黄城根北街 16 号
邮政编码：100717
http://www.sciencep.com
保定市中画美凯印刷有限公司印刷
科学出版社发行　各地新华书店经销
*

2003 年 9 月第　一　版　开本：787×1092　1/16
2023 年 12 月第　二　版　印张：18 1/2
2024 年 9 月第二十五次印刷　字数：547 000

定价：75.00 元
（如有印装质量问题，我社负责调换）

前　言

　　为了让学生在有限的课时内系统学习并掌握中医学的基础理论、基础方法和基本技能，2003年科学出版社出版了面向21世纪课程教材《基础中医学》。该教材重点突出、体例新颖、实用性强。在20年的使用过程中，受到很多读者的好评。

　　为了深入贯彻落实党的二十大报告中关于教育、科技、人才是全面建设社会主义现代化国家的基础性、战略性支撑思想，促进中医药传承创新发展，我们决定对《基础中医学》进行修订，在体现教材延续性的同时，以培养高质量、高素质、高水平的合格医学人才为宗旨，加入中医药新进展及思政内容，充分激发学生对传统医学的兴趣。

　　本教材既涵盖中医学基础知识、基础理论和基本技能的主要知识点，又力求进行系统性的融合，以中医最突出的特色辨证论治为主线，以中医病证为中心，将理法方药进行系统整合，真实再现临床环境下中医诊治疾病的思维过程，将基本知识点的学习和中医辨证论治、整体观思维训练有机结合，让学生不仅能认识中医、理解中医，更为重要的是加强学生对中医思维和方法论的认识，教会他们如何运用中医基本知识，解决临床和生活中的实际问题。同时采用丰富的图表代替繁杂的文字叙述，使学生更容易地理解传统医学的奥妙。

　　本教材分为基础理论、辨证论治和证治药方三部分，基础理论介绍中医学发展简史和特点、中医学的哲学思想、藏象学说、病因与病机等；辨证论治包括四诊、辨证论治概述、防治原则与方法、中药概述、方剂概述、针灸和推拿等；证治药方讨论表证、热证、寒证、湿证、痰证等十余种常见证型的中医辨治。

　　本教材在第一版的基础下，做了以下修订：①气作为构成世界的物质本原，在中医学中有着举足轻重的地位，本教材将阴阳学说和五行学说合并加入元气学说，共同构成第二章中医学的哲学思想。②将章节名"脏腑学说"改为"藏象学说"，更精准的涵盖了脏腑与气、血、津液的内容。③鉴于疾病的发生和体质有着千丝万缕的联系，增加了体质相关的内容。④鉴于病邪辨证和虚损辨证的内容在脏腑辨证中有所体现，为减少不必要的重复，去掉了病邪辨证和虚损辨证两个部分。⑤将治疗原则和治疗方法合并加入了预防疾病的内容，共同构成第十二章防治原则与方法。⑥鉴于中药的产地和采集对中药药效有着极大的影响，第十三章中药概述章节中加入了中药的产地、采集。⑦鉴于推拿作为中医外治的重要手段，加入了推拿基础知识的内容。⑧每一章均加入了内容提要、学习目标和思考题，有助于学生预习和复习。

　　本教材由主编涂胜豪教授与贺松其教授协调分工，联合多位专家共同编写。教材在全体编委集体讨论、集思广益、共同努力下完成。对于本教材的不足之处，敬请各院校师生及时提出宝贵的意见或建议，以便我们重印或再版时予以修改，使教材质量不断提高。

　　教材编写是一项艰巨的系统工程，本教材是在第一版的基础上进行修订，特别感谢第一版全体编委为该教材再版打下的坚实基础。同时感谢各位编委，正是他们深耕于中医学教学事业，才有了本教材的问世。

涂胜豪　贺松其

2023 年 10 月

目　　录

第一篇　基础理论

第二篇　辨证论治

第三篇 证 治 药 方

第一篇 基础理论

第一章 中医学发展简史和特点

【内容提要】 中华民族是世界上创造璀璨文明的民族之一，同时也创造了灿烂的中医药文化。中医学经历了漫长的发展过程，由单纯医药经验的积累，经过理论总结形成体系，进一步不断丰富和完善，不同历史阶段有不同的发展内容和特点，蕴含着极为丰富的医学与历史文化内涵。中医学在发展过程中，受到中国古代哲学思想的深刻影响，形成了整体观念和辨证论治两大基本特点，与西医学相比，在认知方法、理论基础、诊疗体系的基本属性和特征方面均有很大的差异。

【学习目标】

1. 掌握中医学发展概况，熟悉历代中医学的经典著作以及在各个时期取得的辉煌成就。
2. 掌握整体观念和辨证论治的基本概念及主要内容。
3. 了解中医学与西医学的差异以及各自的优势与互补。

中医学是中华民族在长期的医疗、生产、生活实践中，逐步形成并发展成为具有独特理论基础和丰富临床经验的医学体系，同时也是富有中华传统文化特色的医学，属生命科学范畴。它有数千年的历史，源远流长，博大精深。中医学作为中华民族灿烂文化的重要组成部分，为中华民族的繁衍昌盛和人类的文明进步作出了巨大贡献。在科学技术突飞猛进的今天，中医学仍以其完整的理论体系和宝贵的临床经验，独步于世界医学之林。它的存在和发展，必将为整个人类的卫生保健事业作出更大的贡献。

第一节 中医学的形成与发展

一、中医学理论体系的形成与发展

原始社会时期，我们的祖先在与自然界和猛兽的长期斗争中，为求生存，自发地形成了疗伤治病的感性认识，并逐步积累了原始的医药卫生知识。早在原始社会，人们对动物和人体内部器官就有了最早的观察和了解，随着人类社会的发展及治疗疾病的需要，逐步变成了一种自觉的认识活动。人们经过无数次尝试和长期的经验积累，逐渐认识了一些植物药、动物药。后来，随着金属冶炼时代的到来，矿物药也相继出现。约在新石器时代，人们首先掌握了石头打制、挖制和磨制的技术，能够制作出种类较多的石器，继而开始了适合医用的砭石，久而久之发展成为针刺术。后来经过不断探索，采用树枝或干草作燃料，进行局部固定的温热刺激，治愈了许多病痛，从而形成了灸法。但是，春秋以前，古人没有留下完整的医学著作，属于医学理论的萌芽时期。夏朝时开始酿酒，此后人们逐渐认识到酒的医疗作用，有"酒为百药之长"之论。商朝时发明了汤液，药物服用方式由生药转向熟药，药物使用由单味转向复味药，不仅服用方便，增加药效，而且又减弱其毒副作用，促进了复方制剂的发展。

先秦时期，科学文化日趋繁荣，不论社会科学、自然科学，还是生命科学都取得了长足的进步，在哲学、文学和史学等方面产生了不少名著，这些为中医学理论体系的形成奠定了基础。古人在阴阳五行哲学思想的指导下，以天人合一的系统整体观，运用朴素辩证的科学思维方式，对以往的医药学实践经验进行系统总结、概括，形成了中医学的基本理论框架，从而初步建立了中医学的科学理论体系。《黄帝内经》《难经》《伤寒杂病论》《神农本草经》等中医经典著作的问世，标志着中医学理论体系的形成。

《黄帝内经》全面总结了秦汉以前的医学成就，将长期实践积累的医学知识系统化、理论化，从而确立了中医学的理论基础。该书分为《素问》和《灵枢》两部分，它系统地阐述了阴阳、五行、藏象、经络、病因、病机、病证、诊法、辨证、治则、针灸、汤液治疗、预防和养生等内容，为后世中医临床医学的发展奠定了理论基础，对中医学的发展产生了深远的影响。《难经》原名《黄帝八十一难经》，以问答解疑的形式编撰而成，约成书于春秋战国时期，相传为秦越人所作，所述内容以医学基础理论为主，涉及生理、病理、诊断、病证、治疗等各个方面，补充了《黄帝内经》的不足。《伤寒杂病论》是东汉末年著名医家张仲景所著，该书在后人整理过程中被分为《伤寒论》和《金匮要略》两部分。《伤寒论》以外感病为主，确立了六经辨证论治的纲领，是中医学第一部阐明辨证论治的专书，为中医学临床辨证论治奠定了坚实的基础。《金匮要略》以内伤杂病为主，根据脏腑的病机理论进行证候分类，记载了40多种杂病，并发展了病因学说，对后世病因学理论中的三因学说产生了深刻的影响。《神农本草经》是我国现存最早的一部中药著作，成书于西汉以前，该书共收载药物365种，根据养生、治病和有毒、无毒，分为上、中、下三品，并将药物分为寒、凉、温、热四性和酸、苦、甘、辛、咸五味。该书对后世药物学的发展有着重要的影响，是一部难得的药物学专著。

继中医学理论体系初步形成之后，从魏晋直到明清时期，历代医家分别从不同的角度进一步充实和发展了中医学理论，使中医学理论体系得到了全面发展。晋·皇甫谧编撰的《针灸甲乙经》在经络、腧穴和针灸治疗的方法和理论等方面较之《灵枢》更加充实和系统。隋·巢元方等编著的《诸病源候论》，是中医学第一部病因病理和证候学专书。宋·陈无择所著《三因极一病证方论》，较详细地阐述了"三因致病说"，把复杂的病因概括分为内因、外因、不内外因三类，使病因学说由博返约，更加系统化、理论化。

在宋代革新思潮的影响下，金元时期医学界产生了"古方今病不相能"的观点，出现了许多各具特色的医学流派，其中代表性人物是刘完素、张从正、李杲和朱震亨，后世称为"金元四大家"，开创了中医学学术发展的新局面。刘完素，是金元学派中较早、影响较大的一人。时因北方热性病流行，提出"火热论"的病因学说，认为"六气皆从火化""五志过极皆为热甚"，主张"降心火，滋肾水"的治疗原则，善用寒凉药物清泻火热，后世称为"寒凉派"。其代表著作有《素问玄机原病式》《宣明论方》。张从正，他认为百病皆因邪而生，"邪去则正安"，治病主张以攻邪为要，善用汗、吐、下三法攻邪祛病，反对滥用补药，后世称之为"攻下派"。其代表著作为《儒门事亲》。李杲，认为脾胃虚弱或脾胃功能异常是内伤疾病的主要矛盾，倡"内伤脾胃，百病由生"的观点，治病主张调补脾胃，善用补益脾胃、升举中气之法，因而后世称之为"补土派"，其代表著作有《脾胃论》《内外伤辨惑论》。朱震亨，其主要学术思想是"阳常有余，阴常不足"，认为人体内的"相火易于妄动"，耗损人身精血，因此治疗主张滋阴降火、保养阴精，善用大补阴丸等滋阴降火之剂，故后世称为"滋阴派"，其代表著作有《格致余论》《局方发挥》。金元四大家的争鸣创新，活跃了当时的学术氛围，极大地推动了祖国医学理论的发展，对国内外的医学界都有很大的影响。

明清时期，赵献可、张介宾等提出的命门学说，进一步丰富了藏象学说的内容。温病学说的形成是这一时期中医学理论发展的重要突破。温病是多种热性病的总称，主要是指传染性疾病。明清时期，传染病不断流行，使医家在对温病的认识方面积累了丰富的知识。明末名医吴又可通过细致的观察和反复实践，写成了传染病学的专著《瘟疫论》，指出"温疫"的病原"非风，非寒，非暑，非湿，乃天地间别有一种异气所感"，此乃病因学上的一大创见，对温病的病因、发病、传变过程和治疗原则，提出系统的、全新的主张，创立"戾气致病说"，为明清医家研究和发展温病学说开辟了新的门径。清代，随着实践的不断深入，人们对热性病的认识和治疗出现了大的飞跃，发展完善了温病辨证论治的体系。如叶桂在《温热论》中提出温病的发病途径是由口鼻而入、首先犯肺，并按卫气营血的规律而传变，在治疗上强调辛凉解表，从理论上和实践上为温病学的发展奠定了基础。吴鞠通进一步发展了叶桂的学说，著《温病条辨》，用三焦辨证分析，按风温、春温、温疫、湿温、温毒等不同类型，分别论述。并提出清络、清营、育阴等相应治疗方法，使温病学说更趋系统完整。薛雪的《湿热条辨》和王士雄的《温热经纬》从不同的角度，补充发展了温病学说。此期，经过叶、薛、吴、王等温病学家的不懈努力，使温病学说在理法方药等方面，形成了一套完整的理论体系，成为一门新的独立学科。

清代医家王清任重视解剖，著有《医林改错》，书中修正了古代医书在人体解剖方面的一些错误认识，并发展了瘀血致病的理论，对中医基础理论的发展作出了很大的贡献。

近代，随着西方科技和文化传入中国，中医学理论发展呈现出新的趋势，一是继续走收集和整理前人的学术成果之路，如曹炳章主编的《中国医学大成》是一部集古今中医学大成的巨著。二是出现中西汇通的思潮，如张锡纯所著的《医学衷中参西录》是中西医汇通的代表作。新中国成立后，国家大力支持中医药发展，提倡中西医结合，中医基础理论已成为一门独立的基础学科，在理论系统整理方面取得一定成果，在运用现代科学技术研究和探讨某些中医理论的物质基础方面，如关于阴虚的本质、肾本质、脾本质、经络实质、血瘀证本质、方剂的配伍和证候的规律研究等，均取得了一定的进展，特别是青蒿素的发现及广泛运用，拯救了全球数百万的疟疾患者，引起国内外医学界的极大兴趣和关注，2015 年 10 月，屠呦呦因在青蒿素发现过程中的贡献，获诺贝尔生理学或医学奖。

二、中医诊断学的发展

中医诊断学是根据中医学的理论体系，研究诊察病情、判断病种、辨别证候的基本理论方法及其相互关系为主要内容的中医基础类学科。

中医诊断疾病的理论与方法，肇源于《黄帝内经》。《黄帝内经》不仅在诊断方法上论述了望神、察色、闻声、问病、切脉等内容，并且将诊断方法贯穿了诊病与辨证相结合的诊断思路，从理论上对辨证学的形成和发展奠定了坚实的基础。《难经》是继《黄帝内经》之后又一部重要的中医医籍，该书在脉诊方面，提出了"独取寸口"的诊脉方法，至今仍在临床上运用。

作为诊断的原始资料，西汉名医淳于意创立"诊籍"。东汉医学家张仲景，将病、脉、症、治结合，建立了辨证论治的理论体系。晋·王叔和所著《脉经》，该书集汉以前脉学之大成，分述三部九候、寸口、二十四脉等脉法。隋·巢元方等编撰的《诸病源候论》，是我国第一部论述病源与证候诊断的专著，以内科疾病为多，内容丰富，诊断指标明确。元·滑寿的《诊家枢要》专载诊法。宋·刘昉著《幼幼新书》，论述了望指纹在儿科诊断中的重要意义。元·危亦林的《世医得效方》，论述了危重疾病的"十怪脉"。

明清时期，对于诊断中的脉诊与舌诊发展尤为突出，同时对于诊病的原理、辨证的方法更有进一步的阐发。明·李时珍所撰《濒湖脉学》，取诸家脉学之精华，详述二十七脉的脉体、主病和同类脉的鉴别。对于四诊的综合性研究，影响较大者，如清·吴谦等撰写的《医宗金鉴·四诊心法要诀》，以四言歌诀简要介绍四诊的理论与方法，便于习诵。清·林之翰的《四诊抉微》，所论内容全面，注意色脉并重、四诊互参。清·汪宏的《望诊遵经》为全面论述望诊的专著。明清时期丰富了温病的诊疗经验，突出了望舌验齿等在温病诊断中的作用，并创立了卫气营血辨证、三焦辨证。

三、中医方药学的发展

中医方药学包括中药学和方剂学。中药学是专门研究中药的基本理论和各种中药的品种来源、采制、性能、功效、临床应用等知识的一门学科。方剂学是研究和阐明方剂的制方原理、药物配伍及临床运用规律的一门学科。

人类对药物的认识，最初是与觅食活动紧密相连的。在原始时代，我们的祖先通过采食植物和狩猎，逐渐了解了一些植物和动物，这些植物和动物有的可以充饥果腹，有的可以减缓病痛，有的则会引起中毒，甚至造成死亡。古人经过无数次有意识的试验、观察，逐步形成了最初的药学知识。《山海经》是一部包含古代地理学、方物志等内容的著作，其中载有120余种药物，并记述了它们的医疗用途。《万物》是1977年安徽阜阳出土汉简的一部分，其编撰年代约在春秋战国时期。所载药物70余种，对各药所治疾病的记载较《山海经》更为进步，并有复方治疗的记载。有的学者认为，这是迄今为止发现最早的药物专编或本草古籍。方剂的历史相当悠久，由单方过渡到复方，是方剂学发展史上的一次飞跃。《五十二病方》是我国现存最古老的一部医方著作，书中能够辨认的197方中，由两味药以上组成者119方，所载方剂的剂型已有汤、丸、散、膏之分，外治又有熨、浴、熏、消毒等不同用法，并记录了随证加减、汤剂煎煮、服药时间、服药次数、服药禁忌以及药后将息等内容，反映了先秦时期复方应用已经较为广泛。

我国现有最早的药物学专著《神农本草经》中麻黄治喘、常山治疟、黄连治痢、大黄通便、当归调经、水银治皮肤病等记载，都是医学史上最早的药物功用记载。南朝刘宋时期炮炙药物的方法有很大发展，雷敩总结这方面经验，撰成《雷公炮炙论》一书，共三卷，载药三百种。唐代《新修本草》是世界上第一部由国家颁发的药典，比纽伦堡药典颁发早800多年。明代李时珍对药物进行了全面整理和考证，以科学态度认真总结了16世纪以前我国人民丰富的用药经验和药物学知识，完成了著名的《本草纲目》，全书收药1892种（新增374种），附图1100余幅，附方11 000余首。该书17世纪初即传播海外，先后有多种文字译本，丰富了世界科学宝库。清·赵学敏编著的《本草纲目拾遗》，全书载药921种，其中《本草纲目》未收载者有716种，主要是疗效确切的民间药物和外来药。本书还收录了大量今已散佚的方药书籍的部分内容，具有重要的文献价值。清·吴其濬编著的《植物名实图考》，刊行于1848年，收录植物1714种，新增者519种。该书记述了植物的文献出处、产地、生境、形态及性味功用等，对植物品种作了大量考证，对植物形态的描述比较详细，所附图绘极为精细，大大超过了历代本草，是清代水平很高的药用植物学巨著，对后世本草学、植物学的发展有很大影响。

在长期的医疗实践中，人们认识到由单味药组成复方用于临床，既能提高疗效，又能减少某些药物的副作用。随着药物知识的不断丰富，进一步促进了方剂学的发展。《黄帝内经》书中所载的13首方剂虽然仍较古朴，单方亦近其半，但书中所总结的有关辨证立法、组方结构、配伍方法、用药宜忌、方制大小等理论，为方剂学的形成与发展初步奠定了理论基础。其后，东汉末年张仲景所著的《伤寒杂病论》创造性地融理、法、方、药于一体，被后世尊为"方书之祖"，全书共载方314首，大多配伍严谨，疗效卓著，示以规矩，教以权变，对方剂学的发展产生了深远的影响。其后，历代方书收录的方剂不断增加，至明代的《普济方》，竟收方达61 739首。方剂学在中医理论指导下逐步成熟和发展起来了。

四、中医针灸学的发展

针灸学是以中医理论为指导，在继承和发扬古代针灸学术思想和宝贵实践经验基础上运用传统与现代科学技术来研究经络、腧穴、操作技能、治疗法则、作用机制及防治疾病规律的一门学科。

针灸学起源于我国远古时代以砭石为工具的医疗实践，这就是针刺的萌芽。1963年内蒙古自治区多伦旗头道洼在新石器时代遗址出土了一根磨削的石针，据鉴定为针刺的原始工具。随着人类智慧和社会生产工艺的不断发展，针具由石针、骨针逐步发展成青铜针、铁针、金针、银针，直至现代的不锈钢针。灸的发明，是在人类知道用火以后。当身体某些部位发生病痛时，受到火的烘烤而感到舒适或缓解，故认识到灸熨可以用于治疗，继而从各种树枝施灸发展到艾灸。此外，拔罐法亦起源于原始社会。初时是利用兽角做成的饮具，借燃火的热力，排出其中空气，使其吸附在皮肤表面来治病，故古代称之为"角法"。

针灸学的发展经历了一个漫长的历史过程。春秋、战国、秦、汉时期，针刺工具由砭石、骨针发展到金属针具，特别是九针的出现更扩大了针灸实践范围，促进了针灸学术飞跃发展，针灸理论也不断得以升华。在先秦时期针砭、火灸、热熨等均已广泛用于各种疾病的治疗，为临床实践的总结和提高以及医学理论的形成和发展起了重大的作用。1973 年长沙马王堆三号汉墓出土的医学帛书中，有两种古代关于经脉的著作，它论述了十一条经脉的循行分布、病候表现和灸法治疗，反映了针灸学核心理论经络学说的早期面貌。战国时代开始逐渐成书的《黄帝内经》，重点论述了经络、腧穴、针法、灸法等，特别是《灵枢》又称《针经》，较为完整地论述了经络腧穴理论、刺灸方法和临床治疗等，对针灸医学做了比较系统的总结，为后世针灸学术的发展奠定了基础。

两晋时期，著名的针灸学家皇甫谧撰写了《针灸甲乙经》一书，全面论述了脏腑经络学说，发展和确定了 349 个腧穴的位置、主治、操作，介绍了针灸方法、宜忌和常见病的治疗，是现存最早的一部针灸学专著。《针灸甲乙经》在针灸学的发展史上起到了承前启后的作用，对后世针灸学的发展影响很大。隋、唐时期，随着经济文化的繁荣，针灸学也有很大的发展，至唐代针灸已成为一门专科，针灸教育也占有重要地位。著名医家孙思邈在其著作《备急千金要方》中绘制了五色"明堂三人图"，还创用阿是穴和指寸法。这一时期灸法最为盛行。

宋金元时期，建立了更为完整的针灸教学机构，设针科、灸科。北宋时期著名针灸学家王惟一重新考订明堂经穴，于公元 1026 年撰成《铜人腧穴针灸图经》，并刻于石碑供人们参抄拓印。他还设计了 2 具铜人模型，外刻经络腧穴，内置脏腑，作为针灸教学的直观教具和考试针灸医生之用，促进了经络腧穴理论知识的统一和针灸学的发展。元·滑寿于公元 1341 年著《十四经发挥》，将十二经脉与任、督二脉合称为十四经脉，对后人研究经脉很有裨益。

明代是针灸学术发展的高潮，名医辈出，理论研究深化，不仅继承了金元时期各个流派的不同特点，而且推陈出新，其间尤以杨继洲的《针灸大成》影响最大。它汇集历代诸家学说和实践经验总结而成，是继《黄帝内经》《针灸甲乙经》后对针灸学的又一次总结。此外，尚有徐凤撰的《针灸大全》，评述了针灸手法。汪机的《针灸问对》，针对针灸学术领域的主要内容设有 80 多条问答，对学习者很有启发。清初至民国时期，针灸学由兴盛逐渐走向衰退。

针灸医学源于中国，几千年来不仅对我国人民的保健事业发挥了重大作用，而且早在公元 6 世纪我国针灸就传到了朝鲜、日本等国。至公元 16 世纪末、17 世纪初开始传入欧洲，此后国际上的针灸学术交流甚为频繁，学术团体也日渐增多。为了加速我国针灸学对外传播，受联合国世界卫生组织委托，我国北京、上海、南京设立了三大国际针灸培训中心，培养了大批国外针灸人才。至目前为止，已有 120 多个国家和地区开展了针灸医疗、科研和教育，联合国世界卫生组织还向世界各国推荐了针灸治疗的 43 种优势疾病。

今天，古老的中医药学更是焕发了青春。随着医学模式由单纯的生物医学向生物 - 心理 - 社会医学的转变，在疾病构成中以慢性退行性疾病和代谢紊乱性疾病为主的疾病谱的变化，中医药借其独特的理论和丰富的经验，使得人们普遍认识到它具有现代医学所不可替代的优势，中医药已经并且必将继续在人类的医疗保健事业方面发挥更大的作用。我国政府着力弘扬民族文化，振兴中医药事业，实现中医药现代化，采取了一系列推动中医药发展的政策。我国的中医药正以崭新的面貌走向世界、走向未来。

第二节　中医学的主要特点

中医学理论体系是在中国古代哲学思想的指导下，经过长期的临床实践逐步形成的。中医学对人体的生理功能、病理变化的认识以及在疾病的诊断和治疗等方面均有许多特点，其中最主要的特点是整体观念和辨证论治。

一、整体观念

整体观念，是中医学关于人体自身以及人与自然、社会环境之间联系性和统一性的认识。中医学认为人体是一个有机的整体，构成人体的各组成部分，在结构上不可分割，在功能上相互协调、相互为用，在病理上相互影响。同时也认识到人体与自然环境有着密切的关系，人类在能动地适应自然、改造自然的斗争中维持着正常的生命活动。这种内外环境的统一性、人体自身的整体性的思想，称之为"整体观念"。它是中国古代哲学思想在中医学中的体现，贯穿于中医学的生理、病理、诊法、辨证、养生、防治等各个方面。

（一）人是一个有机整体

中医学认为人是一个有机的整体，这种整体性体现在以下几方面。

1. 生理功能的整体性　主要表现在两个方面，即五脏一体观与形神一体观。

（1）五脏一体观：人体由五脏（心、肝、脾、肺、肾）、六腑（胆、胃、小肠、大肠、膀胱、三焦）、形体（筋、脉、肉、皮、骨）、官窍（目、舌、口、鼻、耳、前阴、后阴）等构成。人体以五脏为中心，配合六腑、形体、官窍，通过经络系统的联络作用，构成了心、肝、脾、肺、肾五个生理系统。五个生理系统之间，相互促进，相互制约，共同维持生命活动的正常进行，这种以五脏为中心的整体观，称为"五脏一体观"。

精、气、血、津液是构成人体和维持人体生命活动的基本物质，也是脏腑生理功能活动的物质基础。同时，脏腑的功能活动又促进和维持精、气、血、津液的生成、运行、输布等。

（2）形神一体观：形，指人的形体结构和物质基础；神，指生命活动的外在表现，包括意识、思维等精神活动。形神一体观是指形体与精神的结合与统一。正常的生命活动，形与神相互依附，不可分离。形是神的藏舍之处，神是形的生命体现。

2. 病理变化的整体性　中医学在分析疾病的发生、发展、变化规律时，常从整体出发，去分析局部的病理变化。

人是一个有机联系的整体，因而内脏有病，可反映于相应的形体官窍。在分析形体官窍的病变时，认为局部病变大都是整体生理功能失调在局部的反映。如目的病变，既可能是肝的生理功能失调的反映，也可能是五脏的功能失常的表现。因此探讨目病的病理机制，不能单纯从目的局部去分析，而应从五脏的整体联系去认识。

脏之间在生理上协调统一、密切配合，在病理上也相互影响。如肝的疏泄功能失常时不仅肝脏本身出现病变，而且常影响到脾的运化功能失常而出现脘腹胀满、不思饮食等。因此，在分析某一脏病的病机时，既要考虑到本脏病变对本脏的影响，同时也要注意到本脏病变对他脏的影响。

人是形神统一的整体，因而形与神在病理上也是相互影响的。形体的病变，如脏腑、经络、官窍以及生命物质精、气、血、津液的病变，皆可引起神的失常；而精神情志活动的失常，也能导致脏腑、经络、官窍以及生命物质精、气、血、津液的病变。

3. 诊断防治的整体性　人的局部与整体是辩证统一的，各脏腑、经络、形体、官窍等的生理与病理必然相互联系、相互影响。中医学在诊察疾病时，可通过观察分析形体、官窍、色脉等外在的病理表现，推测内在脏腑的病理变化，从而作出正确诊断。

中医学在养生防病方面，主张形神共养。在治疗疾病时，强调在整体层次上对全身各局部进行调节，使之恢复常态。局部病变常是整体病理变化的反映，故治疗应从整体出发。在探求局部病变与整体病变内在联系的基础上，确立相应的治疗原则和方法，同时强调形神共治。

（二）人与自然环境密切相关

人是自然进化的产物，人生活在自然环境之中，必须不断地进行调节以适应自然环境的各种变化，时刻保持着与自然环境的统一。如四季的气候特点是春温夏热、秋凉冬寒，人体的阳气也随之有盛衰的变化。由春至夏，阳气渐盛，腠理开泄，津液外出而汗多；由秋至冬，阳气渐衰，腠理致密，汗孔关闭而少汗，津液下行而多尿。一日之中，气温的变化也有类似的规律，如早晨至日中，气温渐渐升高，日入至夜半，气温渐渐降低。人体的气血亦随之而变化，白天阳气处于积极活动状态，夜间阳气活动相对静止，人体各部的功能活动便有张有弛地进行着。

不同地区的地理环境及气候的差异，对机体也有一定的影响。如南方地势低平，气候温暖而潮湿，人体腠理较疏松；西北地处高原，气候寒冷而干燥，机体腠理较致密。在一种环境中长期生活的人，一旦易地而处，常出现"水土不服"，须经过一段时间后，人才会逐渐适应。

人对自然环境的变化有主动适应的能力，所以一般正常的气候变化，是不会危害人体的。但是，如果气候变化过于剧烈，超过了人体的调节能力，或机体自身调节机能障碍，不能适应自然环境的变化时，疾病就会发生。因此，在不同的季节有不同的常见病、多发病，如春多风温，夏多热病，秋多燥病，冬多寒病等。老年人及小儿、体弱者，由于适应能力差，每当气候变化剧烈或季节交换之际，常容易生病。此外，在某些地区常发生一些地方性疾病，主要也与当地的地理环境有关。

（三）人与社会环境相统一

人生活在社会中，社会环境对人的心理和精神的影响也一直被中医学所重视。良好的社会环境，有利于身心健康；不良的社会环境，也会成为致病因素，如家庭成员之间关系融洽则有利于身心健康；相反，若家庭中矛盾重重，则容易产生抑郁症、精神分裂症等心理、精神方面的疾病。再如社会地位的变迁、激烈的社会竞争也易使人不堪重负而患上多种疾病。这就需要人们加强意志锻炼和精神修养，以适应各种社会环境。

二、辨 证 论 治

辨证论治，也叫辨证施治，是中医诊断疾病和治疗疾病的基本原则，是中医学的基本特点之一。要正确地辨证，首先应该明确病、症、证三者的概念。

病，即疾病。疾病是与健康相对的概念，指有特定病因、发病形式、病机、发展规律和转归的一种完整的病理过程。如感冒、痢疾等。

症，即症状和体征的总称，是指疾病过程中出现的单个的独立的具体表现，如发热、咳嗽、面黄、目赤等。症仅仅是疾病的个别表现，孤立的症状和体征不能反映疾病病理变化的本质。

证，是疾病发展过程中某一阶段的病理概括，包括病变部位、原因、性质以及正邪斗争的情况等。证反映了疾病过程中某一阶段的病理变化的本质。如气血两虚、肝阳上亢等，均是证的概念。

辨证，就是将四诊（望、闻、问、切）所收集的各种症状和体征资料，通过分析、综合，辨清疾病的原因、性质、部位以及邪正之间的关系，最终诊断为某种证型，如肺气虚证、肝肾阴虚证、风热犯肺证、脾肾阳虚证等。论治，是针对证型确定治疗原则和方法。辨证是决定治疗的前提，论治是辨证的目的。辨证论治的过程，就是认识疾病和处理疾病的过程，它是理论与实践相结合的体现，是理法方药在临床上的具体运用。

辨证论治能辨证地看待病与证的关系。辨证论治既注意到同一种病在不同的阶段可以出现不同的证，又注意到不同的病在其发展过程中可能出现相同的证。所以在临床治疗上，要着重抓住疾病的本质。因此就有"同病异治"和"异病同治"两种情况。

同病异治，是指同一种疾病，由于发病的时间、地区以及患者机体的反应性不同，或处于不同的发展阶段，所表现的证不同，因而治法也不一样。异病同治，是指不同的疾病，在其发展过程中，若出现了相同的证候，则可以用相同的方法治疗。中医治病主要是着眼于证的异同，证同治同，证异治亦异。所以"同病异治"与"异病同治"，实质是辨证论治的具体体现。

第三节　中医学与西医学的比较

中医学与西医学都是先人在劳动创造中不断积累经验的基础上发展而来的预防和治疗疾病的科学体系，二者在医学知识最初的起源、发展过程中的医巫合一与分流、指导医学理论的哲学基础、医学伦理原则及对服务对象的平等尊重等许多方面具有相同或相似之处。总的来讲，无论中医学还是西医学都是医学的范畴，作为医学，二者都是研究人体生命活动、防治疾病、促进健康、延长寿命的实践活动。然而，中医学、西医学却是在东方与西方不同的地域、相异的文化背景下发生和发展起来的，二者在认知方法、理论基础、诊疗体系的基本属性和特征方面具有很大的差异。认真学习和分析中医学、西医学的差异，对我们坚持中西医结合的方针、促进现代医学的繁荣具有重要意义。

一、中医学、西医学基本属性与特征的比较

（一）归纳与分析

中医学和西医学起源于不同的文化土壤，所采用的认知方法也就显著不同。中医采用的认知方法是取象比类、司外揣内、归纳演绎，在阴阳五行理论指导下，对所观察到的人体生理与病理现象在横向的取象比类之后判定其本质，常采用归纳的思维方法。西医建立在实验观察的基础上，产生于实验医学时代，研究内容为解剖、生理、病理、病因、诊疗技术等，研究方法为实验分析方法，注重局部和微观研究，直接探讨生理与病理现象的原因和机制，常采用分析的思维方法。

（二）宏观与微观

中医的整体观念决定了其认识人体生理与病理现象的宏观性，着眼于从宏观上把握病理现象的性质及其变化，任何发生在局部的病理现象，也被看作是整体的病理反应在局部的表现。西医则偏重于从微观入手，注重微观分解、定量分析，以还原论为指导，强调个体独立、理智控制，注重实验测定、元素分解，从而来探究因果关系，对医学现象不断深入细致地剖析，以把握其实质，把健康与疾病理解为有特定形态表现的正常与异常状态。

（三）抽象与具体

由于中医学司外揣内、演绎推理的认知方法，再加上阴阳五行等哲学概念和范畴融入其理论体系，使得中医学理论和相关术语富有抽象性，与西医概念和术语直观、直接、具体的描述形成鲜明的对比。

（四）功能与结构

演绎推理的认知方法，导致源于观察结构的中医脏腑概念逐渐功能化。无论是人体五脏六腑的生理现象还是病理变化，中医强调的是脏腑功能是否正常、气血运行是否调和、阴阳是否平衡，反映中医病理本质的"证"也可以看作是机体所处特定状况下的一种"功能态"；而西医的理论则是建立在结构的基础之上，依赖于肉眼观察所见或借助仪器设备的观察与检测，即使论及功能也是以结构为基础的功能，并且使结构与功能相统一。

（五）辨证与辨病

如前所述，中医辨证就是分析病变的原因，了解病变的机制，弄清病变的部位、判断机体的正气与病邪的盛衰关系，最后辨明为某种性质的"证"，因此中医的辨证过程就是中医的诊断过程；辨证是中医治疗的基础和前提，而"证"就是中医治疗的靶标。西医的诊断目的则是疾病，诊断与鉴别诊断都是以疾病为基础，因为西医疾病诊断的确立反映了病变的基本性质，在很大程度上决定了治疗方法和措施，预示了病变的发展趋势和预后。因此，西医病名的认定极为重要，而中医的疾病名称多来自某一症状或体征，对治疗不具决定性的作用。因此可以说，中医的诊断是辨证，西医的诊断则是辨病。如将二者结合起来进行诊断，则能更全面地反映出疾病的性质，将有利于提高疗效。

二、中医学、西医学的优势与互补

（一）中医学的优势

虽然现代生命科学和医药科学取得了巨大进步，可是人类面临的健康问题依然严峻，现代医学显然不能解决所有的疾病与健康问题。随着社会的发展和生活方式的变化，传统医药学的光芒在新的时期更加灿烂。究其原因，乃传统医药学有其独特的理论和丰富的实践，在医学模式转化和疾病谱改变的今天大有可为，显示出不可替代、不可或缺的优越性。

1. 医哲交融的整体观念 中医学诞生于中国古代的自然哲学之中，在起源上与自然哲学联为一体，在思维方法上一开始就以整体观念统领学科，使中医学理论体系自始至终都是在整体观念下发展延伸。这种闪光的思想，正是中医学最为显著的优势；这与对现代自然科学的发展产生深刻影响的横断学科如系统论、控制论、信息论等思维方法，在一定程度上可谓异曲同工。

2. 安全有效的自然疗法 中医药疗法丰富多彩，包括中草药、针灸、推拿、按摩、火罐、刮痧等，治疗的药物大多源于自然，手法操作则更能体现医者与患者间的交流。中医药疗法主要的特点首先是安全，合理应用一般无明显的毒副作用；其次为有效，源于自然的疗法虽历经时代的变迁，皆因其经过反复的实践检验，疗效可靠而得以流传至今；最后，应看到中医药疗法的简便和廉价，从卫生经济学角度考量，中医药疗法具有显著的优势，这对当前全球范围内医疗费用的不断高涨，政府、社会及家庭已经不堪重负的局面，也许有一定的参考价值。

3. 个体化的治疗方案 贯穿于中医学的辨证论治的治疗精神、因人因时因地制宜的治疗原则，决定了中医学具有追求个体化治疗的特征；中医治疗的艺术性，也为体现个体化治疗提供了新的佐证。个体化治疗不仅是追求完美医疗效果的需要，更是治疗措施人性化的体现，这正是现代医学甚为推崇并努力追求的医疗发展方向。

4. 治病与养生相结合 中医"未病先防，既病防变"的"治未病"思想和养生保健的思想，充分体现了中医学预防与治疗相统一的特点，这与现代医学重视和强调"预防为主"的观点不谋而合。另外，中医学在长期的发展过程中对养生保健积累了比西医更为丰富的知识和经验，如食疗、药浴、针灸和推拿等，即便在疾病的治疗过程中极为重视调护机体正气，促进康复，也可在健康和亚健康状态有多姿多彩的方法进行维护和调理，完整地体现了治病与养生的有机结合。

（二）中西医学的互补性

1. 西医辨病与中医辨证相结合 新中国成立以来，中西医结合领域的重大进步就是将西医辨病与中医辨证结合起来进行诊治，这两种从不同角度、不同层面认识疾病本质和治疗规律的诊治方法具有明显的互补性，使医生在制定诊疗计划时能整体与局部兼顾、宏观和微观并调，治疗措施更具针对性和选择性。

2. 西医善于祛病，中医长于调理 建立在微观的病原学和病理学等具体理论基础之上的西医药，在治疗很多疾病方面有显著的优势，如对实质性肿瘤的治疗，手术、放疗、化疗被称为西医治疗恶性肿瘤的三大法宝，在祛除肿瘤病灶、减轻肿瘤负荷方面常能迅速取效。然而，恶性肿瘤不是局部性疾病，而是全身性疾病，仅施行针对局部的治疗不足以使肿瘤患者得以康复。此外，随着治疗观念由"治病"到"治患者"的转化，医学的目标更强调集中在患者的整体状况，使患者延年益寿、享受生活；而中医药在提高机体抵抗力和改善生活质量的调理方面则有显著优势。中西医学的结合，在肿瘤防治领域堪称取长补短，正发挥着越来越重要的作用。

3. 急则西治为主，缓则中调见长 中医治疗历来强调标本缓急，急则治其标，缓则治其本。不可否认中医药在治疗急性危重疾病方面积累了丰富的经验，还显示出中医治疗急症的特色；但综合来看，西医治疗急症更具快速取效、针对性强等特点，常可力挽狂澜。中医的突出长处在于其平衡阴阳、调畅气血的作用，实现其调理、调和、调养等功效，这对于慢性病多环节的病机非常适应，在治疗方面具有显著的优势。

4. 单靶点取效与多因素协调　一般来说，西药的成分与结构清楚，作用机制明确，常对患病机体的某单一靶点有显著的干预作用；而中药处方中结构不明的众多化学成分，则是通过多环节、多靶点的协调而起作用。

5. 科技文明与返璞归真　在科学技术高速发展的今天，人类在空间领域能够上天入地，在人体内可以移植器官；高科技带来了全新的社会生活方式，高科技促进了医学的全面进步，在征服危害人类健康的重大疾病方面取得了巨大的进展。但是，科技进步的现代文明并不排斥传统文明，现代与传统，在人类社会都极为重要，谁也离不开谁。就医学而言，一方面借助高科技，人类不断创造新的医学奇迹，另一方面现代社会的高度发展又派生出许多新的健康问题，而在探求解决新问题的时候，又认识到传统医学的可贵。当前，一股回归自然的绿色和平思潮正在席卷全球，人类已经认识到科技进步与返璞归真的相辅相成，进而非常理性地把握人类未来健康与医学的发展方向。

（贺松其）

第二章　中医学的哲学思想

【内容提要】　元气学说、阴阳学说、五行学说均属于中国古代哲学范畴，是古人用以认识和解释物质世界发生、发展、变化的宇宙观。古人将其引入到中医学中，用以认识人体生命活动，阐释人体形态结构、生理、病理，以及诊断疾病、论治疾病，在推动中医学理论体系的构建方面发挥了重要作用。

【学习目标】
1. 掌握气的基本概念及元气学说的主要内容。
2. 理解元气学说在中医学中的应用。
3. 掌握阴阳的基本概念及阴阳学说的主要内容。
4. 理解阴阳学说在中医学中的应用。
5. 掌握五行的基本概念及五行学说的主要内容。
6. 理解五行学说在中医学中的应用。

第一节　元气学说

元气学说是古代"气一元论"思想的体现，是古人认识和阐释物质世界的构成及其运动变化规律的宇宙观。古人通过长期的生活实践和对自然界的细致观察，抽象出气（元气）的概念，并赋予丰富内涵，用以说明宇宙的本体、起源及变化，建立了以气（元气）为本原的宇宙观。

一、气的基本概念

气，是中国古代哲学的最高范畴，是构成世界的物质本原，被认为是一种极其细微的物质。《庄子·知北游》说："通天下一气耳。"认为气充斥于天地之间，是化生宇宙万物的最基本物质。《易传·系辞上》说："精气为物，游魂为变。"人的精神、形体也是精气的产物。"人之生，气之聚也，聚则为生，散则为死。"（《庄子·知北游》）人的生死是气的聚散运动变化的外在表现。气，作为万物形成的基础，万物的生死存亡、生命的起源和本质均是气之聚散。对于气的存在，人类可以通过其运动变化及其产生的物质的外在表现而感知。正如《素问·六节藏象论》说："气合而有形，因变以正名。"气的运动变化是产生世界纷繁复杂的有形物质的内在根据，只是命名为不同的名称而已。

二、"元气"概念的形成

早在甲骨文中就已出现"气"字，最初用以表示具体事物。《说文解字》说："气，云气也，象形。""气"最初本义就是指云气，是一种有形可见的客观存在。古人通过对自然界的云气、雾气、风气，以及生活中的烟气、蒸气和人体的呼吸之气等现象的观察与思考，经过推演络绎的方法，逐渐认识到气是一种客观存在，即万物皆有气。

到了春秋战国时期，"气"逐渐演化为哲学概念，"气"被认为是存在于宇宙之中的无形的、运动不息的极细微物质，虽无形无象，微不易察，但却客观存在。《管子·内业》说"其大无外，其小无内"，大至整个宇宙、天地星辰，都是由气所构成，在天成为星辰，在地生成动植物，天地之气相合而为人。

到了两汉时期，"元气"为宇宙万物本原的思想逐渐兴起，成为中国古代哲学的范畴。如东汉时期著名哲学家王充在《论衡·谈天》中提到"元气未分，浑沌为一""天地，含气之自然也"，认为"元气"是化生天地万物本原的气，所以说"天地合气，万物自生"（《论衡·自然》）。在中医学中，《难经》第一次使用"原（元）气"的概念，认为元气是人之生命的根本。

气（元气）以不同物质形式存在，可处于弥散、运动的状态，充塞于宇宙空间；也可处于凝聚的状态，形成各种事物，有着具体形状，即《素问·六节藏象论》所谓"气合而有形"。有形和无形是气的聚合和弥散的不同状态，无形之气可凝聚成有质之形，形消质散也可归于无形之气，自然界的万事万物在"无形"与"有形"之间不断转化。

在中医学中，以气说明人体生命活动的本质，以气的运动变化阐释人体生命活动，疾病的发生、发展、传变以及诊断治疗，如"胃气""营卫之气""大气"等，广泛应用于中医学理论体系中的各方面。

三、元气学说的主要内容

■（一）气是一种物质

气，最基本的特性就是物质性，是构成宇宙万物的基本物质。《易传·系辞上》说："精气为物。"宇宙天地、山川河流、日月水火、人禽草木都是由气这样一种物质所构成，故《论衡·言毒》说"万物之生，皆禀元气"，认为宇宙就是一个物质性的实体，是由物质性的元气所构成，同样人也是由元气构成，"天地合气，万物自生，犹夫妇合气，子自生矣"（《论衡·自然》）。"人未生，在元气之中；既死，复归元气"（《论衡·论死》），人生命活动也是以元气为物质基础的，生命的产生和消亡是有形之人体与无形元气之间的转化，是气运动变化的一种外在表现。

■（二）气是宇宙万物的本原

元气学说认为，气是构成宇宙万物、人类的共同原始物质，气的运动推动着宇宙万物的发生发展和变化，故《庄子》说"通天下一气耳""气变而有形，形变而有生"。

气是构成天地万物的本原。如《公羊传·解诂》说："元者，气也。无形以起，有形以分，造起天地，天地之始也。"元气学说从对自然事物、现象的描述逐渐演变为一种自然观，在古代哲学中占据主要地位。《管子·内业》说："人之生也，天出其精，地出其形，合此以为人。"人与万物本源一致，均来源于气，但人类不仅有生命，更有精神活动，《淮南子·精神训》说："烦气为虫，精气为人。"认为人是由气中的精粹部分所化生，是维持生命活动的基本物质，故天地精气化生为人。

■（三）气处于不断运动之中

气不是静止不动的，而是一种充满活泼生机的物质存在。由气构成的天地万物也时刻处在不停地运动变化之中。《素问·五常政大论》说："气始而生化，气散而有形，气布而蕃育，气终而象变，其致一也。"气始、气散、气布、气终是气不同的运动状态，决定了事物发展变化的不同阶段和状态。无论是生命体还是非生命体，无论是事物的发育繁衍还是形气聚散，无一不是根源于气的运动变化。

气的运动，称为气机。由于气的运动，产生了宇宙万物纷繁复杂的现象，也决定了事物的种种变化。运动不息，流行不止，变化无穷，是气的基本特性之一。气运动的基本形式可以概括为升、降、出、入，其中升与降、出与入，既相互对立，又保持着协调平衡关系。《素问·六微旨大论》说："升降出入，无器不有。""出入废，则神机化灭；升降息，则气立孤危。故非出入，则无以生、长、壮、老、已；非升降，则无以生、长、化、收、藏。"事物内部气的升降出入运动，是该事物生杀变化的根本原因，也是事物与外环境之间交流、沟通的重要途径。任何事物的生长壮老已或生长化收藏，也是由气的升降出入运动的变化所导致。

气的变化，称为气化。气的运动是宇宙万物产生各种变化的内在动力。宇宙万物以气为本原，生长消亡、形气转化、虚实变化均是气化的结果。《二程遗书·第五》说："万物之始皆气化；

既形然后以形相禅，有形化。"气的运动产生了万物，其变化都是气化的结果，由气化产生形体，形体又可复归于气。

（四）气是天地万物联系的中介

气是天地万物的共同本原，充斥于天地之间，是天地万物之间相互联系、相互作用的中介物质，是事物之间相互感应、传递信息的中介，《吕氏春秋·应同》说："类同相召，气同则合，声比则应。"自然界中乐器共振共鸣、磁石吸铁、海水潮汐等相关现象的产生均是在气的中介作用下产生。人处在天地之间，在气的中介作用下与天地万物息息相通，日月、昼夜、四季气候变化等均会对人的生命活动、生理、病理产生影响，即"天人相应"。

四、元气学说在中医学中的应用

元气学说作为一种重要的认识论和思维方法，用以阐释人的生命活动，认识人体生理、病理，指导疾病的诊断与防治以及养生康复。

（一）构建天人合一的整体观念

《素问·宝命全形论》说："天地合气，命之曰人。"人是自然的产物，由天地之气相合而成。气作为天地万物联系的中介，将人与天地进行联系，如《灵枢·岁露论》所说："人与天地相参也，与日月相应也。"中医学从自然环境、社会环境、时间、空间等多维度认识人的生命活动，诊断和治疗疾病，形成了中医学的天人合一的整体观念。

（二）说明人体的生命活动

中医学从气是宇宙万物的本原，是构成天地万物基本物质角度出发，认为气也是人体生命的本原，是构成人体生命的基本物质，如《灵枢·天年》说："人之始生，何气筑为基？何立而为楯。……以母为基，以父为楯。"人的生命即来源于父母之先天精气。《灵枢·决气》说："人有精、气、津、液、血、脉，余意以为一气耳。"人体内的各种物质均是由气化生而来。气的运动是生命活动的根本，气化是生命活动的基本形式。人生长壮老已的变化、精气血津液的新陈代谢、水谷精微的转化等，都是人体气化的一种体现。气化停止，则意味着人的生命活动也终止。

（三）解释人体的疾病变化

《素问·举痛论》说："百病生于气也。"人体各种疾病的产生均是由于"气"所导致。当人体正气不足，抗病能力下降时，外来邪气侵袭人体则会致病，正常之"六气"则转变为"六淫"之气；其中，具有强烈传染性和致病性的外来邪气，又称之为"疠气"。各种情志、饮食、劳逸等失调，均可导致人体阴阳、脏腑、气血的失常，成为内伤病因。人体之气的升降出入运动失调，称之为"气机失调"，可导致人体气滞、气逆、气陷、气闭、气脱等证。

（四）指导疾病的诊治

由于气是构成人体的本原物质，是人体内外联系的中介，内在脏腑的功能失调，以经络为通道，以气为载体，将相关信息反映于体表相应的部位，故《黄帝内经》有"心气通于舌""肝气通于目""脾气通于口""肺气通于鼻""肾气通于耳"等说法。因此，中医学通过望闻问切四诊，察色按脉，听声音辨形体，以判断脏腑、人体之气的运行及虚实状态。气的运动失常是人体疾病的基本病机，调节气机成为中医学主要的治疗法则之一。

第二节　阴阳学说

阴阳学说，属于中国古代唯物论和辩证法范畴，是研究阴阳的内涵及其运动变化规律，阐释宇宙万物发生、发展、变化的古代哲学思想，是古人探求宇宙本原和解释宇宙变化的一种世界观和方法论。阴阳学说认为世界是物质的，由于阴阳二气的相互作用从而产生世界万物的发生、发展和变化，认识世界的关键在于分析阴阳之间的相互关系及其变化规律，正如《素问·阴阳应象大论》所言："阴阳者，天地之道，万物之纲纪，变化之父母，生杀之本始，神明之府也。"

阴阳学说渗透到中医学领域，作为中医学独特的思维方法，用以阐释人的生命活动，人体生理、病理现象，分析归纳疾病的性质，从而指导疾病的预防、诊断和治疗，应用于临床医疗实践。可以说，阴阳学说贯穿在中医学理论体系的各个方面，对中医理论体系的形成和发展具有重要影响。

一、阴阳学说的主要内容

■ （一）阴阳的基本概念

阴阳，是对相关事物或一事物本身存在对立双方属性的概括，是中国古代哲学的一对范畴。阴阳，最初的含义非常朴素，系指日光的向背，即向日为阳，背日为阴，不具备任何哲学上的含义，如《说文解字》说："阴，暗也。""阳，高明也。"这种原始概念是古人在长期的生产、生活实践和对各种自然现象的观察中逐渐形成的。随着对于自然现象观察的不断扩展，"近取诸身，远取诸物"（《易传·系辞下》），应用意象思维，发现很多事物存在着相互对立的两个方面，阴阳的朴素含义得到引申，阴阳转变为概括自然界具有对立属性事物和现象的一对抽象概念。整体上来说，阴阳的概念逐渐萌生可追溯到商周时期，如《周易》中用阴爻"--"、阳爻"—"表示"阴"与"阳"，以符号的形式表示阴阳的概念，阐释纷繁复杂的世界万物及各种现象。到了战国与秦汉之际，作为哲学思想的阴阳学说逐渐成熟，不但认识到事物内部存在着相互对立的阴阳双方，进一步认识到阴阳的互相作用和不断运动变化是推动宇宙万物产生、发展、变化的内在动力，正如《周易·系辞上》提到"一阴一阳谓之道"，把阴与阳的存在和运动变化视为宇宙的基本规律，用阴阳作为说理工具解释自然界的各种现象，阴阳从单纯的具体事物和现象转化成为反映事物共同的、本质的属性，成为具有一般意义的抽象概念，因此《灵枢》描述为"且夫阴阳者，有名而无形"。

阴阳学说认为，宇宙的一切事物和现象都可概括为阴阳两种属性，阴阳之间存在着相互交感、对立制约、互根互用、消长平衡和相互转化的辩证关系。其中，阴阳的相互作用是事物运动变化的源泉和内在动力，古代医学家也逐渐将阴阳概念应用到医学理论之中，成为中医学的重要思维方法之一。

■ （二）事物的阴阳属性

阴阳从朝向日光为阳、背向日光为阴，逐渐扩展引申为对立双方的部位、趋向和运动性质等属性。宇宙中一切相互关联又相互独立的事物和现象，或者同一事物内部相互对立的两个方面，均可以用阴阳来概括其两种属性，前者如日与月、天与地、火与水等，后者如热与寒、明与暗、升与降等。其中，对天地而言，"天为阳，地为阴"；对水火而言，"水为阴，火为阳"。一般来说，外向的、上升的、运动的、温热的、明亮的、无形的、兴奋的为阳，内守的、下降的、静止的、寒冷的、晦暗的、有形的、抑制的为阴。阴阳的相对属性引入中医学中，用以划分人体的血与气、脏与腑、物质与功能等，一般而言人体中具有推动、温煦、兴奋、升提、外向、中空等特性的组织、功能、现象属于阳，具有抑制、凉润、宁静、沉降、内守、实体等特性的组织、功能、现象属于阴。

在认识阴阳的属性方面，阴阳具有相关性、普遍性、规定性、相对性等特性。

1.相关性 用阴阳对事物或者现象进行分析，必须是相关联的一对事物、现象，或者同一事物、现象内部对立的两个方面，比如用于描述温度的寒与热、描述性别的男与女等，都属于同一范畴、同一层次。对于不同范畴、不同层次的事物或现象，没有相关性，就不具有可比性，不能对其进行阴阳属性的划分，如东方与沉降、上方与寒冷。

2.普遍性 凡是具有相互关联的事物或者现象，或者同一事物内部的两个方面，均可以阴阳对其属性进行划分，大到天和地、日与月，小到人体的脏与腑、气与血，既可以是具体事物，如水与火，也可以是抽象的概念，如上与下，古人认为阴阳学说可广泛应用于认识宇宙万物。自然界事物或现象的发生、发展、变化无不是阴阳关系的体现。

3. 规定性 阴阳学说对事物或现象的阴阳属性有着明确的规定，具有不可变性和不可反称性，如水与火，不论水多么热，对火而言属性即为阴；不论火多么弱小，对水而言属性即为阳。在比较的层次、对象、条件不变的情况下，已确定的事物或者现象的阴阳属性固定不变。

4. 相对性 事物的阴阳属性是根据事物或者现象不同的运动趋势、功能属性、空间和时间等，通过互相比较归纳出来的，虽然其具有规定性，但并不是绝对一成不变的，当事物的总体属性发生变化，或者比较的层次、对象发生改变，事物或现象的阴阳属性也会发生改变，因此是相对的、可以变化的。

阴阳之中复有阴阳。《素问·金匮真言论》说："阴中有阳，阳中有阴。"属阴或属阳的事物或现象可以再进一步划分阴阳。其中，根据事物或现象表现出的不同层次，阴阳的划分也具有层次性，事物的层次是不断递进的，阴阳的分化也可以不断地按层次递进。例如，昼为阳、夜为阴，白天的上午相对下午而言为阳中之阳、下午相对上午而言为阳中之阴，夜晚的前半夜相对后半夜而言为阴中之阴、后半夜相对前半夜为阴中之阳。事物的这种既相互对立又相互联系的现象在自然界是无穷无尽的，故《素问·阴阳离合论》指出："阴阳者，数之可十，推之可百，数之可千，推之可万，万之大，不可胜数，然其要一也。"

阴阳属性随比较对象不同而改变。事物或现象的阴阳属性是通过与其对立面的比较进行划分，如果比较的对象发生改变，事物或现象的阴阳属性也随之发生变化。如一年四季之中的春季，与冬季比较，其气为温属于阳，与夏季比较，其气为凉属于阴。在人体五脏之中，心肺位于膈之上属阳，肝脾肾位于膈之下属阴，肝相对肾而言，肝主升发主动，为阴中之阳，肾主闭藏主静，为阴中之阴。

阴阳属性可以转化。事物的阴阳属性在一定条件下可以相互转化，阴可以转化为阳，阳可以转化为阴。正如《素问·阴阳应象大论》所说"寒极生热，热极生寒""重寒则热，重热则寒"，属阴的寒证在一定条件下可以转化为热证，属阳的热证在一定条件下也可以转化为寒证。

（三）阴阳之间的相互关系

阴阳之间的相互关系是阴阳学说的核心内容，可以概括为阴阳交感、阴阳对立制约、阴阳互根互用、阴阳消长平衡、阴阳相互转化等几个方面。

1. 阴阳交感 是指阴阳二气在运动过程中互相感应交合，相互发生作用，进而产生各种各样的变化，是宇宙万物得以生成和变化的根源，正如《荀子·礼论》说："天地合而万物生，阴阳接而变化起。"《素问·六微旨大论》说："天气下降，气流于地；地气上升，气腾于天。故高下相召，升降相因，而变作矣。"在自然界，天气下降，地气上升，阴阳二气交感形成云雾、雷电、雨露，万物得以生长发育，人作为自然界万物之一，同样是由天地阴阳之气交感而生成，故《素问·宝命全形论》说："天地合气，命之曰人。"而在人类之中，新的生命个体产生是由于男女构精，《周易·系辞下》说："天地氤氲，万物化醇；男女构精，万物化生。"没有阴阳二气的交感运动，就没有生命。因此，阴阳交感是万物化生的基础，也是生命产生的基本条件。

2. 阴阳对立制约 是指相互关联的阴阳双方因属性不同在某统一体内的相互斗争、互相制约和互相排斥的关系。《管子·心术上》提到："阴则能制阳矣，静则能制动矣。"阴阳的对立制约关系是维持阴阳之间动态平衡的重要原因，有助于促进事物的发生、发展、变化。《素问·脉要精微论》说："是故冬至四十五日，阳气微上，阴气微下；夏至四十五日，阴气微上，阳气微下。"指出从冬至到立春，阳气逐渐上升，阴气逐渐下降，到夏至阳气盛极，阴气伏藏；夏至到立秋，阴气逐渐上升，阳气逐渐下降；到冬至阴气盛极，阳气伏藏。春夏秋冬四季气候温热寒凉的变化正是阴阳之气相互对立制约的结果。在人体中，阴阳之气处于相互制约、相互排斥的动态平衡之中，只有这样，人体生命健康才能有序发展，诚如《素问·生气通天论》所说："阴平阳秘，精神乃至。"一旦阴阳之间对立制约关系失调，动态平衡被打破，则出现"阴胜则阳病，阳胜则阴病"（《素问·阴阳应象大论》），即人体阴气太过旺盛，制约阳气太过，导致人体阳气耗损太过不足；人体阳气太过旺盛，制约阴液太过，导致人体阴液耗损太过不足。当出现阴阳一方虚弱不足时，无力制约另一方，会导致另一方偏盛，也就是常说的"阴虚则阳盛""阳虚则阴盛"，导致人体产生阴阳失调的病机变化。

3. 阴阳互根互用 是互相对立的阴阳双方，存在相互依存、互相滋生、互相为用的关系。

阴阳互根，是指一切事物或现象中互相对立的阴阳两个方面，存在着互相依存、互为根本的关系。也就是阴阳的任何一方都不能脱离另一方面单独存在，每一方面都以相对立的另一方面存在为前提和条件。如上为阳、下为阴，没有上就没有下；热为阳、寒为阴，没有热就无所谓寒。如果某种原因导致阴与阳之间互为根本的关系遭到破坏，就会出现"孤阴不生，独阳不长"，甚至如《素问·生气通天论》所说："阴阳离决，精气乃绝。"

阴阳互用，是指阴阳双方具有互相滋生、促进和助长的关系，如《素问·阴阳应象大论》所说："阴在内，阳之守也；阳在外，阴之使也。"自然界中，春夏季节随着阳气上升，气温也逐渐上升，雨水也随之增多，秋冬季节阳气下降，温度逐渐降低，雨水也随之减少，这就是阴阳互相滋生、促进的过程。《素问·生气通天论》说："阳气根于阴，阴气根于阳，无阴则阳无以生，无阳则阴无以化。"在人体中，气属于阳，血属于阴，气能够促进血的生化，即所谓"气能生血"；血的充足能够滋养人体之气，血足则气旺，即所谓"血能养气"。如果某种原因导致阴与阳之间互相为用关系遭到破坏，就会出现"阴损及阳""阳损及阴"。

4. 阴阳消长平衡 "消"是削减、衰弱，"长"是增加、强盛。阴阳消长，是指阴阳的盛衰变化，阴阳双方不是处于静止不变的状态，而是在一定限度内，在"阴消阳长""阳消阴长"之中保持相对的动态平衡，以维持事物的正常发展和变化。因此，阴阳消长平衡就是指阴阳二气在不断消长运动中维持着相对的平衡状态。

阴阳消长，是阴阳运动变化的一种基本形式，引起阴阳消长变化的根本原因是存在阴阳的对立制约和互根互用关系。变化形式可以表现为阴阳互为消长，即阴消阳长、阳消阴长；也可以表现为阴阳共同消长，即阴阳同消、阴阳同长。以一年四季为例，由春及夏，寒气渐减，温热日增，是"阴消阳长"的过程。由秋至冬，热气递减，寒气日甚，是"阳消阴长"的过程，这是正常气候阴阳消长变化的一般规律。从人体的功能活动和物质代谢的关系来讲，各种功能活动（阳）的产生，必须是消耗一部分营养物质（阴），这是"阳长阴消"的过程；而各种营养物质（阴）的代谢，又必须消耗一定的能量（阳），这就是"阴长阳消"的过程，人体内的这种物质与功能消长过程，维持机体正常生命活动，但由于某些原因使这种消长关系超出一定限度，破坏了这种相对平衡，造成阴阳某一方的偏盛或偏衰，就会导致疾病的出现。阴阳双方互根互用的过程中，阴与阳之间会出现共同增长或者共同消减的变化。例如，在人体生理活动中，饥饿时出现气力不足，即是由阴精不足不能化生人体之气，属于阳随阴消；进食补充阴精，产生能量，增加气力，属于阳随阴长。

5. 阴阳相互转化 是指阴阳对立的双方，在一定条件下，可以相互转化，阴可以转化为阳，阳可以转化为阴。阴阳消长是量变过程，阴阳转化是在量变基础上的质变，阴阳转化既可表现为渐变，也可表现为突变，转化必须在一定的条件下才能发生，例如，季节气候变化，夏为阳，冬为阴，夏往秋来，阴渐生至冬而达极度，由阳转化为阴；冬去春至，阳渐生至夏而达极度，又由阴转化为阳。

阴阳转化的内在根据是阴阳的互根，前提和基础是阴阳的消长。由于阴阳双方互为根本，在不断的消长运动的过程中，发展到一定阶段，在一定条件下事物内部阴与阳成分的比例大小与主导地位发生改变，事物的阴阳属性也就随之会发生互相转化。阴阳的转化是需要具有一定的条件才会发生，《黄帝内经》用"极""重"来表示，即只有事物发展变化到极点时才会向其相反方向转化，如《素问·生气通天论》提到的"重阳必阴，重阴必阳"。

（四）阴阳是宇宙运动变化的源泉和根本规律

阴阳对立制约和互根互用，即阴阳对立统一，是宇宙的根本规律，阴阳交感作用，是宇宙运动变化的源泉，是万物发生和变化的根源，在自然界，天之阳气下降，地之阴气上升，阴阳交感形成云雾、雷电、雨露，生命得以衍生，在人类，男女媾精，阴阳交合，新的个体诞生，阴阳交感作用是阴阳在不断运动过程中进行的。阴阳消长和阴阳转化是阴阳运动的形式，阴阳消长稳定在一定范围内，取得动态平衡，阴阳平和，万物才能化生。阴阳的运动是绝对的，平衡是相对的，这种相对的平衡使自然界正常运转，人体保持健康，人体和自然环境相适应。

二、阴阳学说在中医学中的应用

（一）说明人体的组织结构

人体是一个有机整体，其组织结构可以根据结构层次、各自功能不同划分阴阳属性。就人体的部位来说，身体的上部为阳、下部为阴，体表为阳、体内属阴，背部属阳、腹部属阴，四肢外侧为阳、内侧为阴。就脏腑而言，六腑属表，传化物而不藏，故属阳，五脏属里，藏精气而不泻，故属阴。而五脏又可再分阴阳，如心肺居于人体上部故属阳，心属火，为阳中之阳；肺属金，主肃降，为阳中之阴。肝、脾、肾居于下部属阴，肝属木主升发，为阴中之阳；肾属水，主闭藏，为阴中之阴。而且五脏当中每一脏中又可再分阴阳，如心有心阳、心阴，肾有肾阴、肾阳等。在经络方面，十二正经有手足三阴三阳经，其中行于肢体外侧的为阳经，行于肢体内侧的为阴经。以气血为例，气为阳，血为阴。正如《素问·宝命全形论》所说："人生有形，不离阴阳。"

（二）说明人体的生理功能

人体的生命活动正常，是阴阳两个方面保持对立统一协调关系的结果。以功能与物质为例，则功能属阳，物质属阴，人体的生理活动是以物质为基础的，没有物质就无以产生生理功能，而生理活动的结果又不断促进物质的新陈代谢，人体功能与物质的关系也就是阴阳相互依存、相互制约、相互消长的关系。如果阴阳不能相互为用而分离，则人的生命终止，正如《素问·生气通天论》所说："生之本，本于阴阳。"

（三）说明人体的病理变化

阴阳学说认为疾病的发生是致病因素作用于机体，破坏了阴阳的动态平衡，出现了"阴阳失调"，导致阴阳偏盛或偏衰的结果。疾病发生、发展往往关系到正气和邪气两个方面，正气包括人体的结构与功能及其对疾病的抵抗能力、对内外环境的适应能力和自身调控修复能力，邪气泛指各种致病因素，阴阳学说在病理学方面的应用，主要用于分析正气或邪气的阴阳属性和概括病理变化的基本规律。

1. 分析病因的阴阳属性　《素问·调经论》说："夫邪之生也，或生于阴，或生于阳。"指出致病因素可根据其性质或特点的不同划分为阴或阳。一般来说，六淫为外邪属阳，情志、饮食居处等为内因属阴，其中六淫外邪亦可分为阳邪和阴邪，如寒、湿为阴邪，风、暑、火（热）、燥为阳邪。

2. 概括疾病的病理变化

（1）阴阳偏胜：即阴胜和阳胜，是属于阴或阳任何一方高于正常水平的病理状态。《素问·阴阳应象大论》说："阴胜则阳病，阳胜则阴病。阳胜则热，阴胜则寒。"阳胜即阳邪亢盛致病，由于阳的特性是热，阳邪亢盛导致疾病的性质属热，故说"阳胜则热"。如温热之邪侵入人体，可出现高热、汗出、面赤、脉数等证。因阳能制阴，阳邪亢盛则消耗阴液，导致阴液的亏损，故说"阳胜则阴病"。阴胜即阴邪亢盛致病，由于阴的特性属寒，阴邪亢盛导致疾病的性质属寒，故说"阴胜则寒"。因在阴胜时要损伤阳气，导致阴胜阳衰，故说"阴胜则阳病"。

（2）阴阳偏衰：即阴虚和阳虚，是属于阴或阳任何一方低于正常水平的病理状态。阴或阳任何一方的不足，必将导致另一方相对偏盛，阳虚不能制阴，则阴相对偏盛出现虚寒，临床可见面色㿠白、形寒肢冷、舌淡、脉沉迟等虚寒证。若阴液不足导致阴虚，不能制阳，则阳相对偏盛而出现潮热、盗汗、舌红少苔、脉细数等虚热证。

（3）阴阳互损：根据阴阳互根的原理，阴或阳任何一方虚损到一定程度，必定会导致另一方的不足，如阳虚不能化生阴液时，可出现阴虚的证候，称之为"阳损及阴"。同样阴虚不能化生阳气时，可出现阳虚的证候，称之为"阴损及阳"。"阳损及阴""阴损及阳"最终均可导致"阴阳两虚"。阴阳两虚并不是阴阳双方处于同等低水平的平衡状态，同样存在着偏于阳虚或偏于阴虚的不同，阴阳偏衰所形成的病证是虚证，故《素问·通评虚实论》说："精气夺则虚。"

（4）阴阳转化：人体阴阳失调而出现的病理变化，在一定的条件下，可各自向相反的方向转化，如阳证可转化为阴证，阴证转化为阳证。应当指出，转化必须具备一定的条件。故《素问·阴阳应象大论》说"重阴必阳，重阳必阴""寒极生热，热极生寒"，这里的"重"和"极"就是转化的条件。

（四）用于疾病的诊断

《素问·阴阳应象大论》说："善诊者，察色按脉，先别阴阳。"阴阳学说可以应用在中医诊断学中，用于诊察疾病和辨识证候。

1. 四诊分阴阳　望、闻、问、切四诊收集的各种关于症状和体征的资料，可以用阴阳理论进行辨析。如望诊，面色鲜明光泽属阳，晦暗无光属阴；黄、赤色属阳，白、黑、青色属阴。闻诊，语声高亢洪亮属阳，语声低微无力属阴；呼吸声高气粗属阳，呼吸声低气怯属阴。问诊，发热属阳，畏寒属阴；口干而渴属阳，口润不渴属阴。切诊，脉象浮、大、洪、滑、数属阳，沉、小、细、涩、迟属阴。

2. 辨证概括为阴证和阳证　八纲辨证是各种辨证的纲领，八纲中又以阴阳作为总纲，表、实、热属阳，里、虚、寒属阴。临床辨证中，首先要分清阴阳，才能抓住疾病的本质，做到执简驭繁。

3. 分析病机审察阴阳失调　中医诊断主要是辨证，辨证是将四诊所收集的资料、症状和体征，通过分析、综合、概括判断为某种证。证，指疾病发展过程中，某一阶段的病理概括。可见，辨证主要是辨病理变化，病理变化可概括为阴阳失调，阴阳的偏胜偏衰和阴阳转化，所以分析病机审察阴阳失调，就是辨证的核心。

（五）用于疾病的治疗

由于疾病发生、发展的根本原因是阴阳失调，因此调整阴阳偏盛偏衰，以恢复正常的阴阳消长平衡，是治疗的基本原则。

1. 确定治疗法则　《素问·至真要大论》说："谨察阴阳所在而调之，以平为期。"调节阴阳是中医学中重要的治疗法则之一。如"阳胜则热"，热证宜用寒凉之药以制其阳热，即"热者寒之"。"阴胜则寒"，寒证宜用温热之药以制其阴寒，即"寒者热之"。又如阴虚不能制阳而导致阳相对偏亢者，真实病机不是阳有余，而是阴不足，不能用寒凉药直折其热，须"壮水之主，以制阳光"，即用滋阴壮水之法，以制阳亢过盛，此治疗法则称为"阳病治阴"。若阳虚不能制阴而导致阴相对偏盛者，真实病机不是阴有余，而是阳不足，不宜用辛温发散药以散其阴，须用"益火之源，以消阴翳"的方法，即扶阳益火法，以消退阴盛，此治疗法则称为"阴病治阳"。

2. 归纳药物性能的阴阳属性　药物的性能，主要根据它的性味和升降浮沉来决定，而这些内容均可用阴阳来归纳说明。中药有寒、热、温、凉四气（四性），其中寒、凉属阴，温、热属阳。药物有辛、甘、酸、苦、咸五味，辛、甘属阳，酸、苦、咸属阴。中药有升降浮沉四种特性，升浮之药其性多具有上升、发散的特点，符合阳的属性，故为阳。降沉之药其性多具有内收、泄下、重镇的特点，符合阴的属性，故为阴。治疗疾病就是根据阴阳偏盛偏衰情况，确定调节阴阳的具体治疗法则，再结合药物性能的阴阳属性和作用，选择适当的方药，以调整由疾病引起的阴阳失调，从而达到阴平阳秘治愈疾病的目的。

3. 指导养生　《素问·四气调神大论》说："夫四时阴阳者，万物之根本也，所以圣人春夏养阳，秋冬养阴，以从其根，故与万物沉浮于生长之门。逆其根，则伐其本，坏其真矣。"阴阳的对立统一协调是万物发生、发展、变化的内在根据，也是保持人体生命活动健康的关键，养生要遵循自然界四时阴阳变化的规律来调养人体之阴阳，使人体阴阳与四时阴阳变化相一致，达到人与自然协同统一的境界。

第三节　五行学说

五行学说属于中国古代哲学理论范畴，认为宇宙是由木、火、土、金、水五种基本物质构成，宇宙间的一切事物都可用五行的特性进行演绎、推论、归类，五行之间的生克制化规律是宇宙间各种事物普遍联系、保持协调平衡的基本法则。在中医学中，五行学说被用来阐释人体的系统结构和各系统结构的相互联系，及人与自然的复杂关系，突出了整体观念，成为中医学理论体系的组成部分，对中医理论体系的发展具有深远的影响。

一、五行学说的主要内容

（一）基本概念

"五行"指木、火、土、金、水五类物质属性及其运动变化。"五"是指构成宇宙万物的木、火、土、金、水五种基本物质属性。"行"有两层含义：一是指行列、次序，二是指运动变化。《尚书·正义》说："言五者，各有材干也。谓之行者，若在天，则为五气流注；在地者，世所行用也。"作为古代哲学概念，五行已经超越木、火、土、金、水五种具体物质，成为古代先贤用以解释世界和探求自然规律的一种自然观和方法论。

五行一词，最早见于春秋时期的《尚书》。《尚书·洪范》说："鲧堙洪水，汩陈其五行。"此时的木、火、土、金、水五行已经从五种具体物质中抽象出来成为五种特性的抽象概括，上升到了哲学的范畴。随着人们对各种自然现象的观察，经过推理演绎，逐渐认识到五行之间存在着"相生""相胜"关系，其中《管子》是最早完整记载五行相生的文献，《左传》是最早完整记载五行相胜顺序的文献。至战国后期，五行学说逐渐成熟，五行生克理论臻于完善。

（二）事物属性的五行归类

五行的特性是古人在长期的生产劳动、生活实践中对木、火、土、金、水五种基本物质的直接观察和朴素认识基础上，逐步抽象形成理性概念，采取取象比类及推演绎络的方法，按照事物不同性质、作用与形态将具体事物或现象分别归属于木、火、土、金、水五行中，用以说明与人类生活有关自然界的事物、现象、人体脏腑、组织、生理、病理现象及相互联系。

1. 五行的特性　事物属性能按照五行特性进行归类，如《尚书·洪范》所说："水曰润下，火曰炎上，木曰曲直，金曰从革，土爰稼穑。"

（1）木曰曲直：曲，屈也，指弯曲；直，伸也，指伸直。木曰曲直，指树木枝条具有生长、升发、柔和，能屈能伸的特点，引申为凡具有生长、升发、条达舒畅等类似特性的事物和现象，均属于木。

（2）火曰炎上：炎，指炎热、光明；上，指上升。火曰炎上，指火具有炎热、明亮、向上的特性，引申为凡具有温暖、上升、光明等类似特性的事物和现象，均属于火。

（3）土爰稼穑：爰，通"曰"；稼穑，指种植收获谷物。土爰稼穑，指古人种植、收获谷物的活动，引申为凡具有承载、受纳、生化等类似特性的事物和现象，均属于土。

（4）金曰从革：从，指顺从；革，指变革。金曰从革，指金具有顺从变革、刚柔相济的特点，引申为凡具有沉降、肃杀、收敛、变革等类似特性的事物和现象，均属于金。

（5）水曰润下：润，指滋润、濡润；下，指下行、向下。水曰润下，指水具有滋润、下行的作用，引申为凡具有滋润、下行、寒冷、闭藏等类似特性的事物和现象，均属于水。

2. 五行的归类方法　古人对各种事物和现象五行归类，主要采取的是取象比类和推演绎络两种方法。

（1）取象比类法：取象，就是从事物的形象（性质、作用、形态）中摘取其最能反映本质的特有征象；比类，就是通过比较，以五行的抽象属性为基准，与某一事物特有征象进行比较、推演，以确定其五行属性。如事物或现象的某一特征，与木的特性相类似，则归属于木；与火的特性相类似，则归属于火；其他以此类推。如五脏配属五行，脾主运化，为气血生化之源，与土的抽象特性相类似，故脾属土；肺主肃降，与金之肃杀特性相类似，故肺属金。

（2）推演绎络法：就是根据已知的某些事物的五行属性，推演绎络于其他相关的事物，以确定其五行属性。如肝属木，由于肝与胆相表里，主筋、开窍于目、其华在爪、在志为怒，推演绎络胆、筋、目、爪、怒的五行属性皆为木；已知心属火，心与小肠相表里，主脉、开窍于舌、其华在面、在志为喜，故小肠、脉、舌、面、喜的五行亦归属于火。其他几脏以此类推。

3. 事物属性的五行归类　事物属性的五行归类，是以事物五行特性来推演绎络。自然界千变万化的事物，通过取象比类、推演络绎，归纳为木、火、土、金、水的五行系统。对人体来说，也可将人体的各种组织和功能，归结为以五脏为中心的五个生理、病理系统，用以说明五个系统间的相互资生、相互克制的关系。在天人相应思想指导下，通过进行五行属性归类，从而将人体生命活动与自然界事物或现象联系起来，形成联系人体内外环境的五行结构系统，并用以说明人体自身以及人与自然环境的密切关系（表2-1）。

表 2-1　自然界与人体的五行归类

自然界						五行	人体				
五味	五色	五化	五气	五方	五季		五脏	五腑	五官	五体	五志
酸	青	生	风	东	春	木	肝	胆	目	筋	怒
苦	赤	长	暑	南	夏	火	心	小肠	舌	脉	喜
甘	黄	化	湿	中	长夏	土	脾	胃	口	肉	思
辛	白	收	燥	西	秋	金	肺	大肠	鼻	皮	悲
咸	黑	藏	寒	北	冬	水	肾	膀胱	耳	骨	恐

（三）五行的生克乘侮规律

五行学说并不是静止地、孤立地将事物归属于五行，而是运用五行之间的相生相克关系，探索和阐述事物之间的相互联系及其协调平衡的整体关系；先贤们运用五行之间的相乘相侮关系，说明五行相生相克的异常变化，探索和阐述事物间的协调平衡被破坏后的相互影响。

1. 相生与相克　五行之间的相生与相克是事物运动变化的正常规律，用以说明事物之间相互资生和相互制约的关系，在自然界属正常情况，在人体则属生理现象。

（1）五行相生：相生是指五行中某一行事物对另一行事物具有促进、助长和资生的作用。五行相生的次序是：木生火、火生土、土生金、金生水、水生木，五行之间递相促进、资生，循环无尽（图2-1）。在相生关系中，任何一行都有"生我""我生"两方面的关系，《难经》又比喻为"母子关系"。以火为例，木能生火，"生我"者木，则木为火之母；火能生土，土为火之子，"我生"者土，余可以此类推。

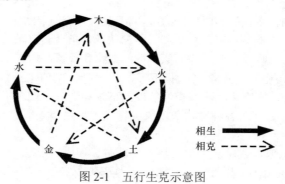

图 2-1　五行生克示意图

（2）五行相克：相克是指五行中某一行事物对另一行事物的生长和功能具有克制和制约作用。五行相克的次序是：木克土、土克水、水克火、火克金、金克木，五行之间是间序相克、相互制约，也是循环往复无穷无尽的（图2-1）。在相克关系中，任何一行都具有"克我""我克"两方面的关系，《黄帝内经》把这种五行相克关系又称为"所不胜"与"所胜"的关系，"克我"者为我"所不胜"，"我克"者为我"所胜"。以土为例，木克土，"克我"者木，则木为土之"所不胜"；土克水，"我克"者水，则水为土之"所胜"，余可以此类推。

（3）五行制化："制"即制约、克制，"化"即生化、变化，五行制化是指五行之间递相资生，又间相制约，把相生、相克联系一起而言，生化中有制约，制约中有生化，相辅相成，维持五行之间的相对平衡和协调关系。如果五行中只有相生而没有相克，则不能维持正常的平衡；如果仅有相克而没有相生，则万物无以生化。五行制化的规律是：木克土、土生金、金克木；火克金、金生水、水克火；土克水、水生木、木克土；金克木、木生火、火克金；水克火、火生土、土克水，如此循环往复。通过五行中的相生、相克对五行中某一行旺盛之时，予以制约，防止其"亢而为害"。正如张景岳说："造化之机，不可无生，亦不可无制，无生则发育无由，无制则亢而为害。"大自然的正常生态平衡以及人体生理平衡就是依靠五行的生克制化关系的调节。

2. 相乘与相侮 五行乘侮是指木、火、土、金、水之间的异常"相克"关系，是破坏了五行间的协调平衡而引起的一系列反常现象，在中医学理论中，常以相乘或相侮来阐释疾病的某些病理现象。

（1）相乘：乘，有恃强凌弱之意。五行中的相乘，是指五行中某一行对被克的一行克制太过，从而引起一系列的异常相克反应。引起相乘的原因包括"太过"和"不及"二种情况。"太过"，五行中某一行本身过于强盛，而造成被克制的一行克制太过，导致被克的一行虚弱，从而引起五行之间的生克制化异常，如"木乘土"，可由木过于强盛，克土太过，造成土的不足；"不及"，五行中某一行本身虚弱，因而对它"克我"的一行的相克显得相对地增强，导致其本身就更衰弱，如"土虚木乘"，就是由于土本身的不足，因而形成了木克土的力量相对增强，使土更加不足。

（2）相侮："侮"在这里是指"反侮"。五行中的相侮，是指由于五行中的某一行过于强盛，对原来"克我"的一行进行反克，所以"反侮"即为反克。引起相侮的原因亦包括"太过"和"不及"二种情况。如"木侮金"，木原本受金克制，但在木特别强盛时，不仅不受金的克制，反而对金进行反侮（即反克），这是发生反侮的一个方面；另一方面，由金本身虚弱，不仅不能对木进行克制，反而受到木的反侮，故又称作"金虚木侮"。

相乘和相侮，都是不正常的相克现象，二者之间既有区别又有联系。前者是按五行的相克次序发生的克制，后者是指五行相克次序发生相反方向的克制现象，从而形成五行间的生克制化异常。在发生相乘时，也可同时发生相侮，发生相侮时，也可同时发生相乘。如木过强时即可乘土侮金，金虚时既可受到木的反侮，又可受到火乘，余可类推（图2-2）。

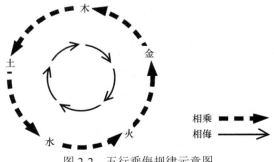

图 2-2 五行乘侮规律示意图

3. 母子相及 五行母子相及属于相生关系的异常变化，包括母病及子和子病及母两种情况。

母病及子指五行中的某一行异常，累及其子行，子病及母指五行中的某一行异常，累及其母行，两者均会导致母子两行皆异常。

二、五行学说在中医学中的应用

中医学运用五行学说，主要是以事物属性的五行归类和生克乘侮规律，具体解释人体生理、病理现象，并指导临床诊断和治疗。

（一）用五行系统说明人与自然环境的统一

五行学说作为认识宇宙万物的主要认识论，通过取象类比将宇宙中的各种事物用五行的抽象特性来归类，推演绎络将相关事物、现象联系，构成五行系统。就人体而言，以五脏为中心，将五腑、五官、五体、五华、五志等联系起来，构成人体的五脏系统，如肝、胆、目、筋、爪、怒等构成肝系统；心、小肠、舌、脉、面、喜构成心系统；脾、胃、口、肌肉、唇、思构成脾系统；肺、大肠、鼻、皮、毛、悲构成肺系统；肾、膀胱、耳、骨、发、恐构成肾系统。系统内的各组成部分密切联系，如肝与胆相表里，开窍于目，在体合筋，其华在爪，在志为怒。五脏系统之间以相生、相克关系相互联系，相互制约，维持着动态的协调平衡，从而使人体成为以五脏为中心的有机整体。自然界中五时、五方、五气、五色、五味等，也用五行的抽象特性归纳入五行系统，如《素问·阴阳应象大论》说："东方生风，风生木，木生酸，酸生肝，肝生筋……肝主目。"木、春、东、风、青、酸，与肝、胆、目、筋、怒等构成木系统，肝病多发于春季，易动风，面色多青，治之以酸味药物入肝，这样就把人体和内外环境联结为一个整体，说明人与自然的统一性，体现了天人相应的整体观念。

（二）说明脏腑的生理功能及其相互关系

1.说明五脏的生理功能　五行学说将人体的内脏分别归属于五行，以五行的抽象特性来说明五脏的生理功能。木性曲直，枝叶条达，具有生长、升发、条达的特性，肝喜条达而恶抑郁，具有疏泄功能，故肝属木。火性温热，其性炎上，心阳有温煦之功，故心属火。土性敦厚，有生化万物的特性，脾有运化水谷功能，为气血生化之源，故脾属土。金性清肃、收敛，肺具有清肃之性，肺气以肃降为顺，故肺属金。水性润下，有寒润、下行、闭藏的特性，肾有藏精、主水等功能，故肾属水。

2.说明五脏之间相互关系　五行之间的生克制化规律可用来阐明脏腑之间的内在联系，即五脏之间不是孤立的，有相互资生、相互制约的关系。一是五脏之间的相互资生关系，如肾（水）藏精以养肝（木），肝（木）藏血上济于心，心（火）之阳气能温暖脾阳，脾（土）化生水谷以充养肺，肺（金）清肃下行以助肾水。二是五脏之间的相互制约关系，如肺（金）气清肃下降，可抑郁肝阳上亢；肝（木）的条达，可疏泄脾土的壅郁；脾（土）的运化，可制止肾水的泛滥；肾（水）的滋润，可防止心火的亢烈；心（火）的阳热，可制约肺金清肃太过。

应当注意的是，五脏的生理功能是多样的，互相之间的关系也是复杂的。五行的特性不能说明五脏的全部生理功能，五行的生克制化关系也不能说明五脏之间全部复杂生理联系。所以，对于五脏生理功能及其相互关系的认识不能拘泥于五行之间的生克制化理论。

（三）说明脏腑间的病理影响

五行学说不仅可以说明脏腑之间的生理联系，也可用以说明病理情况下脏腑之间的相互影响，不论一脏受病还是多脏受病，本脏的病可传至他脏，他脏有病也可影响本脏。

1.相生关系传变　五脏之间的相生关系的传变包括"母病及子"与"子病及母"两个方面。

（1）"母病及子"，指疾病从母脏传及子脏。如肾属水，肝属木，水生木，故肾为母脏，肝为子脏，肾病及肝，即是母病及子。如肾精不足，不能资助肝血，导致的肝肾精血亏虚证；肾阴亏虚，累及肝阴，肾阴亏虚，不能涵养肝木，导致的"水不涵木"等，皆属母病及子。母病及子，多见于母脏不足累及子脏亏虚的母子两脏皆虚的病证。他脏之间的母病及子传变，以此类推。

（2）"子病及母"，指疾病从子脏传及母脏。如肝属木，心属火，木生火，故肝为母脏，心为子脏，心病及肝，即是子病及母。子病及母的病变包括：其一，子脏之虚引起母脏亦虚的母子俱虚证，如心血不足累及肝血亏虚而致的心肝血虚证；其二，子脏之盛导致母脏亦盛的母子俱实证，如心火旺盛引动肝火而形成心肝火旺证；其三，子脏之盛导致母脏虚弱的子盛母虚证，如肝火亢盛下劫肾阴，以致肾阴亏虚的病证。他脏之间的子病及母传变，以此类推。

2. 相克关系传变　五脏之间的相克关系的传变五包括"相乘"和"相侮"两个方面。

（1）导致五脏相乘有太过和不及两种情况。太过相乘，是指某脏过盛，而致其所胜之脏受到过度克伐。如肝气郁结或肝气上逆，影响脾胃的纳运功能，出现胸胁苦满、脘腹胀痛、反酸呕吐、泄泻等症状，导致肝气乘脾或肝气乘胃，即"木旺乘土"。不及相乘，是指某脏过弱，不能耐受其所不胜之脏的正常克制，从而出现相对克伐太过。如先有脾胃虚弱，不能耐受肝气的克伐，而出现头晕乏力、纳呆嗳气、胸胁胀满、腹痛泄泻等症状，导致脾胃虚而肝乘，即"土虚木乘"。

（2）导致五脏相侮亦有太过和不及两种情况。太过相侮，是指某脏过于亢盛，而对其所不胜之脏反向克制。如暴怒而致肝火亢盛，肺金不仅无力制约肝木，反遭肝火之反向克制，出现急躁易怒、面红目赤，甚则咳逆上气、咯血等肝木反侮肺金的症状，称为"木火刑金"。不及相侮，是指由于某脏虚损，导致其所胜之脏反克。如脾土虚衰不能制约肾水，出现全身水肿，称为"土虚水侮"。

（四）用于疾病的诊断

人体是一个有机整体，《孟子·告天下》说："有诸内，必形诸外。"当内在脏腑有病变时，因五脏与五色、五音、五味以及相关脉象的变化，在五行分类归属上有着一定的联系，可以反映到体表，出现色泽、声音、形态、脉象等方面的异常变化。临床诊断疾病时，可以通过望、闻、问、切四诊所收集的资料，联系五行所属及其生克乘侮的变化规律，辨识病变所在脏腑，推断病情进展、判断预后，正如《灵枢·本脏》所说："视其外应，以知其内脏。"如面色青、喜食酸、脉弦，可诊断为肝病；面色赤、口苦、脉洪数，可诊断为心火亢盛；脾虚患者，面见青色，多为木乘土，肝气犯脾之证；心病面见黑色，为水来乘火。故《难经·六十一难》说："望而知之者，望见其五色，以知其病。闻而知之者，闻其五音，以别其病。问而知之者，问其所欲五味，以知其病所起所在也。切脉而知之者，诊其寸口，视其虚实，以知其病，病在何脏腑也。"同时，以色脉合参结合五行的生克规律，可以判断疾病的预后，如肝病色青而见弦脉，为色脉相符；如果不得弦脉反见浮脉，则属相胜之脉，即克色之脉（金克木），为逆，预后不佳；若得沉脉，则属相生之脉，即生色之脉（水生木），为顺，预后较好。

（五）用于疾病的治疗

1. 指导脏腑用药　按照五行归属，药物的五色、五味与五脏有一定的联系，即青色、酸味入肝，赤色、苦味入心，黄色、甘味入脾，白色、辛味入肺，黑色、咸味入肾。如白芍、山茱萸味酸入肝以补肝，朱砂色赤入心以镇心安神，石膏色白、味辛入肺以清肺热，黄连味苦入心以泻心火，白术色黄、味甘入脾以补脾气，玄参、熟地黄色黑、味咸入肾以滋养肾阴等。

2. 控制疾病传变　根据五行生克乘侮关系，五脏中某一脏有病时，可以传变到其他四脏，其他四脏有病也可波及本脏。如肝病可以影响到心、脾、肺、肾四脏，心、脾、肺、肾四脏病变也可影响到肝脏。《难经·七十七难》说："见肝之病，则知肝当传之于脾，故先实其脾气。"肝脏发生病变时，木旺必乘土，此时，在治肝的同时，还应及时补益脾气，防止肝病传脾，脾气健旺，则肝病不传于脾。

疾病的传变与否，关键取决于脏腑之气的盛衰，"盛则传，虚则受"，这是五脏疾病传变的基本规律。临床可以根据五行的生克乘侮规律，调整五脏的太过和不及，可以控制疾病的传变。

3. 确定治则治法　根据五行学说的生克乘侮规律，可以指导疾病的治疗，主要有补母、泻子、抑强、扶弱等治疗原则和方法。

（1）虚则补其母：是运用五行相生规律治疗五脏虚证的治疗法则。一脏虚衰，不仅可补本脏，还要补益其母脏，通过相生作用促其康复。如"滋水涵木法"，就是滋肾阴以养肝阴的方法；"培土生金法"，是用健脾补气以补益肺气的方法。

（2）实则泻其子：就是运用五行相生规律治疗五脏实证的治疗法则。一脏之实证，不仅须泻本脏，还可泻其子脏，通过子气舍母的机理，以泻除其母脏的实邪。如肝火炽盛，除泻肝火外，还可用泻心火的方法，以消除过旺的肝火。

（3）抑强：主要用于太过引起的相乘和相侮，如"抑木扶土法"，就是以疏肝和健脾相结合治疗肝旺脾虚的一种治法，适用于土旺乘土之证。

（4）扶弱：主要用于不及引起的相乘或相侮，如"培土制水法"，就是以健脾温阳治疗水湿停聚为病的一种治法，适用于土虚水侮之证。"佐金平木法"，是清肃肺气以抑制肝火偏盛的一种治法，适用于木旺侮金之证。

各种治则治法有时结合应用，如"泻南补北法"，是泻心火与补肾水相结合的一种治法。因心主火，南方属火，肾主水，北方属水，故称为"泻南补北法"，又称为"泻火补水法"。"滋阴降火法"，适用于肾阴不足，心火偏旺，水火不济，心肾不交之证。

4. 指导情志治疗　"五志"指喜、怒、思、忧、恐之情志变化，《素问·阴阳应象大论》说："人有五脏化五气，以生喜、怒、悲、忧、恐。"认为人之情志是人体内在五脏功能活动所产生。五脏分属五行，存在相克关系，所以五志之间也有相互克制的作用。《素问·阴阳应象大论》说："怒伤肝，悲胜怒……喜伤心，恐胜喜……思伤脾，怒胜思……忧伤肺，喜胜忧……恐伤肾，思胜恐。"在五行学说的指导下，可以通过不同情志变化的相互抑制关系来达到治疗目的，又称之为"以情胜情"，是临床常用的情志调理之法。

思考题

1. 元气学说的主要内容包括哪些？能够应用到中医学的哪些方面？
2. 阴阳之间的关系主要有哪些？能够应用到中医学的哪些方面？
3. 何谓"五行制化"？其规律如何？

（李永乐）

第三章　藏象学说

【内容提要】　藏象学说指以五脏为中心，按五脏与六腑、奇恒之腑之间的密切联系而划分的五大生理病理系统反映在人体上的外在表现。气血津液主要阐述气、血、津液这些人体生命活动所需的基本物质的生成、作用及其相互关系。人体生理活动是以脏腑为中心的，而脏腑必须获得气、血、津液的滋养，才能发挥其功能。同时，气、血、津液又是脏腑活动的产物。因此，在整个人体生命过程，这些物质不断地被消耗，又不断地得到化生和补充。由此可见，气、血、津液与脏腑组织器官之间有着相互依存、相互作用的密切关系。

【学习目标】

1. 掌握藏象的基本概念，脏、腑及奇恒之腑的生理特点，五脏的生理功能，及与体、窍、志、液、华、时的联系。

2. 掌握气的基本概念、生成、运行、功能及其分类，血的基本概念、生成、运行和功能，津液的基本概念、代谢和功能。

3. 熟悉脏与脏、脏与腑、腑与腑之间的关系。

4. 了解藏象学说的形成和特点。

5. 了解气血津液之间的关系。

第一节　脏　　腑

脏腑学说是在整体观和阴阳五行学说指导下，研究人体各脏腑组织器官的生理功能、病理变化及其相互关系的学说。脏腑学说又称脏象、藏象。藏，即贮藏，是指隐藏于体内的脏腑器官；象，即形象、征象，指脏腑的生理功能和病理变化表现于外的征象。

脏腑学说的形成，首先基于古代解剖学知识，古代解剖学知识为脏腑学说的形态和命名奠定了基础；但其发展主要是通过长期临床实践，对人体生理病理现象进行观察、分析、对比、推理，在反复医疗实践中不断概括总结而成。因此，中医脏腑虽与现代人体解剖学名称基本相同，但其概念却大大超越了人体解剖学范围，两者生理病理的含义各异。中医脏腑学说中一个脏腑的功能可能包括现代解剖生理学中的几个脏器功能；而现代解剖生理学中的一个脏器的生理功能又可能分散在中医脏腑学说的几个脏腑的功能之中。因此，中医脏腑学说中的脏腑，不仅是一个解剖学概念，更重要的是生理病理学概念。

脏腑，是内脏的总称。按照其生理功能特点，分为五脏、六腑、奇恒之腑。五脏，即心、肝、脾、肺、肾；六腑，即胆、胃、小肠、大肠、膀胱、三焦；奇恒之腑，即脑、髓、骨、脉、胆、女子胞（子宫）。

五脏多为实质性器官，其共同生理功能主要是化生气血，贮藏精气，具有"藏而不泻"的特点；六腑多为中空性器官，其共同生理功能主要为受盛和传化水谷，具有"泻而不藏"，以通为用的特点；奇恒之腑，因形态似腑而功能似脏，与脏腑有别，故名奇恒之腑。脏腑学说还认为，人的精神情志和意识思维活动与五脏的生理活动密切相关。

脏腑学说的主要特点，是以五脏为中心的整体观。以五脏为中心，六腑、奇恒之腑、肢体官窍，通过经络相互联系，共同组成一个有机的整体。精、气、血、津液作为其生理活动的物质基础，相互协调，相互为用，以维持机体内外环境的相对平衡和稳定，进行正常生命活动。脏与腑之间通过经络互为联系，各脏腑在生理功能上相互联系，相互制约，相互依存，相互为用。

一、五脏的生理功能和系统连属

（一）心

心居于胸腔之内，膈膜之上，两肺之间，有心包卫护其外。心主血脉、主神志，在液为汗，其华在面，开窍于舌，与小肠互为表里（图3-1）。

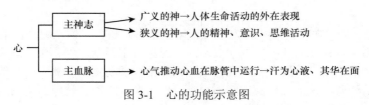

图 3-1　心的功能示意图

1. 主血脉，其华在面　心主血脉是指心气推动血液在脉管中运行，灌注全身，发挥营养和滋润的作用。心主血脉包括主血和主脉两个方面。血即血液，是全身的营养物质；脉，即脉管，为血之府，是血液运行的通道。心脏和脉管相连，形成一个密闭的系统，成为血液循环的枢纽，心脏不停搏动，推动血液在全身血管中循行，周流不息，如环无端。心、脉、血三者共同组成一个循环于全身的系统，在这个系统中，心起着主导作用。因为只有心气才能推动血液在脉管内运行。血脉流通，脉管搏动，血液充足，则血液通畅，节律均匀，脉来和缓，面色红润，全身的五脏六腑、形体官窍才能得以濡养，用以维持人体生命活动。如心气衰竭，则血行停止，心与脉的搏动消失，生命也就随之终结了。正是由于心在血、脉中居于主导地位，故《素问·痿论》说："心主身之血脉。"

心要完成主血脉的生理功能，必须具备两个条件：一为心脏和脉管内的血液，即心的物质，称为心血、心阴（血属阴）；一为心脏推动血液循环的动力，即心的功能，称为心气、心阳。二者既对立又统一，构成了心脏自身的矛盾运动，用以维持心脏正常的生理功能。心脏的正常搏动主要依赖于心气的推动。心气盛，心血足，血液则能灌注全身，故颜面色泽红润、脉搏有力、节律整齐等。心气不足，则血流缓慢、面色白、脉细无力、脉律不齐而见结代。心血亏损或失血过多，则脉管空虚而见心悸，面色苍白无华，扰脉。若心的气血俱虚，血行不畅，则使脉道阻塞而出现面色指甲青紫、心痛、涩脉等瘀血证候。

心的生理功能正常与否，可以从面部色泽的变化反映出来。由于头面部血脉极其丰富，故《黄帝内经》说："十二经脉，三百六十五络，其血气皆上于面而走空窍。"因此，心气旺盛，血脉充盈，面部红润而有光泽；如心气不足，则面色苍白或晦涩，心血瘀阻，则面色青紫。

2. 主神志　心主神志，又称心主神明，心藏神。神有广义和狭义之分。广义的神，指整个人体生命活动的外在表现，即是机体表现于外的"形征"，也是机体生命活动的外在反映，即通常所称的"神气"。狭义的神，即心所主的神，是指人的精神、意识、思维活动。因此，《灵枢·邪客》说："心者，五脏六腑之大主也，精神之所舍也。"《素问·灵兰秘典论》亦说："心者，君主之官……神明出焉。"

人的精神、意识和思维活动，是大脑的生理功能，即是大脑对外界事物的反映。但在中医学理论中，人的精神、意识、思维活动不仅归属于五脏，而且主要归属于心的生理功能。心主神明以精血为物质基础。精血足，心主神的生理功能正常，则精神振奋，神志清晰，思维敏捷，对外界信息的反应灵敏。如果精血不足，即可出现精神意识思维的异常，临床上可见失眠、多梦、健忘、心悸、乏力、记忆力下降、心神不宁等症；如血热扰心则见狂躁谵语，或反应迟钝，意识朦胧甚则昏迷、不省人事等症状；如痰迷心窍则见喉中痰鸣，意识不清。

3. 心在液为汗　津液是人体正常的体液，是人体血液的重要组成部分，汗为津液所化生，故有"汗为心之液"之称。血与津液同出一源，由心气熏蒸，津液发散于肌腠即为汗液，故有"汗血同源"之说；而血又为心所主，心主血，故汗与血有密切关系，如心阳不足，卫外之气不固，常有自汗，甚则大汗淋漓，导致心阳虚脱；如心阴虚衰，阳无所附，睡中汗随阳气外泄而出，称为盗汗。

4. 心开窍于舌　心之经筋别络直接联系于舌，心气血通于舌，故舌能反映心的病变。心气血正常，则舌体灵活，舌质红润。如心血不足，则舌质淡白；心火上炎，则舌质红赤，或舌痛，舌体糜烂；心血瘀阻时，则舌质紫暗或有瘀点、瘀斑；痰阻心窍或痰火扰心，则舌强不语等。故有"心开窍于舌""舌为心之苗"的说法。

【附】心包　心包亦称心包络，是心的外膜，起保护心脏的作用。心包及其生理功能和病理现象仅应用在经络学说及温病学说中。

（二）肺

肺位于胸中，上连气道，喉为其门户；肺主气，司呼吸，主宣发肃降，通调水道（图3-2）。在液为涕，在体合皮，其华在毛，开窍于鼻，与大肠互为表里。

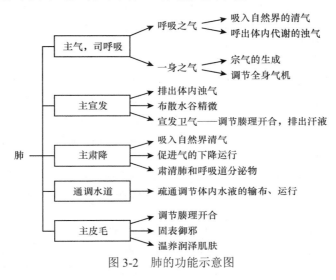

图 3-2　肺的功能示意图

1. 主气，司呼吸　肺主气包括肺主呼吸之气和一身之气；气是人体赖以生存、维持人体生命活动的基本物质。人身之气皆为肺所主，因此，中医认为"诸气者，皆属于肺"。

（1）主呼吸之气：肺是人体内外进行气体交换的重要器官。通过肺气的作用，不断呼出体内代谢所产生的浊气，吸入自然界的清气（新鲜空气）。通过不断吸清呼浊，促进气的形成，调节气的升降出入，从而维持人体新陈代谢的正常进行。

（2）主一身之气：指肺有主持、调节全身各脏腑之气的作用。其体现在以下两个方面：①参与气的生成，尤其是宗气的生成。宗气由肺吸入的清气与脾胃运化的水谷精气相结合而生成，积于胸中，具有贯心脉，辅助心气推动血液运行的作用。全身血液通过经脉汇聚于肺，通过肺的呼吸进行气体交换，然后再输布全身，称为"肺朝百脉"。②调节全身气机。宗气积于胸中，与肾中所藏先天之气相互补充，以维持人体正常的生理功能，故称肺主一身之气。肺的呼吸运动，即是气的升降出入运动的一种具体表现形式。在正常情况下，气机通畅，各脏腑组织均受滋养，则精气充沛，气息调匀。如果气的功能异常，临床上则会出现气机失调的病理改变。如气虚，则见气短息微，倦怠乏力，声低自汗等症。

2. 肺主宣发、肃降，通调水道　宣发，即是升宣和布散，也就是肺气向上的升宣和向外的布散。肃降，即是清肃、洁净和下降，也就是肺气向下的通降和使呼吸道保持洁净的作用。

肺主宣发的生理作用，主要体现在三个方面：一是通过肺的宣发，排出体内浊气；二是将脾所输布的津液和水谷精微，布散到全身，内至脏腑经络，外达肌肉皮毛；三是宣发卫气，保卫肌体，抗御外邪，调节腠理之开合，将汗液排出体外。肺气足，则肌表固密，皮肤润泽，抗御外邪能力强；肺气不足，开阖失职，外邪易乘虚而入。因此，肺气失宣，即可出现呼气不利，胸闷、咳嗽以及鼻塞、喷嚏、自汗等现象。

肺主肃降的生理作用，也主要体现于三个方面：一是吸入自然界之清气；二是促进气的下降运行，使宗气下行不断充养先天之气，以布散全身；三是肃清肺和呼吸道内的分泌物，以保持呼吸道的洁净。因此，肺失肃降，即可出现呼吸短促、胸闷、喘息、咳嗽咳痰等症。

肺的宣发和肃降作用是相辅相成的，通过肺气的宣发、肃降，才能保持气道通畅，呼吸均匀，维持人体内外气体交换。后天之气不断补充先天之气，充养全身各脏腑、器官，促使气血津液宣发布散于周身，以完成正常的生理功能。如二者的功能失常，就会出现"肺气失宣""肺失肃降"的病理变化，临床上也会出现相应的症状。

通调水道的通，即疏通；调，即调节；水道，是水液运行、排泄的道路。肺的通调水道功能，是指肺的宣发和肃降对体内水液的输布、运行、排泄起着疏通和调节作用。肺主宣发，不但将津液和水谷精微宣发至全身，同时司腠理的开阖，调节汗液的排泄；肺气肃降，不但将吸入的清气纳于肾，而且也将体内代谢后的水液不断向下输送，经肾和膀胱的气化作用，生成尿液而排出体外。如果肺的通调水道功能异常，则水液停聚而生痰、成饮，甚则水泛为肿等。

3. 在体合皮，其华在毛 皮毛，包括皮肤、汗腺等组织。肺气宣发将卫气散布于体表，以发挥温养肌肤，管理毛孔开合，防御外邪入侵的作用。如肺气足，则肌表固密、皮肤润泽，防御力强，外邪不易侵犯。当肺气虚弱，卫气不足，腠理不固，外邪便可乘虚侵入体内，引起疾病。同时，外邪侵袭体表又可影响肺气的宣降，出现咳喘等症。卫表不固，机体抗病能力下降，可出现多汗、易感冒，或毛发憔悴枯槁等病症。

4. 在液为涕 涕，是鼻黏膜分泌的黏液，有润泽鼻窍的作用。 鼻为肺窍，故其分泌物属肺。肺的功能正常，则鼻窍通畅，嗅觉正常，鼻涕润泽鼻窍而不外流。如风寒袭肺，则鼻塞流清涕；风热犯肺，则鼻流浊涕；阴虚肺燥，则鼻腔干燥。

5. 开窍于鼻 肺与鼻相通，鼻是呼吸的门户，如肺气调和，鼻窍通畅，呼吸通利，嗅觉正常。肺脏受病时，可出现鼻塞流涕，不辨香臭。肺热可出现鼻翼煽动、呼吸困难等肺失肃降的症状。

6. 与声音的关系 声音的发生与肺气有关，肺气足，则声音明亮清晰；肺气虚则声音低微；风寒犯肺，肺气不宣，则声音如瓮或嘶哑；久咳伤肺或肺痨病后期，可致声嘶失音等。

（三）脾

脾位于腹中、横膈之下。脾主运化，统血，主升清，主四肢肌肉，在液为涎，其华在唇，开窍于口，与胃互为表里（图3-3）。 脾对维系生命起着重要的作用，故被称为"后天之本"。

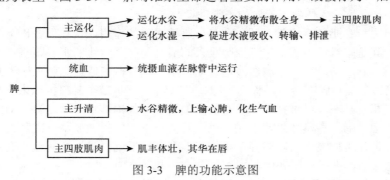

图3-3 脾的功能示意图

1. 主运化 运，即转运输送；化，即消化吸收。脾主运化，是指脾具有对饮食水谷消化吸收、化生为精微物质，并将精微物质转输到全身各脏腑组织中去的生理功能；也就是对营养物质的消化、吸收、运输的功能。脾的运化功能，包括了运化水谷和运化水湿两个方面。

（1）运化水谷：水谷，为各种饮食物的泛称。运化水谷，即是脾对水谷的消化及精微物质的吸收和输布作用。 饮食入胃，通过胃的"腐熟"和小肠的"化物"，分解成水谷精微和糟粕，还要通过脾的进一步消化，并将其所产生的精微物质吸收，上输于肺。又经肺的宣发功能输送到全身各个器官，作为各脏腑功能活动的物质基础。其中精微的部分，又在脏腑功能的作用下，化生为血，通过心脉输布全身，所以中医认为"脾为后天之本""脾为气血生化之源"。因此，脾的运化功能正常，才能为化生精、气、血、津液提供足够的水谷之精，给予脏腑、经络、筋肉皮毛骨等组织器官充分的营养，以维持正常的生理功能。如果脾运化水谷的功能失常，则会出现消化功能障碍，临床上可出现腹胀、便溏、食欲不振、倦怠乏力、气血不足、消瘦等症。

（2）运化水湿：脾主运化水湿，又称运化水液，是指脾对水液代谢的调节作用。也就是说脾有促进水液吸收、转输、排泄的作用。人体摄入的水液，一方面通过脾的吸收转化布散全身；另一方面在脾运化水湿的作用下，将各器官组织代谢后的水液，转输至肾，通过肾的气化作用形成尿液，下输膀胱，排泄于外，从而维持人体水液代谢的平衡。因此，脾运化水湿的功能正常，人体各组织器官既能得到津液的充分濡润，又不致使水湿过多潴留在体内。如果脾运化水湿失常，而致水湿停滞生痰，就可引起水肿、痰饮等证。

2. 脾统血　统，统摄、控制管辖的意思。脾统血，指脾具有统摄血液在脉管内正常运行，使之不溢出脉外的功能。 脾统血的作用是通过脾气摄血的作用来实现的。 脾为气血生化之源，脾的功能健旺，则气血充盈，气能摄血，血液不致溢出脉管之外。若脾气虚，固摄血液功能障碍，则"血不循经"而溢出脉外，造成临床上各种慢性出血性病证，尤其是下部出血，如皮下出血、崩漏、尿血、便血等。对这类出血性疾病的中医治疗，须要补脾摄血，才能获得较好疗效。

3. 脾主升清　脾有升清、喜燥恶湿的特性。升，指上升和输布，清，指水谷精微。脾运化水谷，吸收水谷精微，上输于肺，并通过心肺的作用化生气血，营养全身；其功能特点以上升为主，因此"脾气主升"；其上升的是精微物质，又称"脾主升清"。脾的升举，还具有防止人体内脏下垂的作用。故脾气升，才能使消化吸收的水谷精气上输于肺送达全身。若脾气不升，则会出现"中气下陷"，表现为少气懒言、久泄脱肛、胃下垂或子宫脱垂，或其他内脏下垂等病证。同时脾还有喜燥恶湿的特性，若脾虚失运，湿邪内郁，久而困脾，出现头身沉重体倦，脘腹满闷不食，舌苔白厚，脉濡缓等症。

4. 在液为涎　唾液中较清稀的部分称为涎，具有保护口腔，润泽口腔的作用，进食时分泌增多，有助于饮食的吞咽和消化。脾胃不和或脾气不足，可出现涎液分泌过多，或口涎自出的表现。

5. 主四肢肌肉　脾为气血生化之源，四肢肌肉有赖于脾所运化的水谷精微的濡养，才能使肌肉发达，四肢健壮。如果脾的运化失常，气血不能荣于四肢肌肉，则会出现肌肉消瘦，四肢无力，甚至痿废不用。

6. 开窍于口，其华在唇　《灵枢·脉度》说："脾气通于口，脾和则口能知五谷矣。"脾开窍于口，是指饮食、口味与脾的运化功能密切相关。故脾功能的盛衰，可以从口、唇反映出来。 脾气健旺，则食物有味，唇色红润；反之，脾胃虚弱，则饮食乏味、食欲不振、唇淡无华。脾蕴湿热，则口燥咽干，口唇糜烂。

（四）肝

肝位于胁下，胆附于肝。主藏血，主疏泄，主筋，其华在爪，在液为泪，开窍于目（图3-4）。肝与胆互为表里，肝的经络循行于会阴、少腹、两胁、乳房，上至巅顶。

1. 主疏泄　疏，即疏通；泄，即发泄，升发。肝主疏泄，是指肝具有保持全身气机疏通畅达，通而不滞，散而不郁的作用。肝的生理特性是调畅全身气机，是促进血液和津液运行周身的一个重要环节。肝的疏泄功能主要表现在以下三个方面：

（1）调节气机：气机，即气的升降出入运动。机体的脏腑、经络等活动，全赖气的升降出入运动调节。肝具有疏通、畅达、促进气机正常升降出入的作用。因此，肝的疏泄功能对气机的升降出入之间的平衡协调，起着调节作用。

肝的疏泄功能正常，则气机调畅，气血调和，经络通利，脏腑的功能活动也就正常协调。肝的疏泄功能异常，出现胸胁、两乳或小腹等局部胀痛不适；如肝的升发太过，从而形成肝气上逆的病理变化，出现头目胀痛、面红目赤、急躁易怒等症。气升太过，则血随气逆，导致吐血、咯血等血从上溢的表现；甚则可以出现猝然昏倒不省人事，称为气厥。

"气行则血行，气滞则血凝。"肝气不畅，气机郁滞，而致血液运行障碍从而形成血瘀证。临床可出现胸胁刺痛、少腹痞块、月经不调、痛经等症。

（2）调畅情志：情志，是人的精神、意识、思维活动的一个组成部分，与肝的疏泄功能密切相关。正常的情志活动有赖于气血的正常运行，肝的疏泄功能具有调畅情志的作用，实际上也是调畅气机的功能。肝的疏泄功能正常，则气机调畅，气血调和，心情开朗；肝的疏泄功能失常，则肝气郁结，心情抑郁，稍受刺激，则抑郁难解；肝的升发太过，阳气升腾而上，则情志急躁易怒，这是肝的疏泄功能对情志的影响。反之，持久的情志异常，亦影响肝的疏泄功能，而致肝气郁结，或升发太过的病理变化。

（3）促进消化功能：脾胃的运化功能与脾的升清和胃的降浊之间是否协调平衡密切相关。而肝的疏泄功能，和脾胃气机的升降密切相关。肝的疏泄功能正常，全身气机疏通畅达，则有助于脾升胃降，共同完成消化功能。若肝的疏泄功能异常，影响脾的运化，症见两胁胀满、肠鸣泄泻；影响胃的降浊功能，在上则为呕逆、嗳气，在中则为脘腹胀满、疼痛，在下则为便秘。肝的疏泄，还体现于胆汁的分泌与排泄，胆汁是肝之余气积聚而成。肝的疏泄正常，则胆汁能正常地分泌和排泄，有助于脾胃的运化，促进消化吸收。

2. 主藏血 肝藏血是指肝具有贮藏血液和调节血量的生理功能。

（1）贮藏血液：血液来源于水谷精微，生化于脾而藏受于肝。肝贮藏血液，既可濡润肝脏本身，制约肝的阳气升腾，勿使过亢，以维护肝的疏泄功能，使之条达。肝的疏泄功能与藏血功能互相影响。此外，肝藏血亦具有防止出血的重要作用。因此，肝不藏血，则不仅可出现肝血不足，阳气升泄太过等病变，还可导致出血。

（2）调节血量：肝的藏血功能，还包括调节人体各部分血量的作用，特别是对外周血量的调节作用。当人体活动时，肝贮藏的血液，通过经脉输送到各组织器官，以维持人体的功能活动；而休息睡眠时，部分血液又回流于肝贮藏。肝的这种调节血液的作用，称肝藏血。由于肝脏具有储藏血液和调节血量的作用，又有"血海"之称。肝藏血功能障碍时，可出现各种血虚或出血的病变。如肝血不足，目失血养，可出现两目干涩，视物昏花；肝血虚少，筋失所养，可有筋脉拘急，肢体麻木，屈伸不利。如妇女肝血不足，血海空虚，则月经量少，甚至闭经。如肝不藏血，血液妄行，则可出现吐血、衄血、月经过多、崩漏等症。

3. 在液为泪 肝开窍于目，泪从目出，故泪为肝之液。泪有濡润眼睛，保护视力的作用。在正常情况下，泪液的分泌，濡润而不外溢。如肝血不足，则泪液分泌减少，可出现两目干涩；肝经湿热，可见目眵增多。

4. 主筋，其华在爪 筋即筋膜，是附着于骨而聚于关节、肌肉的一种组织，具有联络关节、司运动的功能。肝血有濡养筋的作用，从而维持关节正常的伸屈运动。如肝血不足，筋失所养，轻则关节伸屈不利，震颤，重则筋急挛缩，甚至抽搐。

爪甲得肝血的濡养而红润。如肝血不足，则指甲枯槁失去正常的色泽或脆裂变形，故称"爪为筋之余"。

5. 开窍于目 肝的经脉上绕于目，目得肝血滋养而能视。肝血不足时，视力减退，或两目干涩，甚至夜盲；如肝火上炎，则目赤肿痛；肝胆湿热，则目珠发黄。肝的病变常反映于目上，所以说"肝开窍于目"。

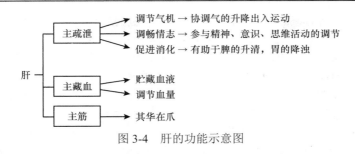

图 3-4　肝的功能示意图

（五）肾

肾位于腰部，脊柱两侧，左右各一。肾藏精，主水，主纳气，主骨、生髓，其华在发，在液为唾，开窍于耳及二阴（图3-5）。肾与膀胱互为表里。肾对生命的形成有重要的作用，故称"肾为先天之本"。

1. 肾藏精　藏，即贮藏，指肾具有贮存、封藏精气的生理功能。精是构成人体和维持人体生命活动的基本物质，有广义和狭义之分：广义之精，泛指一切精微和生理作用十分重要的物质，包括气、血、津液和从食物吸收来的水谷精微；狭义之精，即指生殖之精，包括禀受于父母的生殖之精和自身发育成熟后形成的生殖之精。

肾中所藏之精，按其来源又有先天和后天之别。先天之精：来源于父母，与生俱来，藏于肾中，是人体生长、发育、生殖的基本物质；出生之后，有赖于后天之精的不断充养。后天之精：来源于水谷精微，由饮食水谷经脾胃化生，是维持脏腑功能活动的精微物质，又称五脏六腑之精。后天之精是维持人体生命活动的基本物质，又称脏腑之精。先天之精与后天之精，来源虽然不同，但却同归于肾，二者相互资生，相互依存，相互为用。肾中精气的生理功能体现在以下两方面。

（1）促进机体的生长、发育和生殖："女子七岁，肾气盛，齿更发长；二七而天癸至，任脉通，太冲脉盛，月事以时下，故有子；三七，肾气平均，故真牙生而长极；四七，筋骨坚，发长极，身体盛壮；五七，阳明脉衰，面始焦，发始堕；六七，三阳脉衰于上，面皆焦，发始白；七七，任脉虚，太冲脉衰少，天癸竭，地道不通，故形坏而无子也。丈夫八岁肾气实，发长齿更；二八，肾气盛，天癸至，精气溢泻，阴阳和，故能有子；三八，肾气平均，筋骨劲强，故真牙生而长极；四八，筋骨隆盛，肌肉满壮；五八，肾气衰，发堕齿槁；六八，阳气衰竭于上，面焦，发鬓斑白；七八，肝气衰，筋不能支，天癸竭，精少，肾脏衰，形体皆极；八八，则齿发去。"《黄帝内经》这段经文明确地指出了机体生、长、壮、老、已的自然规律，与肾中精气的盛衰密切相关。人体的牙齿、骨骼、毛发的生长状态是观察肾中精气的外候，是判断机体生长发育状况和衰老程度的客观标志。当精气不足时，小儿会出现生长发育迟缓；青年则见生殖器官发育不良，性成熟迟缓；中年可见性机能减退，或出现早衰；老年则衰老更快。临床上称这种病理变化为"肾精亏虚"。

（2）调节机体的代谢和生理功能活动：这一功能，是通过肾中精气所含的两种相互制约、相互依存、相互为用的成分，即肾阴、肾阳来实现的。

肾阴，又称元阴、真阴，为人体阴液之本，主要具有滋养、濡润机体和制约阳热等功能。肾阴是人体的物质基础，是生命活动的源泉。若肾阴不足，则阴精亏耗，津液不足，可出现月经不调、不育不孕、口干咽燥、潮热盗汗、五心烦热、脉细数、舌干红少苔等症，此外还可见腰酸、腿软、阳事易举和遗精、早泄等肾阴虚表现。

肾阳，又称元阳、真阳，为人体阳气之本，主要有促进机体的温煦、运动、兴奋和气化的功能，对机体各脏腑组织具有推动、温煦作用。如果肾阳不足，则全身新陈代谢降低，机体生理功能活动减弱，临床上可出现面色苍白、畏寒、肢冷、脉无力而迟缓，或见浮肿、精神萎靡、反应迟钝等。此外还可见腰酸、腿软、阴部清冷、生殖功能降低等肾阳虚所特有的症状。

肾阴和肾阳互相制约，互相促进，对人体的代谢和功能起着重要的调节作用。

2. 主水　肾有主持和调节人体水液代谢的生理功能，是维持水液平衡的重要器官。人体水液代谢的全过程，必须由肺、脾、肾三脏共同完成，其中肾的气化作用尤为重要。水液进入肠胃，由脾的运化，津液上输于肺，通过肺的宣发将津液（清中之清）的部分敷布全身；肺气通调水道，将代谢后浊的部分下输于肾。再经肾的气化作用，将浊中之清的部分，再上输于肺；而浊中之浊部分则下注膀胱。肾对膀胱又起开合作用，因而小便排泄正常。肾气在阳盛的情况下则开，阴盛的情况下则闭。如阴盛阳虚，肾阳不能气化水液，泌尿失职，尿量过少，水液蓄积于体内，则发为水肿；反之，若阴虚阳盛，肾的开合失度，尿量过多而成下消证。因此，水液代谢的最后关键在于肾的调节作用，故肾有"水脏"之称。

3. 主纳气 纳，有受纳、摄纳的意思，指肾具有摄纳肺所吸入之气而调节呼吸的作用。人体的呼吸运动，虽然由肺所主，但吸入之气，必须下归于肾，由肾气摄纳，才能呼吸调匀、通畅，故有"肺为气之主，肾为气之根；肺主出气，肾主纳气"的说法。如果肾的纳气功能异常，则会出现呼多吸少，张口抬肩，动则气喘的临床表现。

4. 肾主骨、生髓 肾主骨、生髓，是指肾具有促进骨骼生长发育，滋生骨髓、脑髓、脊髓的作用。髓是肾精所生，藏于骨腔之中，以充养骨骼。脊髓与脑相通，髓聚为脑，故称"脑为髓海"，说明肾与骨髓、脑密切相关。当肾气充足时，骨得髓养，则骨骼坚强，四肢强劲有力。脑髓盈满，则智力聪敏，精力充沛，耳目聪明，所以有"头为精明之府"的说法。若肾气不足，骨髓空虚，骨失所养，则骨骼痿软，行动无力。脑髓空虚，可出现耳鸣、全身疲乏、记忆力减退等症。

5. 在液为唾 唾为口津中较为黏稠者。唾液除具有湿润口腔、溶解食物的作用外，还能使食物易于吞咽，并有清洁和保护口腔，滋养肾精的功能。

6. 其华在发 肾藏精，精生髓，精髓亦为化血之源，而毛发有赖于血的润养，故又称"发为血之余"。当肾气充盛时，精血化生不竭，则毛发密茂润泽；若肾气衰弱，则毛发枯槁，甚至脱落。

7. 肾开窍于耳及二阴 耳的听觉功能，有赖于肾精的充养，肾精旺盛，则髓海得养，故听觉灵敏。如肾精不足，则髓海失养，可出现耳鸣、听力减退或耳聋等症。

二阴：指前阴（外生殖器）与后阴（肛门）。前阴有排尿和生殖的功能，后阴有排泄粪便的作用。尿液的贮存和排泄虽由膀胱所主，但必须通过肾的气化来完成。故肾气虚、肾阳不足可使膀胱气化不力，则会出现大小便异常。

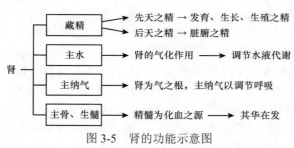

图 3-5　肾的功能示意图

二、六腑的生理功能

六腑，即胆、胃、小肠、大肠、膀胱、三焦的总称。六腑的生理功能是"传化物"，即消化、传导和输送水谷、津液及糟粕。其生理特点是"泻而不藏""实而不能满"。六腑主受盛并传化水谷，具有通降下行的特性，故有"六腑以通为用，以降为顺"之说，如通降太过或不及，则出现病理状态。

（一）胆

胆与肝相连，附于肝，肝与胆有经脉相络属。胆是中空的囊性器官，胆内贮藏胆汁；由于胆汁为精纯、清净、味苦、呈黄绿色的精汁，故胆又有"中精之腑""中清之腑"之称。

胆的生理功能为贮藏和排泄胆汁、主决断。

（1）贮藏和排泄胆汁：胆主要贮藏胆汁。在现代医学中，胆汁为肝细胞分泌的外分泌液，味苦色黄，有帮助脂肪消化和吸收的功能。中医认为，胆汁来源于肝，通过肝的疏泄作用进入小肠，以助消化。肝胆功能正常，则胆汁排泄正常，消化功能亦正常；肝气郁结或肝胆湿热，则胆汁排泄不利，临床可见胁痛、黄疸、食欲不振、厌油、口苦、呕吐苦水等症。

（2）主决断：决断，即判断。胆主决断是指胆在精神、意识、思维过程中，具有判断事物，做出决定的能力，其决断有两层含义：一是决断能力，即人体控制自己的意识和行为能力；二是准确，恰如其分，不偏不倚，故称胆为"中正之官"。如胆气虚弱，则可见胆怯怕事，或数谋虑而不能决、容易惊恐、失眠多梦等症。

肝与胆互有经络联系，构成表里关系。胆为表，肝为里，而且肝胆相连。在病变时，常相互影响，故治疗时常肝胆同治。

（二）胃

胃位于膈下，腹腔上部，上接食管，下通小肠。胃的上口为贲门，下口为幽门。胃又称胃脘，分为上、中、下三部。胃的上部称上脘，包括贲门；胃的中部称中脘，即胃体部分；胃的下部称下脘，包括幽门。

1. 胃的生理功能 胃主受纳、腐熟水谷。受纳，即接受和容纳；腐熟，即饮食物经过胃的初步消化，变成食糜。饮食入口，经食管容纳于胃中，故称胃为"太仓""水谷之海"。水谷经胃的腐熟，下传于小肠，其精微物质经脾的运化而营养全身。若胃的受纳与腐熟水谷的功能失常，则可出现胃脘胀痛、纳呆厌食、嗳腐吞酸或多食善饥等症。

2. 胃的生理特性

（1）胃气宜降：饮食入胃，经胃的腐熟后，必须下输入小肠，进一步消化吸收，所以胃主通降，以降为和，以下行为顺，从而保证水谷的不断下输和消化吸收。因此胃的通降作用，还包括小肠将食物残渣下输大肠及大肠传化糟粕的功能在内。胃的通降是降浊，浊降才能继续受纳。如胃失通降，则不仅影响食欲，而且因浊气不降可出现口臭、脘腹胀闷或疼痛，以及大便秘结。如胃气上逆，则可见恶心、呕吐、呃逆、嗳气等症。

（2）喜润恶燥：故临床在治疗胃病时，要注意保护胃阴，若用苦寒泻下药时，应中病即止，以免损耗阴液。

（三）小肠

小肠位于腹中，是一个中空环叠的管状器官。上端接幽门与胃相通，下端通过阑门与大肠相连。

小肠的生理功能为主受盛和化物及分清泌浊。

（1）主受盛和化物：受盛，即接受，以器盛物之意；化物，消化、化生水谷精微之意。小肠承受从胃初步消化的食物，在小肠内进一步消化，通过脾运化为水谷精微。若小肠的受盛化物功能失调，临床上可出现消化吸收障碍，而见腹胀、腹痛、腹泻、便溏等症。

（2）分清泌浊：指小肠吸收水谷精微及津液，排泄食物糟粕和多余的水液。经过小肠消化后的饮食物，被分为水谷精微和食物残渣两部分，再经脾之运化将水谷精微和津液输布全身，把食物残渣下送大肠，水液通过肾和膀胱形成小便这个过程，就是小肠的分清泌浊功能。小肠在吸收水谷精微的同时，也吸收了大量的津液，故又有"小肠主液"之称。如小肠分清泌浊的功能异常，则可见小便短少、泄泻、便溏等症。

（四）大肠

大肠位于腹中，其上段古称"回肠"，下段称"广肠"，其上口通过阑门处紧接小肠，其下端紧接肛门。大肠与肺互为表里。

大肠的生理功能是传化糟粕。大肠接受经过小肠分清泌浊后所剩下的食物残渣，再吸收其中多余的水液而形成粪便，经肛门排出体外。如大肠功能失调，则表现为传导失常和粪便的改变。

如大肠湿热，气机阻滞，可见腹痛下痢，里急后重；大肠实热，肠液干枯，可见大便秘结；如大肠虚寒，水谷不化，则可见腹痛、肠鸣、泄泻。

（五）膀胱

膀胱位于小腹中央。

膀胱的生理功能为贮尿和排尿。尿液为水液所化，在肾的气化功能作用下生成尿液，下输于膀胱。尿液在膀胱内潴留至一定程度时，可定时自主地排出体外。膀胱的贮尿排尿功能，有赖于肾的固摄和气化，如果肾的气化和固摄失常，则可出现膀胱贮尿和排尿异常，临床可见尿频、尿急、尿痛，或小便不利、尿少、尿闭，或尿失禁、遗尿等症。

（六）三焦

三焦是藏象学说中的特有名称，是上焦、中焦、下焦的合称，其概念和解剖学定位尚不清楚。三焦主要指其功能，根据其功能与脏腑关系可分为：上焦：膈以上，包括心、肺两脏；中焦：膈以下，脐以上的腹部，其所属脏腑为脾、胃、肝；下焦：脐以下，包括肾、小肠、大肠、膀胱、女子胞、阴部等。

1. 三焦的生理功能

（1）通行元气：元气是人体生命活动的原动力，它发源于肾，藏于丹田，为人体脏腑阴阳之本。元气通过三焦输布到五脏六腑及全身各部，以推动各脏腑组织的功能活动，故称三焦是运行元气的通道。

（2）运行水液：《素问·灵兰秘典论》说："三焦者，决渎之官，水道出焉。"这说明三焦有疏通水道，运行水液的作用，是水液升降出入的通路。体内的水液代谢是通过肺、脾、肾的协同作用完成的，但必须以三焦为通道，才能正常地升降出入。

2. 三焦的生理特性

（1）上焦如雾：上焦主宣发卫气，敷布水谷精微和津液，发挥营养和滋润全身的作用，如雾露之溉，故称"上焦如雾"。

（2）中焦如沤：中焦具有消化、吸收的功能，并输布水谷精微和津液，化生气血，如酿酒一样，故称"中焦如沤"。

（3）下焦如渎：下焦的主要功能是泌别清浊，排泄糟粕和尿液，有如水渎不断向下疏通，向外排泄一样，故称"下焦如渎"。

三、奇恒之腑的生理功能

奇恒之腑包括脑、髓、骨、脉、胆、女子胞。它们在形态上多属中空而与腑相似，在功能上则"藏精气而不泻"而与脏相似，既有别于脏，又不同于腑，故把它们称作奇恒之腑。本节仅介绍脑与女子胞。

（一）脑

脑居颅腔之内，由髓汇集而成。

脑具有主精神活动和主感觉功能的生理功能。

（1）主精神活动：人的精神、思维、意识和情志活动等都与脑有关，所以《素问·脉要精微论》说："头者，精明之府。"脑的功能正常，则表现为精神饱满，意识清楚，思维敏捷，记忆力强，语言清晰，情志正常；若脑有病则往往出现记忆力减退，智力发育迟缓，头晕目眩，思维迟钝等症。

（2）主感觉功能：脑主管人体的视、听、嗅等感觉功能。脑主感觉的功能正常，则视物精明，听力聪颖，嗅觉灵敏，感觉正常。若脑病而感觉功能失常，则可出现视物不清、听觉失聪、嗅觉不灵、感觉迟钝。如髓海不足，可出现头晕、目眩、耳鸣。

总之，脑的功能隶属于五脏，与肾的关系尤为密切。五脏功能正常，则精髓充盈，脑就能发挥正常的生理功能。

（二）女子胞

女子胞，又称胞宫、子宫、子处、子脏、血脏等。位于小腹部，膀胱之后，直肠之前，下口与阴道相连，呈倒置的梨形，是女性内生殖器官。

女子胞具有主月经和主孕育胎儿的生理功能。

（1）主月经：月经，又称月信、月水、月事，是指女性发育成熟后周期性阴道出血的生理现象。女子胞是主持月经的主要器官。月经来潮是一个复杂的生理活动过程，与肾中精气、冲任二脉及心、肝、脾三脏密切相关。女子到了青春期，天癸至，任脉通，太冲脉盛，子宫发育完全，月经按期来潮，并具有生殖能力；50岁左右，肾精渐衰，天癸渐竭，冲任二脉气血渐少，进入绝经期，此属正常生理现象。可见天癸及冲任二脉的盛衰直接影响月经变化。心主血，肝藏血主疏泄，脾为气血生化之源而统血，心、肝、脾三脏对全身血液的化生和运行有调节作用。因此月经的来潮和周期与心、肝、脾三脏的生理功能密切相关。

（2）主孕育胎儿：月经正常来潮后，女子胞就具有生殖和养育胎儿的能力，受孕以后，胎儿在母体子宫中发育，女子胞聚集气血以养胎，成为保护胎儿和孕育胎儿的主要器官，直到十月期满分娩。

此外，女子胞还主生理性带下，分泌阴液，以润泽阴部。所以女子胞是妇女经、带、胎、产的重要器官。

四、脏腑之间的关系

人体是一个以五脏为中心的有机整体，脏腑是这个有机整体中的重要组成部分。脏腑的功能活动不是孤立的，而是相互联系着的。脏腑之间的密切联系，在生理功能上相互制约、相互依存和相互协同，而在病理情况下亦相互影响。

（一）脏与脏之间的相互联系

1. 心与肺 "诸血者皆属于心；诸气者皆属于肺。"心与肺的关系主要表现在心主血、肺主气之间的气血相互依存、相互为用方面（图3-6）。心主血脉，能推动血液在脉管中运行，其推动功能要靠肺气的鼓动才得以正常发挥。肺气有贯心脉的作用，百脉又朝会于肺，肺心相佐保证了气血的正常运行，以维持正常的生命活动。

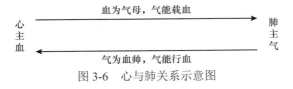

图3-6 心与肺关系示意图

2. 心与脾 心与脾的关系主要表现在血液的生成和运行方面（图3-7）。心主血，心血靠脾气转输的水谷而化生，脾的转输功能又赖心血来滋养。脾气健，水谷精微充足，心血充盈；心血足，脾亦健运。心主血，推动血液循行不休；脾统血，统摄血液行于脉中而不逸出脉外，心脾两脏的相互配合、相互为用，维持血液充盈并且正常循行。

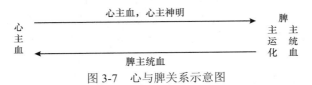

图3-7 心与脾关系示意图

3. 心与肝 心与肝的关系主要表现在血液运行和精神情志方面（图3-8）。心主血，推动血液循行不止；肝藏血，贮藏血液并调节全身血量分布。心主神志，精神之所舍；肝主疏泄，能调畅情志。精神和情志活动均以血液为物质基础。因此，心肝两脏共同维持了血液的正常运行和人体的精神与情志活动的调节。

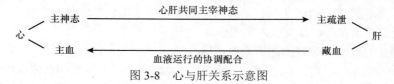

图 3-8　心与肝关系示意图

4. 心与肾　心与肾的关系主要表现在水火既济方面（图 3-9）。心属火居上，肾属水居下。在上之火以下降为顺，在下之水以上升为和。生理上，心火必须下降于肾，与肾阳共同温煦肾阴，使肾水不寒；肾水必须上济于心，与心阴共同涵养心阳，使心火不亢。这种心肾阴阳升降的动态平衡，中医称为"心肾相交"或"水火既济"。一旦这种动态平衡遭到破坏时，则表现为心肾不交，症见心烦失眠、心悸健忘，头晕耳鸣，腰膝酸软，遗精梦交等症。

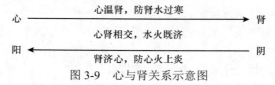

图 3-9　心与肾关系示意图

5. 肺与脾　肺与脾的关系主要表现在气的生成和津液代谢方面（图 3-10）。肺从自然界中吸入的清气和脾化生的水谷精气在胸中结合为宗气，而宗气又是全身之气的主要物质基础。肺主宣发肃降，主行水，通调水道；脾主运化水液，为水液升降出入之枢纽。因此，肺与脾的功能正常与否，直接关系到宗气的盛衰及水液代谢。肺与脾在生理功能上相互为用，在病理上亦相互影响，如肺气虚，精气不布，可致脾气虚；脾气不运，水湿不化，聚为痰饮，影响肺的宣发和肃降。

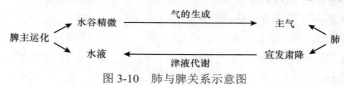

图 3-10　肺与脾关系示意图

6. 肺与肝　肺与肝的关系主要表现在气机调节方面（图 3-11）。在生理上，肺主降而肝主升，二者升降协调，维持着人体气机的调畅。若肝升太过，或肺降不及，多致气火上逆；若肺失肃降，燥热内盛，可影响肝之条达，使疏泄不利。

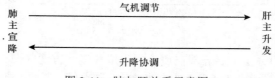

图 3-11　肺与肝关系示意图

7. 肺与肾　肺与肾的关系主要表现在协调呼吸运动和协调水液代谢方面（图 3-12）。肺司呼吸，肾主纳气，肺吸入的清气下纳于肾，肺肾两脏相互配合，才能保证呼吸运动的平衡，有利于气体的交换。生理上，肺为水之上源，肾为主水之脏；肺的宣发肃降和通调水道，有赖于肾的蒸腾气化，而肾主水的功能有赖于肺的宣降和通调水道的调节作用。两脏相互协助，共同维持人体水液代谢的平衡。

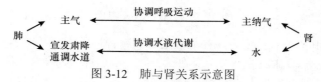

图 3-12　肺与肾关系示意图

8. 肝与脾 肝与脾的关系主要表现在食物的消化、吸收及对血液的调控方面（图3-13）。饮食物的消化吸收虽然由胃纳脾运和脾升胃降的功能来共同完成，但脾升胃降及消化水谷，均离不开肝主疏泄的协调，即所谓"脾得肝而达"。肝藏血、主疏泄、贮藏血液、调节血量、防止出血和促进血液运行；脾统摄血液在脉管中运行而防止溢出脉外。因此，肝脾调和，才能保证人体的消化功能及血液运行正常。

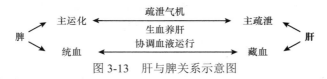

图 3-13 肝与脾关系示意图

9. 肝与肾 肝与肾的关系主要表现在精血互化、阴阳协调和藏泄相互制约等方面（图3-14）。肝藏血，肾藏精，血能化精，精能生血，精和血之间存在着相互转化的关系，即精血同源或肝肾同源。肾属阴为水脏，肾阴能涵养肝木，使肝阳不亢（水能涵木）；肝阴能资助肾阴，使肾中相火不能妄动。肾主封藏，能制约肝之疏泄太过；肝主疏泄，可使肾封藏而不闭，溢泄有度，从而维持肝肾两脏藏和泄的相互制约、相互为用。

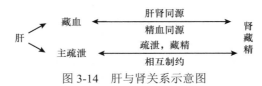

图 3-14 肝与肾关系示意图

10. 脾与肾 脾与肾的关系主要表现在先天与后天互资互促和水液代谢方面（图3-15）。脾为后天之本，主运化水谷，化生精微，有赖于肾阳的温煦和推动功能；肾为先天之本，主藏精，肾中精气亦有赖于水谷精微的不断充养，才能充盈和成熟，即后天与先天相互资生、相互促进。脾运化水液依赖肾阳的温煦和推动功能；肾主水液，司开合，亦需要脾土的协助，因此，脾肾相互协作，共同调节着水液代谢的平衡。

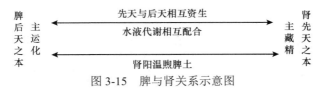

图 3-15 脾与肾关系示意图

（二）腑与腑之间的相互联系

六腑以传化水谷、运行津液为其特点。六腑之间的相互关系主要表现在饮食物的消化吸收，津液的输布，废物的排泄等过程中的相互联系和密切配合（图3-16）。

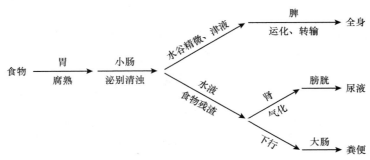

图 3-16 腑与腑之间的相互关系图

（三）脏与腑之间的相互联系

脏与腑的关系，实际上就是脏腑阴阳表里的关系。脏属阴，腑属阳；脏为里，腑为表。一脏一腑，一阴一阳，一里一表，相互配合，其间有经络互相络属，从而构成了脏腑之间的密切联系（表3-1）。

表 3-1　脏腑之间的生理与病理联系

表里	生理联系	病理联系
心与小肠	心阳温煦小肠，有利于小肠受盛化物，泌别清浊	心火下移小肠，小肠实热上扰于心
肺与大肠	肺的肃降与大肠传导相互为用	肺失肃降则大便燥结，肺气虚则大便难行；腑气不通可使肺失肃降而咳喘
肝与胆	肝的疏泄与胆汁排泄相互为用，肝主谋虑，胆主决断	肝病及胆，胆病及肝，常肝胆同病，如肝胆湿热，肝胆火旺
脾与胃	运纳、升降协调，燥湿相济，共同完成食物的消化吸收及其水谷精微的输布	脾主升清失调，可影响胃的受纳与降浊；食滞胃脘，浊气不降，也影响脾的运化与升清
肾与膀胱	肾为水脏，膀胱为水腑，膀胱的贮尿和排尿功能，有赖于肾的气化和固摄作用	肾气不足，气化失常，固摄无权，则膀胱开合失调

第二节　气、血、津液

气、血、津液是构成人体生命活动的基本物质，也是脏腑功能活动的物质基础。气，具有推动、温煦等作用，属阳；血、津液具有濡养、滋润等作用，属阴。气、血、津液的生成和代谢，有赖于脏腑经络及组织器官的生理活动，而脏腑经络及组织器官的生理活动，又必须依靠气的推动、温煦，血、津液的滋养和濡润。它们既相互依存，又相互为用。在人体生理活动过程中，这些物质因脏腑的功能活动而不断地被消耗，又得到饮食水谷的不断化生和补充，以维持人体的生长发育和生命活力。

一、气

（一）基本概念

气的含义有二，一是指维持生命活动的精微物质；二是指脏腑组织功能活动的动力。人体各部的功能以及机体的一切生命活动过程，无不体现于气的推动作用。

（二）气的生成与来源

气的生成与来源，一是禀受于父母，来源于先天，藏之于肾，称为"元气"，又称先天之气；二是吸入自然界之清气与水谷化生的精微之气，结合于肺，藏于胸中，由肺所主，称为宗气，亦即后天之气。先天之气与后天之气，相辅相成，二者结合起来，作用于人体就是"正气"，亦称"真气"。故《灵枢·刺节真邪》谓："真气者，所受于天，与谷气并而充身者也。"由于气的活动范围及其作用不同，气的名称亦因之而异。

（三）气的功能

气的功能概括为五个方面（图3-17）。

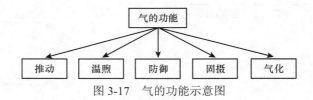

图 3-17　气的功能示意图

1. 推动作用 是指气具有激发和推动功能。人体的生殖、生长、发育，脏腑、经络、组织器官的生理活动，血的生成、运行，津液的生成输布和排泄都有赖于气的激发和推动。如果气的功能减弱，就会出现生长发育迟缓或早衰、脏腑功能减退、血和津液生成不足、血行不畅，导致水液停滞和瘀血等病理改变。

2. 温煦作用 是指气具有温煦、熏蒸的作用。气是人体热量的来源，其温煦作用能维持人体正常体温，促进血和津液的运行及脏腑组织器官的生理机能。如果气的温煦作用失常，就会出现体温降低、畏寒怕冷、四肢不温。

3. 防御作用 是指气具有护卫肌肤、抗御外邪的作用，同时还能祛邪外出，使机体康复。如果气的防御作用减弱，机体抗病能力下降，则人体易罹患疾病，或病后难以痊愈。

4. 固摄作用 是指气对体内的精、血、津液具有固摄、保护和控制的作用。主要表现为以下几个方面：①固摄血液，维持血液在脉管中正常运行，防止血液溢出脉管之外。②固摄体液，控制汗液、小便、唾液、胃液等分泌排泄，防止体液丢失。③固摄精液，使之不妄泄。④固摄脏腑之气，使其升降正常，保持脏腑在体内位置的恒定。

如气不摄血，可出现便血、尿血、崩漏、肌衄等各种出血；气不固精，可出现遗精、滑精、早泄；气不摄津，可出现自汗、遗尿、大小便失禁等症；气虚冲任不固，可出现滑胎、小产等妇科疾患；气虚中气下陷，可出现内脏下垂、脱肛、泄泻等症。

5. 气化作用 是指气能促使精、气、血、津液的新陈代谢和相互转化。具体来说就是气能促进饮食转化为水谷精微，然后再化生为气、血、津液。同时在气的气化作用下，津液经过代谢转化成汗液和尿液，食物残渣转化为糟粕。如果气化功能失常，可导致气、血、津液的代谢障碍，饮食的消化吸收异常，汗液、尿液、粪便排泄的异常，可出现各种代谢异常的病变。

（四）气的运动形式

气始终处于不断运动之中。气的运动，称为"气机"，包括气的升、降、出、入四种基本形式。升，是气由下向上的运动；降，是气由上向下的运动；出，是气由内向外的运动；入，是气由外向内的运动。

气的升、降、出、入推动和激发人体的各种生理活动；人体脏腑、经络等组织器官的生理活动又体现了气的升、降、出、入。例如：肺的呼气是出，吸气是入，宣发是升，肃降是降；脾的升清功能是升，胃的降浊功能是降。机体的水液代谢过程也是气的升降出入运动的具体体现。气的升降出入运动虽然在各脏腑功能活动中侧重不同，但气的升和降、出和入之间必须统一协调，保持平衡，称为"气机调畅"。只有气机调畅，才能维持正常的生理活动。

气的升降出入运动平衡失调，人体生命活动就会出现异常，称为"气机失调"。如肺失宣降、脾气下陷、胃气上逆、肾不纳气、肝气郁结、心肾不交等。气的升降出入运动一旦停止，人的生命活动也就终止而死亡。

（五）气的分布与分类

气由于组成部分、分布部位和功能特点不同，名称各异。主要有以下几种：

1. 元气 亦称"原气""真气"，为诸气之本，是推动人体一切功能活动的动力。

（1）生成：元气来源于肾，以先天之精为基础，又赖后天之精以充养。元气的盛衰，与先天禀赋和后天营养，特别是肾、脾、胃的功能密切相关。

（2）分布：元气发源于肾间，通过三焦经络，流行全身。与后天之气互为补充，内而五脏六腑，外达肌肤腠理，无处不至。

（3）功能：元气具有推动人体生长发育，温煦激发脏腑、经络等组织器官的生理活动的功能，是人体生命活动的原动力。元气充沛，人体脏腑、组织等器官的活力旺盛，机体素质强健，就不会患病。如先天禀赋不足，或后天失养、久病损伤元气，就会出现元气虚衰的各种病变。

2. 宗气 是积于胸中之气。

（1）生成：宗气由肺从自然界吸入的清气与脾化生的水谷精微之气相结合而成，又称后天之气。宗气的盛衰与肺、脾、胃的功能密切相关。

（2）分布：宗气聚于胸中，通过肺的宣发，出咽喉，贯心脉，经肺的肃降作用，蓄于丹田以补充先天之气。

（3）功能：宗气的功能主要有两个方面，一是司呼吸，二是行气血。凡语言、声音、呼吸的强弱，气血的运行，肢体的寒温等生理机能活动都和宗气的盛衰有关。

3. 营气 行于脉中，是富有营养作用的气。因与血同行脉中，故常"营血"并称。营气与血关系密切，与卫气相对而言属阴，故又称"营阴"。

（1）生成：营气来源于水谷精微，由水谷精微中最有营养的精华化生。

（2）分布：出中焦，经肺的宣发循行于脉中，随血液运行于周身上、下、内、外各部。

（3）功能：营养各脏腑组织、四肢百骸，为化生血液的原料，是血液的组成部分。

4. 卫气 行于脉外，是具有保卫功能的气。卫气与营气相对而言属阳，故又称卫阳。

（1）生成：脾胃化生的水谷精微，在肺的作用下，其中性猛而最富活力的部分化生成卫气。

（2）分布：在肺的宣发作用下，循行于脉外，布散于人体全身皮肤、组织间隙之中。

（3）功能：卫气有护卫肌表，抗御外邪的作用；还能温煦脏腑、皮肤、肌肉、皮毛，调节腠理开合、启闭汗孔，维持体温相对恒定。如卫气不固，则出现自汗恶风，易感冒等症。

卫气和营气均来源于水谷精微。营行脉中，卫行脉外。营主内守而属阴，卫主外卫而属阳。二者必须互相协调，才能维持正常的腠理开合、体温恒定及防御外邪的能力。如营卫不和，则可出现恶寒发热、无汗或多汗，反复感冒等症。

此外，还有脏腑之气，系指该脏腑的功能活动，故称"脏气"。如肺的呼吸功能称为"肺气"；脾、胃属于中焦，故脾、胃的运化功能称为"中气"，其他还有心气、肝气、肾气等。

二、血

（一）基本概念

血指循行于脉管中富有营养的赤色液体，也是构成人体和维持人体生命活动的基本物质之一。

（二）血的生成来源

血的化生来源有二：一是水谷精微物质，所谓"中焦受气取汁，变化而赤是谓血"，是指饮食物经过脾胃的消化吸收后，其精微部分，通过脾的运化功能，上输于肺，通过心、肺的气化作用，变化为赤色的血液；二是"血之源头在乎于肾"，肾藏精，主骨，生髓，精、髓为化血之源。

由于精血同源，精血之间存在相互资生、相互转化的关系。如肾精充盈，肝有所养，肝血才能充盛；肝血充盛，肾有所滋，肾精才能充盈。它们中任何一方的盛衰，都可能导致另一方的失调。

（三）血的功能

血具有营养和滋润全身的生理功能。由于血在脉中循环流动不息，运载精气、津液等物质滋养全身各部，凡皮肤、肌肉、筋骨、经脉、脏腑五官等无不受其养，以维持其功能活动。故有"目受血而能视，足受血而能步，掌受血而能握，指受血而能摄"之说。血的营养和滋润作用，主要体现在面色的红润，肌肉的丰满壮实，毛发的润泽，皮肤的光滑，感觉运动的灵活协调等方面。如血虚失养，则可见头昏目眩、面色不华或萎黄、毛发干枯、皮肤干燥、肢体麻木、运动失灵等症。

血又是神志活动的物质基础。任何原因所致的血虚或运行失常，均可出现不同程度的精神神经症状，如健忘、失眠、多梦、烦躁，甚至神志恍惚、惊悸不安、谵妄、昏迷等。血的生成和功能如图 3-18 所示。

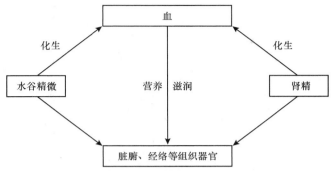

图 3-18　血的生成和功能示意图

（四）血的运行

血循行于脉中，运行于全身各处，环周不休，运行不止。

血液之所以能在脉中正常循行，主要是靠心气的推动，肝气的调节，脾气的统摄。因此气与血不是孤立的，气必须以血为物质基础，故有"血为气之母"的说法；而血的运行又依靠气的推动，故有"气为血之帅"之称。如气不足，不能摄血，则见出血；气滞则可见血瘀；血虚则脏腑组织失去濡养，全身的功能活动就会减弱，影响气的生成而形成气虚证。所以气足则血旺，血盛则气充，二者的关系是相依相存，相互为用，保持着相对的协调平衡，共同促进人体的生长发育，维持人的生命活动。

三、津　液

（一）基本概念

津液是体内正常水液的总称，也是构成人体和维持人体生命活动的基本物质。

津与液虽同属水液，但在性状、功能、分布部位等方面均有区别。其中性质清稀，流动性大，主要布散于体表皮肤、组织、肌肉和孔窍等部位，起滋润作用的，称之为津；性质浊稠，流动性小，主要灌注于骨节、脏腑、脑、髓等组织，起濡养作用的，称之为液。津液之间可以互相转化，在病理状态下又可互相影响，伤津可以耗液，耗液也可伤津，故津液常并称。

（二）津液的生成、输布和排泄

津液的生成、输布和排泄是一个由众多脏腑参与的复杂的生理过程。《素问·经脉别论》说："饮入于胃，游溢精气，上输于脾，脾气散精，上归于肺，通调水道，下输膀胱，水精四布，五经并行。"即是对津液的生成、输布、排泄过程的简明概括。

1. 津液的生成　津液来源于胃对饮食水谷的消化转输，经小肠的分清泌浊，大肠吸收部分水液，脾的运化，肺的宣发而成。

2. 津液的输布　津液主要通过脾运化水湿，肺通调水道，肾气化水液，三焦作为水液的通道来共同完成水液输布代谢。

3. 津液的排泄　津液通过肺的宣发化为汗液，肺亦呼出部分水液，肺肃降通调水道，肾的气化作用使代谢后的水液下输膀胱，形成尿液，排出体外。

综上所述，津液的代谢，系由诸多脏腑组织器官参与，而以肺、脾、肾为主。如果各相关脏腑，尤其肺、脾、肾三脏功能失调，均可导致水液代谢紊乱，出现伤津、耗液、水湿、水肿、腹水、痰饮等水液停滞积聚的病证。水液代谢如图 3-19 所示。

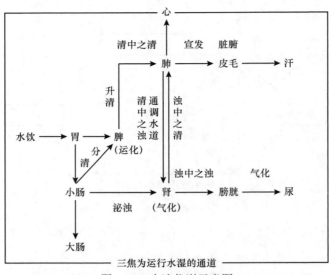

图 3-19　水液代谢示意图

（三）津液的功能

1. 滋润和濡养作用　津液有滋润和濡养作用，津以滋润为主，液以濡养为主。津液能够滋润濡养皮毛、肌肤、各脏腑组织器官，润滑保护眼、鼻、口等孔窍，充养脑、髓，滑利关节等。

2. 化生血液　津液经孙络渗入血脉之中，具有滋养和滑利血脉的作用，且津液又是组成血液的基本物质。

3. 排泄废物　津液在机体代谢过程中，通过汗液和尿液的排出能够将体内各处的代谢废物不断排出体外，使各脏腑的气化活动正常进行。如果津液的这一作用发生障碍，就会出现伤津耗液或代谢产物潴留的各种病理变化。

四、气血津液间的关系

气、血、津液虽然在性状、功能及分布上各有不同的特点，但在生理上，它们相互依存，相互促进，相互制约；病理上，又相互影响。

（一）气与血的关系

气属阳，主动，主温煦；血属阴，主静，主濡润。气与血的关系常概括为"气为血之帅，血为气之母"。

1. 气为血之帅　是指气对血的作用。主要表现为以下三个方面。

（1）气能生血：一是指气化是血液生成的动力。在脏腑之气的作用下，从摄入的饮食转化成水谷精微；从水谷精微转化成营气和津液；从营气和津液转化成赤色的血，其中每一个转化过程都离不开气化。二是指气能化生血液，主要指营气。所以气旺则血充，气虚则血少。故在临床上治疗血虚时，常配合补气药。

（2）气能行血：血的运行有赖于气的推动。一方面，气可直接推动血行，如心气、宗气；另一方面，又可通过促进脏腑的功能活动来推动血液运行，即气行则血行，气滞则血瘀。所以，临床上治疗血行失常的病变，常以调气为主，调血次之。

（3）气能摄血：指气对血的统摄作用，使其正常循行于脉管之中而不溢于脉外。气的这一功能，实际上是通过脾统血的作用来完成的。若气虚、气不摄血，则可导致各种出血病证。

2. 血为气之母　是指血对气的作用。主要表现为以下两个方面。

（1）血能载气：血是气的载体，气赖血之运载而到达全身。若血不载气，则气浮散无根，无以所归，而发生气脱。所以，大出血时，往往气随血脱。

（2）血能养气：血为气的功能活动提供营养，使气保持充盛，故血盛则气旺，血衰则气少。

（二）气与津液的关系

气属阳，津液属阴。虽然气与津液在属性上有区别，但二者无论是在生理还是病理上都密切联系。

1. 气对津液的作用

（1）气能生津：气是津液生成的物质基础和动力。气通过推动和激发脾胃的功能活动，使中焦之气旺盛，运化正常，则津液充足。

（2）气能行津：气的运动变化是津液输布排泄的动力。气的升降出入运动表现为脏腑的升降出入运动，而肺、脾、肾、肝等脏腑的升降出入运动完成了津液在体内的输布、排泄过程。所以说气行水行，气停水聚。

（3）气能摄津：气的固摄作用控制着津液的排泄，使体内的津液保持一定的量，以维持津液代谢的平衡。若气虚，固摄无力，可致多汗、多尿，或遗尿等。

2. 津液对气的作用 津液对气的作用，主要表现为津能载气。津液是气的载体之一，气无形而动，必须附着于有形之津液，才能存在体内。当津液大量外泄时，气也随之丧失，形成"气随液脱"之候。此外，津能化气。

（三）津液和血的关系

血与津液均为液态物质，其性均属阴，故二者无论是在生理和病理上都密切联系。

1. 血对津液的作用 血液行于脉中，其中的液体成分渗于脉外便转化为津液。血和津液都来源于水谷精气，二者可相互渗透、相互转化。若失血过多时，津液渗入血脉，以补充血之不足，因而导致脉外津液不足，出现口干、口渴、尿少、皮肤干燥等症状，故有"夺血者无汗""亡血家，不可发汗"之说。

2. 津液对血的作用 津液渗注于脉中，即成为血液的组成部分，而血的一部分渗于脉外，又化为津液，故有"津血同源"之说。若津液大量耗损，不仅渗入脉内的津液不足，甚至脉内的部分也可渗出于脉外，从而形成津枯血燥的病变，故有"夺汗者无血"之说。

思考题

1. 心的主要生理功能是什么？

2. 肺的主要生理功能是什么？

3. 如何理解脾统血？

4. 如何理解肾主水？

5. 如何理解"肝主疏泄"？

6. 上焦、中焦、下焦各自的生理功能是什么？

7. 血的主要生理功能是什么？

8. 气的主要生理功能是什么？

9. 津液的主要生理功能是什么？

10. 简述气、血、津液之间的功能关系。

（赵　庆）

第四章　经络系统

【内容提要】　经络是人体中气血运行通路的总称。经络学说是研究人体经络系统的组成、循行分布、生理功能、病理变化等的一种基础理论。经络学说与脏腑学说共同构成中医理论体系的核心。

经络学说贯穿于中医生理、病理、诊断和防治各个方面，与阴阳五行、脏腑、精气血津液等理论相互辅翼，阐释人体的生理活动和病理变化，对临床各科，尤其是针灸、推拿等都起到极其有效的指导作用。

近几十年来，国内外学界对经络的研究方兴未艾，已取得了显著进展，尽管目前对经络实质的看法尚有争议，但经络现象的客观存在已成为一个无可争辩的事实，相信随着科技手段的进步，多学科融入对经络系统的认识将更加全面，有可能出现重大突破。

【学习目标】

1. 掌握经络和经络系统的概念。
2. 掌握十二经脉命名、分布规律、走向交接规律、表里络属关系、气血流注顺序。
3. 熟悉奇经八脉、络脉、十二经别等概念及意义。
4. 熟悉经络作用与临床应用。
5. 了解十二经筋、十二皮部的概念及意义。

经络是运行气血，联络脏腑肢节，沟通上下内外的通道，是脉的分级概念，即经脉和络脉的总称。经脉的"经"，有路径、途径之意，"经，径也，如径路无所不通"（《释名》），"脉之直者为经"（《医学入门》），经脉是经络系统中纵行主干，主要通路。络脉的"络"，有联络、网络之意，"络，絮也"（《说文解字》），言其细密繁多，"支而横者为络"（《灵枢·脉度》），络脉是经脉的分支，错综联络，遍布全身。经脉与络脉的主要区别在于经脉是主干，络脉是分支；经脉大多深而不见，行于分肉之间，络脉大多浮而常见，行于体表较浅部位；经脉较粗大，络脉较细小；经脉以纵行为主，络脉纵横交错，网络全身。

经络学说是研究人体经络系统组成、循行分布、生理功能、病理变化及与脏腑间相互关系的一种主要指导针灸临床实践的核心学说，是中医基础理论的重要组成部分。

第一节　经络系统的组成

经络系统是由经脉、络脉、经筋、皮部等不同层次的结构单位所组成的完整体系，是人体内联络全身各部位及各个脏腑之间的联系系统，它将人体的五脏六腑、四肢百骸、五官九窍、皮肉筋脉等所有组织器官联系成为一个统一的有机整体。

经脉是人体经络系统的主干，全身气血运行的主要通道，包括十二经脉、奇经八脉和十二经别。络脉是从经脉分出来的支脉，纵横交错，遍布全身，以十五络脉为主体，包括孙络和浮络（图4-1）。

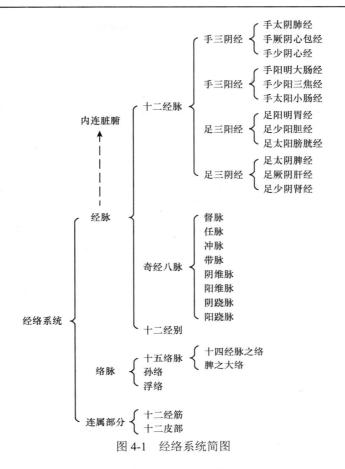

图 4-1 经络系统简图

第二节 十二经脉

　　十二经脉是手三阴经、手三阳经、足三阳经、足三阴经的总称。"经"，路径之义，为直行主干，十二经脉在内联络脏腑，在外联属筋肉、关节、皮肤，是身体运行气血、沟通内外、贯穿上下的主要路径。

一、十二经脉名称

　　十二经脉有手经、足经、阴经、阳经之分，名称分类依据：①以阴、阳之气的盛衰为依据，互相对立而统一的一阴一阳衍化而为三阴三阳，"阴阳之气，各有多少，故曰三阴三阳也"（《素问·天元纪大论》）；②以各经气血盛衰多少为依据，"夫人之常数，太阳常多血少气，少阳常少血多气，阳明常多气多血，少阴常少血多气，厥阴常多血少气，太阴常多气少血，此天之常数"（《素问·血气形志》）；③在藏象学说中，脏（心、肝、脾、肺、肾、心包）因具有贮藏精气特点属阴，腑（胃、胆、大肠、小肠、三焦、膀胱）因具有传导、消化、排泄等功能特征属阳，十二经脉从功能和阴阳属性上与十二脏腑互相配合形成了属络关系；④以经脉循行部位为依据，凡行于四肢外侧的为阳经，行于四肢内侧的为阴经，因循行于四肢有到达手端和足端的不同，故此又有手经和足经之别。这样就结合阴阳、气血盛衰、脏腑和手足等因素形成了十二经脉的名称。

　　十二经脉根据各经所联系脏腑、手足和经脉气血盛衰属性具体分为手三阴经、手三阳经、足三阴经、足三阳经四组。名称分别是：手太阴肺经、手厥阴心包经、手少阴心经；手阳明大肠经、手少阳三焦经、手太阳小肠经；足太阴脾经、足厥阴肝经、足少阴肾经；足阳明胃经、足少阳胆经、足太阳膀胱经。

二、走向与交接规律

（一）十二经脉的走向规律

十二经脉具有一定走向特点，"手之三阴，从胸走手；手之三阳，从手走头；足之三阳，从头走足；足之三阴，从足走腹"（《灵枢·逆顺肥瘦》），说明手三阴经循行的起点是胸部，经臑臂（上臂内侧肌肉）走向手指端；手三阳经从手指端循臑臂而上行于头面部；足三阳经，从头面部下行，经躯干和下肢而行止于足趾间；足三阴经脉，从足趾间上行而止于胸腹部。由于胸腹手足及头为经脉起止和交接之处，并因此突出了"头为诸阳之会""四肢为诸阳之本""膻中为气海""腹为至阴之所居"等在人体生命活动中的特殊地位。

（二）十二经的交接规律

十二经脉不仅有走向，而且经与经之间有着密切的交接关系，其交接方式有三种：①阴经与阳经交接：即阴经与阳经在手足部衔接，如手太阴肺经在食指端与手阳明大肠经相交接；手少阴心经在小指与手太阳小肠经相交接；手厥阴心包经由掌中至无名指端与手少阳三焦经相交接；足阳明胃经从跗（即足背部）上至大趾与足太阴脾经相交接；足太阳膀胱经从足小趾斜走足心与足少阴肾经相交接；足少阳胆经从跗上分出至大趾与足厥阴肝经相交接。②阳经与阳经交接：即同名的手足三阳经在头面相交接，如手足阳明经交通于鼻，手足太阳经交通于目内眦，手足少阳经交通于目外眦。③阴经与阴经交接：即三阴经在胸部相交接。如足太阴经与手少阴经交接于心中，足少阴经与手厥阴经交接于胸中，足厥阴经与手太阴经交接于肺中（图4-2）。

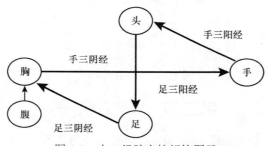

图4-2　十二经脉交接规律图示

总之，十二经中凡属脏（六脏，即五脏加心包）的经脉称为"阴经"，循行于四肢内侧及胸腹，其中上肢内侧者为手三阴经，由胸走手；下肢内侧者为足三阴经，由足走腹（胸）。凡属腑（六腑）的经脉称为"阳经"，循行于四肢外侧及头面、躯干部，其中上肢外侧者为手三阳经，由手走头；下肢外侧者为足三阳经，由头走足。

走向与交接规律之间有密切联系，二者组合形成：手三阴经，从胸走手，交手三阳经；手三阳经，从手走头，交足三阳经；足三阳经，从头走足，交足三阴经；足三阴经，从足走腹（胸），交手三阴经，从而构成一个"阴阳相贯，如环无端"的循行路径规律。

三、表里络属关系

手足三阴经与三阳经的每条经脉都有其隶属和联络的脏腑，阴经属脏络腑，阳经属腑络脏，并通过各自经脉的经别和别络加强沟通，从而构成脏腑阴阳六对"表里相合"关系，即"足太阳与少阴为表里，少阳与厥阴为表里，阳明与太阴为表里，是足之阴阳也。手太阳与少阴为表里，少阳与心主（手厥阴心包经）为表里，阳明与太阴为表里，是手之阴阳也"（表4-1）。

表 4-1　十二经脉表里相合关系

	表里相合关系	
	太阴肺经	阳明大肠经
手	少阴心经	太阳小肠经
	厥阴心包经	少阳三焦经
	太阴脾经	阳明胃经
足	少阴肾经	太阳膀胱经
	厥阴肝经	少阳胆经

　　相为表里的两经脉分别循行于四肢内外侧的相对位置，并在四肢末端交接，如手太阴肺经属肺络大肠，手阳明大肠经属大肠络肺，两经在手部大指次指交接构成了脏腑阴阳表里相合关系，加强了经脉之间的联系；而且由于相互络属脏腑，使互为表里脏腑在生理功能上互相协调配合，在病理上也可相互影响，如肺病患者因肺失宣降可通过经脉影响大肠腑气不通而产生排便功能异常，临床出现排便不通畅、便秘等症状。在治疗上，根据相互表里经的经气互相沟通原理，可交叉配伍选用互为表里的两经腧穴进行针灸处方治疗。

四、流注方向和次序

　　流注，是人身气血流动不息，向各处灌注的意思。经络是人体气血运行的通道，十二经脉是气血流注的主要通道，与营卫运行密切相关。营行脉中，卫行脉外，营气在脉中运行的顺序构成了十二经脉流注的次序，形成自然与机体内部环境"节律同化"的规律，一般而言寅时气血出自中焦，流注于手太阴肺经，卯时流注于手阳明大肠经，辰时流注于足阳明胃经，巳时流注于足太阴脾经，午时流注于手少阴心经，未时流注于手太阳小肠经，申时流注于足太阳膀胱经，酉时流注于足少阴肾经，戌时流注于手厥阴心包经，亥时流注于手少阳三焦经，子时流注于足少阳胆经，丑时流注于足厥阴肝经，复出再注入于肺经，十二经气血就这样一时一经按经周而复始，构成了一日之内十二经脉与十二时辰相对应的"阴阳相贯，如环无端"的人体十二经脉气血流注循行体系，是"天人合一"思想的具体体现之一（图 4-3）。

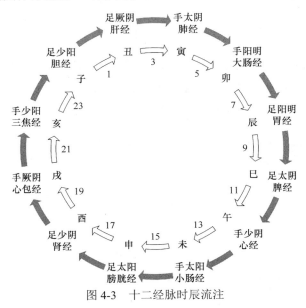

图 4-3　十二经脉时辰流注

　　十二经脉气血流注次序形式包括：①同名经相传次序，如手阳明大肠经传注足阳明胃经；手太阳小肠经传注足太阳膀胱经；手少阳三焦经传注足少阳胆经等，此皆是阳经与阳经相传，均在头面部交接。②表里经相传次序，如手太阴肺经传注手阳明大肠经；足阳明胃经传注足太阴脾经；手少阴心经传注手太阳小肠经；足太阳膀胱经传注足少阴肾经；手厥阴心包经传注手少阳三焦经；足少阳胆经传注足厥阴肝经，均属于互为表里的阳经和阴经相传次序，皆在四肢末端交接，其中手经交接于上肢末端，足经交接于下肢末端。③异名经相传次序，如足太阴脾经传注手少阴心经，足少阴肾经传注手厥阴心包经，足厥阴肝经传注手太阴肺经，此皆阴经与阴经相传，均在胸腹内脏（心中、胸中、肺中）相交接（图4-4）。

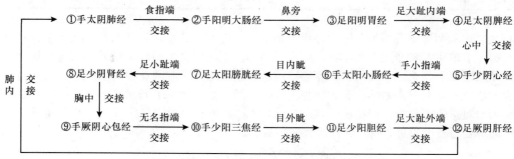

图 4-4　十二经脉气血流注方向与次序图

五、十二经循行分布

　　十二经脉对称地分布于人体两侧，其走向交接、循行分布、表里关系及流注次序等都有一定的规律可循。

　　十二经脉在四肢的分布：上肢内侧为太阴经在前，厥阴经在中，少阴经在后；上肢外侧为阳明经在前，少阳经在中，太阳经在后；下肢内侧，在足内踝上八寸以下为厥阴经在前，太阴经在中，少阴经在后，足内踝上八寸以上则是太阴经在前，厥阴经在中，少阴经在后；下肢外侧为阳明经在前，少阳经在中，太阳经在后。

　　十二经脉在躯干的分布：手三阴经脉从腋下出于体表；手三阳经脉行于肩胛部；足三阳经中足阳明经脉行于胸腹面，足太阳经脉行于躯干背部，足少阳经脉行于躯干侧面；足三阴经脉行于躯干腹部，自腹部正中任脉向外的依次是足少阴经脉、足太阴经脉和足厥阴经脉。

　　十二经脉在头面部的分布：手足三阳经脉均循行至头面部，其中阳明经脉主要行于面部、额部；少阳经脉主要行于头侧面；太阳经脉主要行于面颊、头顶和头后；手足三阴经脉中除手太阴经脉和手厥阴经脉行至颈胸而还外，足厥阴经脉行至头巅顶与目系，手少阴经脉行至目系，足少阴经脉上抵舌根，足太阴经脉连舌本、散舌下（表4-2）。

表 4-2　十二经脉的名称及其分布

循行部位	阴经名（属脏）	分布部位	阳经名（属脏）	循行部位
上肢内侧	手太阴肺经	前	手阳明大肠经	上肢外侧
	手厥阴心包经	中	手少阳三焦经	
	手少阴心经	后	手太阳小肠经	
下肢内侧	足太阴脾经 *	前	足阳明胃经	下肢外侧
	足厥阴肝经 *	中	足少阳胆经	
	足少阴肾经	后	足太阳膀胱经	

　　* 在足内踝上八寸以下，足厥阴肝经在前，足太阴脾经在中，到内踝上 8 寸处交叉之后，足太阴脾经在前部，足厥阴肝经在中部

（一）手太阴肺经

手太阴肺经起于中焦，属于肺脏，联络大肠，止于拇指桡侧端。循行路线：起于上腹部胃脘处（中焦），向下联络于大肠，由大肠向上又回绕循至胃上口（贲门）处，穿过横膈膜，入属于肺脏，从肺系（喉咙相联系部位）横行至腋下的前面（中府穴），出腋下沿上臂内侧前缘下行，行于手少阴和手厥阴二经的前面，下行达肘窝中，顺前臂内侧前缘至寸口桡动脉搏动处，前行至鱼际部，沿鱼际边缘，出拇指内侧端。有一条支脉，从腕后桡骨茎突的上方分出，沿着手背侧第二掌骨达食指桡侧端，交于手阳明大肠经。

（二）手阳明大肠经

手阳明大肠经起于食指桡侧端，属于大肠，联络肺脏，止于鼻孔两侧。循行路线：从食指桡侧末端起始，沿食指桡侧缘，通行于手背第一、二掌骨间，入腕上拇指后凹陷处，从两筋之间沿前臂桡侧上行进入肘外侧，经上臂外侧前缘，上肩，出肩峰部前缘，向上与诸阳经交会颈部大椎穴，向下进入锁骨上窝，入胸络肺，通过横膈下行属大肠。有一条支脉，从锁骨上窝上行颈旁，经过颊部入下齿槽中，又从内向外走出，回转绕至上唇，挟口角两端，左脉向右，右脉向左，交叉于人中穴，分别挟于鼻孔两旁，交于足阳明胃经（图4-5）。

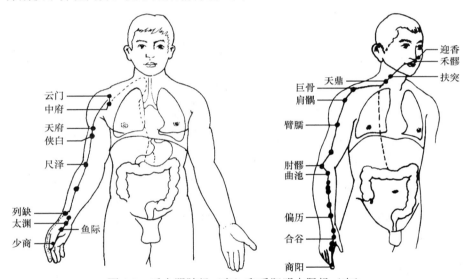

图 4-5　手太阴肺经（左）和手阳明大肠经（右）

（三）足阳明胃经

足阳明胃经起于鼻翼两侧，属于胃，联络脾脏，止于中趾外侧。循行路线：起于鼻旁（迎香穴），挟鼻上行，左右侧相交会于鼻根部，旁行入目内眦交足太阳经，向下沿鼻柱外侧入上齿龈中，复出环绕口唇，颏唇沟承浆穴处左右相交，再沿下颌骨后缘出大迎穴处，过下颌角前方上行过耳前，经过颞颌关节，沿发际，到额前。分支1：从大迎穴前方下行至颈部喉结旁人迎穴，沿喉咙下行入锁骨上窝，深入胸腔，下行穿过横膈，归属胃腑，与脾相络；直行主干：从锁骨上窝下行经乳中线再向下挟脐两旁直至腹股沟处的气街穴。分支2：从胃下口（幽门处）分出，沿腹腔内下行到气街穴，与直行之脉会合，而后下行大腿前侧，过伏兔穴，入膝膑，沿下肢胫骨前缘外侧下行至足背，入足第二趾外侧端。分支3：从膝下3寸处分出，下行至足中趾外侧端。分支4：从足背冲阳穴分出，前行入足大趾内侧端（隐白穴），交于足太阴脾经。

（四）足太阴脾经

足太阴脾经起于足大趾内侧端，属于脾脏，联络于胃，止于舌根，散布舌下。循行路线：起于足大趾内侧端（隐白穴），沿大趾内侧赤白肉际，循足跖内侧缘过足大趾跖趾关节后方的核骨，上达过足内踝的前方，循胫骨内缘上行，至内踝上八寸处，交出足厥阴肝经的前方，上行经膝关节和大腿内侧前缘，直达入腹部，入属脾，联络胃，从胃向上穿过横膈，挟行咽喉两旁，上连于舌根，散布于舌下。其分支脉从胃腑别出，上行通过横膈，注入心中，交于手少阴心经（图4-6）。

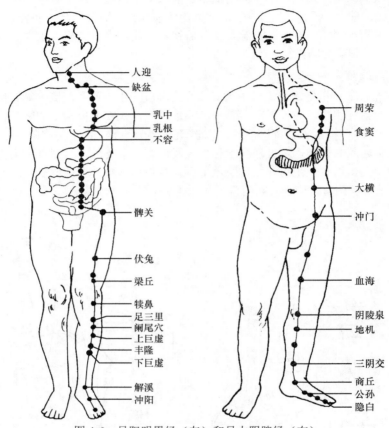

图 4-6　足阳明胃经（左）和足太阴脾经（右）

（五）手少阴心经

手少阴心经起于心中，属于心系，联络小肠，止于小指桡侧端。循行路线：起于心中，出属心系，内行主干向下穿过膈肌，联络小肠；其分支脉，从心系向上，挟着咽喉两旁，连系于目系，即眼球内连于脑的脉络；直行脉（外行主干），从心系上行肺脏，斜出腋下，沿上臂内侧后缘，行手太阴、手厥阴之后，过肘窝内侧端，沿前臂内侧后缘，经掌后锐骨端，进入掌内后方，沿小指桡侧至末端，于少冲穴处与手太阳小肠经相接（图4-7）。

（六）手太阳小肠经

手太阳小肠经起于手小指尺侧端，属于小肠，联络心脏，止于目内眦。循行路线：起于小指尺侧末端，沿手尺侧至腕部，出尺骨小头部，直上沿尺骨下边，经肱骨内上髁和尺骨鹰嘴之间，上臂外后侧，到达肩关节部，绕肩胛，交会于大椎穴，向前进入缺盆（锁骨上窝），行膻中，联络于心，沿食管下行通过横膈，到胃部，属小肠。分支1：从缺盆（锁骨上窝）上行，沿颈达面颊，至目外眦，转入耳内。分支2：从面颊部分出，经眼眶下缘，到达鼻根部的目内眦，交于足太阳膀胱经，再斜行向下分布于颧骨部（图4-8）。

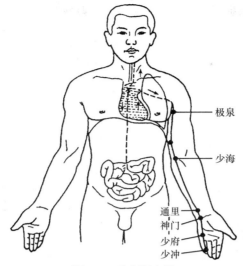

图 4-7　手少阴心经

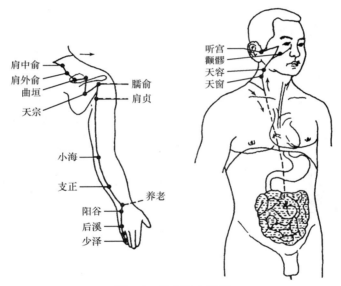

图 4-8　手太阳小肠经

（七）足太阳膀胱经

足太阳膀胱经起于目内眦，属于膀胱，联络肾脏，止于小趾外侧端。循行路线：起于目内眦（睛明穴），向上到达额部，左右交会于头顶部（百会穴）；分支 1：从头顶部分出，到耳上角部；直行支脉：从头顶部分别向后行到枕骨处，进入颅腔，络于脑，复出于外，下行项部（天柱穴），下行交会于大椎穴，再分左右沿肩胛内侧缘，挟脊柱两旁（1.5 寸）直达腰部（肾俞穴），进入脊柱两旁的肌肉，深入体腔，络于肾，属于膀胱；分支 2：从腰部分出，沿脊柱两旁下行，穿过臀部，从大腿后侧外缘下行至腘窝中（委中穴）。分支 3：从项分出下行，经肩胛内缘直下，从附分穴挟脊（3 寸）下行至髀枢（股骨大转子部），过髋关节外侧，经大腿后侧至腘窝中与前一支脉会合，然后下行穿过小腿肚（腓肠肌），出走于足外踝后方，沿足背外侧缘至小趾外侧端（至阴穴），交于足少阴肾经（图 4-9）。

（八）足少阴肾经

足少阴肾经起于足小趾跖侧，属于肾，联络膀胱，止于舌根两侧。循行路线：起于足小趾下面，斜行于足心（涌泉穴），出行于舟骨粗隆之下，沿内踝后分出进入足跟，向上沿小腿内侧后缘，至腘窝内侧，上股内侧后缘入脊内，穿过脊柱而入属于肾，下行联络膀胱；其直行之脉：从肾上行，穿过肝和横膈，进入肺中，沿喉咙上达舌根两旁；其分支脉：从肺中分出，络于心，注于胸中，交于手厥阴心包经（图4-9）。

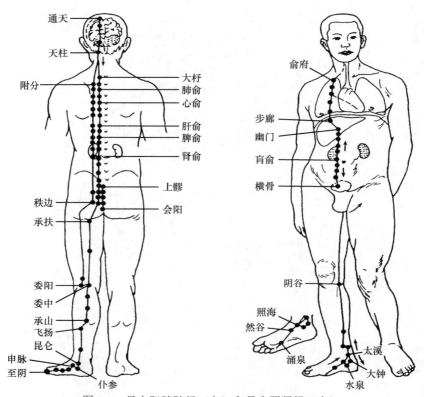

图4-9　足太阳膀胱经（左）和足少阴肾经（右）

（九）手厥阴心包经

手厥阴心包经起于胸中，属心包络，联络三焦，止于中指末端。循行路线：起于胸中，出属心包络，向下穿过横膈，经历胸部，上腹，下腹，依次联络上、中、下三焦。分支1：从胸中分出，出胁部当腋下3寸处天池穴，向上至腋窝下，再沿上臂内侧，行于手太阴和手少阴两经之间，进入肘中，继续下行前臂掌侧两筋之间，过腕部，入掌中，沿中指桡侧至末端中冲穴；分支2：从掌中分出，沿无名指尺侧出于指端关冲穴处，交于手少阳三焦经（图4-10）。

（十）手少阳三焦经

手少阳三焦经起于无名指尺侧端，属于三焦，络于心包，止于目外眦。循行路线：起始于手无名指外侧端，沿无名指外侧，经手背侧第四、五掌骨之间行至手腕关节，上行于前臂外侧尺、桡骨之间，向上穿过肘部，沿上臂外侧至肩部，交出足少阳经之后，进入缺盆（锁骨上窝），分布于膻中，散络于心包，穿过横膈，依次归属上、中、下三焦。其支脉，从膻中分出，上行出缺盆，至肩部，左右交会于大椎，再上行至项旁，沿耳后，直上出耳上角，再屈曲向下经面颊部至目眶下。其另一支脉，从耳后分出，进入耳中，出走耳前，经颧弓上缘，在面颊部与前条支脉相交，到达目外眦，与足少阳胆经交接（图4-11）。

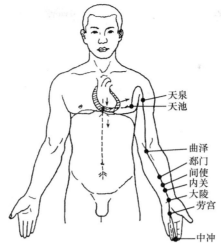

图 4-10　手厥阴心包经

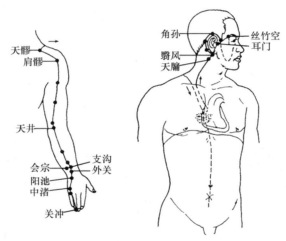

图 4-11　手少阳三焦经

（十一）足少阳胆经

足少阳胆经起于目外眦，属于胆，联络肝，止于足第四趾外侧端。循行路线：起于目外眦（瞳子髎穴），上行至头角部，然后向下到耳后，再折向上行，经额部至眉上，又向后沿颈侧部行手少阳三焦经之前，行风池穴处下至肩上，左右交会于大椎穴，再向前下行入缺盆；分支1：从耳后进入耳中，出走于耳前，至目外眦后方。分支2：从目外眦分出，下行至大迎穴，与手少阳三焦经分布于面颊部的支脉相合，行至目眶下，向下经过下颌角部（颊车穴）下行至颈部，与前脉会于缺盆后，进入体腔下行胸部，穿过横膈，联络肝脏，属于胆腑，复沿胁里向下浅出气街绕耻骨阴毛处，横行入髋关节部至环跳穴处。直行之脉：从缺盆下行至腋下，沿胸侧，过季肋，下行至环跳穴处与前脉会合，再向下沿大腿外侧及膝关节外缘，行于腓骨小头前面，直下至腓骨下端，浅出足外踝之前，沿足背外缘，足第四、五跖骨之间行出于足第四趾外侧端。分支3：从足背（临泣穴）分出，前行出足大趾外侧端，沿第一、二跖骨之间走行至足大趾外侧端，再折回穿过足大趾爪甲，分布于足大趾爪甲后丛毛处，交于足厥阴肝经（图4-12）。

（十二）足厥阴肝经

足厥阴肝经起于足大趾背毫毛处，属于肝，络于胆，连目系，止于巅。循行路线：起于足大趾爪甲后丛毛中，向上沿足背内侧行至足内踝前方1寸处，向上沿小腿胫骨内缘，在内踝上8寸处交出足太阴脾经之后，上行过膝内侧，沿大腿内侧进入阴毛中，环绕阴器，至小腹，挟胃上行，属于肝，络于胆。再向上穿过横膈，分布于胁肋部，上行沿喉咙的后边向上进入鼻咽部，上行连接目系，再向上出于额部，与督脉交会于头顶部。分支1：从目系分出，下行于面颊深层，环绕在口唇里边。分支2：从肝分出，穿过横膈，进入肺脏，交于手太阴肺经（图4-13）。

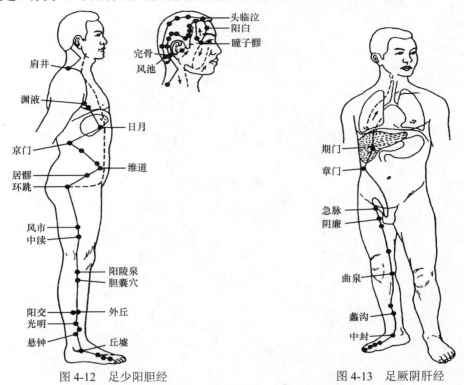

图 4-12　足少阳胆经　　　　　　　图 4-13　足厥阴肝经

第三节　奇经八脉

　　奇经八脉，奇，异也，指有别于纲纪的十二正经，是十二正经以外别道奇行的经脉，包括督脉、任脉、冲脉、带脉、阴维脉、阳维脉、阴跷脉和阳跷脉等八条经脉，故称"奇经八脉"。

　　不同于十二正经，奇经八脉与脏腑无直接络属关系；无表里配属关系，每条脉的循行也无必然的左右对称关系，其中督脉、任脉、带脉均只是一条单行脉；循行分布并不遍及全身，其中人体上肢无奇经八脉循行分布，且其走向除带脉横行腰部外，余脉皆由下而上循行。

　　作为与十二正经相对的一个概念，奇经八脉具有特殊的生理功能：

　　（1）奇经八脉可蓄积、渗灌地调节气血。奇经八脉纵横交错于十二正经之间，十二正经气血有余时，则蓄藏于奇经八脉；十二正经生理功能需要或病理气血不足时，则由奇经"溢出"及时给予补充。

　　（2）奇经八脉可加强经络之间沟通与联络。奇经八脉在循行分布过程中与其他各经络相互交会沟通，加强了经络，尤其是十二正经的相互联系，如督脉总督一身之手足三阳经；任脉总任一身之手足三阴经；带脉横绕腰腹，联系并约束纵行躯干的各条经脉；冲脉加强了足阳明与足少阴经之间的联系；阴、阳跷脉加强了足部与目的联系；阴、阳维脉维系一身阴阳经。

　　（3）奇经八脉与肝、肾及脑、髓等奇恒之腑有十分密切的关系，相互之间在生理、病理方面有一定联系。

　　督脉，有腧穴的脊中之脉，起于胞中，下出会阴，向后行于脊内，沿脊柱上行入脑，上巅顶，止于唇（图4-14）。与肾、脊髓、脑关系密切，因循行于背部和头面部正中，对全身阳经经脉气具有调节作用，是全身阳经经脉总纲，有"总督诸阳"之说。

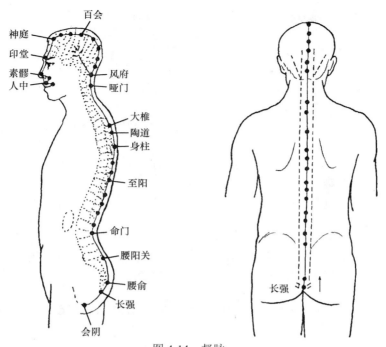

图 4-14 督脉

督脉交会：由颏下分为左右两支，经面部到眼眶下

　　任脉，行于腹前有腧穴之脉，起于胞中，下出会阴，沿腹上达咽喉，环绕口唇，止于目下（图4-15）。任，怀妊、任负，具有调节月经，促进女子生殖功能的作用，因循行于腹部、胸部、颈部正中，对全身阴经脉气具有总揽、总任的调节作用，是全身阴经经脉总纲，有"总任诸阴"之说。

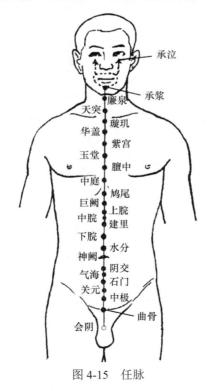

图 4-15 任脉

冲脉，起于胞中，上行脊内，沿腹两侧，上达咽喉，环绕口唇而终，分支下出会阴，沿股内侧下行到大趾间，贯串全身，为总领诸经气血的要冲，与生殖功能关系密切，具有调节月经作用，当经络脏腑气血有余时，加以涵蓄和贮存，经络脏腑气血不足时，给予灌注和补充，以维持人体各组织器官正常生理活动的需要，故又有"十二经脉之海""五脏六腑之海""血海"之称。因在循行中并于足少阴经，隶属于足阳明经，又通于足厥阴经，及足太阳经，故有调节某些脏腑（主要是肝、肾和胃）气机升降的功能。

带脉，起于季胁部，斜向横行，交会于足少阳经的带脉穴，绕身一周，具有约束纵行各条经脉的作用。

阳维脉，起于足跟外侧，上经外踝，沿足少阴经上行髋关节，经胁肋后侧，从腋后上肩，至前额，达项后，合于督脉。阴维脉，起于小腿内侧，沿大腿内侧上行至腹部，与足太阴经相合，过胸部与任脉会于颈部。具有维系阴经的作用。维，维系、维络，因阴、阳维脉具有分别维系诸阴经与诸阳经功用而得名。

跷脉，跷，足踝高骨。阳跷脉，起于足舟骨后方，直上沿大腿内侧，过阴部，沿腹、胸内侧入锁骨上窝，经人迎，过鼻旁至目内眦。阴跷脉，起于足跟外侧，沿股外侧和胁后上肩，过颈挟口角，入目内眦再上行至额。阴、阳跷脉提示了人体足部与眼的联系。

第四节　经别、别络、经筋、皮部

一、经　　别

经别，即十二经脉别行的正经，是十二正经循行的补充，首见于《灵枢·经别》，经别是经络系统的重要组成部分。

十二经别从十二经脉分出，分布于胸腹和头部，沟通表里两经并加强与脏腑的联系。按手足三阴三阳共组成六对，称之"六合"，即四肢内外两侧对应分布的阴阳经脉，在走向躯干的过程中相合而行，阳脉合于阴脉而内联脏腑，阴脉合于阳脉而上行头面颈项，以表达表里经脉共有的头身作用规律。

不同于十二正经的循行特征，经别都是从四肢开始深入内脏，然后再上至头颈浅部而表里经相合，形成具有"离、合、入、出"的循行特点，即每一条经别都是从其所属的正经分出，称作"离"（别），进入胸腹腔称"入"，头颈部循出躯体称"出"，至表里经脉相合称"合"，不仅扩大了十二经分布范围，加强了互为表里的两条经脉在体内的联系，以及体表与体内、四肢与躯干的联系，而且加强了十二经脉对头面部的联系，弥补了六阴经未上头面的不足，如手三阴经循行从胸走手，手三阴经别自腋深入胸腔，再上行向头，合于手三阳经；手三阳经循行从手走头，手三阳经别自腋下深入内脏，合于手三阴经，再上行至头；足三阴经循行从足走胸（腹），足三阴经别从足走头，与足三阳经合于头颈部；足三阳经循行从头走足，足三阳经别从足走头，深入躯干内脏腑合于足三阴经。

总之，十二经别突出了阴阳两经互为表里的关系，加强了十二经脉在脏腑和体表的联系与濡养作用，同十二正经、十五络脉、奇经八脉等构成了人体气血循环体系。

二、别　　络

络，网络之义，络脉是自经脉分出的别支，其中十二经脉在四肢部，任脉、督脉及脾脏在躯干部的别行分出的较大分支主干称"别络"，又称"十五络脉"。从络脉分出的更细小的络脉称孙络，"孙络，小络也，谓络之支别者"（《重广补注黄帝内经素问·气穴论》），分布于皮肤表面可显现的络脉称浮络，"复合于皮中，其会皆见于外"（《灵枢·经脉》）。

在十五络脉中，十二正经的络脉均是从四肢肘、膝关节以下分出，络于相互表里的阴阳两经之间，为十二正经在四肢互相传注的纽带。而从任脉分支的络脉分布在腹部，络于冲脉；从督脉分支的络脉分布在背部，除别走太阳经外，能联络任脉和足少阴正经；脾之大络分布在侧身部，能总统阴阳诸络。这三者在躯干部发挥其联络作用，从而加强了人体前、后、侧的统一联系。

作为从经脉分出的支脉，络脉不仅起着对阴阳表里经脉之间的纽带作用，参与十二经脉的整体循环，且络脉从大到小，分成无数细支遍布全身，将气血渗灌到人体各部位及组织中去，与经脉共同构成了联络全身、运行气血的系统，使在经络中运行的气血逐渐布散到全身，对身体起濡养作用。

不同于经别没有所属体表穴位，别络有所属的体表络穴，通过体表络穴可以探查及治疗体表局部病变症候，对针刺选穴上有一定的特殊意义。

三、经　　筋

经筋，十二经筋简称，是人体经络系统中具有连属和运动作用的筋肉体系，包括筋膜、肌腱、肌肉等，受十二经脉的调节。筋"肉之力也"（《说文解字》），指能产生力量的肌肉；"腱"是筋之本，是筋附着于骨骼的部分，经筋的走向及分布尽管基本上和十二经脉的循行相一致。但是不同于十二经脉的顺逆循行，经筋皆起于四肢指爪之间，循行呈从四肢末端向头身的向心性成片分布，具有结、聚、散、络的特点，在踝、膝、髀、臀、腕、肘、肩、颈等关节和骨骼部结聚，有的进入胸腹腔散结于胸腹，但皆不入通内脏，终结于头面等处。

经筋功能活动有赖于十二经脉气血的濡养，主要循行于四肢肌肉关节和躯体浅部，所以经筋具有联缀百骸、维络筋肉、约束骨骼、主司关节运动的功能。并对周身各部分的脏器组织能起到一定保护作用。

四、皮　　部

皮部，十二皮部的简称，是十二经脉功能活动反映于人体体表的分区，即全身体表皮肤按十二经脉分布划分的十二个部位。与经络不同之处在于，经脉是呈线状分布，络脉是呈网络分布，皮部则着重于"面"的划分，其范围大致属于该经脉分布的部位，但比经脉更广泛。关于十二皮部的具体分区，《黄帝内经》没有记载，只提出总的原则，从近代经络感传现象观察，刺激某些穴位，感传线路呈带状分布，甚至出现较宽的过敏带和麻木带，这些与皮部的分区有着密切关系。皮部位于人体的最浅表部位，与外界直接接触，对外界变化具有调适作用，为机体卫外屏障，因此皮部具有保卫机体、抗御外邪作用；此外，由于皮部受十二经脉及其络脉气血温润滋养，因此脏腑、经络的病变能通过经络反映到皮部，如"其色多青则痛，多黑则痹，黄赤则热，多白则寒"等，从而为从外部诊察推断并治疗体内脏腑病症提供了皮部理论指导。

第五节　经络的功能

一、经络的生理功能

以十二经脉为主体的经络系统是人体的重要组成部分。在人体生活活动中发挥着重要作用，具有沟通联系、运行气血、感应传导及调节阴阳等基本功能。

1. 沟通联系作用　人体由五脏六腑、四肢百骸、五官九窍、皮肉脉筋骨等器官和组织构成，尽管体内的组织与器官各有不同的生理功能，但共同组成人体有机活动，从而使人体内外、上下保持功能关系的协调统一。这种有机的相互联系的功能活动主要是依靠人体内经络系统的沟通、联络作用实现，因为人体的经络系统中十二经脉及其分支的纵横交错，入里出表，通上达下，相互络属于脏腑，奇经八脉联系沟通十二正经，十二经筋、十二皮部联络筋脉皮肉，从而使人体的各个脏腑组织器官有机地联系起来，构成了一个表里、上下彼此之间紧密联系、协调共济的统一体。

2. 运行气血作用　人体各个组织器官均需依赖气血的濡养和温煦作用以维持正常的生理活

动，而气血只有通过经络系统的沟通和传注才能布散通达于全身各脏腑组织器官，发挥其营养脏腑组织器官、抗御外邪保卫机体的作用。如若经络失去运营气血的功能，则人体脏腑组织得不到足够的气血供养，其功能失常，机体抗御外邪的能力下降，外邪就会乘机入侵而致病。

3. 感应传导作用 经络循行分布于人体各脏腑组织器官，通上达下，出表入里，不仅具有运行气血功能，而且还有感应传导作用。感应传导是指经络系统具有对刺激的感觉和能按刺激信息的性质、特点、量度进行传导，分别将刺激信息载送至有关的脏腑组织器官的传递通导作用。

人的生命活动是一个极其复杂的过程，身体中每时每刻都进行着许多生命信息的发出、交换和传递，这些生命信息必须依赖经络系统的感应传导作用进行传递，以反映和调节各组织器官功能状态，并保证各组织器官之间有效沟通。这种传导既可以发生在各脏腑组织器官之间，交换、协调人体生命活动的每个进程，又可以发生于体表与内脏之间，如当肌表受到外界的某种刺激时，刺激量就沿着经络系统传于体内有关脏腑，使该脏腑的功能发生变化。而脏腑功能活动或病理变化的信息也可通过经络系统的感应传导反映于体表，出现不同的体征、症状。所以，经络具有人体各组成部分之间的信息感应传导作用，是中医学"有诸内必形诸外"理论的主要结构和生理基础。

4. 调节阴阳作用 经络系统在运行气血、感应传导功能基础上，对人体各脏腑组织器官的功能活动进行调节，使人体复杂的生理功能互相协调，维持人体阴阳动态平衡状态。气血在十二经脉中运行，每一条经脉中气血多少并不完全一样，十二经脉气血多少是由该经气化功能作用所决定的，反映了经脉以及相关脏腑的生理特点，并与自然界阴阳消长规律相应。当人体发生疾病时，机体的阴阳平衡状态被破坏，出现气血不和及阴阳偏胜偏衰的证候，运用针灸或选方用药等治法可激发经气的调节作用，以"泻其有余，补其不足，阴阳平复"（《灵枢·刺节真邪》），促使人体机能恢复平衡。

二、经络学说的临床应用

经络学以经络现象为依据，研究人体上下内外各部之间联系通路，以讨论人体的生理、病理、诊断和治疗规律。这些规律在阐释病理变化，指导临床诊断、治疗等方面皆有重要价值。

1. 阐释病理变化 在人体的生理情况下，经络具有运行气血，感应传导，并起着抗御外邪，保卫机体的作用。但在发生病变的病理状态下，经络又可能成为传递病邪和反映病变的途径。当体表受到病邪侵袭时，可通过经络由表及里，由浅入深，逐次向里传变进而波及内脏，"邪客于皮则腠理开，开则入客于络脉，络脉满则注于经脉，经脉满则入舍于脏腑也"（《素问·皮部论》）。由于脏腑之间有经络的沟通联系，所以一个脏腑的病变可以通过经络传注到另一脏腑，经络也可以成为脏腑之间病变相互影响的途径，如足厥阴肝经挟胃、注肺中，所以肝病可通过经络犯胃、犯肺，形成胃腑不适如胸胁胀满、呕吐、泄泻等症状或肺脏宣发肃降不利，如咳嗽、喘息等症状；足少阴肾经入肺、络心，所以临床肾虚水泛可见凌心、射肺等相关症状出现。

经络不仅是外邪由表入里和脏腑之间病变相互影响的途径，而且通过经络的传导，内脏的病变可以反映于外，形成经络循行线路上的各种病理征象。如心火上炎证候出现舌尖痛、口舌生疮症状；足厥阴肝经抵小腹、布胁肋，肝气郁结常见两胁、少腹胀痛；手少阴心经行于上肢内侧后缘，所以真心痛不仅表现为心前区疼痛，且常引及上肢内侧后缘；其他如胃火炽盛见牙龈肿痛，肝火上炎见目赤等。

2. 指导疾病诊断 由于经络系统，尤其是经脉均有一定的循行部位，包括起点、终点和络属脏腑，因此，临床上可以根据经脉的循行部位和所联系脏腑的生理与病理特点来分析各种症状与体征，以推断疾病发生在何经，属于哪一脏或哪一腑，并且可以根据症状或体征的性质和先后顺序来判断病情的轻重和疾病发展的趋势。"察其所痛，左右上下，知其寒温，何经所在"（《灵枢·官能》），就指出了经络对于指导临床诊断的意义和作用。如头痛病症，根据头痛主要部位可以初步判断病变经脉，痛在前额，多与阳明经脉有关；痛在头角两侧，多与少阳经脉有关；痛在后头枕项部，多与太阳经脉有关；痛在头巅顶部，多与厥阴经脉有关。

在临床实践中，以经络学说为理论基础，通过医生的触摸、按压或利用现代科学技术发展出的电、光、磁、声等设备对人体经脉、络脉等反映进行观察有助于病症诊断，如经脉、络脉循行线路有明显的压痛或有结节状、条索状的反应物，或局部皮肤的形态变化等，如脾俞穴有明显压痛不适多有可能存在急性胰腺炎发生，或存在长期消化不良可能；阑尾穴有压痛存在阑尾炎可能。

3. 用于疾病治疗 经络能运行气血，联系五脏六腑四肢百骸，协调阴阳，因此，利用经络的这些特性，用针灸、按摩、药物及物理治疗等多种方式刺激经络，可以达到调理经络气血、协调脏腑阴阳，以祛邪扶正的治疗目的。

针灸、按摩疗法，是在根据某一经或某一脏腑病变基础上，通过针、灸或按摩等中医特色外治手段对在病变邻近部位或经脉循行远隔部位上选取的特定穴位进行刺激，以调整经络气血的功能活动，从而达到治疗的目的。而治疗部位的正确选取，必须按经络学说进行辨证，又称"循经取穴"。

药物的四气五味、升降浮沉等理论与经络学说的关系十分密切。十二经病候，按经脉脏腑对寒热虚实症状做了提示性归纳，使药物四气运用有章可循，对临床病证遣药组方有很大启示作用，如同样是寒证，有肺寒与胃寒等不同，能祛肺寒的药物不一定能祛胃寒，这提示各个脏腑经络的疾病对药物运用有特殊要求与选择，这就是"药物归经"理论产生的基础，有了药物归经理论就能把药物的特殊功效更加细微地反映出来，从而更准确地指导复杂多变疾病的治疗，如同是泻火药物，黄连泻心火，黄芩泻肺火，柴胡泻肝胆火等。此外，药物"引经报使"理论也基于经络学说，引经报使，即某些药物能引其他药物选择性地治疗某种脏腑经络的病症，如治头痛，属太阳经的可用羌活，属阳明经的可用白芷，属少阳经的可用柴胡。羌活、白芷、柴胡，分别归手足太阳、阳明、少阳经，因此，合理运用能引他药归入各经而发挥治疗作用。总之，药物配伍变化或药量的加减尽管均应以病情的需要来化裁，但结合经络理论指导才能变化得当，执简驭繁。

最后，当前被广泛用于临床的各种与现代科技结合产生的时代新疗法，如耳针、电针、穴位埋线、穴位结扎等治疗方法，也都是在经络学说的指导下进行的，并在临床运用的经验积累中进一步丰富发展了经络学说。

思考题
1. 经络的基本概念是什么？经络系统的组成包括哪些？
2. 什么是经络学说？
3. 十二经脉的流注次序是什么？十二经脉的交接规律是什么？
4. 奇经八脉的概念及各自生理特点是什么？
5. 什么是络脉？
6. 经络的生理功能有哪些？

（李　宁）

第五章 体 质

【内容提要】 体质,是人体在先天遗传和后天获得的基础上所形成的功能和形态上相对稳定的固有特性。脏腑经络及精气血津液是体质形成的生理学基础。体质的形成是机体内外环境多种复杂因素共同作用的结果。体质分类主要有阴阳分类法和中华中医药学会《中医体质分类与判定标准》。体质对疾病的易感倾向、病变性质、病机变化、证候类型、疾病转归及预后、临床治疗和养生保健等方面均有指导意义。

【学习目标】
1. 掌握体质的基本概念及其生理学基础。
2. 掌握体质学说在中医学中的应用。
3. 熟悉体质的阴阳分类法以及中华中医药学会《中医体质分类与判定标准》。
4. 了解体质的形成因素。

人体既有脏腑经络、形体官窍、精气血津液等相同的形质和功能活动,也有神、魂、意、魄、志及喜、怒、忧、思、悲、恐、惊等心理活动,即人是形与神的统一体。但正常人体其个体之间具有差异,不同的个体在形质、功能、心理上既有相同点,也存在着各自的特殊性。

中医学的体质学说是以中医理论为指导,以研究人体体质的形成、特征、类型、差异及其与疾病的发生、发展、演变过程的关系等为主要内容,并以此指导疾病的诊断和防治的理论。体质学说融生物学、人类学、医学、社会学和心理学等于一体,是中医学对人体认识的一个重要部分,在防治疾病和养生保健等方面均有重要意义。

本节主要阐述体质的概念、形成因素、分类,以及在中医学中的应用。

第一节 体质的概念

一、体质的基本概念

体质,即人体的质量,又称禀赋、形质、气质等,"体",指形体、身体,可引申为躯体和生理;"质"指特质、性质。体质是人体在先天遗传和后天获得的基础上所形成的功能和形态上相对稳定的固有特性。也就是说,体质是禀受于先天,受后天影响,在生长、发育过程中所形成的与自然、社会环境相适应的人体形态结构、生理功能和心理因素的综合的相对稳定的固有特征。

中医体质学历史悠久,随着认识的不断发展其含义愈加丰富。中医学对于体质的认识始见于《黄帝内经》,但《黄帝内经》中并没有体质的明确概念,常用"形""质"等词以表体质之义,如《灵枢·阴阳二十五人》中的"五形之人",《素问·厥论》中的"是人者质壮"等。也认识到人类体质的差异性,如《灵枢·论痛》说"筋骨之强弱,肌肉之坚脆,皮肤之厚薄,腠理之疏密各不同"等,初步形成了中医体质理论,奠定了中医体质学的基础。其后,东汉·张仲景著《伤寒杂病论》,从体质与发病、辨证、治疗用药以及疾病预后关系等方面,做了进一步的阐述。唐代《备急千金要方》称之为"禀质",《小儿卫生总微方论》称之为"赋禀",明·张介宾在以"禀赋""气质"称谓的同时,在《景岳全书·杂证谟·饮食门》中说:"矧体质贵贱尤有不同,凡藜藿壮夫,及新暴之病,自宜消伐。"明确提出了"体质"一词。赵献可则称之为"气禀",明清时代亦有医家称之为"气体""形质"等。约明末清初,人们渐趋接受"体质"一词,普遍用它来表征个体的生理特性，中医体质学理论在这个时期日渐成熟。明清温病学家则从温热病学角度，对体质与温病的发生、发展、转归、治疗、用药的关系做了新的探讨。可见，历代众多医家从不同角度对体质进行研究，不断丰富、发展了中医体质理论。

中医学整体观念认为人体体质的形成基于先天禀赋和后天形成两个基本方面。先天禀赋是人体体质形成的重要因素，体质的固有特性或特征表现出在机能、代谢以及对外界刺激反应等方面的个体差异性，对某些病因和疾病的易感性，以及疾病传变转归中的某种倾向性。体质的发展与强弱在很大程度上又取决于后天因素的影响，包括正常的生长发育，合理的体育锻炼，适宜的生存环境等。

中医学"形神合一"的体质观认为，人体的体质既包括身体要素，又包括心理要素，并且二者高度统一。积极乐观的心态可以调畅人的情志，使肝气疏泄有常，气血津液运行有度，阴阳调和，增强人的体质。

综上，中医学中的体质是指人体生命过程中，在先天禀赋和后天获得的基础上所形成的形态结构、生理功能和心理状态方面综合的、相对稳定的固有特质。体质是人类在生长、发育过程中所形成的与自然、社会环境相适应的人体个性特征。每个人都有自己的体质特点，这一特点体现于人体健康和疾病过程中。因此，体质实际上就是人群在生理共性基础上，不同个体所具有的生理特殊性。

二、体质的生理学基础

人体是一个有机整体，以脏腑为中心，经络为联结，精气血津液为物质基础，体内外环境互相调节达到平衡。所以，脏腑经络及精气血津液，是体质形成的生理学基础。

脏腑经络的盛衰偏颇决定着体质的差异。脏腑的形态和功能特点是构成并决定体质差异的最根本因素，体质既取决于脏腑功能活动的强弱，又依赖于脏腑功能活动的协调；而经络是人体全身气血运行、上下内外沟通的道路，是协调脏腑功能活动的结构基础。因此，在个体先天禀赋与后天因素相互作用下，不同的个体，由于脏腑生理功能的强弱、脏腑精气阴阳的盛衰及经络气血的多少不同，常表现为脏腑功能各异，也表现出外部形态特征的差异性。

精、气、血、津液是决定体质特征的重要物质基础。先天之精是生命的本原，先天之精与后天之精结合，充养脏腑形体官窍，推动和调节机体的生理功能和心理活动，故精的盈亏是导致个体体质差异的根本因素。精、气、血、津液均为人体生命活动的基本物质，同源于水谷之精，气血津互生，精血津同源，精气相关。因此，精、气、血、津液的多少与盈耗，都影响着体质，是构成体质并决定体质差异的物质基础。

三、理　想　体　质

理想体质，是指人体具有的良好质量，它是在充分发挥遗传潜力的基础上，经过后天的积极培育，使人体的形态结构、生理功能、心理反应以及对内外环境的适应能力等各方面得到全面发展的、相对良好的状态。理想体质具有明显的人群与个体差异（如种族、地域、性别、年龄、职业等）。现代意义的理想体质的主要标志一是身体健康，机体内部的结构和功能完整而协调；二是发育良好，体格健壮，体形匀称，体姿正确；三是心血管、呼吸与运动系统具有良好的功能；四是有较强的运动与劳动等身体活动能力；五是心理发育健全，情绪乐观，意志坚强，有较强的抗干扰、抗不良刺激的能力；六是对自然、社会和精神心理环境有较强的适应能力。也即中医学的"阴平阳秘，精神乃治，阴阳离决，精气乃绝"（《素问·生气通天论》）。形为阴，神为阳。机体内部及其与外部环境的阴阳平衡，形与神的相对平衡是健康的标志。因此，中医学常常将理想体质的标志融于健康的标志之中。

第二节 体质的形成因素

体质的形成是机体内外环境多种复杂因素共同作用的结果，主要关系到先天因素和后天因素两个方面，并与性别、年龄、地域等多种因素有关。

一、先天因素

（一）先天因素的含义

先天因素，又称先天禀赋，是指小儿出生以前在母体内所禀受的一切特征，一方面是父母之精，另一方面是受胎后母体对胎儿的影响。《黄帝内经》已认识到胎儿期母体的药食、染病、精神状态等都可能影响子代的体质。如《素问·奇病论》记载："人生而有病癫疾者，病名曰何？安所得之？岐伯曰：病名为胎病，此得之在母腹中时，其母有所大惊，气上而不下，精气并居，故令子发为癫疾也。"中医学所说的先天因素，既包括父母双方所赋予的遗传性，又包括子代在母体内发育过程中的营养状态，以及母体在此期间所给予的种种影响，还包括变异，即在遗传过程中，由于内外环境的影响而造成个体之间结构与功能上的差异。

先天禀赋就是父母先天的遗传及婴儿在母体里的发育营养状况。体质形成的先天因素，其稳定性高于后天因素，在胚胎形成的时候基本形成而稳定，且不易改变，是体质形成的重要基础。

（二）先天因素在体质形成中的作用

先天因素是体质形成的基础，是决定人体体质强弱的前提条件。先天因素往往是由父母决定的。父母生殖之精气的盛衰，决定着子代禀赋的厚薄强弱，从而影响着子代的体质。子代的形体始于父母，父母的体质是子代体质的基础。父母体质的强弱，使子代禀赋有厚薄之分，表现出体质的差异，诸如身体强弱、肥瘦、刚柔、长短、肤色，乃至先天性生理缺陷和遗传性疾病等。在体质形成过程中，先天因素起着决定性的作用。先天因素、人体的遗传性状是身心发展的前提条件，它对于人的智力和体力的发展，对于人体体质的强弱，具有重大的影响。但是，先天因素只对体质的发展提供了可能性，而体质强弱的现实性则有赖于后天环境、营养状况和身体锻炼等。

二、后天因素

（一）后天因素的含义

后天是指人从出生到死亡之前的生命历程。后天因素是人出生之后赖以生存的各种因素的总和。后天因素可分为机体内在因素和外界环境因素两方面。机体内在因素包括性别、年龄、心理因素等；外界环境因素指自然环境和社会环境。人从胚胎到生命终结之前，始终生活在一定的自然环境和社会环境之中，包括人们赖以生存的基本条件和一切有关事物，例如，社会的物质生活条件、劳动条件、卫生条件、社会制度、气候条件、生态平衡以及教育水平等。

（二）后天因素在体质形成中的作用

人的体质在一生中并非是一成不变的，而是受后天各种因素的影响而变化。良好的生活环境，合理的饮食、起居，稳定的心理情绪，可以增强体质，促进身心健康。反之则会使体质衰弱，甚至导致疾病。随着人类物质生活及文化生活的不断改善，人们对于健康与长寿的要求变得日益迫切。因此，如何保养一生的体质越来越成为人们关心的课题。改善后天体质形成的条件，可以弥补先天禀赋之不足，从而达到以后天养先天，使弱者变强而强者更强的目的。影响体质的后天因素主要有以下几方面：

1. 饮食 人以水谷为本，脾主运化水谷精微，为气血生化之源，故脾胃为后天之本。饮食营养是决定体质强弱的重要因素。合理的膳食结构，科学的饮食习惯，保持适当的营养水平，对维护和增强体质有很大影响。科学、合理的饮食营养应包含必需和适当两层含义。长期营养不良或低下，或营养不当，以及偏食、偏嗜等都会使体内某些成分发生变化，从而影响体质，乃至于引起疾病。《黄帝内经》中曾多次谈到饮食偏嗜对机体的危害。诸如"王公大人，血食之君，身体柔脆，肌肉软弱""肥者令人内热，甘者令人中满""膏粱之变，足生大丁"，以及五味偏嗜会引起人体脏气偏盛偏衰而产生病变等，必致体质失和。

2. 劳动和运动　劳动的性质和条件，对人们的体质强弱有着深刻的影响。在现代社会，随着科学技术的高度发展，体力劳动和脑力劳动的关系也越来越密不可分。一般来说，适当的体力劳动对体质的增强有积极的作用，但过于繁重的劳作，或在严重污染环境下的体力劳动，或精神情绪经常处于紧张状态下的劳动等，对人的体质都会产生不利影响。有研究发现，轮班工人中阳虚型比例明显高于大学生，提示轮班作业对人体阴阳体质有明显的影响；常参加劳动的农村人口比乡镇和城市人口更容易出现气虚体质等。反之，过度安逸又可使机体气血运行迟缓，气机阻滞，脏腑功能减弱，正气不足，而致体质虚弱多病。运动和劳动同样对机体体质也有一定的影响，现代运动生理学研究证明，经常进行适当的体育锻炼，可使神经系统更为活跃和灵敏，增强肌肉的耐力与收缩强度，调整内分泌系统的平衡，改善血液循环，使新陈代谢更为旺盛，废物的排泄更为顺利，这样就可使病理体质向正常体质转化。

3. 年龄　也是影响体质的重要因素之一，人体的结构、机能与代谢随着年龄的增长而发生规律性的变化。中医学认为在生长、发育、壮盛以至衰老、死亡的过程中，脏腑气血由盛而衰，影响着人体生理功能，决定着人体的体质，从而决定着各年龄期对致病因素反应的能力与类型。《黄帝内经》将人的五脏六腑所主之精气与人的年龄做直接关联，它认为小孩子时期为纯阳之体，"脏腑娇嫩，形气未充，易虚易实，易寒易热"。到了青春期则体质渐趋成熟并基本定型；青壮年是人体脏腑气血阴阳最旺盛时期，精气充足，因而也是体质最强健阶段；及至老年，"天癸渐竭，精血衰减"，脏腑生理机能减退，逐渐呈现衰老征象。体质可随着年龄的增长而发生变化，因为人体的结构、机能和代谢是随着年龄而发生改变的。平和质随年龄增高而减少，气虚质、阳虚质、血瘀质随年龄增高而增加，湿热质、气郁质多见于年轻人；阴虚质有年轻人更多见的倾向；痰湿质多见于中老年人。

4. 性别　通常所指的是男性与女性。男性多禀阳刚之气，体魄健壮魁梧，属阳；女性多具阴柔之质，体形小巧苗条，属阴。男子以气（精）为本，女子以血为先，女性又有经带胎产的特点。"男子多用气，故气常不足；女子多用血，故血常不足。所以男子病多在气分，女子病多在血分"（《医门法律》）。可见，男女性别不同，其遗传性征、身体形态、脏腑结构与生理功能、物质代谢乃至心理特征等都有所不同，体质上也必然存在着性别差异。一般女子与男子相比，以精血不足等虚弱体质为多见。

5. 地理环境　又称自然环境或自然地理环境。人们生活在不同的地理环境条件下，受着不同水土性质、气候类型，以及由水土和气候而形成的生活习惯、风土人情等的影响而形成不同的体质。早在《素问·异法方宜论》中就曾详细地论述过东西南北中各地人的体质特征。地理环境及其资源的均一性，在一定程度上，影响和控制着不同地域人群的发育，形成了人类体质明显的地区性差异。

在地理环境中，气象因素给人类体质以极大的影响。一般地说，在恶劣的气候环境中生活的人具有健壮的体魄和强悍的气质，舒适的气候环境则造就了人的娇弱的体质和温顺的性格。我国南方多湿热，北方多寒燥，东部沿海为海洋性气候，西部内地为大陆性气候。因此西北方人，形体多壮实，腠理偏致密；东南方人，体型多瘦弱，腠理偏疏松。不同的水土性质、气候类型、生活条件，影响着不同地区的人的体质。在我国，一般北方人比南方人阳虚质者为多；南方人病多火热，体质多阴虚。

6. 情志　中医学的情志，泛指人的情绪、情感活动，也称七情，即喜怒忧思悲恐惊。七情的变化，每每伴随着脏腑形体的变化，从而给体质以影响，还会导致疾病。情志活动贵于调和，如果长期的精神刺激或突然遭到剧烈的精神创伤，超过人体生理活动所调节的范围，就会影响体质，引起机体阴阳、气血失调，脏腑功能活动紊乱，从而导致疾病的发生。偏激的性格和个性对体质会带来不良的影响。

7. 其他 婚姻可以影响人的体质。对不同婚姻状况的人的中医体质类型特征研究结果提示，未婚者平和质比例较高；未婚者阴虚质、湿热质较多；已婚者和其他婚姻状况者气虚质、阳虚质、痰湿质、血瘀质较多。疾病的发生亦影响体质。某些特殊的体质对某种或某些病因具有易感性，患病之后又影响其病机转变。体重也是体质的影响因素。高于正常的体重指数者多为阳虚质、血瘀质、气郁质等。此外，不同的社会制度，及其经济发展水平、人民生活条件、卫生设施等的不同，也是影响人的体质的重要因素。

总之，体质的形成受先天与后天等因素的影响，包括年龄、性别、精神状态、生活及饮食条件、地理环境、疾病、体育锻炼、社会等。先天因素对体质的形成有决定性作用，后天因素也会影响体质的形成。先天因素还包括某些先天性生理缺陷和遗传性特异体质。年龄是影响体质的一个重要因素，体质随年龄而呈现时限性，如小儿体质具有脏腑娇嫩、气血未充但生机蓬勃的特点，老年人则有脏腑功能低下、日趋衰老的特点。体质的构成还与不同地理区域有明显关系，此外，生活条件的优劣，是否注意饮食宜忌，以及疾病因素、体育锻炼、社会因素等对体质都有一定的影响。一个人的体质并不是恒定不变的，人的体质在后天各种因素的综合影响下可不断发生变化，既具有相对稳定性，又具有一定的动态可变性。体质是可调的，良好的生活环境，合理的饮食起居，稳定的心理情绪，可增强体质，促进身心健康。反之，则体质衰弱，甚至产生疾病。改善后天体质形成的条件，可弥补先天禀赋之不足，从而改变机体体质。

第三节　体质的分类

中医体质学主要是根据中医学阴阳五行、脏腑、精气血津液等基本理论来确定人群中不同个体的体质差异性。古代医家从不同角度对体质做了不同的分类，如阴阳分类法、五行分类法、脏腑分类法、体型肥瘦分类法、禀性勇怯分类法等。现代医家多从临床实践出发进行分类，如六分法、九分法等，特别是由国医大师、中国工程院院士王琦教授等为主起草制定了中华中医药学会《中医体质分类与判定标准》（ZZYXH/T 157—2009），适用于中医体质的分类、判定及体质辨识治未病。本标准简明实用，可操作性强，具有指导性、普遍性及可参照性。本节主要介绍阴阳分类法和中华中医药学会《中医体质分类与判定标准》。

一、阴阳分类法

中医学用阴阳学说来阐述生命运动的规律，说明健康与疾病的问题。所以，中医学主要是用阴阳学说从生理功能特点对体质加以分类。应当指出，体质分类上所使用的阴虚、阳虚、阳亢以及痰饮、脾虚、肝旺等名词术语，与辨证论治中所使用的证候名称是不同的概念，它反映的是一种在非疾病状态下就已存在的个体特异性。

《黄帝内经》云"阴阳匀平，命之曰人""阴平阳秘，精神乃治"。因此，理想的体质应是阴阳平和之质，但是阴阳的平衡是阴阳消长动态平衡，所以总是存在偏阴或偏阳的状态，只要不超过机体的调节和适应能力，均属于正常生理状态。因此，人体正常体质大致可分为阴阳平和质、偏阳质和偏阴质三种类型。

古代应用阴阳五行学说对人体体质进行描述。《灵枢·阴阳二十五人》中，根据人的体形、肤色、性格、态度和对自然界的适应力，把人体归纳为木、金、火、土、水5种不同的体质类型；然后根据阴阳属性，五音太少和手足三阳经的左右、上下、气血之多少，将上述5种不同的体质又细分了五五二十五种类型。每个人都可以从中找到自己的体质特征。《灵枢·通天》将人分为太阴之人、少阴之人、太阳之人、少阳之人、阴阳平和之人等五类。对人的体质与年龄段的分类中，《灵枢·逆顺肥瘦》分为肥人、瘦人、肥瘦适中之人，有气之滑涩、血之清浊、肤之黑白、肉之厚薄，以及壮士、婴孩等。年龄段则分为孩、小、少、青、壮、老，或以 10 年为一段来划分年龄段，并论述了各年龄段的体质特征，表明人体生长发育过程中具有明显的年龄差异。对人的身心状况，《黄帝内经》指出，凡人的脏腑、经络、气血、营卫及意志调和，形肉气血相称，身心和谐无病者为平和之人，反之，则为患者。《黄帝内经》从阴阳及神动气行方面将人分为兴奋占优势的"重阳之人"，抑制占优势的"多阴之人"，二者平衡的"阴阳平和之人"，以及"多阴有阳之人""重阳有阴之人"。

（一）阴阳平和质

阴阳平和质是功能较协调的体质。具有这种体质的人，其身体强壮，胖瘦适度，或虽胖而不臃滞，虽瘦而有精神；其面色与肤色虽有五色之偏，但都明润含蓄，目光有神，性格随和、开朗，食量适中，二便调畅，对自身调节和对外适应能力强。阴阳平和质者，不易感受外邪，极少生病，即使患病，往往自愈或易于治愈，其精力充沛，工作潜力大，夜眠安稳，休息效率高。如后天调养得宜，无暴力外伤或慢性病患，则其体质不易改变，易获长寿。

（二）偏阳质

偏阳质是指具有偏于亢奋、偏热、多动等特性的体质，多见形体偏瘦，但较结实，其面色多略偏红或微苍黑，或呈油性皮肤；性格外向，喜动，易急躁，自制力较差；其食量较大，消化吸收功能健旺。偏阳质者平时畏热、喜冷，或体温略偏高，动辄易出汗，喜饮水；精力旺盛，动作敏捷，反应快，性欲旺盛。偏阳质的人对风、暑、热邪的易感性较强，受邪发病后多表现为热证、实证，并化燥、伤阴，易生疖疮，病多见火旺、阳亢或兼阴虚之证，容易发生眩晕、头痛、心悸、失眠以及出血等病症。此类体质的人阳气偏亢，多动少静，兼之操劳过度，思虑不节，纵欲失精，则必将伤阴，发展演化为阳亢、阴虚、痰火等病理性体质。

（三）偏阴质

偏阴质是指具有偏阳不足、偏寒、多静等特性的体质。具有这种体质的人，多见形体偏胖，但较弱，容易疲劳；面色偏白而欠华；性格内向，喜静少动，或胆小易惊；食量较小，消化吸收功能一般；平时畏寒、喜热，或体温偏低。精力偏弱，动作迟缓，反应较慢。偏阴质者对寒、湿之邪的易感性较强，受邪后多从寒化，表证不发热或发热不高，并易传里或直中内脏。冬天易生冻疮，多见阴盛、阳虚之证，容易发生湿滞、水肿、痰饮、瘀血等病症。具有这种体质的人，阳气偏弱，易致阳气不足，脏腑机能偏弱，水湿内生，从而形成临床常见的阳虚、痰湿、痰饮等病理性体质。

二、中华中医药学会《中医体质分类与判定标准》

中华中医药学会颁布的《中医体质分类与判定标准》（九种体质）旨在为体质辨识及与中医体质相关疾病的防治、养生保健、健康管理提供依据，使体质分类科学化、规范化，体现中医学"治未病"的思想，为实施个体化诊疗提供理论和实践支持，提高国民健康素质（表5-1）。

第四节 体质学说在中医学中的应用

体质的特殊性是由脏腑之盛衰，气血之盈亏所决定的，反映了机体阴阳运动形式的特殊性。由于体质的特异性、多样性和可变性，形成了个体对疾病的易感倾向、病变性质、疾病过程及其对治疗的反映等方面的明显差异。因此，中医学强调"因人制宜"，并把体质学说同病因学、病机学、诊断学、治疗学和养生学等密切地结合起来，在临床诊疗中具有重要的应用价值和指导意义。

表 5-1　九种体质特征表

体质类型	总体特征	形体特征	常见表现	心理特征	发病倾向	对外界环境适应能力
平和质	阴阳气血调和，以体态适中、面色红润、精力充沛等为主要特征	体形匀称健壮	面色、肤色润泽，头发稠密有光泽，目光有神，鼻色明润，嗅觉通利，唇色红润，不易疲劳，精力充沛，耐受寒热，睡眠良好，胃纳佳，二便正常，舌色淡红，苔薄白，脉和缓有力	性格随和开朗	平素患病较少	对自然环境和社会环境适应能力较强
气虚质	元气不足，以疲乏、气短、自汗等气虚表现为主要特征	肌肉松软不实	平素语音低弱，气短懒言，容易疲乏，精神不振，易出汗，舌淡红，舌边有齿痕，脉弱	性格内向，不喜冒险	易患感冒、内脏下垂等病；病后康复缓慢	不耐受风、寒、暑、湿邪
阳虚质	阳气不足，以畏寒怕冷、手足不温等虚寒表现为主要特征	肌肉松软不实	平素畏冷，手足不温，喜热饮食，精神不振，舌淡胖嫩，脉沉迟	性格多沉静、内向	易患痰饮、肿胀、泄泻等病；感邪易从寒化	耐夏不耐冬，易感风、寒、湿邪
阴虚质	阴液亏少，以口燥咽干、手足心热等虚热表现为主要特征	体形偏瘦	手足心热，口燥咽干，鼻微干，喜冷饮，大便干燥，舌红少津，脉细数	性情急躁，外向好动，活泼	易患虚劳、失精、不寐等病；感邪易从热化	耐冬不耐夏，不耐受暑、热、燥邪
痰湿质	痰湿凝聚，以形体肥胖、腹部肥满、口黏苔腻等痰湿表现为主要特征	体形肥胖，腹部肥满松软	面部皮肤油脂较多，多汗且黏，胸闷，痰多，口黏腻或甜，喜食肥甘甜黏，苔腻，脉滑	性格偏温和稳重，多善于忍耐	易患消渴、中风、胸痹等病	对梅雨季节及湿重环境适应能力差
湿热质	湿热内蕴，以面垢油光、口苦、苔黄腻等湿热表现为主要特征	形体中等或偏瘦	面垢油光，易生痤疮，口苦口干，身重困倦，大便黏滞不畅或燥结，小便短黄，男性易阴囊潮湿，女性易带下增多，舌质偏红，苔黄腻，脉滑数	容易心烦急躁	易患疮疖、黄疸、热淋等病	对夏末秋初湿热气候，湿重或气温偏高环境较难适应
血瘀质	血行不畅，以肤色晦暗、舌质紫黯等血瘀表现为主要特征	胖瘦均见	面色晦暗，色素沉着，容易出现瘀斑，口唇黯淡，舌黯或有瘀点，舌下络脉紫黯或增粗，脉涩	易烦，健忘	易患癥瘕及痛证、血证等	不耐受寒邪
气郁质	气机郁滞，以神情抑郁、忧虑脆弱等气郁表现为主要特征	形体瘦者为多	神情抑郁，情感脆弱，烦闷不乐，舌淡红，苔薄白，脉弦	性格内向不稳定、敏感多虑	易患脏躁、梅核气、百合病及郁证等	对精神刺激适应能力较差；不适应阴雨天气

续表

体质类型	总体特征	形体特征	常见表现	心理特征	发病倾向	对外界环境适应能力
特禀质	先天失常,以生理缺陷、过敏反应等为主要特征	过敏体质者一般无特殊先天禀赋异常者或有畸形,或有生理缺陷	过敏体质者常见哮喘、风团、咽痒、鼻塞、喷嚏等;患遗传性疾病者有垂直遗传、先天性、家族性特征;患胎传性疾病者具有母体影响胎儿个体生长发育及相关疾病特征	随禀质不同情况各异	过敏体质者易患哮喘、荨麻疹、花粉症及药物过敏等;遗传疾病如血友病、先天愚型等;胎传疾病如五迟(立迟、行迟、发迟、齿迟和语迟)、五软(头软、项软、手足软、肌肉软、口软)、解颅、胎惊、胎痫等	适应能力差,如过敏体质者对易致敏季节适应能力差,易引发宿疾

一、反映个体对某些病因的易感性

体质可以反映机体自身生理范围内阴阳寒热的盛衰,这种偏倾性决定了个体的功能状态,因而对外界刺激的反应性、亲和性和耐受性不同。个体体质的特异性,常导致个体对某些致病因子有易感性,或对某些疾病有易罹性、倾向性。《灵枢·五变》曾指出"肉不坚,腠理疏,则善病风""五脏皆柔弱者,善病消瘅""小骨弱肉者,善病寒热""粗理而肉不坚者,善病痹"。一般而言,小儿脏腑娇嫩,气血未充,稚阴稚阳之体,常易感受外邪或因饮食所伤而发病;年高之人,五脏精气多虚,体质转弱,易患痰饮、咳喘、眩晕、心悸、消渴等病;肥人或痰湿内盛者,易患眩晕、中风;瘦人或阴虚体质者,易罹肺痨、咳嗽诸疾;阳弱阴盛体质者易患肝郁气滞之证。体质虚弱者,易于感邪为病,发病之后,趋向正虚;实性体质者,则易为内外邪气所扰,内外合邪,其病多实。再如阳虚质者形寒怕冷,易感寒邪而为寒病,感受寒邪入里,常伤脾肾之阳气;阴虚质者不耐暑热而易感温邪等。由此可见,由于脏腑组织有坚脆刚柔之别,不同体质的人发病情况也各不相同。肥人多痰湿,善病中风;瘦人多火,易得痨嗽;年老肾衰,多病痰饮咳喘。凡此种种,均说明了体质的偏颇是造成机体易于感受某病的根本原因。此外,遗传性疾病、先天性疾病的产生,以及过敏体质的形成也与个体的体质有重要关联。

二、决定发病与否

中医学认为,疾病是致病因素作用于人体正气的结果,其发生、发展变化取决于邪正双方的力量对比。正气虚是形成疾病的内在根据,而邪气是疾病形成的外在条件。正气虚,则邪乘虚而入;正气实,则邪无自入之理。正气决定于体质,体质的强弱决定着正气的虚实。因此,发生疾病的内在因素在很大程度上是指人的体质因素。人体受邪之后,由于体质不同,发病情况也不尽相同。如脾阳素虚之人,稍进生冷之物,便会发生泄泻,而脾胃强盛者,虽食生冷,却不发病。可见,感受邪气之后,机体发病与否,往往决定于体质。当然我们决不能因为强调了体质在发病过程中的作用而否定邪气的作用,没有邪气就不可能发生疾病。但是,即使人体感受了邪气,因其体质不同,也不一定就能患病;即使患病,其临床类型和发病经过也因人而异。

正气是一身之气相对邪气时的称谓,正气的旺盛取决于气血精津液等精微物质的充沛和脏腑生理功能的正常与相互协调。脏腑经络气血精津液是体质的生理基础,体质实质上是因脏腑经络气血精津液的盛衰偏颇而形成的个体特征,体质在一定程度上反映了正气盛衰的偏颇。正气之盛衰偏颇决定着体质特征,而体质特征反映着正气之盛衰偏颇。一般而言,正气旺盛者,体质强健,抗病力强;正气虚弱者,体质羸弱,抵抗力差。因此,人体能否感受外邪而发病,主要取决于个体的体质状况。《黄帝内经》认为:"有人于此,并行而立,其年之长少等也,衣之厚薄均也,卒然遇烈风暴雨,或病或不病。"其原因即在于体质之强弱,即"黑色而皮厚肉坚,固不伤于四时之风""薄皮弱肉者，则不胜四时之虚风"。不仅外感病的发病如此，内伤杂病的发病亦与体质密切相关。"人之有不可病者，至尽天寿，虽有深忧大恐，怵惕之志，犹不能减也，甚寒大热，不能伤也；其有不离屏蔽室内，又无怵惕之恐，然不免于病。"说明对某些情感刺激，机体发病与否不仅与刺激种类及其程度有关，关键即在于个体体质之差异。

由于体质不同，阴阳气血的盛衰有别，可以显示出虚实寒热的特点。同时，作为正气的组成部分，阴阳气血其抵御外邪的能力各有所长，如气主卫外，而阳主御寒，阴主制热。若气虚体质则卫外不固，外邪易从表而入；阳虚体质，其抵御寒邪的能力不足，每易感寒邪，且受邪之后又易于入里，《伤寒论》所论述的太阴、少阴、厥阴病都是以阳气不足为共同机转的；阴虚体质，阴液不足，虚热内生，每易感受热邪而发生温热病。

三、影响病机变化

在疾病发展变化过程中，病机的虚实寒热往往与体质具有密切关系。体质强壮之人，正气充盛，受邪之后正盛邪实，其病属实。虚性体质者，正气本已不足，复为邪气所扰，其标虽实，其本则虚。如体虚之人，复感外邪，发生感冒，称为虚体感冒，而临床常见气虚感冒、血虚感冒、阴虚感冒、阳虚感冒四种证候，分别见于气虚、血虚、阴虚、阳虚体质之人。实性体质，邪气内蕴，复因它邪而发病，亦呈邪实之候。如痰浊内伏于肺，外受风寒或风热，引动伏痰，壅阻肺气，发生哮病，当其发作之时，病属实证。

（一）体质与病机的从化

在中医学中，病情从体质而变化，称之为从化。人体感受邪气之后，由于体质的特殊性，病理性质往往发生不同的变化。如同为感受风寒之邪，阳热体质者得之往往从阳化热，而阴寒体质者则易从阴化寒。又如同为湿邪，阳热之体得之，则湿易从阳化热，而为湿热之候，阴寒之体得之，则湿易从阴化寒，而为寒湿之证。因禀性有阴阳，脏腑有强弱，故机体对致病因子有化寒、化热、化湿、化燥等区别。

（二）体质与病机的传变

患者体质不同，其病变过程也迥然有别。在中医学中，传变是指疾病的变化和发展趋势。传变不是一成不变的，一切都因人而异。体质强壮者或其邪气轻微，则正能敌邪而病自愈。如气虚之人，易于感邪，受邪之后更易耗气，正虚而抗邪无力，其病久迁延不愈，或易反复受邪，肺气不足者，最易患感冒、哮证、喘证。阳虚之人，内寒易起，而外邪易入，寒甚则阳气更伤，阳虚弥甚。阴虚之躯，内热易炽，外则易感阳热之邪，邪气入里最易化热，则热愈炽，阴愈耗。阳盛之体，火热内盛，受阳邪则内热愈盛，热盛气壅，内伏脏腑，上犯清窍，甚则蒙蔽心包。阴盛之人，内里伏寒，易感寒邪，发为寒邪实证。痰湿体质，痰湿内伏，滞脏腑，阻经络，碍气化，其发病则随感邪气而异。瘀血体质，为病多属内伤，但瘀血为病，影响脏腑气化，妨碍气血运行，阻滞脉络，血难循行，或溢出脉外，或瘀血阻滞。

综上所言，体质对发病的影响，主要体现在体质类型与感邪属性具有相关性、易感性和耐受性。在感邪发病后，病机往往随体质强弱而转化；在疾病过程中，疾病又会使体质的偏颇在其原来的基础上发展、加重。因此说，体质决定疾病，疾病影响体质。

四、决定某些疾病的证候类型

体质是辨证的基础，体质决定临床证候类型。同一致病因素或同一种疾病，由于患者体质各异，其临床证候类型则有阴、阳、表、里、寒、热、虚、实之不同。如同样感受寒邪，有的人出现发热恶寒，无汗，头身疼痛，苔薄白，脉浮等风寒表实证；有的人出现恶寒、头项强痛、有汗、脉浮缓等风寒表虚证，前者平素体质尚强，正气御邪于肌表；后者大多为表气亏虚，卫气不固，腠理疏松，故出现上述情况。再如同一地区、同一时期所发生的感冒，由于病邪不同，体质各异，感受也有轻重，临床类型有风寒、风热、夹湿、夹暑等不同。由此可见，病因相同或疾病相同，而体质不同，则出现不同的证候。另一方面，即使是不同的病因或不同的疾病，由于患者的体质在某些方面具有共同点，常常会出现相同或类似的临床证型。如泄泻和水肿都可以表现出脾肾阳虚之证。这可能是由于虽然病因不同或疾病不同，而体质相同，所以才出现了相同的证候。可见，体质是形成"证"的生理基础之一，辨体质是辨证的重要根据。

病邪侵入人体，导致疾病发生后，由于个体体质上固有的差异，机体对致病因子侵入的反应不同，因此形成了不同的疾病证候类型。首先，感受相同的致病因素，但因个体体质差异可表现出不同的证候类型。《素问·风论》指出："风之伤人也，或为寒热，或为热中，或为寒中，或为疠风，或为偏枯，或为风也，其病各异。"又如"其人肥，则风气不得外泄，则为热中而目黄；人瘦则外泄而寒，则为寒中而泣出"。《灵枢·五变》记载："一时遇风，同时得病，其病各异。"说明同时感受一种邪气，因体质差异，而症候类型不同。造成这种差异性的原因，乃是"因人而异"的体质所致。

其次，病因不同，而体质因素相同时，也可表现为相同或相似的证候类型。如阳热体质者，感受暑、热邪气而出现热证，乃势所必然；若系感受风寒邪气，亦可郁而化热，表现为热性证候。虽然病因不同，但由于体质相同，所以出现了相同的证。所以说，同病异证与异病同证，是以体质之差异为主要依据的。

五、指导临床治疗

体质是治疗的重要依据。在疾病的防治过程中，按体质论治既是因人制宜的重要内容，又是中医治疗学的特色。临床所见同一种病，同一治法对此人有效，对他人则不但无效，反而有害，其原因就在于病同而人不同，体质不同，故疗效不一。体质与治疗有着密切的关系，体质决定着治疗效果。高士宗曾说："泻之补之，贵得其神，故养神者，必知形之肥瘦。"若人体体质壮实，正气不虚，乃邪气太过强盛而致病者，当以祛邪为主，可稍加扶正或不用扶正。反之，人体正气偏虚祛邪外出，或也可攻补兼施，然而攻伐又不可过强，因为人体正气虚弱，本不耐攻伐，用药过峻可损伤正气。同样，补益之药也不可太过滋腻，否则可致"虚不受补"，而有闭门留寇之嫌。再者，热性药一般不可用于治疗阳性体质之人，而寒凉药对于阴性体质之人也不适宜。

■ （一）因人论治

体质有强弱之分，偏寒偏热之别。因此，必须结合体质而辨证论治。如面白体胖，属阳虚体质者，本系寒湿之体，若感受寒湿之邪，则非用姜附参苓之类大热方药邪不能去；若感受湿热之邪则必缠绵难愈，尚须通阳以化湿，药性过凉则湿邪愈加闭阻于内而阳气更加虚乏。反之，如面色苍白形瘦，属阴虚体质者，内火易动，湿从热化，反伤津液，故其治与阳虚之体必定迥然不同。故阳虚、阴虚之体，虽同感湿热之邪，治法却大不相同。总之，阳盛或阴虚之体，慎用温热伤阴之剂；阳虚或阴盛之体，慎用寒凉伤阳之药。此外，在治疗中还应重视年龄、性别、生活条件、地理环境等因素造成的体质差异。

■ （二）同病异治、异病同治

由于体质的差异，即使同一疾病也可出现不同的证候，故其治则异。如同样感受风寒，素体阳盛之人则易使寒邪从阳化热，出现高热口渴，面赤咽痛，鼻流黄涕，舌红脉数等阳热偏盛之候；阳虚阴盛者则易从阴化寒，表现为恶寒身冷，四肢不温，鼻流清涕，舌淡苔白，脉沉细而迟等阴寒偏盛之候，在治疗用药上，前者用辛凉解表的银翘散疏风清热，后者则应用麻黄附子细辛汤温散寒邪，助阳解表，从而出现两种截然不同的治法。

此外，即使病因或疾病不同，由于患者的体质在某些方面有共同点，往往可出现相似或相同的证候，故其治法方药可相同。如久泻和胃下垂是截然不同的两种疾病，若患者均属于气虚体质者，都可采用益气升提的相同治法。

（三）用药宜忌

由于体质有阴阳偏颇的差异，临证应视体质而用药。其一，注意药物性味，一般来说，阴虚体质者宜甘寒、酸寒、咸寒、清润，忌辛热温散、苦寒沉降；阳虚体质者宜益火温补，忌苦寒泻火；气虚体质者宜补气培元，忌耗散克伐等。其二，注意用药剂量，一般说来，体长而壮实者剂量宜大，体瘦而弱者，剂量宜小。急躁者宜大剂取其速效，性多疑者宜平妥之剂缓求之。

（四）善后调理

疾病初愈或趋向恢复时，中医学很重视善后调理，以促其康复。这也属于治疗范畴。此时常需多方面措施的配合，包括药物、食饵、精神心理和生活习惯等。这些措施的具体选择应用，皆须视患者的体质特征而异。如阴虚质者热病初愈，慎食狗肉、羊肉、桂圆等辛温食物或辛辣之味；湿热质者大病初愈，慎食龟鳖等滋腻之物及五味子、乌梅等酸涩收敛之品。

六、影响疾病转归与预后

体质也是影响疾病预后、转归的重要因素，在不同体质类型的人群中，疾病具有不同的、相对稳定的、潜在的倾向性，疾病发生后是否传变以及传变的方向如何，除与感邪轻重、治疗是否得当有关外，还与患者的体质状况有密切关系。一般来说，体质强壮者，抗邪力强，病程较短，传变较少，预后好；体质弱者，抗病力差，病邪易乘虚内陷，病程缠绵，传变较多，预后不良。正由于体质的特殊性决定着发病后临床类型的倾向性以及疾病的转归与预后，故中医临床诊治疾病亦特别重视体质因素，将判别体质状况视为辨证的前提，结合病情发生及发展规律，合理予以治疗措施以及体质调节，可有效改善临床预后。如章虚谷《医门棒喝》云："治病之要，首当察人体质之阴阳强弱，而后方能调之使安。"总之，疾病传变与否，虽与邪之盛衰、治疗得当与否有关，但主要还是取决于体质因素。

七、指导养生

在中医理论指导下，根据不同的体质，采用相应的养生方法和措施，纠正其体质偏颇，达到防病延年的目的，这就叫体质养生法。中医学的养生方法很多，主要有顺时摄养、调摄精神、起居有常、劳逸适度、饮食调养及运动锻炼等。无论采用哪种方法调养，都应与体质特征相适应，才会有良好的效果。因此，对于不同体质，应根据年龄、性别、职业等差异，通过有计划地改变周围环境，改善劳动、生活条件和饮食营养，以及加强体格锻炼等积极的养生措施，提高其对疾病的抵抗力，纠正其体质上的偏颇，从而达到防病延年之目的。例如，在饮食方面，体质偏阳者饮食宜凉忌热，体质偏寒者饮食宜温而忌寒；形体肥胖者多痰湿，食宜清淡而忌肥甘之品；阴虚之体饮食宜甘润生津之品，阳虚之体宜食温补之品。在精神调摄方面，要根据个体体质特征，采用各种心理调节方法，以保持心理平衡，增进心理健康。例如，气郁质者，精神多抑郁不爽，多愁善感，故应注意情感上的疏导，消解其不良情绪；阳虚质者，精神多萎靡不振，神情偏冷漠，多自卑而缺乏勇气，应帮助其树立起生活的信心。善于养生者，应根据不同的体质特征，选择合适的方法，形神共养，以增强体质，预防疾病。

总之，中医体质的辨识来源于临床，最终也要服务于临床，并从临床实践中获得自身的发展，体质的研究将更全面、本质地揭示人类健康与疾病的关系，从而更有力地用以指导医学实践。

[思考题]

1. 体质的概念是什么？试述体质形成的生理学基础。
2. 简述体质学说在中医学中的应用。
3. 体质形成的因素有哪些？

（吴国琳）

第六章 病因与病机

【内容提要】 凡能导致疾病发生的原因，即称为病因。病因种类繁多，现代对病因的分类，是将致病因素与发病途径结合起来进行分类的方法，分为外感病因、内伤病因、病理产物形成的病因，以及其他病因四大类。外感病因包括六淫、疠气（戾气、疫气）；内伤病因包括七情（喜、怒、忧、思、悲、恐、惊）、饮食失宜（不节、不洁、偏嗜）、劳逸失度（过劳、过逸）；病理产物包括痰饮、瘀血、结石；其他病因包括外伤、诸虫、药邪、医过、先天因素等。病机，是指疾病发生、发展、变化及其结局的机理，以阴阳五行、气血津液、藏象、经络、病因和发病等基础理论，探讨和阐述疾病发生、发展、变化和结局的机理及其基本规律，即病机学说。当致病因素作用于机体，导致疾病的发生，由于人体正气强弱不一，病变部位有深浅，阴阳平衡状态有别，邪气性质与盛衰亦有差异，在疾病过程中的病机也是随着正邪消长而不断变化的。

【学习目标】
1. 掌握病因和病机的概念。
2. 掌握病因的来源、致病途径及致病特点。
3. 掌握病机的概念、源流、特点和结构层次。

第一节 病 因

病因是指破坏人体相对平衡状态而导致疾病发生的原因，又称致病因素。导致疾病的原因很多，包括六淫、疠气、七情、饮食、劳逸、痰饮、瘀血、外伤和虫兽咬伤等（图 6-1）。

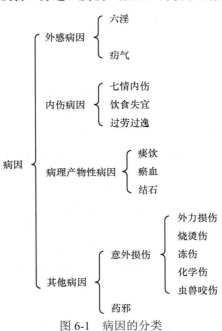

图 6-1 病因的分类

一、外感病因

外感病因指来源于自然界，由肌表、口鼻入侵人体而发病的病因。外感病因包括六淫、疠气等。

（一）六淫的概念和共同致病特点

六淫是指风、寒、暑、湿、燥、热（火）六种外感病邪的统称。阴阳相移，寒暑更作，气候变化都有一定的规律和限度。在正常的情况下，风、寒、暑、湿、燥、热（火）是自然界六种正常气候的变化，是万物生长的条件，称为"六气"。在正常情况下对人体是无害的，但当气候变化异常，六气发生太过或不及，或非其时而有其气（如春天当温而反寒，冬季当凉而反热），以及气候变化过于急骤（如暴寒/暴暖），超过了一定的限度，使机体不能与之相适应的时候，就会导致疾病的发生。于是，六气由对人体无害而转化为对人体有害，成为致病的因素。能导致机体发生疾病的六气便称之为"六淫"。固然气候变化与疾病的发生有密切关系，但是异常的气候变化，并非使所有的人都能发病。有的人能适应这种异常变化就不发病，而有的人不能适应这种异常变化就发生疾病。反之，气候变化正常，即使在风调雨顺，气候宜人的情况下，也会有人因其适应能力低下而生病。这种正常的六气变化对患病机体来说又是"六淫"。

由此可见，六淫无论是在气候异常还是正常的情况下，都是客观存在的。在这里起决定作用的因素是人们体质的差异、正气的强弱。只有在人体的正气不足，抵抗力下降时，六气才能成为致病因素，侵犯人体而发病。就这一意义来说，六淫是一类因六气变化破坏了人体相对动态平衡，能引起外感病的致病因素。"六淫"又称"六邪"，六淫病邪均由外而入，多与季节气候、居住环境有关。如春季多风病、冬季多寒病，秋季多燥病，夏季及高温作业中暑、居住潮湿易感湿邪等。

六淫致病一般具有以下的共同特点：

1. 外感性　六淫邪气从肌表、口鼻侵犯人体，或同时从这两个途径侵犯人体而发病，故有"外感六淫"之称。六淫所致的疾病，又称为外感病。

2. 季节性　六淫致病常有明显的季节性，如春季多风病，夏季多暑病，长夏多湿病，秋季多燥病，冬季多寒病等。

3. 地域性　六淫致病常与居住地区和环境密切相关，如西北地区气候寒冷而干燥，故多寒病、燥病；东南沿海地区环境潮湿而闷热，故多湿病、温病等。

4. 相兼性　六淫邪气既可单独侵犯人体而发病，又可两种以上同时侵犯人体而致病，如风寒感冒、风寒湿痹。

5. 转化性　六淫致病在一定条件下，其证候性质可发生转化。如表寒证可入里化热形成里热证。

（二）六淫的性质和致病特点

1. 风邪　凡具有轻扬开泄、善动不居特点的外邪即为风邪。风邪导致的疾病虽以春季为多，但其他季节也可发生，风邪多从肌腠侵袭人体。风邪的致病特点表现为：

（1）风为阳邪，轻扬开泄，易袭阳位：风性轻扬、向上、向外，风邪侵犯机体可致机体腠理疏泄开张，表现为汗出恶风之症；从病位而言，风邪多侵犯人体的上部、肌表、腰背等阳位。

（2）风性善行数变：风邪具有行无定处、病位游移的特点。善行，是指风邪致病病位游移不定，易导致四肢关节疼痛，即为"行痹"。数变，是指风邪致病具有发病急、变化快的特点。

（3）风性主动：即风邪具有善动不居的特点。风邪入侵，则颜面肌肉震颤、抽搐。《黄帝内经》病机十九条中亦有"诸风掉眩，皆属于肝"的说法，将具有动摇、眩晕、抽搐等症状的病证都归入"风"的范畴。

（4）风为百病之长：一是指风邪常兼他邪合而伤人，为外邪致病的先导，其余寒、暑、湿、燥等诸邪多依附于风邪侵犯人体致病，如外感风寒、风热、风湿等；二是指风邪四季皆有，袭人致病最多。风邪袭人，无孔不入，表里内外均可遍及，侵害不同的脏腑组织，可发生多种病证。

2. 寒邪　凡具有寒冷、凝滞收引等特性的外邪称为寒邪。寒邪伤于肌表，阻遏卫阳，称为"伤寒"；寒邪直中于里，伤及脏腑阳气，称为"中寒"。寒邪的致病特点表现为：

（1）寒邪为阴邪，易伤阳气：阳气受损，失于温煦，故全身或局部可出现明显的寒象。如寒邪束表，卫阳郁遏，则现恶寒等症；若寒邪直中于脾，损伤脾阳，则见脘腹冷痛、呕吐、腹泻等症。

（2）寒邪凝滞：寒邪侵袭易使人体气血津液运行迟缓，涩滞不通，不通则痛。因此，寒邪易引起多种疼痛。若寒客肌表，则头身肢节剧痛；若寒邪直中于里，则胸脘冷痛；痹病中的寒痹，因感寒邪为主，故关节疼痛剧烈为突出表现。

（3）寒性收引：寒邪侵犯人体可使机体的气机收敛，腠理、经络、筋脉收缩而挛急。临床有两种表现形式：一是寒邪侵犯肌表，导致腠理闭塞，卫阳被遏不得宣泄而出现无汗、发热恶寒等症状。二是寒邪侵犯经络关节，则经脉收缩拘挛，而见关节疼痛，屈伸不利等症状。

3. 暑邪　凡夏季具有炎热向上特性的外邪称为暑邪。温、热、火、暑是同一类型的病邪，它们的区别在于程度和季节上的不同，发生在夏至之前的是由温邪所致的温病；发生在夏至以后，立秋之前的，才是暑邪所致的暑病。暑邪的致病特点表现为：

（1）暑为阳邪，其性炎热：暑为夏月炎暑，盛夏之火气，具有酷热之性，火热属阳，故暑属阳邪。暑邪伤人多表现出一系列阳热症状，如高热、心烦、面赤、烦躁、脉象洪大等，称为伤暑。

（2）暑性升散，易伤津耗气扰神：暑为阳邪，阳性升发，故侵犯人体多直中气分，可致腠理开泄而大汗出；汗多伤津，津液亏损，则口渴喜饮，唇干舌燥等；暑热之邪，还可扰动心神，引起心烦而不宁。

（3）暑多夹湿：夏季气候炎热，且是多雨季节，空气中的湿度增加，故暑邪为病常兼夹湿邪，二者同时侵犯人体而发病。其临床特征除发热、烦渴等暑热症状外，常兼见四肢困倦、胸闷呕恶等湿阻症状。

4. 湿邪　凡具有重着黏滞等特性的外邪称为湿邪。湿邪的致病特点表现为：

（1）湿为阴邪，易阻遏气机，损伤阳气：湿为重浊有质之邪，与水同类，故属阴邪。阴邪袭人，机体阳气与之抗争，故湿邪侵入，易伤阳气，最易留滞于脏腑经络，阻遏气机，使脏腑气机升降失常，经络阻滞不畅。如湿阻胸膈，气机不畅则胸膈满闷。

（2）湿性重浊："重"，即沉重或重着，是指湿邪致病易使人体产生以沉重或重着感为特征的临床表现，如头身困重、四肢酸楚沉重等。若湿邪外袭肌表，困遏清阳，清阳不升，则头重如束布帛。"浊"，即浑浊或秽浊，指湿邪致病，常出现分泌物、排泄物秽浊不清的临床表现。如大便溏泄、下利脓血、小便浑浊、湿疹溃烂流水、妇女带下白浊等。

（3）湿性黏滞：一是症状的黏滞性，如排泄物多滞涩不畅，痢疾的大便不爽，以及口黏等，皆为湿邪为病的常见症状。二是病程的缠绵性，湿性黏滞，易阻气机，气不行则湿不化，故起病缓慢，反复发作，如湿疹、湿痹等。

（4）湿性趋下，易袭阴位：湿性属水，水性下行，故湿邪有下趋的特性。湿邪致病常伤及人体下部。例如，湿邪所致的水肿多以下肢较为明显。淋病、泄泻、带下等疾病，多由湿邪下注所致。

5. 燥邪　凡具有干燥收敛、肃降等特性的外邪称为燥邪。燥邪为病，由于相兼的寒热邪气不同，又可分为温燥和凉燥。初秋有夏热之余气，燥与温热之邪相合而侵犯人体，则多见温燥病证；深秋有近冬之寒气，燥与寒邪相合侵犯人体，故多见凉燥病证。燥邪的致病特点表现为：

（1）燥性干涩，易伤津液：燥邪为干涩之病邪，侵犯人体，最易损伤津液，表现为体表肌肤和体内脏腑缺乏津液，出现各种干燥、涩滞的症状，如口鼻干燥，咽干口渴，皮肤干涩，甚则皲裂，毛发不荣，大便干结等。

（2）燥易伤肺：肺为娇脏，喜润恶燥。肺主气司呼吸，与自然界大气相通，且外合皮毛，开窍于鼻，燥邪多从口鼻而入，故最易损伤肺津，影响肺气之宣降，甚则燥伤肺络，出现干咳少痰，或痰黏难咯，或痰中带血等。

6. 热（火）邪　凡具有炎热向上等特性的外邪称为热（火）邪。温、热、火三者属于同一性质的邪气，常"温热""火热"并称，但是程度轻重有不同。一般认为温为热之渐，火为热之极。热（火）邪的致病特点表现为：

（1）火热为阳邪，易耗气伤津：火热之邪伤人最易迫津外泄，损伤人体阴液；津能载气，热邪在迫津外泄之时，往往导致气随津泄；且"壮火食气"，故热邪致病，还可出现体倦乏力、少气等气虚的症状。

（2）火热易伤风动血：生风的机理有两点，一是热耗津液，筋脉失养，手足颤动；二是热盛易助阳，阳气升动无制则化风。"动血"是指热邪为病，易引起各种出血病症，如吐血、便血等。其机理也有两点：一是热邪使血行加快，迫使血液妄行，而致出血；二是热邪可灼伤血络，使血出脉外。

（3）火热易扰心神：火热之邪侵入到营分、血分时，可扰乱心神，而出现一些神志症状，如烦躁、狂躁妄动、神昏、谵语等症状。

（三）疠气的概念及致病特点

疠气是一类具有强烈传染性的外邪，在中医文献中又称"疫气""疫毒""戾气""异气""毒气""乖戾之气"等。由疠气而致的具有剧烈流行性、传染性的一类疾病称为"疫病""瘟病"或"瘟疫病"。疠气与六淫不同。《温疫论》提出："夫温疫之为病，非风、非寒、非暑、非湿，乃天地间别有一种异气所感。"可见疠气是有别于六淫，具有强烈传染性的外邪。

疠气可以通过空气传播，从口鼻而入等途径致病，也可随饮食入里或蚊叮虫咬而发病，故属于外感病因。疠气致病的种类很多，患病相似，如大头瘟、疫痢、白喉、烂喉丹痧、天花、霍乱、鼠疫等。也可形成瘟疫流行，导致大面积人群发病。实际上包括了许多传染病和烈性传染病。疠气致病具有下列特点：

1. 传染性强，易于流行 疫疠之气具有强烈的传染性和流行性，可通过口鼻，或蚊虫叮咬等多种途径在人群中传播。疫疠之气致病可散在发生，也可以大面积流行。因此，疫疠具有传染性强、流行广泛、病死率高的特点。诸如大头瘟（由疫毒感染而发病，以头面红肿或咽喉肿痛为特征）、蛤蟆瘟（人体感受疫毒之后，以颈项肿大为主症，连及头面，状如蛤蟆，故名）、疫痢、白喉、烂喉丹痧、天花、霍乱、鼠疫等，实际上包括现代医学许多传染病。《温疫论》说："此气之来，无论老少强弱，触之者即病。"

2. 发病急骤，病情危笃 一般来说六淫致病比内伤杂病发病急，但疠气比六淫发病更急。疫疠之气，其性急速、燔灼，且热毒炽盛。故其致病具有发病急骤、来势凶猛、病情险恶、变化多端、传变快的特点，且易伤津、扰神、动血、生风。"人感乖戾之气而生病，则病气转相染易，乃至灭门。"指出了疠气病邪有传染性和对人类的严重危害。《温疫论》提及某些疫病缓者朝发夕死，重者顷刻而亡。足见疠气致病发病急骤，来势凶猛，病情危笃。

3. 一气一病，症状相似 疠气致病极为专一，当某一种疠气流行时其临床症状基本相似。例如痄腮，无论患者是男是女，一般都表现为耳下腮部发肿，说明疠气有一种特异的亲和力。某种疠气会专门侵犯某脏腑经络或某一部位发病，所以"众人之病相同"。

二、内伤病因

内伤病因，又称内伤，泛指因人的情志或行为不循常度，超过人体自身调节范围，直接伤及脏腑而发病的致病因素，如七情内伤、饮食失宜、劳逸失当等。内伤病因导致脏腑气血阴阳失调而为病。由内伤病因所引起的疾病称之为内伤病。内伤病因，是与外感病因相对而言的，因其病自内而外，非外邪所侵，故称内伤。由内伤病所产生的水湿痰饮、瘀血等病理产物，虽曰继发性病因，亦应视为内伤病因。

（一）七情内伤

1. 七情的基本概念 七情指喜、怒、忧、思、悲、恐、惊等七种正常的情志活动，是人的精神意识对外界事物的反应。七情与人体脏腑功能活动有密切的关系。七情分属于五脏，以喜、怒、思、悲、恐为代表，就称为五志。七情是人对客观事物的不同反映，在正常的活动范围内，一般不会使人致病。只有突然强烈或长期持久的情志刺激，超过人体本身的正常生理活动范围，使人体气机紊乱，脏腑阴阳气血失调，才会导致疾病的发生。因此，作为病因，七情是指过于强烈、持久或突然的情志变化，导致脏腑气血阴阳失调而发生疾病的情志活动。

2. 七情的致病特点

（1）直接伤及脏腑：七情过激可影响脏腑之活动而产生病理变化。不同的情志刺激可伤及不同的脏腑，产生不同的病理变化，如"怒伤肝""喜伤心""思伤脾""忧伤肺""恐伤肾"。当然临床上并非绝对如此，七情过激虽可伤及五脏，但与心肝的关系尤为密切，因为心藏神，为五脏六腑之大主，一切生命活动都是五脏功能集中的表现，又必须接受心的统一主宰，心神受损必涉及其他脏腑；同时，肝藏血主疏泄，调畅情志，若肝失疏泄，气机紊乱，这也是情志疾病发病机制的关键。

（2）影响脏腑气机："百病皆生于气。"喜、怒、忧、思、悲、恐、惊，称为七气，即七情。七情之外，加之以寒热，称为九气。气贵冲和，运行不息，升降有常。气出入有序，升降有常，周流一身，循环无端，而无病。若七情变化，五志过极而发，则气机失调，或为气不周流而郁滞，或为升降失常而逆乱，故《素问·举痛论》说："怒则气上，喜则气缓，悲则气消，恐则气下……惊则气乱，……思则气结。"

（3）情志波动，可致病情改变：异常情志波动，可使病情加重或迅速恶化，如眩晕患者，因阴虚阳亢，肝阳偏亢，若遇恼怒，可使肝阳上亢，气血并走于上，出现眩晕欲仆，甚则突然昏仆不语、半身不遂、口眼㖞斜，发为中风。

总之，喜、怒、忧、思、悲、恐、惊七种情志，与内脏有着密切的关系。情志活动必须以五脏精气作为物质基础，而人的各种精神刺激只有通过有关脏腑的机能，才能反映情志的变化。故曰："人有五脏化五气，以生喜怒悲忧恐。"情志为病，内伤五脏，主要是使五脏气机失常、气血不和、阴阳失调而致病的。至于所伤何脏，有常有变。七情生于五脏，又各有对应之脏，如喜伤心、怒伤肝、恐伤肾等，此其常。但有时一种情志变化也能伤及几脏，如悲可伤肺、伤肝等，几种情志又同伤一脏，如喜、惊均可伤心，此其变。临床应根据具体的表现，具体分析，不能机械地对待。

（二）饮食失宜

饮食是健康的基本条件。饮食所化生的水谷精微是化生气血，维持人体生长、发育，完成各种生理功能，保证生命生存和健康的基本条件。正常饮食，是人体维持生命活动之气血阴阳的主要来源之一，但饮食失宜，常是导致许多疾病的原因。饮食物主要依靠脾胃消化吸收，如饮食失宜，首先可以损伤脾胃，导致脾胃的腐熟、运化功能失常，引起消化机能障碍；其次，还能生热、生痰、生湿，产生种种病变，成为疾病发生的一个重要原因。饮食失宜包括饮食不节、饮食偏嗜、饮食不洁等。饮食失宜能导致疾病的发生，为内伤病的主要致病因素之一。

1. 饮食不节　饮食贵在有节。进食定量、定时谓之饮食有节。

（1）饥饱失常：饮食应以适量为宜，过饥过饱均可发生疾病。明显低于本人的适度的饮食量，称为过饥；明显超过本人的适度的饮食量，称为过饱。过饥，则摄食不足，化源缺乏，终致气血衰少。气血不足，则形体消瘦，正气虚弱，抵抗力降低易于继发其他病症。反之，暴饮暴食，超过脾胃的消化、吸收功能，可导致饮食阻滞，出现脘腹胀满、嗳腐泛酸、厌食、吐泻等食伤脾胃之病。故有"饮食自倍，肠胃乃伤"之说。

（2）饮食无时：按固定时间，有规律地进食，可以保证消化、吸收功能有节奏地进行，脾胃则可协调配合，有张有弛，水谷精微化生有序，并有条不紊地输布全身。自古以来，就有"早饭宜好，午饭宜饱，晚饭宜少"之说。若饮食无时，亦可损伤脾胃，而变生他病。

2. 饮食偏嗜　饮食结构合理，五味调和，寒热适中，无所偏嗜，才能使人体获得各种需要的营养。若饮食偏嗜或膳食结构失宜，或饮食过寒过热，或饮食五味有所偏嗜，可导致阴阳失调，或某些营养缺乏而发生疾病。

（1）种类偏嗜：饮食种类合理搭配，膳食结构合理，才能获得充足的营养，以满足生命活动的需要。我国人的膳食结构应该谷、肉、果、菜齐全，且以谷类为主，肉类为辅，蔬菜为充，水果为助，调配合理，根据需要，兼而取之，才有益于健康。若结构不适，调配不宜，有所偏嗜，则味有所偏，脏有偏胜，从而导致脏腑功能紊乱。如过嗜酵酿之品，则导致水饮积聚；过嗜瓜果乳酥，则水湿内生，发为肿满泻利。

（2）寒热偏嗜：饮食宜寒温适中，否则多食生冷寒凉，可损伤脾胃阳气，寒湿内生，发生腹痛泄泻等症。偏食辛温燥热，可使胃肠积热，出现口渴、腹满胀痛、便秘，或酿成痔疮。

（3）五味偏嗜：人的精神气血，都由五味资生。五味与五脏，各有其亲和性，如酸入肝，苦入心，甘入脾，辛入肺，咸入肾。如果长期嗜好某种食物，就会使该脏腑机能偏盛偏衰，久之可以按五脏间相克关系传变，损伤他脏而发生疾病。如多食咸味的食品，会使血脉凝滞，面色失去光泽；多食苦味的食品，会使皮肤干燥而毫毛脱落；多食辛味的食品，会使筋脉拘急而爪甲枯槁；多食酸味的食品，会使皮肉坚厚皱缩，口唇干薄而掀起；多食甘味的食品，则骨骼疼痛而头发脱落。此外，嗜好太过，可致营养不全，缺乏某些必要的营养，而殃及脏腑为病。例如，脚气病、夜盲症等都是五味偏嗜的结果。所以，饮食五味应当适宜，平时饮食不要偏嗜，病时应注意饮食宜忌，食与病变相宜，能辅助治疗，促进疾病好转，反之，疾病就会加重。只有"谨和五味"才能"长有天命"。

3.饮食不洁 进食不洁，会引起多种胃肠道疾病，出现腹痛、吐泻、痢疾等；或引起寄生虫病，如蛔虫、蛲虫、寸白虫等，临床表现为腹痛、嗜食异物、面黄肌瘦等症。若蛔虫窜进胆道，还可出现上腹部剧痛、时发时止，吐蛔，四肢厥冷的蛔厥证。若进食腐败变质有毒食物，可致食物中毒，常出现腹痛、吐泻，重者可出现昏迷或死亡。

（三）劳逸失度

劳逸包括过度劳累（过劳）和过度安逸（过逸）两个方面。正常的劳动和体育锻炼，有助于气血流通，增强体质。必要的休息，可以消除疲劳，恢复体力和脑力，不会使人致病。只有比较长时间的过度劳累，或体力劳动，或脑力劳动或房劳过度，过度安逸，完全不劳动、不运动，才能成为致病因素而使人发病。

1.过劳 指过度劳累，包括劳力过度、劳神过度和房劳过度三个方面。

（1）劳力过度：主要指较长时期的不适当的活动和超过体力所能负担的过度劳力。劳力过度可以损伤内脏功能，致使脏气虚衰，可出现少气无力、四肢困倦、懒于语言、精神疲惫、形体消瘦等，即所谓"劳则气耗"。

（2）劳神过度：指思虑劳神过度。劳神过度可耗伤心血，损伤脾气，出现心悸、健忘、失眠、多梦及纳呆、腹胀、便溏等症，甚则耗气伤血，使脏腑功能减弱，正气亏虚，乃至积劳成疾。

（3）房劳过度：指性生活不节，房事过度。正常的性生活，一般不损伤身体，但房劳过度会耗伤肾精，可致腰膝酸软、眩晕耳鸣、精神萎靡，或男子遗精滑泄、性功能减退，甚或阳痿。

2.过逸 指过度安逸。不劳动，又不运动，使人体气血运行不畅，筋骨柔脆，脾胃呆滞，体弱神倦，或发胖臃肿，动则心悸、气喘、汗出等，还可继发其他疾病。

三、病理产物性病因

在疾病发生和发展过程中，原因和结果可以相互交替和相互转化。由原始致病因素所引起的后果，可以在一定条件下转化为另一些变化的原因，成为继发性致病因素。痰饮、瘀血、结石都是在疾病过程中所形成的病理产物。它们滞留体内而不去，又可成为新的致病因素，作用于机体，引起各种新的病理变化，因其常继发于其他病理过程而产生，故又称"继发性病因"。

（一）痰饮

1.痰饮的基本概念 痰饮是机体水液代谢障碍所形成的病理产物。一般以较稠浊的称为痰，较清稀的称为饮。痰饮分为有形和无形两类，有形的痰饮是指视之可见，触之可及或听之有声的痰饮；无形的痰饮是指通过患者所表现的痰饮症状，运用辨证求因的方法而确定的。痰饮与内生水湿都是人体津液输布和排泄障碍，停留于体内而形成的病理产物，一般认为津停为湿，湿聚为水，积水成饮，饮凝成痰，但临床上在很多情况之下很难截然分开，故常合称为"水湿""水饮""痰湿""痰饮"等。

2. 痰饮的形成 痰饮多由外感六淫，或饮食及七情所伤等，导致肺、脾、肾及三焦等脏腑气化功能失常，水液代谢障碍，以致水津停滞而成。因肺、脾、肾及三焦与水液代谢关系密切，肺主宣降，敷布津液，通调水道；脾主运化水湿；肾阳主水液蒸化；三焦为水液运行之道路。故肺、脾、肾及三焦功能失常，均可聚湿而生痰饮。痰饮形成后，饮多留积于肠胃、胸胁及肌肤；痰则随气升降流行，内而脏腑，外而筋骨皮肉，泛滥横溢，无处不到。既可因病生痰，又可因痰生病，互为因果，为害甚广，从而形成各种复杂的病理变化。

3. 痰饮的致病特点

（1）阻碍气血、气机运行：痰饮为水湿所聚，随气流行，停滞于中，易于阻遏气机，使脏腑气机升降失常。若痰饮流注经络，易使经络阻滞，气血运行不畅，出现肢体麻木、屈伸不利，甚至半身不遂等。若结聚于局部，则形成瘰疬、痰核，或形成阴疽、流注等。若痰饮停肺，使肺失宣肃，可出现胸闷、咳嗽、喘促等。若痰饮停留于胃，使胃失和降，则出现恶心呕吐等。

（2）影响水液代谢：痰饮本为水液代谢失常的病理产物，其一旦形成之后，便作为一种致病因素反过来作用于机体，进一步影响肺、脾、肾的水液代谢功能。如寒饮阻肺，可致宣降失常，水道不通；痰湿困脾，可致水湿不运；饮停于下，影响肾阳的功能，可致蒸化无力。从而影响人体水液的输布和排泄，使水液进一步停聚于体内，导致水液代谢障碍更为严重。

（3）易于蒙蔽神明：痰浊上扰，蒙蔽清阳，则会出现头晕目眩、精神不振；痰火扰心、心神被蒙，则可导致胸闷心悸、神昏谵妄，或引起癫等疾病。

（4）症状复杂，变幻多端：从发病部位言，饮多胃肠、胸胁及皮肤。痰之为病，则全身各处均可出现，无处不至，与五脏之病均有关系，其临床表现也十分复杂。一般说来，痰之为病，多表现为胸部痞闷、咳嗽、痰多、恶心、呕吐、腹泻、心悸、眩晕、癫狂、皮肤麻木、关节疼痛或肿胀、皮下肿块，或溃破流脓，久而不愈。饮之为害，多表现为咳喘、水肿、泄泻等。总之，痰饮在不同的部位表现出不同的症状，变化多端，其临床表现，可归纳为咳、喘、悸、眩、呕、满、肿、痛八大症。

（二）瘀血

1. 瘀血的基本概念 瘀血，又称蓄血、恶血、败血。瘀乃血液停积，不能活动之意。所谓瘀血，是指因血行失度，使机体某一局部的血液凝聚而形成的一种病理产物，这种病理产物一经形成，就成为某些疾病的致病因素而存在于体内。故瘀血又是一种继发性的致病因素。血瘀证则是由瘀血而引起的各种病理变化，临床上表现出一系列的症状和体征。

2. 瘀血的形成原因

（1）外伤：各种外伤，诸如跌打损伤、负重过度等，或外伤肌肤，或内伤脏腑，使血离经脉，停留体内，不能及时消散或排出体外，或血液运行不畅，从而形成瘀血。

（2）出血：或因出血之后，离经之血未能排出体外而为瘀，所谓"离经之血为瘀血"。或因出血之后，专事止涩，过用寒凉，使离经之血凝，未离经之血郁滞不畅而形成瘀血。

（3）气虚：载气者为血，运血者为气。气行血行，气虚运血无力，血行迟滞致瘀。或气虚不能统摄血液，血溢脉外而为瘀，此为因虚致瘀。

（4）气滞：气行则血行，气滞血亦滞，气滞必致血瘀。

（5）血寒：血得温则行，得寒则凝。感受外寒，或阴寒内盛，使血液凝涩，运行不畅，则成瘀血。

（6）血热：热入营血，血热互结，或使血液黏滞而运行不畅，或热灼脉络，血溢于脏腑组织之间，亦可导致瘀血。可见，寒热伤及血脉均可致瘀。

（7）情绪和生活失宜：情志内伤，亦可导致血瘀，多因气郁而致血瘀。此外，饮食起居失宜也可导致血瘀而变生百病。

综上所述，瘀血的形成，主要有两个方面：一是由于气虚、气滞、血寒、血热等内伤因素，导致气血功能失调而形成瘀血；二是由于各种外伤或内出血等外伤因素，直接形成瘀血。

3. 瘀血的致病特点 瘀血形成之后，不仅失去正常血液的濡养作用，而且反过来影响全身或局部血液的运行，产生疼痛、出血、经脉瘀塞不通以及"瘀血不去，新血不生"等不良后果。瘀血的病证虽然繁多，但临床表现的共同特点可概括为以下几点。

（1）疼痛：一般多为刺痛，固定不移，且多有昼轻夜重的特征，病程较长。

（2）肿块：肿块固定不移，若在体表则可见局部青紫，肿胀隆起，所谓血肿；若在体腔内则扪之质硬，坚固难移，所谓癥积。

（3）出血：血色紫暗或夹有瘀块。

（4）紫绀：面部、口唇、爪甲青紫。

（5）舌质紫暗：舌质紫暗或有瘀点瘀斑是瘀血最常见的、也是最敏感的指征。

（6）脉细涩、沉弦或结代。

（三）结石

1. 概念 结石指停滞于脏腑管腔的坚硬如石的物质，是一种砂石样的病理产物。其形态各异，大小不一，停滞体内，又可成为继发的致病因素，引起一些疾病。

2. 形成 因湿热浊邪，蕴结不散，或久经煎熬而形成结石，常见原因如下：

（1）饮食不当：偏嗜肥甘厚味，影响脾胃运化，蕴生湿热，内结于胆，久则可形成胆结石；湿热下注，蕴结于下焦，日久可形成肾结石或膀胱结石。若空腹多吃柿子，影响胃的受纳通降，又可形成胃结石。此外，某些地域的饮水中含有过量或异常的矿物质及杂质等，也可能是促使结石形成的原因之一。

（2）情志内伤：情欲不遂，肝气郁结，疏泄失职，胆气不达，胆汁郁结，排泄受阻，日久可煎熬而成结石。

（3）服药不当：长期过量服用某些药物，致使脏腑功能失调，或药物潴留残存体内，诱使结石形成。

（4）其他因素：外感六淫、过度安逸等，也可导致气机不利，湿热内生，形成结石。此外，结石的发生还与年龄、性别、体质和生活习惯有关。

3. 致病特点 结石停聚，阻滞气机，影响气血运行，损伤脏腑功能，使脏腑气机壅塞不通，而发生疼痛，为其基本特征。

（1）多发于胆、胃、肝、肾、膀胱等脏腑：肝气疏泄，关系着胆汁的生成和排泄；肾的气化，影响尿液的生成和排泄，故肝肾功能失调易生成结石。且肝合胆，肾合膀胱，而胃、胆、膀胱等均为空腔性器官，结石易于停留，故结石为病，多为肝、胆结石，肾、膀胱结石和胃结石。

（2）病程较长，轻重不一：结石多半为湿热内蕴，日久煎熬而成，故大多数结石的形成过程缓慢而漫长。结石的大小不等，停留部位不一，其临床表现各异。一般来说，结石小，病情较轻，有的甚至无任何症状；结石过大，则病情较重，症状明显，发作频繁。

（3）阻滞气机，损伤脉络：结石为有形实邪，停留体内，势必阻滞气机，影响气血津液运行。可见局部胀闷酸痛等，程度不一，时轻时重。甚则结石损伤脉络而出血。

（4）疼痛：结石引起的疼痛，以阵发性为多，亦呈持续性，或为隐痛、胀痛，甚或绞痛。疼痛部位常固定不移，亦可随结石的移动而有所变化。结石性疼痛具有间歇性特点，发作时剧痛难忍，而缓解时一如常人。

四、其他病因

疾病发生的原因，除了外感、内伤形成的病因外，还有外力损伤、烧烫伤、冻伤、化学伤和虫兽伤等意外损伤，以及不良环境、药邪、寄生虫、医过、胎传等。这些致病因素既不属于外感病因，也不属于内伤病因，所以称为其他病因。

（一）意外损伤

意外损伤指外力损伤、烧烫伤、冻伤、化学伤及虫兽咬伤等意外因素所致形体组织损伤的病因。意外损伤的特点：具有明确的致病因素和外伤史，一般发病多急速。轻者损伤皮肉，预后较好；重者损伤筋骨、关节，甚则内脏组织，导致骨折、大出血、感染，并可危及生命。

1. 外力损伤　指人体受到外界各种创伤性因素引起的皮肉、筋骨、脏腑等组织结构的破坏，及其带来的局部和全身性反应。轻者可出现疼痛、局部皮肤肿胀、出血，重者可损伤筋骨、关节、肌肉，出现关节活动障碍，还可导致气血不和、气不摄血、阴竭阳脱等危症。

2. 烧烫伤　是由于热力、电能、化学物质、放射线等作用于人体而引起的一种急性损伤性疾病，常伤于局部，波及全身，可出现严重的全身性并发症。轻者可出现红肿热痛，感觉过敏，皮肤干燥或起水疱；重者可出现皮肤痛觉消失，皮肤无弹性，如皮革状。严重烧烫伤，除创面较大外，火毒炽盛常伤津灼液，火毒内攻常侵及脏腑，伤及心神，甚至危及生命。

3. 冻伤　指人接触冰点以下低温或不慎受制冷剂（液氮、干冰等）损伤所致。因寒性收引凝滞，可致经脉挛急，气血阻滞，使局部失于温煦、营养。轻者会出现局部红肿，有发热、痒及刺痛，一般数日后可缓解。重者易并发感染而成湿性坏疽，常伴畏寒、发热等全身症状。

4. 化学伤　指某些化学物质对人体造成的直接损害。有些化学物质在被人体接触后，除立即损伤外，还可继续侵入或被人体吸收，导致进行性局部损害或全身性中毒，会出现局部皮肤黏膜的烧灼伤，或红肿、水疱，甚或糜烂。全身性症状如头痛头晕、恶心呕吐、嗜睡、神昏谵语、抽搐痉挛等，甚至死亡。

5. 虫兽咬伤　主要包括虫蛇、猛兽、疯狗咬伤等。轻者局部皮肉损伤，红肿疼痛或出血，可引起高热、寒战等全身中毒症状。如蜂蜇伤、蜈蚣咬伤、毛虫伤人等。重则出现瞳孔散大、视物模糊、言语不清、流涎、牙关紧闭、吞咽困难、昏迷、呼吸减弱或停止、脉象迟弱或不整、血压下降，最后因呼吸麻痹而死亡。

（二）药邪

药邪指因药物炮制或使用不当而引起发病的一类致病因素。西药的不良反应、药物中毒、误用药物等也被逐渐纳入"药邪"范畴。药物使用过量或用法不当，引发机体功能紊乱、形质损伤、气血运行失常，表现为不良反应、过敏反应、毒性作用等皆属于"药邪致病"。

1. 药邪的形成

（1）炮制不当：药材经炮制后往往引起成分的变化，直接影响到临床用药的安全性、有效性。且炮制后的药物往往具有引药入脏的功效，如入盐走肾而软坚，用醋入肝而止痛。但若炮制不当，即可为毒邪，亦如服用未经制霜降或霜降不当的巴豆易致死。

（2）采收时间及地点不当：采收时间不当亦可导致"药邪"，不仅会影响药材中有效成分的含量，而且不同季节采收的药材其功效有所不同，如桑叶偏于平肝潜阳、补益肝肾，而霜桑叶则长于清热解毒，故采收不当亦可延误甚或加重病情而致疾病缠绵难愈。同时中药的采收地点也很重要，不同地域生长的药材其毒性也有所区别，同为附子，云南采收的附子毒性为四川采收附子毒性的18倍。按时按地域采收药材也是极其重要的。

（3）过则为邪："过"有两层含义，一是指过服，许多医生、患者不知药方之妙全在其量，反而针对其病证病机过用某一药物或某几味药物。如黄芩具有降压、利尿的功效，但仅限于小剂量使用，若大剂量则有升压、抗利尿作用，若在诊治疾病过程中过用黄芩，不仅邪气未除，反致病深。用药如用兵，药量必依证，所以实际临床用药不仅要依据病症情况，还要具体定量并考虑个体差异。二是指久服，张子和撰《儒门事亲》时明确指出：中药久服，必有偏胜。故世人皆以仲景"中病即止"之论作为用药时间的考量标准。张子和亦言："凡药皆有毒也，非止大毒，小毒谓之毒，虽甘草、苦参，不可不谓之毒，久服必有偏胜……气增而久，夭之由也。"何谓偏盛，即阴阳偏盛，阴胜则阳病，阳胜则阴病，故久服无毒之品亦可成为"药邪"，而致痼疾愈深，甚或另致新邪。

（4）逆则为邪：药物之所以能治病，就在于它具有某种或某些特定的，有别于其他药物的偏性。故在临床每取其偏性，恢复脏腑功能，祛除入侵的邪气，从而纠正阴阳之盛衰，调整气血之紊乱，最终达到愈病瘳疾，强身健体之目的。但若逆其性，则易致邪，如薏苡仁可利湿，但湿邪因体内阳气不足而不能持续温煦水液而成，且湿为阴邪、缠绵难愈，人体阳气不足的源头不能改变，湿邪难去，即"源不清自然浊流"。与此同时，薏苡仁性微寒，味甘淡，易损伤人体的阳气，使湿邪易成难去。故中药治病，唯用其偏性也，不顺其性，则成害人之邪，甚可为毒。

（5）配伍不当：中药成分复杂，作用较慢，许多临床医生在配伍用药时，只注重药物之间的相互作用，而忽视或轻视药物的配伍变化，也有不少患者常常多种中药随意同服而导致一些药物因相互作用而产生或增强毒副作用。因此合理的配伍，才能充分发挥中药配伍防治疾病的优势。

2. 药邪的致病特点

（1）中毒：过服或误服含毒性中药会引起程度不一的毒性反应，毒性反应是指药物引起的生理生化功能异常和病理改变，甚至危及生命。如安神剂朱砂安神丸，为镇心安神，清热养血的良药，主治心火亢盛，阴血不足证。但朱砂是矿石类药物，内含少量化学物质汞，会导致患者慢性汞蓄积中毒。

（2）加重病情，变生他病：药物的炮制、配伍或使用不当均会助邪伤正，不仅会加重原本的病情，甚者会变生他病。如《伤寒论》曰："太阳病，桂枝证，医反下之，利下不止，脉促者，表未解也；喘而汗出者，葛根黄芩黄连汤主之。"从"太阳病，桂枝证"即可判断患者是表证，宜从汗解。医者却误以为邪已入里，而用攻下之法，以致旧证未已，新病复起。

（3）过敏：中草药中可诱发过敏反应的物质很多，如蛋白质、多肽、多糖等。中药过敏反应也称变态反应，变化快，首先出现皮肤荨麻疹、疱疹，然后迅速涉及全身，可合并其他症状，如胸闷气短等。如鱼腥草注射液为中草药鱼腥草提取所得，具有清热解毒，消痈排脓，利湿通淋功效。但在使用过程中发现鱼腥草注射液可致严重的过敏反应如过敏性休克、肺水肿、喉水肿、过敏性紫癜等，并可危及生命。

五、内生五邪

内生五邪是指在疾病的发展过程中，机体由于脏腑经络和精气血津液的功能失常，产生类似风、寒、湿、燥、火的病理状态。由于病起于内，又与风、寒、湿、燥、火等外邪所致病的临床征象类似，故分别为内风，内寒，内湿，内燥，内火，统称为内生五邪。严格来说，内生五邪并非致病因素，而是由气血津液、脏腑等生理功能失调所引起的综合性病理病化。

（一）内风

"内风"，因其与肝的关系密切，故又称为肝风内动，是指体内阳气亢逆变动所形成的一类病理变化。《临证指南医案》有"内风乃身中阳气之变化"之说。所以在疾病的发展过程中，或因阳盛，或因阴虚，或血虚，或热极伤及营血，以致阴虚不能制阳，阳升无制，或筋脉失其濡养，出现眩晕、动摇、抽搐、震颤等类似于风动病理状态。《素问·至真要大论》说："诸暴强直，皆属于风；诸风掉眩，皆属于肝。"不仅指出了风气内动的症状特点，也强调了内风与肝的密切关系。内风包括热极生风、肝阳化风、阴虚风动、血虚生风等。

1. 热极生风 又称热甚动风，多见于热性病的极期，多由邪热炽盛，煎灼津液，伤及营血，燔灼肝经，筋脉失其柔顺，阳热亢盛，则化而为风。临床可见痉厥、四肢抽搐、鼻翼煽动、颈项强直、目睛上吊、角弓反张等，并伴有高热、神昏、谵语等症。热极生风的主要病机是邪热亢盛，病势急，病程短，其病理变化属实。

2. 肝阳化风 多由情志所伤，肝气郁结，郁久化火而亢逆，肝气亢逆；操劳过度，耗伤肝肾之阴，以致阴虚阳亢，水不涵木，浮阳不潜，继而阴不制阳，肝之阳气升动无制，便亢而化风，形成肝风内动。临床轻则筋惕肉瞤，肢体震颤眩晕欲仆，口眼㖞斜，半身不遂；重则血随气逆于上而猝然厥仆，或为闭厥，或为脱厥。肝阳化风是以肝肾阴虚为本、肝阳亢盛为标，其病理变化多属虚实错杂。

3. 阴虚风动 多见于热病后期，阴液亏虚，或久病耗伤，机体精血阴液亏损所致。主要病机是机体阴液枯竭，无以濡养筋脉，阴气大伤，失其凉润柔和之能，则变生内风，即虚风内动。临床可见肌肉瞤挛、手足蠕动等动风之症，还可伴有潮热盗汗、五心烦热、口干咽燥、舌红脉细等虚热内生之候。病势缓而病程较长，其病理变化属虚。

4. 血虚生风 是由于生血不足或失血过多，或久病耗伤营血，导致肝血不足，筋脉失养，或血虚无以荣络，则虚风内动。临床常常出现肢体麻木不仁、筋肉跳动，甚则手足拘挛不伸，并见阴血亏虚之症。病变本质属虚，其动风之状亦较轻。

此外，尚有血燥生风，多由久病耗伤精血，或年老精亏血少，营血生成不足，或瘀血内结，血液化生障碍等所致。其病机是津亏血少，失润化燥，血燥而化风。临床可见皮肤干燥或肌肤甲错，并有皮肤瘙痒或脱屑等症状。

■ （二）内寒

"内寒"指机体阳气虚衰，温煦气化功能减退，虚寒内生或阴寒性病理产物弥漫积滞的病理状态。多因先天禀赋不足，阳气素虚，或久病伤阳，或外感寒邪、过食生冷，损伤阳气，导致阳气虚衰，累及脾肾，脾为气血化生之源，脾阳可达于肌肉四肢，肾阳为人身阳气之根本，可温煦全身脏腑组织，故脾肾阳虚，温煦气化失职。肾阳不足是内寒病理形成的关键，故《素问·至真要大论》说："诸寒收引，皆属于肾。"病机特点主要有两方面：一是阳虚阴胜，阴胜则寒。《难经·二十二难》说："气主煦之。"由于机体阳气不足，温煦功能失职，虚寒内生，可见面色苍白、形寒肢冷、畏寒喜暖、四肢不温、大便溏泄、舌质淡胖、苔白滑等表现。由于阳虚生内寒，寒主收引，可使血脉收缩，血行减慢，临床还可出现筋脉拘挛、四肢屈伸不利、肢节痹痛等"收引"的症状。二是阳气虚衰，蒸腾气化功能减退或失司，阳不化阴，水液代谢活动障碍或减退，从而导致阴寒性病理产物如水湿、痰饮等积聚或停滞。可见尿频清长、涕、唾、痰、涎稀薄清冷，或大便泄泻，或为水肿等病证。

此外，不同脏腑的内寒病变，其临床表现也各不相同。如心阳虚，可见心胸憋闷疼痛、口唇青紫等；肾阳虚，可见腰膝酸软冷痛、小便清长、男子阳痿早泄、女子宫寒不孕等。内寒与外寒既有区别，又有联系。二者的区别：内寒的病机是脏腑阳气虚衰，性质为虚寒，临床特点主要是虚而有寒，以虚为主；外寒是感受寒邪或过食生冷所引起，病机性质为实寒，临床特点以寒为主，且多与风、湿等邪相兼。二者的联系：寒邪侵犯人体，必然会损伤机体的阳气，最终导致阳虚；而阳气素虚之体，机体抗御寒邪的能力下降，又易外感寒邪而发病。

■ （三）内湿

内湿指由于脾气的运化水液的功能障碍，从而引起的湿浊蓄积停滞的病理状态。"内湿"的形成与肺、脾、肾等脏腑功能失调均有关，但与脾的关系最为密切，故又称为脾虚生湿。由于素体阳气不足，痰湿过盛；或过食肥甘，嗜酒或恣食生冷，内伤脾胃，致使脾失健运，脾气虚损或脾阳不振，运化失职，不能为胃行其津液；或素体肥胖，或喜静少动，或情志抑郁，以致气机不利，津液输布障碍，因而水液不化，聚而成湿，停而为饮。脾的运化失职是湿浊产生的关键，《素问·至真要大论》说："诸湿肿满，皆属于脾。"另外，湿浊内生亦与肾阳虚，温煦气化失职有关。

脾的运化功能有赖于肾阳的温煦和气化作用，故内湿的产生不仅与脾气、脾阳虚损有关，与肾的功能失调也有密切的关系，且肾阳为全身阳气之本，肾阳虚衰时，可导致水液不化，影响脾的运化功能而导致湿浊内生。湿性重浊黏滞，易于阻遏气机，由于可阻滞于上、中、下三焦不同之部位，病理表现亦有区别。湿邪留滞于经脉之间，症见头重如裹、肢体重着，或颈项强直，或屈伸不利；若湿犯上焦，则胸闷咳嗽；湿阻中焦，则脘腹胀满、纳呆、口腻或甜、舌苔厚腻；湿滞下焦，则腹胀便溏、小便不利；水湿泛滥，溢于皮肤肌腠之间则发为水肿等。湿浊虽然可以停留、阻滞机体上、中、下三焦的任何部位，但以湿阻中焦脾胃最为多见。外湿与内湿既有区别，又有联系。二者的区别：内湿为因虚致实，主要是脾虚生湿；外湿是湿邪入侵，主要是湿困脾土，性质属实。可见内湿、外湿都与脾有关，是由脾喜燥恶湿的生理特性决定的。二者的联系：一方面湿邪外袭每易伤脾，易致脾失健运而滋生内湿；另一方面脾失健运，湿浊内蕴，内湿素盛者，又每易外感湿邪而发病。

（四）内燥

内燥指机体津液不足，人体各组织器官和孔窍失其濡润，因而出现干燥枯涩的病理状态。内燥的形成，常常由久病伤阴耗液，或大汗、大吐、大下，或亡血失精，或热性病后期，导致阴亏津少，或湿邪化燥，热燥伤阴耗津所致。由于体内津液亏少，不能内溉脏腑、外润腠理孔窍，则临床多见干燥不润的症状，患者可出现肌肤干燥不泽，起皮脱屑，甚则皲裂，口燥咽干唇焦，舌上无津，甚或光红龟裂，鼻干目涩少泪，爪甲脆折，大便燥结，小便短赤等。阴液亏损和实热伤津均可导致燥热内生，内燥病变虽然可发生于各脏腑组织，但以肺、胃、大肠最为多见。肺为娇脏，喜润恶燥，若肺燥则宣降失职，临床可见声音嘶哑、干咳无痰或痰少而黏等表现；甚至肺燥伤络还可出现痰中带血、咯血等症。胃喜湿恶燥，若胃燥则失于通降，胃阴津亏，常见食少、食后腹胀、舌光红无苔等症。大肠主传导糟粕，若大肠失润则传导失职，常见大便燥结等症。另外，阴虚津亏则虚热内生，故内燥病变临床常常伴有五心烦热、舌干红少苔等表现。

（五）内火

内火也称内热，指由于阳盛有余，或阴虚阳亢，或气血郁结，郁久化热化火，或病邪郁结，从阳化热化火，因而产生火热内扰，功能亢奋的病理状态。内火的形成，一是阳气盛化火，即病理性的阳气亢盛，气有余便是火，称为"壮火"；二是邪郁化火，如外感风、寒、燥、湿等病邪入里，或痰饮、瘀血、结石和食积、虫积等郁结从阳化热化火；三是情志所伤，五志过极而化火；四是久病阴液大伤，阴虚阳亢而虚热内生。

第二节　病　机

病机是指疾病发生、发展与变化的机制，内容包括基本病机、系统病机和症状病机，本节所论述的主要指基本病机。人体由若干脏腑、组织、器官组成，各脏腑组织器官在生理功能上相互联系、相互制约，在病理变化上则相互影响。病邪作用于人体，机体正气奋起抗邪，正邪相争，人体阴阳失去相对平衡，脏腑、经络、气血的功能失常，从而产生全身或局部多种多样的病理变化。临床疾病多种多样，其病变机理亦非常复杂，不同的疾病和不同的证候，均有其特殊的病变机理，但从整体来说，离不开正邪相争、阴阳失调和气机失调。

一、正邪相争

邪正盛衰指在疾病的发生、发展过程中，致病邪气与机体的抗病能力与致病邪气之间相互斗争所发生的盛衰变化，即虚实变化。在疾病的过程中，正邪的盛衰并不是固定不变的，而是在正邪的斗争过程中，不断地发生着消长盛衰的变化。正盛则邪退，邪盛则正衰。这种盛衰变化不仅关系着病机与病证的虚实变化，而且影响着病势的发展与转归，贯穿疾病的全过程。

（一）正邪相争与发病

人体自身与外界环境之间，始终维持着相对的动态平衡，即所谓"阴平阳秘"，这是维持正常生理状态的基础。当人体在某种致病因素的作用下，使脏腑、经络等生理功能发生异常，气血阴阳的平衡协调关系遭到破坏，导致"阴阳失调"时，就会导致疾病的发生。疾病的发生虽然错综复杂，但从总体来说，不外乎人体本身的正气与邪气两个方面。正气，即人体的生理功能，主要指其对外界环境的适应能力、抗邪能力及康复能力。邪气，泛指各种致病因素。疾病的发生，就是在一定条件下邪正双方相互斗争的反映。

1. 正气不足是疾病发生的内在根据 中医发病学十分重视人体的正气，强调人体正气在发病过程中的主导作用。认为正气旺盛，气血充盈，卫外功能固密，邪气就难以侵入人体，即使有邪气的侵入，正气也能及时消除病邪，不使人产生疾病。即《素问·刺法论》所说："正气存内，邪不可干。"只有在正气相对不足，卫外不固时，邪气乘虚而入，使人体阴阳失调，脏腑经络功能紊乱，导致疾病的发生。《素问·评热病论》说："邪之所凑，其气必虚。"所以说，正气不足是机体发病的内在根据，正气的状态贯穿并影响疾病的全过程。

2. 邪气是疾病发生的重要条件 中医发病学强调正气在疾病发生过程中的主导地位，但并不排除邪气的重要作用，因为邪气是发病的重要条件，而且在一定的条件下可起主导作用。如烧烫伤、化学毒剂、刀枪所伤、毒蛇咬伤等，即使正气强盛，也难免被其伤害。又如疫疠之气，因其毒性过强，人体正气一般难以抵御，故常造成多人同时受病，且病情大多危重。

3. 正邪斗争胜负决定发病与否 在疾病的发生过程中，机体始终存在着邪气的损害和正气的抗损害的矛盾斗争，即正邪相争。正邪斗争的胜负，是决定疾病的发生与否的关键，正胜邪退则不发病，邪胜正负则发病。

（二）正邪盛衰与虚实变化

虚实，是相对的病机概念，即不足和有余的一对病理矛盾。虚，即正气不足；实，即邪气亢盛。在疾病的发展变化过程中，正气和邪气之间不断地进行斗争，必然会导致双方盛衰的变化，形成了疾病的虚实病机变化。一般来说，正气增长而旺盛，则邪气必然消退而衰减；邪气增长而亢盛，则正气必然虚损而衰弱。

1. 虚实病机 《素问·通评虚实论》云："邪气盛则实，精气夺则虚。"实主要是邪气盛，虚主要是正气衰，随着邪正盛衰的病理变化，相应地表现为虚、实两种不同的病理状态。

（1）实的病机：主要指邪气亢盛，是以邪气盛为矛盾主要方面的一种病理反应。主要表现为致病邪气比较亢盛，脏腑功能亢进，或是邪气虽盛，而机体的正气未衰，尚能积极与邪气抗争。正邪激烈相搏，反应明显，在临床上可出现一系列病理性反应比较激烈的相对应证候表现，称为"实证"。实性病变多由外感六淫病邪侵袭，或由于痰、食、水、血等滞留于体内所致。常见于外感病证的初期和中期，或脏腑功能障碍或失调，出现痰、食、水、血等有形的病理产物积聚体内的慢性病证。临床多见于体质壮实者，其证候表现突出，可见壮热、狂躁、声高气粗、疼痛拒按、二便不通、舌苔厚腻、脉实有力等症。

（2）虚的病机：虚，指正气不足，抗病能力减弱，是以正气虚损为矛盾主要方面的一种病理反应。分为精、气、血、阴、阳的亏虚，以机体的精气血津液亏少和脏腑经络功能衰弱、抗病能力减退所致的一系列证候为特征。主要表现为人体生理功能减退，抗病能力低下，因而正气不足与邪气抗争，难以出现较剧烈的病理反应，在临床上多出现一系列虚弱不足或衰退的证候表现，称为"虚证"。虚性病变多由素体虚弱，或慢性病耗损，或大汗、吐利、大出血等因素耗伤人体气、血、津液或阳气、阴精等所致，常见于疾病后期及多种慢性病证。临床表现出精、气、血、津液等物质亏少，脏腑功能低下，易于罹患疾病，病情缠绵难愈等特点。多见神疲体倦、面容憔悴、心悸气短、自汗、盗汗，或五心烦热，或畏寒肢冷、脉细弱无力等症。

2. 虚实变化 在复杂的疾病过程中，随着邪正双方力量的消长盛衰，还会出现虚实之间的多种变化，主要有虚实错杂、虚实转化，虚实真假。

（1）虚实错杂：指在疾病过程中邪正斗争，随着邪正的消长盛衰，不仅可以产生单纯的或虚或实的病理变化，在复杂的疾病过程中，由于疾病的失治或错治，导致病邪久留，损伤人体正气，或在治疗过程中过度过久使用峻药，损伤机体正气，正虚邪盛，无力鼓邪外出，而致水湿、痰饮、瘀血等病理产物的组织凝结，形成虚实的错杂的病理反应，邪盛与正衰同时并存的病理变化，根据虚实的主次分为虚中夹实和实中夹虚。

1）虚中夹实：指以正气虚为主，兼夹有实邪结滞于内的病理变化，虚中夹实病机的形成多因正气不足，无力祛邪外出，或因正气虚，而内生水湿、痰饮、瘀血等病理产物凝结阻滞于内，形成虚中夹实病证。如脾虚，脾阳不振，运化水湿无力，而致水湿停聚，阻滞中焦，所表现出肢体倦怠，不思饮食，面色萎黄，腹胀，口黏，舌苔厚腻，脉濡等；水湿泛滥于肌肤，可形成水肿等。

2）实中夹虚：指以实邪为主，兼有正气虚损的病理变化。实中夹虚病机的形成多因实性病变失治或错治，病邪久留，损伤人体正气，或过度使用峻猛之药，过度损耗机体正气，而致邪气仍盛而正气却不足，形成实中夹虚病证。如外感热病中，由于热邪炽盛，消灼津液，从而形成实热伤津，而表现出高热、汗出、面红目赤、舌红苔黄等实热症，又可兼见口干舌燥、口渴引饮、气短、少尿大便干结等津伤之气阴两伤证候。

（2）虚实转化：在疾病的发展变化过程中，邪正双方交争，所致的邪气日盛，损伤正气或正虚日久邪实积聚，发生由实转虚或因虚而致实的病理变化。

1）由实转虚：指病症应以邪气亢盛为主要矛盾的实性病变，由于邪气过于强盛，正不胜邪；或由于失治误治等原因，致使病情迁延日久，虽然邪气渐退，或余邪羁留未清，但人体正气和脏腑功能亦受到损伤，因而疾病的病机由实转虚，出现一系列虚性的病理反应。如实热证日久，由于治疗不及时或不当，出现热盛伤阴，则实热兼阴虚证，日久病证实热证转变为虚热证。这是疾病发展过程中，常可出现的病理传变趋势。

2）因虚致实：指病症应以正气虚弱为主要矛盾的虚性病变，多由于脏腑组织生理功能减退，以致气血、阴阳失调等不能正常代谢运行，从而产生气滞、血瘀、痰饮、水湿等实邪病理产物滞留于体内；或因正气虚衰抗邪无力而复感外邪，形成虚实夹杂以实为主的病理变化。由于邪实为正虚所致，故称之为因虚致实。如肾阳虚衰，水湿失于温化所致，形成阳虚水停的证候。所谓因虚致实并不代表正气来复，其虚象仍存在，是一种正气不足、邪实亢盛的虚实错杂的病理状态，只是病症性质由原来单纯的正虚增多并突出了邪实的病机，是疾病发展变化复杂的表现。

（3）虚实真假：在疾病的发展过程中，疾病的本质和症状的表现应该保持一致性。但在某些特殊的情况下，疾病的表象无法真实地反映疾病的本质，而出现疾病的本质和现象不完全一致的情况，则可出现某些与疾病本质不符合的假象，这些假象并不能真正反映病机的或虚或实，因而表现出"虚实真假"的病理，具体分为"至虚有盛候"的真虚假实和"大实有羸状"的真实假虚等病机病证。

1）真虚假实：主要指"虚"是病机本质，却表现出"实"的临床假象。真虚假实，多由于正气虚弱，脏腑功能减退，运化无力，气血不足，气化无力，激发、推动功能减弱。如以脾气亏虚，运化无力导致的食少纳呆、舌胖苔润、脉虚无力等脾气衰弱症状，同时因脾虚不运，郁滞不通，又可见腹胀满、腹痛等一些类似"实"的症状，但腹胀时缓，或得嗳气、矢气则减，腹痛而喜按等，这些表现与实证的腹胀不减、腹痛拒按不同；久病之人或年老体虚之人，因气虚推动无力而出现的大便秘结，表现为排便无力，但便质不干、不硬的正虚假实症状，故又称为"至虚有盛候"。这些症状的病机本质皆虚而非实。

2）真实假虚：主要指"实"是病机本质，却表现出"虚"的临床假象。真实假虚，多由于邪气亢盛，如热结肠胃，或痰食壅滞，或湿热内蕴，以及大积大聚等实邪结聚于内，阻滞经络，致使气血不能畅达于外而出现正虚假虚的病理状态，即"大实有羸状"。如热结肠胃的里热炽盛病证，表现出大便秘结不通、腹胀满硬痛拒按、神昏谵语等实性症状，同时又可见面色苍白、四肢逆冷、精神萎靡等由于阳气郁闭，不能布散而出现虚寒的假虚之象；小儿因暴饮暴食而导致的脘腹胀痛，泻下臭秽等实性症状，同时夹大量未消化的水谷食物等内有虚寒的假虚之象，故又称为"大实有羸状"。

因此，由实转虚和因虚致实二者经常相互转化，互为因果。疾病虚实病机的变化过程中，若失治、误治，或邪气积累或正气严重亏损等，均可成为虚实变化的重要因素。所谓病机的虚实，只是相对的，不过是虚实多少或相互错杂或转化而已。故在临床上，应当动态地观察和分析疾病的虚实变化，透过现象看本质，全面把握疾病的病机变化。

（三）邪正盛衰与疾病转归

在疾病的发生、发展过程中，由于正邪相争，二者不断发生消长盛衰的变化，并对于疾病的转归起着决定性的作用。一般情况下，在疾病早期和中期，邪气力量较盛而正气未衰，相持不下，斗争较为激烈，病理反应明显，这个阶段称为邪正相持；若正胜邪退，则疾病趋于好转或痊愈；若邪胜正衰，则疾病日趋恶化，甚至导致死亡；若邪正相持不下，则疾病趋于迁延或慢性化。其具体的病势趋向和转归如下：

1. 正胜邪退 指在邪正斗争消长盛衰的发展过程中，正气日趋强盛或战胜邪气，邪气渐趋衰减或被驱除。疾病向好转或痊愈发展的一种转归，是多数疾病中最常见的一种发展趋势。这种转归是由于患者正气比较充盛，抗御病邪的能力较强，或因及时正确的治疗，邪气难以进一步发展，则机体脏腑、经络等组织的病理损害逐渐得到修复，精、气、血、津液等物质的耗伤亦逐渐得到恢复，则机体阴阳两个方面在新的基础上又获得了新的相对平衡，则疾病痊愈。

2. 邪去正虚 指正邪经过激烈斗争，邪气虽被驱除，但正气已耗伤，有待恢复的一种转归。此多由于邪气亢盛，病势较剧，正气在抗邪中受到较大的耗伤，或因误治，使用过于峻猛之药，诸如大汗、大吐、大下之类药物，邪气虽在强烈的攻击下被祛除，但正气亦随之大伤；或因患者素虚，又复感邪气，而病后虚弱更甚者。邪去正虚，多见于急病、重病的恢复期，此时体内虽无邪气，但脏腑功能、气血、阴阳俱损，仍属病态，易再次受邪，故在此阶段应多注意防护。

3. 邪盛正衰 指在疾病的发展变化过程中，邪气亢盛，正气虚衰，机体抗邪无力，病势趋向恶化、危重方向发展的一种转归。此种转归多是由于机体的正气虚弱，或由于邪气炽盛，机体抗御病邪的能力日趋低下，或抗邪无力，机体所受的病理性损害日趋严重，则病势趋向恶化或加剧。如临床所见的"亡阴""亡阳""气脱"等病机证候均是邪盛正衰的典型表现。

4. 正虚邪恋 指正邪经过激烈斗争，两败俱伤，而致正气已虚，邪气未尽，正气又无力祛邪外出，或因治疗不彻底，未能达到邪去正复之目的；或因病邪性质黏滞附着，因而导致病情缠绵难愈的一种病理状态。正虚邪恋，多见于疾病发展后期，急性病转为慢性病，或慢性病经久不愈，或遗留某些后遗症。

二、阴阳失调

阴阳失调指在疾病的发生发展过程中，由于各种致病因素的影响，导致机体的阴阳两方失去相对的平衡而造成一系列的变化，有如下几种情况。

（一）阴阳偏盛

阴阳偏盛指人体的阴阳双方中某一方出现病理性的亢盛，导致机体出现以邪气为主的病机变化，属于"邪气盛则实"的病理范畴。由于阴阳相互对立制约，所以一方的亢盛必然会导致另一方的虚衰，因此久则会出现"阴胜则阳病，阳胜则阴病"的病理现象。

1. 阳偏盛 指在疾病的发生发展过程中，阳气出现病理性的偏盛，导致机体的功能亢进、反应性增强而产生热象的病机变化。阳偏盛的原因多由于感受阳邪所致，或者即便感受阴邪，但从阳化热，或者由于情志过伤、过极而化火，抑或者是由于一些病理因素导致郁积化热。由于阳偏盛开始时未伤及阴液，故症状以实热证为主，临床表现可以见到身热面红，烦躁口渴，目赤，小便短赤，大便干结，舌红苔黄脉数等症状。随着病情的发展，阳邪的亢盛会导致阴液的耗伤，即"阳胜则阴病"，从而出现实热证兼见阴虚的症候。若发展到疾病后期导致阴液耗损严重，则会出现虚热证的症候。

2. 阴偏盛　指在疾病的发生发展过程中，阴气出现病理性的偏盛，导致机体的功能障碍、反应性减弱而产生寒象的病机变化。阴偏盛的原因多由于感受阴邪所致，或者过食生冷，使得寒邪阻滞在中焦，遏制阳气的作用，阳不能制约阴，阴寒性的病理产物积聚在体内，从而导致阴寒内盛。由于阴偏盛开始时未伤及阳气，故症状以实寒证为主，临床表现可以见到形寒肢冷，畏寒喜暖，口不渴，舌淡苔白脉迟等症状。随着疾病的发展，阴邪的亢盛会导致阳气的损伤，即"阴盛则阳病"，从而出现实寒证兼见阳虚的症候。若发展到疾病后期导致阳气耗伤严重，则会出现虚寒证的症候。

（二）阴阳偏衰

阴阳偏衰指人体的阴阳双方中某一方面出现虚衰不足，导致机体出现正气不足的病机变化，属于"精气夺则虚"的病理范畴。由于阴阳相互对立制约，所以虚衰的一方会无力制约另外一方，导致另一方相对偏盛，因此会出现"阳虚则阴盛、阴虚则阳亢"的病理现象。

1. 阳偏衰　阳虚指在疾病的发生发展过程中，阳气虚损，机体功能减退，代谢缓慢，阳气不能很好地起到温煦，气化等作用，使得阴寒内生。阳偏衰的原因多由于先天禀赋的不足或者由于久病损伤机体，或者后天失于调养，抑或者是饮食劳倦损伤阳气导致。由于阳气虚衰不能制约阴寒，导致"阳虚则寒"，故症状以虚寒证为主，临床表现可以见到畏寒肢冷，小便清长，大便溏薄，精神不振，水肿，舌淡苔白脉沉迟等症状。

2. 阴偏衰　阴虚指在疾病的发生发展过程中，机体的阴液不足，阴不足以制约阳气，导致阳气相对偏盛，虚热内生，机体活动受此影响出现虚性亢奋的病理现象。阴偏衰的原因多由于先天禀赋不足，素体阴虚，或者感受阳邪，久则伤阴所致，或者过食燥热之品，导致阴液受到损伤，或者久病伤阴所致，抑或是津血过多流失导致阴液不足。由于阴液不足导致无法制约阳气，阴不制阳，导致阳气相对的亢盛，故症状以虚热证为主，临床表现可以见到五心烦热，失眠，骨蒸，消瘦，潮热盗汗，面红颧红，咽干口燥，小便短少，大便秘结，舌红少苔脉细数等症状。

（三）阴阳互损

阴阳互损指在疾病的发生发展过程中，基于阴阳偏衰的基础上，阴或者阳双方中的任何一方的虚损影响到相对的另外一方，导致双方都产生虚衰，从而阴阳两虚的病机变化。阴阳互损的发生基于阴阳互根互用的关系。由于肾藏精气，内寓真阴真阳，肾阳为人身诸阳之本，肾阴为人身诸阴之本。因此，当脏腑的阳或阴虚损到一定程度时，必然会损及肾阴、肾阳，故阴损及阳或阳损及阴多发生于肾阴阳失调的情况下。

1. 阴损及阳　指由于阴液亏损日久，导致阳气的化生不足或无所依附而耗散，从而在阴虚的基础上又出现阳虚的症候，形成了以阴虚为主的阴阳两虚的病机变化。例如，肝阳上亢，其病机主要是肝肾阴虚，水不涵木，阴液虚损无力制约阳气而导致阴虚阳亢。但是随着病情的发展，又可以因为肾阴的亏虚，影响肾阳的化生，继而临床表现畏寒肢冷、面白乏力、脉沉细等肾阳虚衰的症状，随之发展成阴阳两虚证。

2. 阳损及阴　指由于阳气亏损日久，导致阴液的生成减少或失于摄纳而流失，从而在阳虚的基础上又出现了阴虚的症候，形成了以阳虚为主的阴阳两虚的病机变化。例如，肾虚水泛的水肿，其病机本为肾阳不足，气化失司，津液代谢障碍，水湿泛溢肌肤。但是随着病变的发展又可以因为阳气虚损无源化生阴液而出现阴虚，或通阳利水过久，导致阴液日渐亏损，临床表现消瘦，五心烦热，潮热盗汗，失眠不安，肌肉瞤动等肾阴亏虚的症状，随之发展成阴阳两虚证。

（四）阴阳格拒

阴阳格拒指在疾病的发生发展过程中，基于阴阳偏盛的基础上，阴或者阳双方中任何一方的亢盛或者偏衰至极，盛者壅遏于内，将另外一方排斥在外，从而阴阳之间无法相互维系，从而出现寒热真假的病机变化。阴阳格拒的发生基于阴阳双方对立排斥的关系，分别会出现真寒假热或真热假寒的病理变化。

1. 阴盛格阳 简称格阳，指由于机体内阳气极虚，导致阴寒之气偏盛，被遏制在内，使得阳气被格拒在外，浮越于肌表，表现为内真寒外假热的病机变化。临床上常见某些寒证因阴寒过盛于机体内，反而外见浮热口渴，躁动不安，脉洪大等假热的症状。虽然患者身体感觉热，却反而喜欢加盖衣被，口渴却不喜饮或喜热饮，手足躁动，但神志清楚，面虽红却浮如妆，游移不定，脉虽洪大，但按之无力。疾病的本质虽然是阳气极虚，阴寒内盛，但由于其格阳于外，故其临床表现见许多热象。

2. 阳盛格阴 简称格阴，指由于机体内阳气偏盛至极，被遏制在内，使得阴气被排斥在外，表现为内真热外假寒的病机变化。临床上常见某些热证因热盛于内，反而出现四肢厥冷，脉沉伏等假寒的症状。虽然患者壮热面红，气粗烦躁，但会出现手足厥冷的表现。疾病的本质是阳气亢盛，热盛于内，但由于其排斥阴气于外，故临床表现见许多寒象。

（五）阴阳转化

阴阳转化指在疾病的发生发展过程中，阴阳对立的双方在一定的条件下，可以各自向其相反的方向转化，即阴可以转化为阳，阳也可以转化为阴。阴阳转化是基于事物内部阴阳双方的相互依存和相互消长发生的，但其转化还必须具备一定的条件——"极"或"重"，如"寒极生热，热极生寒"，寒在"极"的条件下可向热的方面转化；热在"极"的条件下，也可向寒的方面转化。

1. 由阴转阳 指阴偏盛的寒证转化为阳偏盛的热证的病机过程。当一个人属于阳盛或者阴虚而阳亢的体质，或者邪气侵入属阳的脏腑经络，寒证便容易从阳化热。或者由于疾病失治误治，邪从热化，从而产生热证。如太阳病，疾病初起时表现为恶寒重，发热轻，头身痛，无汗，脉浮紧的表寒证，若治疗失误，或因体质因素，继而表现为阳明里证，临床症状见于壮热，不恶寒，心烦口渴，大汗出，脉数，则表示疾病性质由寒转热，由阴转阳。

2. 由阳转阴 指阳偏盛的热证转化为阴偏盛的寒证的病机过程。当一个人属于阳虚阴盛的体质，或者邪气侵入属阴的脏腑经络，热证便容易从阴寒化。或者由于疾病失治误治，邪从寒化，从而产生寒证。如某些外感疾病，疾病初起时表现为壮热面赤，口渴咳嗽，舌红苔黄，脉数的阳证，但由于体质因素，或失治误治，继而表现为阴证，临床表现见于面色苍白，四肢厥冷，冷汗淋漓，脉微欲绝等，则表示疾病性质由热转寒，由阳转阴。

（六）阴阳亡失

阴阳亡失指在疾病的发生发展过程中，机体的阴液或者阳气突然大量地亡失，导致生命垂危的病机变化。

1. 亡阳 指机体的阳气短时间内大量亡失，使属于阳的功能突然严重衰竭，因而导致全身功能严重衰竭的一种病机变化。亡阳的原因多由于邪气太盛，正不胜邪，阳气突然脱失导致，或者由于汗出过多，吐泻无度，津液耗损过度，阳气随之而脱，或者由于素体阳虚，过度劳损导致阳气耗损过多，临床表现主要为面色苍白，四肢冰冷，精神萎靡，畏寒蜷缩，冷汗淋漓，脉微欲绝，呼吸微弱，面色苍白，甚则口唇青紫，脉微欲绝或浮数而空等。

2. 亡阴 指机体的阴液短时间内大量亡失，使属于阴的功能突然严重衰竭，因而导致全身功能严重衰竭的一种病机变化。亡阴的原因多由于邪热久滞大量耗伤阴气煎灼阴液，或者汗出过多导致阴液大量亏损而脱失，临床表现主要为大汗不止、汗热黏稠如油、烦躁不安、气喘口渴、四肢温和，或昏迷谵妄、身体干瘪、皮肤皱褶、目眶深陷、脉象躁疾等。

三、气机失调

气机失调，又称气机紊乱，指气的运动出现异常变化，升降出入失去协调平衡。由于气的运动形式是多种多样的，所以气机失调也有多种表现。例如，气的运行受阻而不畅通时，称作"气机不畅"；受阻较甚，局部阻滞不通时，称作"气滞"；气的上升太过或下降不及时，称作"气逆"；气的上升不及或下降太过时，称作"气陷"；气的外出太过而不能内守时，称作"气脱"；气不能外达而郁结闭塞于内时，称作"气闭"。气机失调是人体各种生理功能及其相互关系出现异常的概括，也是疾病发生、发展、变化与转归的内在依据。

（一）气滞

气滞，亦称气郁，指气的流通不畅，郁滞不通的病理状态。

气滞，主要由于情志抑郁，或痰、湿、食积、瘀血等的阻滞，影响到气的流通；或因脏腑功能失调，如肝气失于疏泄、大肠失于传导等，皆可形成局部或全身的气机不畅或郁滞，从而导致某些脏腑、经络的功能障碍。气滞一般属于邪实为患，但亦有因气虚推动无力而滞者。

气滞的病理表现有多个方面，不同的脏腑、经络的气机阻滞会因病变的部位和功能障碍有差别而具有不同的特点：气滞于某一经络或局部，可出现相应部位的胀满、疼痛。气为血液和津液运行的动力和统帅，气滞则血行不利，津液输布不畅，故气滞甚者可引起血瘀、津停，形成瘀血、痰饮、水湿等病理产物。如大怒导致气机阻滞，血瘀结在头部，使人昏厥。除此之外，若三焦气滞容易导致津液停滞不化，溢出而成水肿的病证。由于肝升肺降、脾升胃降，在调整全身气机中起着极其重要的作用，故脏腑气滞以肺、肝、脾胃为多见。肺气壅塞，见胸闷、咳喘；肝郁气滞，见情志不畅、胁肋或少腹胀痛；脾胃气滞，见脘腹胀痛，休作有时，大便秘结等。气滞的表现虽然各不一样，但共同的特点不外闷、胀、疼痛。因气虚而滞者，一般在闷、胀、痛方面不如实证明显，并兼见相应的气虚征象。

（二）气逆

气逆指气升之太过，或降之不及，以脏腑之气逆上为特征的一种病理状态。

气逆，多由情志所伤，或因饮食不当，或因外邪侵犯，或因痰浊壅阻所致，亦有因虚而气机上逆者。五脏六腑的气机都有它的生理特点，因此也有它的病理规律。在正常的情况下，肺降肝升、心降肾升、胃降脾升，当出现病变时，肺、心、胃容易不能正常的降而上逆，而肝、肾之气容易上升太过而发病。

气逆最常见于肺、胃、肝等脏腑。在肺，则肺失肃降，肺气上逆，发为咳逆上气。在胃，则胃失和降，胃气上逆，发为恶心、呕吐、嗳气、呃逆。在肝，则肝气上逆，发为头痛头胀，面红目赤，易怒等症。由于肝为刚脏，主动主升，而又为藏血之脏，因此在肝气上逆时，甚则可导致血随气逆，或为咯血、吐血，乃至壅遏清窍而致昏厥。一般情况，气逆于上，以实为主，但也有因虚而气逆者。如肺虚而失肃降或肾不纳气，都可导致肺气上逆；胃虚失降也能导致胃气上逆。

（三）气陷

气陷指气的上升不足或下降太过，以气虚升举无力而下陷为特征的一种病理状态。气陷多由气虚病变发展而来，尤与脾气的关系最为密切。若素体虚弱，或病久耗伤，致脾气虚损，清阳不升，或中气下陷，从而形成气虚下陷的病变。气陷的病理变化，主要有"上气不足"与"中气下陷"两方面。

"上气不足"，主要指上部之气不足，头目失养的病变。一般由于脾气虚损，升清之力不足，无力将水谷精微上输于头目，致头目失养，可见头晕、目眩、耳鸣等症。

"中气下陷"，指脾气虚损，升举无力，气机趋下，内脏位置维系无力，而发生某些内脏的位置下移，形成胃下垂、肾下垂、子宫脱垂、脱肛等病变。脾胃为后天之本，主升清。由于气陷是在气虚的基础上形成的，而且与脾气不升的关系最为密切，故常伴见面色无华，气短乏力，食少纳呆，食后腹胀，语声低微，脉弱无力，以及腰腹胀满重坠，大便溏泻，便意频频等症。

（四）气闭

气闭，即气机闭阻，外出严重障碍，以致清窍闭塞，出现昏厥的一种病理状态。气闭，多由情志刺激，或外邪、痰浊等闭塞气机，使气不得外出而闭塞清窍所致。

　　气闭的临床所见，有因触冒秽浊之气所致的闭厥，突然精神刺激所致的气厥，剧痛所致的痛厥，痰闭气道之痰厥等，其病机都属于气的外出突然严重受阻，而陷于清窍闭塞，神失所主的病理状态。气闭发生急骤，以突然昏厥，不省人事为特点，多可自行缓解，亦有因闭不复而亡者。其临床表现，除昏厥外，随原因不同而伴相应症状。若伴呼吸窒息、大小便不通，或者四肢厥冷等，则为危候。

（五）气脱

　　气脱，即气不内守，大量向外亡失，以致机能突然衰竭的一种病理状态。气脱常出现在重病的晚期或者死亡的前期，气血津液失于固摄，大量的外泄、脱失，生命各方面的机能都处于衰竭的危险阶段。气脱多由于正不敌邪，或慢性疾病，正气长期消耗而衰竭，以致气不内守而外脱；或因大出血、大汗等气随血脱或气随津泄而致气脱，从而出现功能突然衰竭的病理状态。气脱可见面色苍白、汗出不止、目闭口开、全身瘫软、手撒、二便失禁、脉微欲绝或虚大无根等症状。

思考题

1.何谓"六淫"？六淫致病有哪些共同特点？
2.戾气与六淫治病有何不同？
3.如何理解"气有余便是火"？
4.正邪相搏与发病的关系如何？
5.阴阳失调的基本病理变化有几个方面？
6.阴阳的偏盛偏衰与寒热虚实变化有何关系？

（谢毅强）

第二篇　辨证论治

第七章　四　　诊

【内容提要】　中医诊病方法有望、闻、问、切 4 种。望神、望面色、望舌和望小儿指纹是望诊重要内容，望神和望面色变化，可以了解脏腑功能和阴阳气血盛衰；望舌包括望舌质、望舌苔两部分，是中医诊断学中独具特色的内容，是判断疾病病位、病性、预后的重要依据。闻诊包括听声音和嗅气味两部分，听声音包括听辨患者语声、语言、气息等的高低、强弱、缓急等变化，以及脏腑功能失调所发出的如咳嗽、呕吐等异常声音。嗅气味包括嗅患者体内所发出的各种气味和分泌物、排泄物等的气味。闻诊为判断疾病寒热虚实提供重要线索。问诊包括询问患者寒热、汗、疼痛、饮食口味、睡眠、二便、经带等内容。询问患者寒热感觉，有助于了解机体阴阳盛衰变化；问汗出有无、汗出时间、部位、汗量，疼痛性质、部位，饮食多少、好恶，睡眠状况，大小便次数、便量、排便感等内容可以推断疾病表里寒热虚实，津液盛衰与输布有无障碍，脏腑功能变化。通过询问妇女月经、带下情况，了解患者气血和脏腑功能盛衰，不仅在诊治妇科疾病时具有重要意义，而且在诊治内科及其他专科疾病时也有一定的参考价值。切诊包括脉诊和按诊两部分。脉诊主要通过切寸口脉象变化，以推测全身脏腑气血功能变化。按诊包括切肌肤、手足、胸腹等部位以诊察疾病。

【学习目标】

1. 掌握望面色、舌色、苔色的表现及其主病，常见脉象脉形和主病。
2. 熟悉望神，望舌形、舌态、苔质，问寒热，问汗的内容。
3. 了解望小儿指纹，闻诊，问疼痛、饮食、睡眠、二便、经带和按诊内容。

四诊，亦称诊法，是中医收集临床资料、诊察疾病的基本方法，包括望诊、闻诊、问诊、切诊四个方面。中医四诊具有直观性和朴素性的特点，不似西医诊断疾病必须依赖现代仪器，而一般通过医生感官，直接获取病情信息，通过辨证分析，便可作出诊断。但这并不意味着中医诊断就完全不利用现代科学技术，恰恰相反，随着中医现代化的发展，为使四诊获取的临床资料更准确、更完备、更直观，中医临床诊断也需要借助现代化的仪器、设备。如红外线成像技术观察面色，声图仪测定声波，脉象仪测定脉象等。

望、闻、问、切四诊虽各具其独特作用，但它们之间是相互联系、相互补充、相互参合而不可分割的，故在临床运用时，必须"四诊合参""四诊并用"。在临床工作中，切不可偏废某一诊法，或过分夸大某一诊法的作用。熟练而准确地运用四诊以获取全面而真实的病情资料，是辨证的重要前提。

第一节　望　　诊

望诊是医生运用视觉，对人体全身、局部和舌象等一切可见征象、病态以及分泌物、排出物进行有目的地观察，以了解健康或疾病状态的一种诊法。在中医诊断学中占有重要地位，被列为四诊之首。

望诊包括观察患者的神、色、形、态、舌以及其他各部出现的异常变化。其中以望神、望色、望舌三者最为重要。

一、望 神

望神是通过观察生命活动的整体表现以分析、判断病情的方法。望神是判断精气的盛衰，病情的轻重和疾病预后好坏的重要方法之一。中医"神"的含义有广义和狭义之分，广义的"神"是指人体生命活动的外在表现；狭义之"神"是指人的神志、意识、思维活动。神的表现虽是多方面的，但望神的重点在于观察精神状态、眼神表情、动作状态、思维能力、认知程度和反应水平等高级神经活动的功能。望神包括观察人整体外在表现的神气旺衰和神志异常这两方面变化。

（一）神气旺衰

根据神气的旺、衰，一般分为得神、少神、失神和假神四种。

1. 得神 又称有神，是精充气足神旺的表现。提示病轻，正气未伤，预后良好。其表现是：神志清楚，语言清晰，目光明亮，两眼灵动，面色荣润，表情自然，肌肉不削，动作灵活，反应灵敏。

2. 少神 又称神气不足。表示精气轻度损伤，正气不足，机体功能较弱。常见于虚证。其表现是：精神不振，健忘，少气懒言，两目乏神，面色少华，肌肉松软，倦怠乏力，动作迟缓。

3. 失神 又称无神，是精损气亏神衰的表现，见于疾病危重阶段，预后不良。其表现是：精神萎靡，言语不清，或神志昏迷，目光晦暗，瞳神呆滞，面色晦暗无华，表情淡漠或呆板，肌肉瘦削，动作失灵，循衣摸床。

4. 假神 又称"残灯复明""回光返照"，是危重患者暂时出现的精神好转的假象，是临终的预兆。表明脏腑精气衰竭已极，阴不敛阳，虚阳无所依附而外越，阴阳即将离绝，常为临终的预兆，其表现是久病重病之人，原是神志不清，突然精神转佳，目无光彩，瞳神呆滞，却目光转亮；原来面色晦暗，突然颧赤如妆，或原毫无食欲，忽然食欲转佳。

（二）神志异常

神志异常主要见于以精神失常、意识错乱为主要表现的疾病，包括癫、狂、痫病三种疾病，多因痰浊蒙蔽，扰乱心神所致，三者的临床表现和病机见表 7-1。

表 7-1 癫病、狂病和痫病的比较

	临床表现	病机
癫病	神识痴呆，表情淡漠，喃喃自语，哭笑无常	痰气郁结，蒙蔽心神
狂病	神志昏狂，嬉笑怒骂，打人毁物，不避亲疏，登高而歌，弃衣而走，妄行不休，力逾常人	痰火扰心
痫病	猝然昏仆，不省人事，口吐涎沫，四肢抽搐，醒后如常	肝风夹痰，蒙蔽清窍

二、望 色

望色是通过观察面部和全身皮肤颜色及光泽的变化来诊察病情的方法，由于面部为十二经脉、三百六十五络的气血上注之处，是脏腑气血之外荣，因此望色重点在面部，兼望肤色、目睛、爪甲等部位。

颜色和光泽两方面的异常变化，反映了不同病理特点，色的变化在一定程度上能代表病证的不同，而泽的变化则体现着机体精气的盛衰。一般而言，患者面色鲜明、荣润，说明病变轻浅，气血未衰，预后良好；面色晦暗、枯槁者，说明病变深重，精气大伤，预后不良（图 7-1）。青、赤、黄、白、黑五色，既反映不同脏腑的病变，又能代表不同性质的病邪。现将五色所主的病证分述如下：

面色 { 常色——面色微黄、红润、鲜明、润泽，或谓红黄隐隐、明润含蓄
病色——面色晦暗枯槁

图 7-1 常色与病色的表现

（一）青色

青色主寒证、痛证、瘀血证及惊风证（图 7-2）。青色属木，为寒凝气滞，经脉瘀阻的表现，因寒主收引，主痛，寒盛而留于经脉，经脉拘急不舒，气血运行不畅。

青色 {
淡青或青黑——寒盛，痛剧
面色与口唇青紫——阳虚血瘀，心肺病变
面色青灰，口唇青紫，肢凉脉微——心阳暴脱，心血瘀阻
小儿眉间、鼻柱、唇周发青——多属惊风
}

图 7-2　青色的主证

（二）赤色

赤色主热证（图 7-3）。赤色属火，热盛而致脉络充盈，故面色红赤。

赤色 {
满面通红——实热证
午后两颧潮红——虚热证
久病重病面色苍白，时而泛红——戴阳证
}

图 7-3　赤色的主证

（三）黄色

黄色主虚证、湿证（图 7-4）。黄色属土，多因脾失健运，水湿不化，或气血不足，肌肤失养。

黄色 {
萎黄——即面色淡黄，枯槁无泽，多是脾胃气虚
黄胖——即黄而虚浮，多是脾虚湿停
黄疸 {
阳黄——身目俱黄，鲜明如橘色，属湿热
阴黄——面目黄而晦暗如烟熏，属寒湿
}
}

图 7-4　黄色的主证

（四）白色

白色主虚证、寒证、失血证（图 7-5）。白色属金，乃为气血不荣之候，若阳气虚衰，气血运行无力，脉络空虚，或耗气失血，气血不养，多表现为颜面、口唇、皮肤、爪甲、眼眦等部位。

白色 {
淡白无华、唇舌色淡——营血亏损
㿠白——阳虚；㿠白虚浮为阳气不足，阳虚水泛
苍白——阳气暴脱或阴寒内盛
}

图 7-5　白色的主证

（五）黑色

黑色主肾虚证、瘀血证、水饮证（图 7-6）。黑色属水，为阳虚阴寒，水饮内泛，气血凝滞，经脉肌肤失养而致。

黑色 {
面黑暗淡者——多属肾阳不足，水寒内盛
面黑焦干者——多属肾精久耗
目眶周围黑色——肾虚水泛的痰饮病或寒湿带下
}

图 7-6　黑色的主证

三、望　形　态

望形态是指观察患者形体和姿态的表现，以诊察病情的方法。

（一）望形体

望形体主要是观察患者形体的强弱胖瘦及发育等情况，以了解脏腑功能盛衰、气血盈亏。一般而言，内盛则外强，内衰则外弱，若皮肤润泽，肌肉结实，筋强力壮，表明形气有余，身体强健；凡形体肥胖，肤白无华，精神不振，乏力气短，属形盛气虚，多因阳气不足，痰湿内盛；而形体消瘦，面色苍黄，皮肤干枯，多为形瘦阴虚，常因阴血不足，内有虚火所致，故古人说："肥人多痰，瘦人多火。"

（二）望姿态

望姿态主要是观察患者的动静姿态及与疾病有关的体位变化。患者的动静姿态和体位，都是病理变化的外在反映，不同的疾病，表现出不同的姿态和体位。一般而言，"阳主动，阴主静"，喜动者属阳证，喜静者属阴证。例如，患者坐卧身轻，自能转侧，面常向外，多为阳、热、实证；身重难以转侧，面常朝里，多属阴、寒、虚证。卧时仰面伸足，常揭去衣被，不欲近火者，多属热证；卧时蜷缩成团，喜加衣被，向火取暖者，多属寒证。坐而仰首，喘促痰多者，多是痰涎壅盛的肺实证；坐而俯首，气短懒言者，多属肺虚或肾不纳气证。坐而不得卧，卧则气逆，多是心阳不足，水气凌心所致；咳逆倚息不得卧，每发于秋冬者，多为内有伏饮。

四、望　舌

望舌，又称舌诊，即观察患者舌质及舌苔的变化，以诊察疾病的一种独具特色的诊法，在中医诊断中占有重要地位，是中医诊断疾病非常重要的依据之一。

（一）舌与脏腑的关系

舌为心之苗，又为脾之外候。舌通过经络直接或间接地与脏腑联系，如手少阴心经之别系舌本，足太阴脾经连舌本、散舌下，足少阴肾经挟舌本，足厥阴肝经络舌本等。因此，脏腑精气可上荣于舌，脏腑的病变也能从舌象变化反映出来。

舌可分为舌尖、舌中、舌根及舌边四部分。舌的各部与脏腑的隶属关系：舌尖属心（肺），舌中属脾（胃），舌根属肾，舌的两边属肝胆。这种从舌的分部来诊断脏腑病变的方法，可供临床参考（图7-7）。

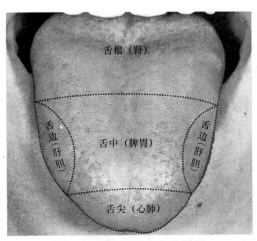

图7-7　舌诊脏腑部位分属图

（二）舌诊的内容

望舌主要是观察舌质和舌苔两方面的变化。舌质，又称舌体，是舌的肌肉脉络组织，舌质有颜色、形态等改变，主要反映人体正气情况、脏腑虚实、气血盈亏。舌苔是舌面上附着的苔状物，由胃气所生，有苔色、苔质的变化，主要反映病位深浅，疾病的性质，津液的存亡，病邪的进退和胃气的有无。正常舌象是舌体柔软，活动自如，淡红润泽，不胖不瘦，舌面铺有薄薄的一层干湿适中、颗粒均匀的白苔，一般称为淡红舌、薄白苔。

1. 望舌质 主要观察其颜色及形态。

（1）不同颜色舌质的主证如图 7-8 所示。

舌质颜色
- 淡白舌——舌色较正常浅淡，主寒证、虚证，多为阳气衰弱，气血不足
- 红舌——舌色深于正常，主热证，多为里实热证，亦见于阴虚
- 绛舌——舌色深红甚于红舌，主热，主瘀
  - 舌绛，舌面有红点，或生芒刺，为里热炽盛
  - 舌绛少苔或无苔，或有裂纹，为阴虚火旺
  - 舌绛少苔而润，或见瘀点瘀斑，为血瘀
- 紫舌——舌色为绛紫或青紫
  - 绛紫而干，甚至燥裂起刺，为热证
  - 青紫而湿润，为寒证
- 青舌——舌色淡紫无红，缺少血色，如牛之舌，主寒证、主瘀

图 7-8 不同颜色舌质及其主证

（2）望舌形：主要指观察舌质的老、嫩、胖大、瘦薄、裂纹、齿痕、芒刺等异常变化（图 7-9）。

舌形
- 老舌——舌质纹理粗糙，形色坚敛，多属实证、热证
- 嫩舌——舌质纹理细腻，形色浮胖嫩者，多属虚证、寒证
- 胖大舌——舌体较正常舌胖大
  - 胖嫩：舌体胖嫩，齿痕明显，色淡，多属脾肾阳虚，水饮痰湿阻滞
  - 肿胀：舌体肿胀满口，色深红，多是心脾热盛
- 瘦薄舌——舌体瘦小而薄
  - 舌体瘦薄而色淡者，多是气血两虚
  - 瘦薄而色红绛且干者，多是阴虚火旺、津液耗伤
- 裂纹舌——舌面上有明显的裂沟，多为阴液亏损
  - 舌质红绛而有裂纹，多是热盛津伤、阴液亏损
  - 舌质淡白而有裂纹，多是血虚不润
- 齿痕舌——舌体边缘见牙齿的痕迹，常与胖大舌并见
- 芒刺舌——舌乳头增生和肥大，高起如刺，摸之棘手，多为热盛

图 7-9 不同舌形及其主证

（3）望舌态：主要指观察舌体运动的异常变化（图 7-10）。

舌态
- 强硬——舌体僵硬不灵活，言语謇涩，见于热入心包，灼伤津液，或风痰阻络，肝阳上亢
- 萎软——舌体萎软无力，伸卷不灵，为气血虚弱，或热邪伤津，阴液亏涸
- 歪斜——舌体偏歪于一侧，多是风中经络，或风痰阻络
- 卷缩——舌卷缩不能伸出口外，多见于病情危重之时
- 颤抖——舌体不自主地震颤抖动，见于热极生风，或虚风内动

图 7-10 不同舌态及其主证

2. 望舌苔 包括望苔色及苔质两方面的变化。

（1）苔色：即舌苔的颜色，常见的有白、黄、灰、黑四种。苔色与病邪性质相关，故察苔色可以推断疾病性质。

1）白苔：主寒证、表证。正常的舌苔是薄白苔。感受外邪，邪犹在表，尚未传里，舌苔常

没有明显变化，故苔薄白，常提示病邪在表而未入里（图7-11）。

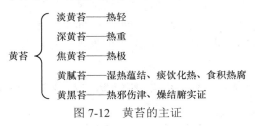

白苔 { 薄白苔——表证初起
　　　 厚白苔——阳虚湿浊、痰饮内停、食积不化

图7-11 白苔的主证

2）黄苔：主里证、热证。黄苔为热邪熏灼所致，一般而言，苔色越黄，反映热邪越重（图7-12）。

黄苔 { 淡黄苔——热轻
　　　 深黄苔——热重
　　　 焦黄苔——热极
　　　 黄腻苔——湿热蕴结、痰饮化热、食积热腐
　　　 黄黑苔——热邪伤津、燥结腑实证

图7-12 黄苔的主证

3）灰苔：主里证，见于里热证或寒湿证。灰色即浅黑色，常可发展为黑苔，故灰黑苔常同时并见。灰苔主证须结合苔的润、燥来分辨（图7-13）。

灰苔 { 灰苔滑润——寒重或寒湿
　　　 灰苔干燥——热重

图7-13 灰苔的主证

4）黑苔：多由黄苔、灰苔发展而来，其临床意义与灰苔相同，但反映的病情更为严重。必须注意，某些食物和药物，可使舌苔染上颜色，此称染苔，无临床意义。

（2）苔质：主要观察舌苔的薄厚、润燥、腻腐、剥落等变化。

1）薄厚：凡透过舌苔能隐隐见到舌体的为薄苔，而不能透过舌苔见到舌体的为厚苔。舌苔的厚薄表示病邪的深浅和病情轻重。舌苔由薄增厚，表示病邪由表入里，病情由轻转重；而舌苔由厚变薄，则提示邪气得以内消外达，病情由重转轻（图7-14）。

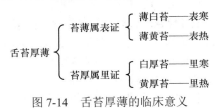

舌苔厚薄 { 苔薄属表证 { 薄白苔——表寒
　　　　　　　　　　　　 薄黄苔——表热
　　　　　　 苔厚属里证 { 白厚苔——里寒
　　　　　　　　　　　　 黄厚苔——里热

图7-14 舌苔厚薄的临床意义

2）润燥：反映津液的变化。舌苔润泽有津，干湿适度，谓之润苔；苔面水分过多，扪之湿而滑利，甚者伸舌涎流欲滴，谓之滑苔；苔面干燥少津，望之干枯，谓之燥苔。舌苔的润燥，与津液变化相关，同时也关系到寒与热（图7-15）。

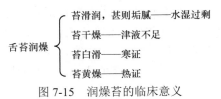

舌苔润燥 { 苔滑润，甚则垢腻——水湿过剩
　　　　　 苔干燥——津液不足
　　　　　 苔白滑——寒证
　　　　　 苔黄燥——热证

图7-15 润燥苔的临床意义

3）腻腐：苔质颗粒细腻致密，揩之不去，刮之不脱，上面罩一层油腻状黏液，称为腻苔；苔质颗粒疏松，粗大而厚，形如豆腐渣堆积舌面，揩之可去，称为腐苔。观察舌苔的腻腐可了解阳气与湿浊的消长（图7-16）。

$$\text{腻腐苔}\begin{cases}\text{腻苔——湿浊、痰饮、食积、湿温}\\\text{腐苔——食积胃肠、痰浊内蕴}\end{cases}$$

图 7-16　腻腐苔的临床意义

　　4）剥落：舌面本有苔，病程中全部或部分脱落者称剥苔。临床常见剥苔有以下三种：一是舌苔全部退去，舌面光洁如镜，称为光剥苔，又叫镜面舌。二是舌苔剥落不全，剥脱处光滑无苔，称为花剥苔。三是不规则地大片脱落，边缘舌苔界线清楚，形似地图，称之地图舌。观察舌苔的剥脱及变化，不仅能测知胃气、胃阴之存亡，亦可了解邪正盛衰，判断疾病的预后（图 7-17）。若舌苔从有苔到剥苔，是胃的气阴不足，正气渐衰的表现；舌苔剥落之后，复生薄白苔，乃邪去正胜，胃气渐复的佳兆。

$$\text{剥苔}\begin{cases}\text{光剥苔——胃阴枯竭，胃气大伤，毫无生发之气}\rightarrow\text{病情危重}\\\text{花剥苔}\\\text{地图舌}\end{cases}\hspace{-2em}\left.\begin{array}{c}\\ \\ \end{array}\right\}\text{胃之气阴两伤，病情较轻，预后较好}$$

图 7-17　花剥苔的临床意义

　　3. 舌质和舌苔的关系　通常认为，察舌质重在辨正气的盛衰，同时也包括邪气的性质；察舌苔重在辨邪气的浅深与性质，同时也反映胃气的存亡。
　　在一般情况下，舌质与舌苔的变化是统一的，其主病也一致，如实热则舌质红、苔黄而干；舌淡胖嫩、苔白而润则属虚寒。但在疾病过程中，也有舌质与舌苔变化不一致的情况，提示体内存在两种和两种以上的病理变化，病情较复杂，临诊时特别要注意辨别病证的标本缓急。

（三）望小儿指纹

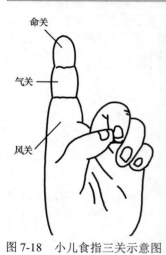

命关

气关

风关

图 7-18　小儿食指三关示意图

　　望小儿指纹，即望小儿食指络脉，用食指掌侧前缘络脉为寸口脉分支，与寸口脉同属于手太阴肺经，故适用于 3 岁以内的小儿，是通过观察小儿食指掌侧前缘浅表络脉的形色变化来诊察病情的方法。与成人诊寸口脉具有相同的诊断意义。
　　1. 望指纹方法　小儿食指按指节分为风、气、命三关：食指第 1 节部位为风关，即掌指关节横纹向远端到第 2 节横纹之间；第 2 节为气关，即第 2 节横纹至第 3 节横纹之间；第 3 节为命关，即第 3 横纹至末端（图 7-18）。
　　诊察时，医生用左手握患儿食指末端，以右手大拇指在小儿食指掌侧前缘从指尖向指根方向推动数次，用力须适中，使络脉显露，便于观察。
　　2. 指纹的临床意义　小儿正常指纹表现为色淡红略紫，隐现于风关之内，不浮露，多是斜行、单枝，粗细适中。
　　望小儿指纹，应注意观察浮沉、色泽、形状、长短 4 个方面的变化。望小儿指纹的要点是：①浮沉分表里，即指纹浮显者多表证，指纹深沉者多里证；②颜色辨寒热，即红紫多为热证，青色多为惊风或疼痛；③淡滞定虚实，即色浅淡者为虚证，色浓滞者为实证；④三关测轻重，即指纹突破风关，显至气关，甚至命关，表明病情渐重，若直达指端，称为"透关射甲"，为临床危象。

第二节　闻　诊

　　闻诊包括听声音和嗅气味两方面。

一、听声音

听声音指听辨患者语声、语言、气息等的高低、强弱、缓急等变化，以及脏腑功能失调所发出的如咳嗽、呕吐、呃逆、嗳气等异常声音，以判断疾病病机的诊察方法；病变声音的临床意义见图 7-19。

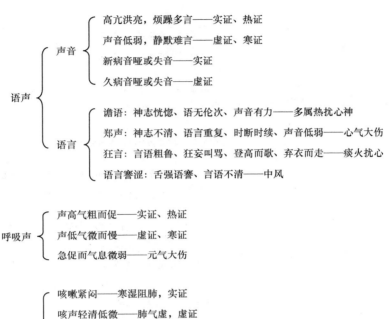

语声
- 声音
  - 高亢洪亮，烦躁多言——实证、热证
  - 声音低弱，静默难言——虚证、寒证
  - 新病音哑或失音——实证
  - 久病音哑或失音——虚证
- 语言
  - 谵语：神志恍惚、语无伦次、声音有力——多属热扰心神
  - 郑声：神志不清、语言重复、时断时续、声音低弱——心气大伤
  - 狂言：言语粗鲁、狂妄叫骂、登高而歌、弃衣而走——痰火扰心
  - 语言謇涩：舌强语謇、言语不清——中风

呼吸声
- 声高气粗而促——实证、热证
- 声低气微而慢——虚证、寒证
- 急促而气息微弱——元气大伤

咳嗽声
- 咳嗽紧闷——寒湿阻肺，实证
- 咳声轻清低微——肺气虚，虚证
- 咳声不扬——肺气郁闭
- 咳有痰声、痰多易咯——痰湿阻肺

图 7-19 病变声音的临床意义

二、嗅气味

（一）口气

口气臭秽，多属胃热，或消化不良、口腔不洁；口气酸馊，多是胃有宿食；口气腐臭者，多是牙疳或内痈。

（二）排泄物和分泌物

排泄物和分泌物包括二便、痰液、脓液、带下等。一般而言，气味臭秽者，多属热证，无臭或略有腥臭者，多属寒证。如大便臭秽为热，腥味多属寒；小便臊臭，多为湿热；咳吐黄痰脓血，腥臭异常者，多为热毒炽盛，瘀结成脓的肺痈。

第三节 问 诊

问诊是医生有目的地询问患者或陪诊者，以了解病情的一种诊察方法，问诊的内容包括疾病发生的时间、原因、诊治经过、现在症状，以及生活习惯、饮食爱好等。进行问诊，首先抓住主诉，然后围绕主诉的症状，根据中医的基本理论，从整体出发，按照辨证要求，有目的地逐步深入询问，以收集辨证资料。问诊既要突出重点，又要了解一般，既要循循善诱，又要尊重客观。

古人将问诊的要点概括成十问歌："一问寒热二问汗，三问头身四问便，五问饮食六胸腹，七聋八渴俱当辨，九问旧病十问因，再兼服药参机变，妇女尤必问经带，小儿当问麻疹斑。"此歌诀可供参考。现多归纳为八问。

一、问寒热

患者主观感觉怕冷，虽加衣被或近火取暖仍觉寒冷的称为恶寒。久病体弱之人畏寒怕冷，加衣被或取暖即可缓解，称为畏寒。前者见于外感表证，后者见于内伤虚寒证。

发热除指体温高于正常者外，还包括患者自觉全身或局部发热的主观感觉。临床中寒热的四种表现见图7-20。

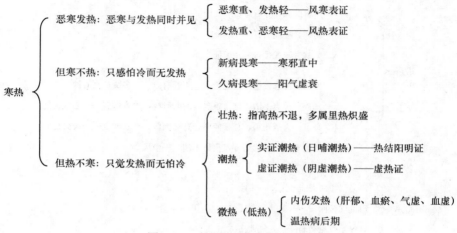

图7-20　寒热的临床表现及意义

二、问　汗

汗是由阳气蒸化津液从腠理出于体表。正常的出汗有调和营卫、滋润皮肤等作用。汗液分泌异常，除与人体正气因素相关外，还与邪气侵扰有关，因此通过问汗，不仅可分辨机体的正气盛衰，还可诊察病邪的性质。询问出汗情况，首先要问有汗或无汗，然后再进一步问出汗的时间、部位，汗量多少，主要伴随症状。

1. 表证辨汗　表证无汗，多属外感风寒的表实证。表证有汗，多见于外感风邪、外感风热以及卫阳虚弱、复感外邪的表证。

2. 自汗　表现为经常汗出，活动后更明显，多因气虚阳虚不固证，故常伴有神疲乏力、气短畏寒等阳气不足的症状。

3. 盗汗　表现为入睡汗出，醒则汗止，主阴虚证。因阴虚致阳亢，阴不能敛阳，津随阳泄而为汗，常伴五心烦热、失眠、口干咽燥等症。

4. 大汗　表现为汗出量多，津液大泄，其病变有寒热虚实的不同。若伴高热、烦渴饮冷、脉洪大者，属于阳热内盛，迫汗外泄的实热证；若伴有呼吸喘促、四肢厥冷、脉微欲绝等症，则为阳气将绝，元气欲脱，津随气泄的危候，故称为"绝汗"，又称"脱汗"。

5. 局部辨汗　汗出仅限于头部，多由于上焦邪热或中焦湿热，也可因重病末期，虚阳外越，津随气脱。半侧身体出汗，或见于左、右侧，或见于上、下半身，无汗部位多为病侧，多因痰湿或风湿阻滞，或中风偏枯。手足心多汗者，多因脾胃湿热，或阴经郁热而致。

三、问　疼　痛

疼痛是临床上最常见的自觉症状之一，引起疼痛的原因有两种，一是因有形之邪阻滞经络，气血运行不畅，而"不通则痛"；另一方面是因机体组织失于滋养，经脉空虚，脏腑失养，而"不荣则痛"。问疼痛时，应注意询问疼痛性质、部位、程度、发作缓解时间以及伴随的症状。一般而言新病剧痛属实，久痛时缓属虚；痛而拒按属实，痛而喜按属虚。

（一）疼痛性质

常见疼痛的特点及临床意义见表7-2。

表 7-2 不同性质疼痛的比较

疼痛类别	疼痛性质	临床意义
剧痛	疼痛剧烈，痛无休止	实证
隐痛	疼痛较轻，绵绵不休	虚证
胀痛	痛处胀满，或兼痛处游走不定	气滞
刺痛	痛如针刺，痛处固定	血瘀
灼痛	痛处灼热，得凉痛减	热证
冷痛	痛处寒凉，得温痛减	寒证
绞痛	疼痛剧烈如刀绞	瘀血、虫积、结石等实邪阻闭气机

（二）疼痛部位

1. 头痛 根据头痛部位不同，可判断病变所在经络，如头后部痛连项背者，属太阳经头痛；痛在前额连眉棱骨者，属阳明经头痛；双颞侧疼痛，属于少阳经头痛；头巅顶疼痛，属厥阴经头痛。

2. 躯体疼痛 躯体不同部位疼痛，可提示相应脏腑疾病。如胸痛多属心肺病变，胁肋部疼痛多与肝胆相关，腰痛多与肾有关，腹痛多与脾、大肠、小肠、膀胱等多个脏腑病变相关。

3. 四肢关节痛 常见于痹证，因风寒湿三邪，侵犯经络，气血运行不畅，而见四肢关节疼痛。因感邪偏重不同，临床表现各异，可分为以下四种：若风邪偏盛，疼痛游走不定者，为行痹；若寒邪偏盛，疼痛剧烈，遇寒加剧，得热则减者为痛痹；若湿邪偏盛，痛处沉重不移者为湿痹；若热邪偏盛，疼痛伴红肿，得热加重，遇冷则减者为热痹。

四、问饮食口味

1. 食欲与食量 了解患者食欲状况及进食多少，对于判断其脾胃功能及疾病的转归，有较重要的意义。食欲减退，又称纳呆，为脾失健运所致，新病多为伤食停积或外感夹湿，久病多属脾胃虚弱（图7-21）。

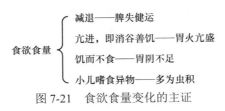

$$食欲食量 \begin{cases} 减退——脾失健运 \\ 亢进，即消谷善饥——胃火亢盛 \\ 饥而不食——胃阴不足 \\ 小儿嗜食异物——多为虫积 \end{cases}$$

图 7-21 食欲食量变化的主证

2. 口渴与饮水 口渴与津液耗伤或输布障碍有关。病中口不渴，表示津液未伤。病中口渴，提示津液损伤，或因津液内停不能上承。口不渴或渴喜少量热饮属寒证。口渴喜冷饮属热证。渴不多饮，见于阴虚及湿热。口渴多饮，伴能食易饥、小便量多为消渴。

3. 口味 患者口中的异常感觉称口味。口苦属热证，多见于胃热或肝胆湿热，口甜而腻多属脾胃湿热，口咸多见于肾虚内热，口淡无味多属脾虚。口腻多见于脾胃湿阻，口臭多见于胃火炽盛，或肠胃积滞。

五、问 二 便

询问二便不仅可直接了解消化功能、水液代谢的情况，而且也是判断疾病寒热虚实的重要依据。一般而论大便秘结、小便短赤属热；大便稀薄、小便清长属虚寒。但尚需结合新病多实，久病必虚的原则来考虑方为全面。新病便秘，腹满胀痛多属实证、热证；久病、老人、孕妇、产后便秘则多属津亏血少，或气阴两虚。久病腹泻多为脾肾阳虚；然暴注下泻，泻下腐臭则属湿热积滞。久病、老人尿频、尿急、小便色清多属肾气不固，膀胱失约；新病尿频、尿急、尿痛、小便混浊则属膀胱湿热。突然尿闭，或仅点滴外流，小腹痛而发热者属实证；而尿量渐少，甚至无尿，腰酸肢冷者则属虚证。

六、问 睡 眠

失眠又称不寐，表现为不易入睡，或睡而易醒不能再睡，或睡而不酣，甚至彻夜不眠。举凡阴阳失调、气血亏虚及病邪侵扰皆可扰乱"昼则寤，夜则寐"的生理活动规律而表现睡眠失常。失眠有虚实之分，虚证有心脾两虚，心阴亏损，心肾不交等，多由气血不足，神失所养而致；实证有肝郁化火，心火亢盛，痰热扰心，宿食停滞等，总由火、痰之邪扰动心神而致。嗜睡为神气不足的表现，多由痰湿困阻而清阳不升，或中气不足不能上荣所致。

七、问 经 带

妇女患病，必须询问月经、带下、妊娠等有关内容，这些信息不仅为妇科病，亦为一般疾病辨证所必需。根据月经的周期，行经的天数，月经的量、色、质，以及有无闭经或行经腹痛等表现，可以推断疾病的寒热虚实性质。

月经先期，量多色红，多属热；月经先期，量多色淡，多属气虚。月经后期，色暗多块，经前腹痛，多属血寒、血瘀；月经先后不定期，伴有痛经，或经前乳房作胀，属肝郁气滞。月经不潮，应分清是否有孕，或是闭经。若是有孕，用药当有所忌；若是闭经，有气滞血瘀、气虚血亏、血寒凝滞、湿盛痰阻等原因，应结合全身表现加以辨别。

白带量多，皆因湿盛，当分寒热，稀白少臭为寒湿带下，黄稠臭秽为湿热下注。

八、问 小 儿

小儿的生理、病理特点与成人不同，有其特殊性。小儿生理上具有脏腑娇嫩、生机蓬勃、发育迅速等特点；病理上具有发病较快、变化较多、易虚易实的特点，因此，除一般问诊内容外，还应重点询问出生前后情况，喂养情况，生长发育情况，预防接种情况，以及传染病的罹患和接触史。

此外，问一般情况及问旧病、查旧方，也是辨证论治所必需，在此不再赘述。

第四节 切 诊

一、脉 诊

脉诊又称切脉，是医生用手指按患者的动脉搏动，以了解病情变化的一种诊察方法。脉象的形成与各脏均有密切关系，首先依靠心主血脉的主导作用，通过心气的推动，给予血液运行以动力，同时其他脏腑协调配合，如肺朝百脉，肝藏血，脾主统血等，共同维持血液循行于脉道之中。因此通过切脉，可以了解全身脏腑气血盛衰变化，达到诊断疾病的目的。

（一）脉诊的部位和方法

脉诊的部位，一般通用的是"寸口诊法"。寸口即两手腕的桡动脉所在部位，分为寸、关、尺三部，以腕后高骨（桡骨茎突）为标志，其稍内方的部位为关部，关前（远侧端）为寸部，关后（近侧端）为尺部。两手各有寸、关、尺三部，共称为六部。六部脉分候不同的脏腑之气：左寸关尺分别候心、肝胆、肾，右寸关尺分别候肺、脾胃、肾（命门）。

切脉时，应在安静平息的状况下进行，先用中指定关部脉，然后分别用食指、无名指按寸部、尺部；用轻指力按脉称为浮取，用重指力按脉称为沉取，介于二者之间的指力按脉称为中取。临证切脉，可用浮取、中取、沉取或相反的顺序反复按，必要时也可用一指单按其中一部脉象。寸、关、尺三部，每部有浮、中、沉三候，合称三部九候。

（二）正常脉象

正常脉象，又称平脉或常脉；其基本形象是三部有脉，不浮不沉，不快不慢（一息四至），不大不小，从容和缓，流利有力。即有胃、有神、有根，有胃即从容、和缓、流利为主要特点，反映脾胃运化功能强弱；有神以应指有力柔和，节律整齐为主要特点，反映病情轻浅或病虽重而预后良好；有根以迟脉有力，沉取不绝为特点，反映肾气犹存，生机不息。

脉象与人体内外环境关系密切，年龄、性别、体质、精神状态、四季气候、地理环境等因素都会对脉象产生影响，如春季阳气逐渐上升，脉象相应的张力强而见弦；夏季气候炎热，脉象相应地充沛而见洪；秋季阳气逐渐衰退，脉象相应地轻虚浮软而见浮如毛；冬季气候严寒，外物封藏，脉象相应地沉潜有力。但正常的脉象总应体现出有胃、有神、有根的特点。

有的人，脉不见于寸口，而从尺部斜向手背，称为"斜飞脉"；若显现于寸口的背侧，名"反关脉"，这些均为桡动脉解剖部位变异，不属病脉。

（三）常见病脉及主病

疾病反映于脉象的变化，叫做病脉。一般来说，在正常生理变化范围及个体生理特异之外的脉象，均属病脉。病脉有 28 种，常见的有 16 种。

脉象可通过部位、至数、形态、气势四方面来体察，如浮沉是脉位的不同，迟数是至数的不同，虚实是力量强弱（气势）的不同，大小是形态（亦兼有气势）的不同。

基本脉象只有六种，即以浮沉二脉辨表里，迟数二脉辨寒热，虚实二脉辨虚实，此六脉也可称为六纲脉。这种只从一个方面表述脉搏性状的基本脉象，叫单一脉。有些脉象名称包含着二种或三种单一脉的内容，称为复合脉，如洪脉是大脉与实脉的综合表现；濡脉是浮脉、细（小）脉与虚（软）脉的综合表现。几种脉象名称联合在一起出现，则称为相兼脉，如沉弦细、滑数等。表 7-3 列举了 16 种常见脉以供查阅。

（四）脉症顺逆与从舍

脉症顺逆是指从脉、症是否一致来判断疾病的顺逆。脉象和症状所反映的疾病情况是一致的，即脉症相应。但有时脉症不相应，甚至相反。从判断疾病顺逆的角度来说，脉症相应者为顺，不相应者为逆。

当脉症不相应时，应明辨脉、症的真假以决定取舍，在症真脉假时，须舍脉从症，在症假脉真时，须舍症从脉。脉有从舍，说明脉象只是疾病临床表现的一个方面，不能把它作为诊断疾病的唯一依据，临床上只有四诊合参，全面综合分析获得的疾病信息，从舍得宜，才能作出准确的诊断和恰当的治疗。

二、按　　诊

按诊是对患者的肌肤、手足、腹部及其他病变部位的触摸按压，以观察局部冷热、软硬、压痛、痞块或其他异常变化，从而推断疾病的部位和性质的一种诊病方法。按诊的手法大致可分为触、摸、按三类。触，是以手轻轻接触患者局部，以了解凉热、润燥等情况；摸，是以手寻摸局部，探明局部肿物的形态、大小等；按，是以手重压局部，以了解深部有无压痛、肿块等。临床上常先触摸，后按压，由轻到重，由浅入深，先上后下地进行诊察。

（一）按肌表

按肌表主要是为了探明全身肌表的寒热，润燥以及肿胀等情况。按肌表能从冷暖而知寒热。身热者若初按甚热，久按热反转轻的，是热在表；若久按其热反甚，热自内向外蒸发者，为热在里。轻触肌表可察知皮肤的润燥，从而知道有汗、无汗和津液是否损伤。皮肤干燥者，尚未出汗；湿润者，身已出汗。皮肤滑润者，津液未伤；枯燥或甲错者，津液已伤，或有瘀血。重手按压肿胀可辨水肿或气肿，按之凹陷不能即起者为水肿，按之凹陷举手即起者为气肿。

（二）按手足

按手足能探明寒热。通过诊手足的寒热，可测知躯体的寒热。诊手足寒热，还可辨别外感病或内伤病。手足的背部较热者，为外感发热；手足心较热者，为内伤发热。

（三）按腹部

按腹部主要检查有无压痛及包块。腹痛喜按者属虚，拒按者属实。腹满，叩之如鼓，小便自利，属气胀；按之如囊裹水，小便不利，是水臌。腹内肿块，按之坚硬，推之不移，痛有定处，为癥为积，属于血瘀；肿块时聚时散，按之无定形者，痛无定处，为瘕为聚，属于气滞。

（四）按俞穴

按俞穴，是通过对俞穴的按压，了解穴位的变化和反应，以诊察脏腑的病变。俞穴是经络气血在体表聚集、输注或通过的重要部位，也是五脏六腑之气所转输的地方。俞穴的变化主要表现在其病变时出现结节或条索状物，其异常反应主要是有压痛或敏感反应，如肺病时，可在肺俞穴摸到结节或在中府穴有压痛，肝病在肝俞穴和期门穴有压痛，胃病在胃俞穴和足三里穴有压痛等。常见脉象及主证见表7-30。

表 7-3 常见脉象及主证

脉象	脉形	主病证
浮脉	轻取即得，重按稍减而不空	表证
沉脉	轻取不应，重按始得	里证
迟脉	息不足四至，来去迟缓	寒证
数脉	息六至，脉流薄疾	热证
虚脉	三部脉举按皆无力	虚证，尤多见于气虚
实脉	三部脉举按皆有力	实证
滑脉	往来流利，应指圆滑，如盘走珠	痰饮、食滞、实热
涩脉	艰涩不畅，如轻刀刮竹	气滞、血瘀、伤精、血少
洪脉	脉体宽大，充实有力，来盛去衰	热盛
细脉	脉细如线，软弱无力，但应指明显	气血两虚、湿证
濡脉	脉细而软，轻取可得，按之则无	虚证、湿证
弦脉	直而劲强，如按琴弦	肝胆病、痰饮、痛证
芤脉	浮大中空，如按葱管	失血、伤阴
代脉	脉来缓弱而有规则的歇止，间歇时间较长	脏气衰微
结脉	脉来缓慢而有不规则的间歇	阴盛气结，寒痰瘀血
促脉	脉来急数而有不规则的间歇	阳盛实热，气滞血瘀，痰饮停滞

思考题

1. 不同病理状态下，舌质颜色可以表现为哪几种？各代表哪些主证？
2. 简述舌苔白、黄、黑、灰的主证。
3. 望诊中望苔质包括哪些内容？各主何病证？
4. 简述诊脉的部位和方法。
5. 正常脉象的特点是什么？
6. 浮、沉、迟、数、弦、滑脉的主病证是什么？

（涂胜豪　姜淑君）

第八章　辨证论治概述

【内容提要】　辨证论治是中医学诊断疾病和治疗疾病的基本原则，是中医学的基本特点之一。病、症、证三者既有密切联系，又有严格区别。"辨证"即认识疾病的过程；"论治"是根据辨证的结果，决定治则和治法，实施治疗，即处理疾病的过程。辨证和论治是诊治疾病过程中相互联系不可分割的两个部分。

【学习目标】
1. 理解辨证论治的含义。
2. 掌握病、症、证的概念以及三者之间的关系。
3. 理解辨证与辨病的概念及二者之间的关系。

辨证论治是中医学诊断疾病和治疗疾病的基本原则，是中医学的基本特点之一。辨证论治也是中医学的精华所在。本章将辨证论治进行横向连贯分析，帮助读者建立中医辨证论治的思维方法。

第一节　辨证论治的概念

中医诊疗疾病的一大特色是辨证论治。"辨证"即认识疾病的过程；"论治"是根据辨证的结果，决定治则和治法，实施治疗，即处理疾病的过程。辨证和论治是诊治疾病过程中相互联系不可分割的两个部分。辨证是决定治疗的前提和依据；论治是解决疾病的手段，也是辨证的最终目的。辨证论治是中医学理论和实践相结合的体现，是认识疾病和治疗疾病的过程。

阴阳五行学说是中国古代的自然观和方法论，也是中医学沿用至今的说理工具，广泛应用于中医学的各个方面，脏腑学说是中医理论体系的核心。四诊是中医诊察疾病的方法，诸种辨证方法更是直接为辨证制定出的标准。其中八纲辨证是各种辨证的总纲，也就是从各种辨证方法的个性中概括出来的共性；病因辨证普遍用于各类疾病；脏腑辨证主要应用于杂病，且又是其他各种辨证的基础；六经辨证、卫气营血辨证、三焦辨证主要是针对外感病的辨证方法。这些辨证方法各有特点，运用于不同疾病各有侧重，也有相互联系和相互补充的关系。以上学说及理论，均可归属于"理"，是临床辨证的基础。

治疗原则是治疗疾病时必须遵循的基本原则，治法是在治疗原则指导下，针对不同病证采取的治疗大法、具体治法和治疗措施。方剂是药物的配伍组合，治疗方法的具体体现。药物是组成方剂的成分，直接治病的要素。这里所称"法""方""药"，为论治所依循。

辨证与论治是紧密相连的整体。没有辨证，论治就毫无依据；没有论治，辨证便失去意义。只有正确辨证，才能抓住主要矛盾，认识疾病的本质，从而才能制定出正确的治疗方案，解决主要矛盾。

为了便于掌握辨证论治的思维与方法，现举例以说明辨证论治的具体运用。

某中年女性，素患右胁下腹痛，十余年来屡发不止。五日前过食肥甘，致旧疾复作。痛位于右胁下及胸口部位，阵痛如绞，罕有宁时，痛处拒按，壮热不减，身热心烦，恶心呕吐，口苦纳呆，恶闻荤腥，脘闷腹胀，大便秘结，双目发黄，小便短赤，舌质红，苔黄腻，脉弦滑数。

首先运用四诊的方法诊察患者，取得以上病史资料。运用八纲辨证，确定本病例的基本属性为里、实、热证，总的属性为阳证；运用脏腑辨证，确定病位在肝、胆；运用病因辨证，确定病邪为湿及热。综上本病例辨证为肝胆湿热证，其发病机理如图 8-1 所示。

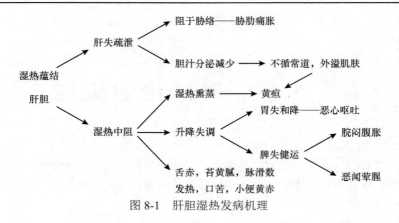

图 8-1　肝胆湿热发病机理

本病例为湿热病邪炽盛之实证，当以祛邪为要。采取清法及下法合用，以速攻祛邪。具体治法为清热利湿，利胆通下。清利肝胆湿热可选用茵陈蒿汤、龙胆泻肝汤等方，通下利胆可选用大承气汤等方。参照诸方，结合病情，拟方如下：茵陈、栀子、黄芩、柴胡、郁金、龙胆、延胡索、大黄、枳实、芒硝、车前子。

第二节　病、症、证的关系

辨证论治既不是辨病论治，也不是对症施治，理解病、症、证三者关系是掌握辨证论治思维的关键。

症，又称症状，一般是指患者自身觉察到的各种异常感觉，或由医生的眼、耳、鼻、指等感觉器官所直接感知的机体病理变化的外在表现；广义的症状包括症状（symptom）及体征（sign）。例如，头痛、发热、咳嗽、气喘、腹泻、心悸、盗汗、浮肿、消瘦、黄疸、崩漏等都是症状。关于症状的含义，中医和西医的看法基本一致。症状是疾病的表面现象，无法全方位反映疾病的内在本质。因此，仅通过症状不能全面指导治疗，对症治疗，或对症施治，不能全面解决疾病的本质问题，不符合中医治病求本的基本原则。

通过症状虽不足以探求疾病的本质和指导治疗，但症状是通过四诊获得的重要资料，是医生赖之以识别疾病或分辨证候的纽带和依据。通过对症状的全面分析和鉴别，能够帮助医生进行辨证论治进而获得对疾病的正确诊断。

孙思邈在《大医精诚》中有云："今病有内同而外异，亦有内异而外同，故五脏六腑之盈虚，血脉荣卫之通塞，固非耳目之所察，必先诊候以审之。"意为相同的病机可以表现出不同的症状，而相同的症状也可属于不同的病机，这种"同中有异，异中有同"的错综复杂关系表明透过外部症状洞悉内部病机之不易。但症状与病机之间存在的这种复杂的联系存在内在规律，可通过谨慎审查探究疾病的本质。

病，又称病名，是指在一定病因和条件作用下，机体正邪相争，阴阳、气血津液、脏腑经络等发生病理变化的全过程。中医的"病名"和西医的"病"，概念不尽相同，西医的"病"是具有诊断意义的疾病单位或实体；中医的"病名"一般多用主要症状来命名，类似于西医的复合症（symptom-complex）或综合征（syndrome），如痢疾、消渴、淋病、湿温等都是病名。由于"同病有异证，异病有同证"，病和证之间，同样有着错综复杂的关系，故通过分析病来认识证仍然是必不可少的过程。例如，痢疾一病，乃由腹痛、里急后重、下痢赤白脓血三个症状组成，则有湿热痢、疫毒痢、寒湿痢、虚寒痢、阴虚痢、休息痢等证型。虽同为痢疾，但寒热虚实各不相同，其治疗也大不一样。此外，中医的病名，尚有一部分没有完全同临床症状分离开来，在症状与病名之间还有较多的交叉或重叠。若仅根据一些病名去进行治疗而不辨证，那么便有可能仅仅只是对症处理而无法深入到疾病的本质。

"证"即证候，是机体在疾病发展过程中某一阶段的病理概括，包括病因、病位、病性、病势以及正邪关系等，反映了机体当时阶段抗病反应能力和整体反应状态，因此，是疾病发展过程中某一阶段的病理变化的本质。辨证就是通过四诊收集到信息，运用中医理论进行综合分析和提炼归纳，最后判断为某种性质的"证"。在反映疾病的本质方面，证候较症状更加全面、深刻和准确，较病名清晰和具体。证候不是症状的简单罗列，而是某一阶段病理变化的本质。例如，肝气郁结、肝肾阴虚、脾肾阳虚、大肠湿热、风寒犯肺、阳明腑实等都是证候。因而证候是疾病本质的反映，在疾病发生发展过程中，它以一组相关的症状和体征表现出来而反映疾病本质。

如上所述，病、症、证三者既有密切联系，又有严格区别。三者的关系如图 8-2 所示。

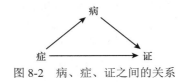

图 8-2　病、症、证之间的关系

总之，分析症、认识病的目的都是为了求得"证"，中医在临床工作中，认识和治疗疾病时既要辨证也要辨病，并通过辨证而进一步认识疾病。

第三节　辨证与辨病的关系

辨证论治是中医诊疗的最大特色，是指导临床诊治疾病的基本法则，能够辨证地看待病和证的关系，一种疾病可以包括几种不同的证，不同的疾病在其发展过程中也会出现相同的证，因此可以采取"同病异治"或"异病同治"的方法来处理，其着眼点核心均为"证"，而不在于"病"，可见中医的传统是重"证"轻"病"。

辨证论治的重要特点之一是基于整体观对人体的认识，既看到病，也看到患者；既考虑病邪，也考虑正气；既照顾局部，更着眼于整体。辨证的结果是将复杂的多元因素网织成一个统一的"证"，而不是多个并列的诊断。这种基于整体观指导的诊断模式，利于认识和解决疾病的本质。

辨证论治的第二特点是动态观。病症的表现，不仅因人而异，而且因时而异、因地而异。同一种病症，随着个体的差异和病情的演变，证型不是一成不变的，因此治疗亦随证而转变。"知常达变"，既识其常，又知其变，从异常与正常的比较中找出不同和相同之处，发现普遍规律，体现了辨证论治的动态观。

中医学是以辨证论治为诊疗特点，强调"证"的核心地位，但是中医学临床从来就少不了辨病论治的方法，特别是在中医理论体系构建之初，证的概念尚未从病中分化出来，当时就是以"病"作为辨析目的，治疗即依据病来进行。如《黄帝内经》13 方基本上是以治病为着眼点，其后《诸病源候论》等著作也以病作为治疗目标，如"常山截疟"等。近代在重视辨证论治的同时，也普遍运用辨病思维，如肺痨、肺痈、肠痈、疟疾、麻疹、中风、水痘、天花等的防治，都是基于辨病的思维。所以，中医学辨病思维与辨证思维是同时存在的，二者相辅相成。但由于中医学对疾病的认识以宏观为主，与西医的微观认识差距较大，不能从细微结构的病理改变去认识机能失常，因此在西学东渐之后，辨病思维的地位逐渐降低，辨证思维因为是中医学所特有的优势得到了长足发展，成为中医学诊治疾病的主要思维方法。

通常认为中医学的辨证思维起于《伤寒杂病论》，"观其脉证，知犯何逆，随证治之"确立了辨证论治的思维方法，并以六经辨证辨析外感热病，以脏腑辨证辨析内伤杂病，构筑了辨证论治的理论体系。但仲景所说的证与脉相对而言，证是证据，脉是疾病的临床表现，都是辨证或辨病的材料和依据，并非现在教材所说的证候。自仲景之后，辨证的证大多指症，即症状和体征。近几十年证才由症状转为证候，内涵有所改变，变成了某一阶段的病例概括这样的内涵，对中医学基础理论和临床的发展均具有重要意义。

要发扬中医学的辨证论治的诊治特色，提高中医的临床诊治水平，提高辨证的准确率，必须走辨病与辨证结合的诊治思路。通过辨病来确诊疾病，对某一疾病的病因、病变规律和转归预后有一个总体的认识，再通过辨证思维，根据该病的当时的临床表现和检查结果来辨析该病目前处于病变的哪个阶段或哪个类型，从而确定当时该病的证，然后根据证来确定治则治法和遣方用药。因此，中医学的辨病思维与辨证思维是同时存在的，均具重要意义。

以上为中医临床中的辨证与辨病的关系。随着现代医学的发展，现代技术手段的飞速进步，中西医结合医学的发展成为了我国医药卫生事业发展的重要特色和重要内容之一。由于历史条件的限制，古代中医没有科学的方法认识疾病的真实病因及发病机理，仅能依靠直觉的观察及哲理的分析以辨"证"。不可否认这种整体的、动态的看待疾病的思维方法，确比西医孤立的、静止的对待疾病要有优势。但也不容否认宏观的、抽象的、定性的哲理思维代替不了微观的、具体的、计量的科学实验。现代医学科学所做出的实验室的检查得出的"病"的证据超出了中医的望、闻、问、切对"证"的认识。例如，无黄疸性肝炎，患者可以无症状，而肝功能却显示异常。又如急性肾炎，患者症状完全消除了，可是检验尿常规提示有蛋白及红细胞。又辨证论治在具体运用时，由于过于灵活，且缺乏客观的计量检查及公认的判断标准，因此辨证论治的结果有时候受医生的理论水平及临床经验的影响，这样就很难通过共性抓住疾病的核心本质，并总结出其治疗规律。再者，用百余种证型去概括几千个病种，即把复杂多样的疾病置于有限的证型框架中去认识，将不同本质的疾病仅从表现上进行分类，因而在治疗上对疾病的本质缺少针对性和特殊性。例如，中医辨证为"肝肾阴虚"，而西医的诊断可以是肝硬化、原发性高血压、神经官能症、肿瘤、失眠等多种疾病。性质迥异的病种，皆表现为阴虚，如皆以阴虚处理，虽能改善机能状况，而无益于病因各异的疾病本质。

显然，西医、中医各有所长，西医善于辨病，中医善于辨证；西医长于治疗病因、消灭病原，中医长于改善机能状态、增强抗病能力。将二者结合起来，以西医的诊断为纲，先确定病种的范围，然后以中医的辨证为目，予以分型，并从病、证双方考虑其治疗，中西手段相结合，这是目前通行的中西医结合诊治疾病的方式之一。

思考题

1. 试述辨证、论治、辨证论治的含义。
2. 试述辨证与论治的关系。
3. 试述病、症、证的概念及三者间的关系。
4. 试述辨证与辨病的关系。

（隋　华）

第九章 八纲辨证

【内容提要】 八纲辨证是各种辨证的总纲领,包含表里辨证、寒热辨证、虚实辨证、阴阳辨证。表和里是疾病的部位的反映,寒和热是疾病的性质的反映,虚和实反映的是邪正的盛衰,阴和阳是病证类别的反映。八纲辨证的证型并非独立存在的,在辨证的同时,要考虑证型的相兼、转化及错杂的关系。

【学习目标】
1. 掌握八纲及八纲辨证的概念内容。
2. 掌握表里、寒热、虚实、阴阳辨证的要点。
3. 了解证与证之间的相兼、转化及错杂关系。

八纲,即阴、阳、表、里、寒、热、虚、实,八纲辨证指将四诊收集的各种病情资料,进行分析综合,根据疾病的大致类别、部位、性质、邪正盛衰四个方面的情况,从而归纳为阴、阳、表、里、寒、热、虚、实八类基本证型。

八纲辨证是概括性的辨证纲领,对于疾病的诊断归类起到总方向的引导,但不能细致具体地将病证分类体现出来。所辨之证属于第一层次的大证,在临床应用时,还须分割成外延较小、内涵较具体的第二层次的证,甚至第三层次的证。

任何一种疾病,从类别上来说,不是阴证就是阳证;从病位上来说,不是表证就是里证;从性质上来说,不是寒证就是热证;从邪正力量对比来说,不是虚证就是实证。尽管疾病的表现极其复杂多样,但运用八纲辨证可以提纲挈领地对其本质进行高度概括,以便指导病证的诊断和治疗。

第一节 表里辨证

疾病分为外感病与内伤病两大类。外感病表证是指六淫、疫疠等邪气,经皮毛、口鼻侵入机体的初期阶段,正气抗邪于肌表,以新起恶寒发热为主要表现的证。内伤病起于内因,病变在脏腑,属里证。故表里辨证主要用于外感病。

表与里是相对的概念,皮肤与筋骨相对而言,皮肤属表,筋骨属里;脏与腑相对而言,腑属表,脏属里;经络与脏腑相对而言,经络属表,脏腑属里;经络中三阳经与三阴经相对而言,三阳经属表,三阴经属里等。

一般而论,身体的皮毛、肌腠在外,属表;血脉、骨髓、脏腑在内,属里。但是临床辨证时,一般把外邪侵犯肌表,病位浅者,称为表证;病在脏腑,病位深者,称为里证。表、里证的辨别主要以临床表现为依据,不可把表、里简单地理解为固定的解剖部位。

外感表证与里证鉴别要点:

(1)外感病泛指一切急性热性病,故一般说来,外感病表证、里证都有发热症状。表证之发热较轻,且与恶寒同时并见,称恶寒发热。里证之发热,热势明显,且绝不伴有恶寒,称但热不寒。故有无恶寒是鉴别表证、里证的一个要点。

(2)外感表证、里证通常多有呼吸道症状。表证仅限于鼻、咽、喉之肺系症状,如鼻塞流涕、咽痛咳嗽。里证则出现肺本脏之病状,如咳咯浊痰、喘息气粗,或有胸痛。

(3)邪阻体表经络产生之头身疼痛症状为表证所特有。热入脏腑出现胸腹症状及二便变化为里证所独具。

(4)表证虽可有自汗,但汗出不明显,且无口渴;里证则有身大热、汗大出、口大渴表现。

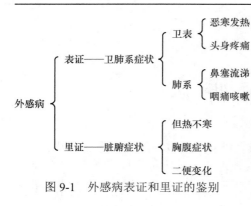

外感病
- 表证——卫肺系症状
  - 卫表
    - 恶寒发热
    - 头身疼痛
  - 肺系
    - 鼻塞流涕
    - 咽痛咳嗽
- 里证——脏腑症状
  - 但热不寒
  - 胸腹症状
  - 二便变化

图 9-1　外感病表证和里证的鉴别

（5）舌象：表证舌象少变化，表现为舌质正常，苔薄白。里证则舌象有变化，表现为舌质红，苔黄厚。

（6）脉象：表证为脉浮，里证则为脉大而数。

关于外感病表证、里证之鉴别要点，图 9-1 中已概括。内伤病之里证，可表现为各脏腑的病变，详见脏腑辨证。

另外，在中医范畴，有种特殊证候介于半表半里之间，是指外邪由表内传，尚未达于里，或里证出表，尚未至于表，邪正搏于表里之间的一种证候，称为半表半里证（六经辨证中称为少阳证），其证候表现为寒热往来，胸胁苦满，口苦咽干，目眩，心烦喜呕，不欲饮食，脉弦等。

第二节　寒热辨证

寒热是辨别疾病性质的一对纲领，用以概括机体阴阳偏盛偏衰的两种证型。阴阳偏盛所产生的寒、热证，属实证范畴，称实寒证及实热证。阴阳偏衰所产生的寒、热证，属虚证范畴，称虚寒证及虚热证。

产生寒证的病机是阴盛或阳虚，前者是由于感受外来的寒邪所致，后者是由于内伤久病，阳气耗损所成；前者为实寒证，后者为虚寒证。产生热证的病机是阳盛或阴虚，前者是由于感受外来热邪或机体内部病变郁而化热所致，后者是由于内伤久病、阴液耗伤所成；前者为实热证，后者为虚热证。图 9-2 为寒证和热证产生的机理。

寒证是对一组有寒象的症状、体征的概括。热证是对一组有热象的症状、体征的概括。可将寒证与热证鉴别归纳为表 9-1。

寒证
- 阴偏盛（实寒证）
- 阳偏衰（虚寒证）

热证
- 阳偏盛（实热证）
- 阴偏衰（虚热证）

图 9-2　寒证和热证产生的机理

表 9-1　寒证、热证鉴别表

见症	寒证	热证
寒热喜恶	恶寒喜温	恶热喜凉
口渴	不渴	渴喜冷饮
面色	白	红赤
四肢	冷	热
大便	稀溏	干结
小便	清长	短赤
排泄物	澄澈清冷，无色无味	混浊灼热，黄稠臭秽
舌象	舌淡，苔白滑	舌红，苔黄干
脉象	迟或沉细	数或兼洪大

寒证和热证虽有本质的不同，但又相互联系。它们既可在同一患者身上同时出现，表现为寒热错杂，又可在一定条件下互相转化，出现寒证化热或热证转寒。在疾病的危重阶段还会出现真热假寒证或真寒假热证。

第三节　虚实辨证

病证的虚实取决于正气和病邪力量的强弱，即虚实是辨别邪正盛衰的一对纲领，在正邪这一对矛盾中，矛盾的主要方面决定病证的虚实。虚证主要由于正气不足，至于邪气则无足轻重，或弱或无，绝不会盛。实证主要取决于邪气旺盛，正气未衰，尚有抗邪之力。古人说："邪气盛则实，精气夺则虚。"正是强调了正邪这一对矛盾的主要方面决定了病证的虚实（图9-3）。

$$虚证\begin{cases}正气虚弱\\邪气不盛\end{cases} \qquad 实证\begin{cases}邪气旺盛\\正气未衰\end{cases}$$

图 9-3 虚证、实证产生机理

为便于记忆，可将虚证与实证的鉴别归纳为三要点：得病新久，症状剧缓，阴精敛散（表9-2）。因暴病多实，久病必虚，故从得病之新久可知证之虚实。因邪气盛则实，精气夺则虚，邪气旺盛、正气未衰之实证，邪正斗争激烈，其症状必然剧烈，而正气虚弱、邪气不盛之虚证，缺少斗争的场景，其症状必然和缓。因久虚必脱，易导致阴精体液耗散，不能敛藏，出现久泻脱肛、滑精早泄、遗溺不禁、自汗盗汗、崩漏带下、子宫脱垂等脱症，而新得之实证，正气尚存，其聚敛收藏阴精体液之功不减，故从阴精之散聚可知证之虚实。

表 9-2 虚证、实证鉴别表

见症	虚证	实证
病程	长（久病）	短（新病）
形体	多消瘦无力	尚无衰减
精神	神气不足	神色尚佳
声息	声低息微	声高息粗
疼痛	绵绵隐痛，时轻时重，喜按	疼痛显著，持续不减，拒按
阴精	久虚必脱，易于耗散	敛藏
寒	畏寒	恶寒
热	五心烦热，午后潮热或劳后低热	壮热
舌象	舌质有改变，舌苔或减或增	舌质少变化，舌苔常增厚
脉象	无力	有力

虚证的形成，有先天不足和后天失养两方面的原因。先天不足来自于父母的遗传因素，或早产等导致的发育不良及脏腑功能不足。大部分虚证是后天失养所致，如饮食失调、情志失控、过劳过逸、房室过度、久病失治或误治均可扰乱气血、损伤脏腑、耗伤正气而形成虚证。

实证的形成也有两个方面：一是外来病邪侵犯人体，形成邪气亢盛的实证，如外感六淫之邪所形成的实证，二是由于脏腑功能失调，气血紊乱或水谷精微代谢失常，而形成气滞血瘀或水湿痰饮停留体内而形成"本虚标实"之实证。

虚证和实证虽有本质的不同，但又相互联系，它们既可由实转虚，或因虚致实的相互转化，又可同时出现在同一患者身上，表现为虚实错杂，至于所谓"大实有羸状""至虚有盛候"乃属虚实之假象，并不多见。

第四节　阴阳辨证

八纲是辨证的纲领，而阴阳又是八纲辨证的总纲。它可概括其他三对纲领，即表证、实证、热证属阳证，里证、虚证、寒证属阴证，因此八纲又有二纲六变之称。

阴阳辨证将一切病证分为两大类（表9-3），分类的根据是阴阳学说中阴阳的基本属性。凡表现为火热的、亢盛的、向外向上的、感受阳邪的、正气未衰的病证为阳证；凡表现为寒冷的、衰退的、向内向下的、感受阴邪的、正气虚弱的病证为阴证。

表 9-3 阴证、阳证包括的病证

	阴证	阳证	
急性实证	寒证（阴寒内盛，实寒）	热证（阳热内盛，实热）	急而重
慢性虚证	阳虚（阳气不足，虚寒）	阴虚（阴液不足，虚热）	缓而轻
急性脱证	亡阳（阳气暴脱，大寒）	亡阴（阴液暴脱，大热）	急而危

就病机而言，阴证是指体内阳气虚衰、寒邪内盛所产生的病证；阳证是指体内热邪壅盛、阳气亢盛所产生的病证。

前面提到过，表证属阳，里证属阴，热证属阳，寒证属阴，实证属阳，虚证属阴。乃就三对证分别而言，实际上，这三对证是错综复杂地结合在一起的，在应用上，判断疾病的阴阳属性是以寒热作为总纲领，如里虚热证为阳证，里实寒证为阴证（表 9-4）。

表 9-4 阴阳本身病变所致六种常见证型的鉴别

证	病机	八纲属性	临床表现
寒证	阴偏盛	实寒证	急性实证，急而重
热证	阳偏盛	实热证	
阳虚	阳偏衰	虚寒证	慢性虚证，缓而轻
阴虚	阴偏衰	虚热证	
亡阳	阳气暴脱	大寒虚脱证	急性脱证，急而危
亡阴	阴液暴竭	大热虚脱证	

阳虚或阴虚是由于机体阴阳失调，阳或阴偏衰而导致其对立面相对旺盛的虚寒证或虚热证。亡阴或亡阳是阴液暴竭或阳气暴脱所引起的危重证候，亡阴、亡阳相当于现代医学的休克，出现在中毒性感染、大出血或脱水、严重心血管疾病、药物及血清过敏等情况中。亡阴、亡阳并无本质的不同，只不过亡阴表现出大热象，亡阳表现为大寒象，这与产生阴阳亡失的原发病有关，一般而言，亡阴多见于严重感染之中毒性休克，亡阳多见于其他类型的休克。因为阴阳是互根的，阴亡，阳气亦无所依附而散越；阳亡，阴液亦无从化生而耗竭。如救治不力，最后形成阴阳俱亡而生命终结（表 9-5）。

表 9-5 亡阴与亡阳的鉴别

	亡阴	亡阳
病机	阴液暴竭（阴液将绝）	阳气暴脱（阳气将亡）
特征	大热证＋脱证	大寒证＋脱证
寒热	肌肤灼热	四肢厥冷
汗	热汗多而黏	冷汗多而稀
神情	躁妄不安，以致神昏	表情淡漠，以致神昏
呼吸	气短息粗	气息微弱
口渴	干渴	不渴
舌象	舌红而干	舌淡而润
脉象	细数疾无力	微细欲绝

第五节　八纲辨证与其他辨证之间的关系

　　八纲辨证是辨证的纲领，只是辨证的大方向，仅仅表明病证的基本属性，还不能具体地指导辨证论治，所以还必须进一步运用其他的辨证方法。对于外感病来说，主要是实证、热证，故辨虚实、辨寒热显得相对次要。由于其病变发展的阶段性，辨表里更为重要。为了使其更加具体化，必须进一步运用卫气营血辨证或六经辨证。对于内伤杂病来说，因概为里证，无须辨表里，重要的是辨虚实。虚证须扶正，实证须祛邪，决定了治疗原则。内伤杂病如为实证，采用病邪辨证以判断为何种病邪致病；如为虚证，采用虚损辨证以判断为何种类型虚证。将病因辨证和虚损辨证纳入脏腑所在的部位则为脏腑辨证，后者是内伤杂病的重要辨证方法。

　　在八纲范畴内，阴阳、表里、寒热、虚实，分别概括着病证某一方面的本质，而临床中疾病往往有多种致病因素，他们之间相互联系。寒热病性、邪正相争不能脱离表里病位而独立存在，反之也没有可以离开寒热、虚实等病性而独立存在的表证或里证。因此，用八纲所分析、归类的证，并不是彼此孤立、静止不变的，证与证之间存在着相兼、错杂、转化，甚至真假难辨，并且随着病情发展而不断变化。临床辨证时，不仅要注意八纲基本证的识别，更应把握八纲证之间的相互关系。八纲证之间的相互关系，主要可归纳为证的相兼、证的错杂及证的转化三个方面。

一、证的相兼

　　多证相兼，是指疾病发生阶段中往往多种证同时存在。本处所指为狭义的证的相兼，即在疾病某一阶段，出现不相对立的两纲或两纲以上的证同时存在的情况。相兼证的临床表现一般多是相关纲领证临床表现的叠加。例如，表实寒证与表实热证，既同属于表证的范畴，又分别属于寒证与热证。里实寒证与里实热证既同属于里实证的范畴，又分别属于寒证与热证。里虚寒证与里虚热证既同属于里虚证的范畴，又分别属于寒证与热证。

二、证的错杂

　　证的错杂是指疾病在发展阶段同时存在八纲中对立两纲的证。八纲的错杂关系，从表与里、寒与热和虚与实的角度，分别可概括为表里同病、寒热错杂、虚实夹杂。而这三种类型又可交互错杂，形成如表实寒里虚热、表实寒里实热等，因此临证时应对其进行综合分析。

三、证的转化

　　证的转化是指在疾病的发展变化过程中，八纲中相互对立的证在一定条件下可以相互转化。但证的转化往往有一个量变到质变的过程，因而在证的真正转化之前，可以呈现出证的相兼或错杂现象。证转化后的结果有两种可能，一是病位由浅及深，病情由轻而重，向加重方向转化；二是病位由深而浅，病情由重而轻，向痊愈方向转化。

　　思考题
　　1.什么是八纲及八纲辨证？
　　2.为什么说八纲之间是相互联系不可分割的？

（杨　琦）

第十章　脏腑辨证

【内容提要】　脏腑辨证是以人体脏腑生理功能和病理变化为理论基础，辨明脏腑的阴阳、气血、虚实、寒热变化及正邪盛衰状态的辨证方法。脏腑证型以五脏证型为主体，其次为六腑证型和脏腑兼证。肝病以肝失疏泄、肝不藏血和筋膜舒缩失常为基本病变，偏于实证、热证。心病以心主血脉和心主神明功能失常为基本病变，虚证和实证兼杂。脾病以脾失健运、清阳不升，湿邪困阻为基本病变，多见于虚证。肺病以肺失宣降、呼吸异常为基本病变，多以咳嗽，气喘，咳痰，胸闷等为常见症。肾病以肾精失藏，气化失司为基本病变，几乎皆属于虚证。脏腑兼病辨证，要以关键性症状作为脏腑主证，同时要区分证型之间存在的因果、主次、生克等内在联系。

【学习目标】

1. 掌握各脏腑病常见证的概念、证候表现。
2. 熟悉脏腑病常见证型的证候分析及辨证要点。
3. 了解脏腑兼证的概念、证候表现、证候分析及辨证要点。

脏腑辨证，是根据脏腑的生理功能及病理特点，辨别疾病所在的脏腑部位及性质的一种辨证方法。脏腑辨证重点是辨别疾病所在的脏腑部位。如肝气郁结、脾胃湿热、肝肾阴虚、脾肾阳虚等皆为脏腑辨证所得之证。证名由两部分组成，前为病变所在脏腑，后为病邪名称或虚损类型，脏腑辨证主要用于内伤杂病的诊断。外感病虽主要采用卫气营血辨证及六经辨证，但也离不开脏腑辨证的基础，如风寒束肺、热结肠胃、热陷心包等亦涉及脏腑辨证。由于脏腑学说是以五脏为中心，腑从属于脏，腑之病与相应的脏相关，多责之于脏，故将腑病纳入相应的脏病中讨论。

脏腑病证是脏腑病理变化反映于外的客观征象。脏腑辨证的过程，首先是辨明脏腑病位。由于各脏腑的生理功能不同，疾病过程中所表现的症状、体征也各不相同。因此，熟悉各脏腑的生理功能及其病理特点，是脏腑辨证的关键所在。其次要辨清病性，结合病变所在的脏腑病位，分辨在此病位上的具体病性。病性辨证是脏腑辨证的基础，只有辨清病性，才能确定治疗原则，只有辨清病位才能使治疗更有针对性。但是，由于病位与病性之间相互交织，临床辨证既可以脏腑病位为纲，区分不同病性；也可在辨别病性的基础上，根据脏腑的病理特征确定脏腑病位。

第一节　心与小肠病辨证

心居胸中，为君主之官，为五脏六腑之大主，其华在面，开窍于舌，在体为脉，其经脉循肩臂内侧后缘，下络小肠，二者相为表里。小肠分清泌浊，具有化物的功能。

心的病证有虚有实。病位在心的虚证多由于病情缠绵日久，或者天生禀赋不足、思虑伤心等因素，导致心气心阳受损，心阴心血亏耗；实证多由痰阻、火扰、寒凝、瘀滞、气郁等原因引起，其病状及产生的病机见图10-1。

心病的主要发病机理为主血脉和藏神两个主要功能失常，常见临床症状为心悸，怔忡，心痛，心烦，失眠，健忘，谵妄，神志昏迷，以及舌质的病理变化等。小肠病变主要体现在泌别清浊功能和气机的失常，常见临床症状为腹胀，腹痛，肠鸣，腹泻或小便赤涩疼痛，小便混浊等。

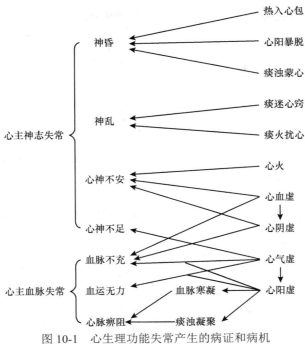

图 10-1　心生理功能失常产生的病证和病机

一、心气虚、心阳虚与心阳暴脱

心气虚表现为心神不足及血运无力。心阳虚是在心气虚基础上，又有温煦不足的寒象及心脉血行不畅。心阳暴脱则是心阳骤脱而亡阳的危证。此三证多由久病体虚、暴病伤正，禀赋不足或高年脏气亏虚等因素引起，是心阳气虚损由轻而重以至危笃的三个由量变到质变的阶段，可以用虚、寒、脱来突出其特点。

1.心气虚证　指心气不足，鼓动无力，以心悸怔忡及气虚症状为主要表现的证。

【证候表现】　心悸怔忡，胸闷气短，精神不振，健忘，神思衰弱，嗜睡，时有自汗，动则诸症加剧，面色淡白，舌淡，脉虚。

【证候分析】　多因素体虚弱，或久病失养，或劳倦过度，或先天不足等原因造成。心气虚，鼓动乏力，心动失常，故见心悸怔忡；宗气衰少，功能减退，故胸闷气短，精神不振，健忘等；气虚卫外不固，故自汗；动则气耗，故活动劳累后诸症加剧；气虚运血无力，气血不足，血脉不荣，故面色淡白，舌淡，脉虚。

【辨证要点】　心悸、气短、怔忡与气虚症状共同出现。

2.心阳虚证　是在心气虚基础上，心阳虚衰，温运失司，虚寒内生，以心悸怔忡，或心胸疼痛及阳虚症状为主要表现的证。

【证候表现】　心悸怔忡，胸闷气短，或心胸疼痛，形寒肢冷，自汗，神疲乏力，面色㿠白，或面唇青紫，舌质淡胖或紫暗，苔白滑，脉弱或结、代。

【证候分析】　多因心气虚进一步发展而来，或因其他脏腑病证损伤心之阳气而成。心阳虚衰，导致推动、温运无力，心动失常，轻则心悸，重则怔忡；心阳虚衰，宗气微衰，胸阳不振，故见胸闷气短；心脉失其温通而痹阻不畅，故见心胸疼痛；阳虚温煦失职，故见畏寒肢冷；阳虚卫外不固，故见自汗；温运乏力，面部血脉失充，血行不畅，故见面色㿠白或面唇青紫，舌质紫暗，脉弱或结、代；阳虚水湿不化，故舌淡胖嫩，苔白滑。

【辨证要点】　心悸怔忡，或心胸疼痛与阳虚症状共见。

3.心阳暴脱证　则是心阳骤脱而亡阳的危证。

【证候表现】 突然冷汗淋漓，四肢厥冷，呼吸微弱，面色苍白，口唇青紫，神志不清，脉微细欲绝。

【证候分析】 心阳暴脱证，在心阳虚的基础上出现虚脱亡阳症状。心阳衰亡，不能外固，故冷汗淋漓；不能温煦四肢，故见四肢厥冷；宗气外泄，不司呼吸，故见呼吸微弱；阳气外脱，脉道失充，故面色苍白；阳衰血脉失于温通，则见心痛剧烈，唇舌青紫；心神涣散，则见神志模糊，甚则昏迷。阳虚阴盛，无力推动血行，脉道失充，则脉象微细。

【辨证要点】 心悸胸痛、神志模糊或昏迷与亡阳症状共见。

心气虚证、心阳虚证和心阳虚脱证有密切联系，可以出现在疾病过程中的轻重不同阶段。临床辨证应掌握，心气虚证以心悸怔忡为主症，同时出现心脏及全身机能活动衰弱的症状，如气短、胸闷、神疲、自汗等，且动则诸症加剧；心阳虚证在心气虚证的基础上出现虚寒症状，以畏寒肢冷为特征，且心悸加重，或出现心胸疼痛、面唇青紫等表现；心阳虚脱证，是在心阳虚的基础上出现亡阳症状，以冷汗肢厥，或心胸剧痛、神志模糊或昏迷为特征（表10-1）。

表10-1 心气虚、心阳虚、心阳暴脱三证鉴别要点

证候	相同点	不同点
心气虚		面色淡白，舌淡，脉虚
心阳虚	心悸怔忡，胸闷气短，自汗，以上诸证活动后加重	畏寒肢冷，心痛，面色㿠白，或面唇青紫，舌质淡胖或紫暗，苔白滑，脉弱或结、代
心阳暴脱		突然冷汗淋漓，四肢厥冷，呼吸微弱，面色苍白，口唇青紫，神志不清，脉微细欲绝

二、心血虚与心阴虚

1. 心血虚证 临床诊断心血虚证，以心的常见症状与血虚证共见，指血液亏虚，心失濡养，以心悸、失眠、多梦及血虚症状为主要表现的证。

【证候表现】 心悸，失眠，多梦，健忘，头晕眼花，面色淡白或萎黄，唇舌色淡，脉细无力。

【证候分析】 本证多因劳神过度，或失血过多，或久病伤及营血；也可因脾失健运或肾精亏损，生血之源不足而致。心血虚心失濡养，心动失常，故见心悸；心神失养，神不守舍，则为失眠，多梦；血虚不能上荣头、面，故见头晕眼花，健忘，面色淡白或萎黄，唇舌色淡；血少脉道失充，故脉细无力。

【辨证要点】 心悸、失眠、多梦与血虚症状共见。

2. 心阴虚证 指阴液亏损，心失滋养，虚热内扰，以心悸、心烦、失眠及阴虚症状为主要表现的证。

【证候表现】 心悸，心烦，失眠，多梦，口燥咽干，形体消瘦，两颧潮红，或手足心热，潮热盗汗，舌红少苔乏津，脉细数。

【证候分析】 多因思虑劳神太过，暗耗心阴；或温热火邪，灼伤心阴；或肝肾阴亏，不能上养，累及心阴而成。心阴虚心失濡养，心动失常，故见心悸；虚热扰心，神不守舍，故见心烦，失眠，多梦；阴虚失滋，故口燥咽干，形体消瘦；阴不制阳，虚热内生，故手足心热，潮热盗汗，两颧潮红，舌红少苔乏津，脉细数。

【辨证要点】 心悸、心烦、失眠与虚热症状共见。

心血虚证与心阴虚证均可见心悸、失眠、多梦等症，但心血虚证以面色淡白，唇舌色淡等"色白"血虚表现为特征；心阴虚证以口燥咽干，形体消瘦，两颧潮红，手足心热，潮热盗汗等"色红"及阴虚内热之象为特征。血属阴，心阴心血不足，皆能使心失所养，心动不安，而见心悸怔忡；心神得不到阴血的濡养，致心神不宁，出现失眠多梦的共同症状。但血与阴毕竟有所不同，所以二者的其他临床表现也就有别。血虚则不能濡养脑髓，而见眩晕健忘；不能上荣则见面白无华，唇舌色淡，不能充盈脉道则脉象细弱。阴虚则阳亢，虚热内生，故五心烦热，午后潮热；寐则阳气入阴，营液受蒸则外流而为盗汗；虚热上炎则两颧发红，舌红少津；脉细主阴虚，数主有热，为阴虚内热的脉象。

三、心火亢盛证

心火亢盛是心火内炽的表现，包括躁扰心神及血热脉急所致的一系列症状，尚可表现为心火上炎所致的口舌症状，亦可表现为心火下移所致的小便症状。

【证候表现】 心胸烦热，心悸怔忡，夜不成眠，躁扰不安，狂躁谵语，神识不清；或舌上生疮，溃烂疼痛；或吐血，衄血；或小便短赤，灼热涩痛。伴见发热口渴，便秘尿黄，面红舌赤，苔黄脉数。

【证候分析】 多因情志抑郁化火；或火热之邪内侵；或过食辛辣刺激食物、温补之品，久蕴化火，扰神迫血而成。心火炽盛，热扰心神，故心烦失眠；火热闭窍扰神，故狂躁谵语，神识不清；火热迫血妄行，故见吐血，衄血；心火上炎舌窍，故见舌上生疮，溃烂疼痛；心火下移小肠，故见小便短赤，灼热涩痛；热蒸于外故发热，热盛伤津故口渴，便秘，尿黄；火热内盛，故面红舌赤，苔黄脉数。

【辨证要点】 心烦失眠、舌赤生疮、吐衄、尿赤与实热症状共见。

四、心脉痹阻证

心脉痹阻证指瘀血、痰浊、阴寒、气滞等因素阻痹心脉，以心悸怔忡、心胸憋闷疼痛为主要表现的证。

【证候表现】 心悸怔忡，心胸憋闷疼痛，痛引肩背内臂，时作时止，或以刺痛为主，舌质晦暗，或有青紫斑点，脉细、涩、结、代；或以心胸憋闷为主，体胖痰多，身重困倦，舌苔白腻，脉沉滑或沉涩；或以遇寒痛剧为主，得温痛减，形寒肢冷，舌淡苔白，脉沉迟或沉紧；或以胀痛为主，与情志变化有关，喜太息，舌淡红，脉弦。

【证候分析】 本证出现常因气滞、血瘀、痰阻、寒凝等因素诱发，多为本虚标实证。心阳不振，阴寒凝滞，心脉失养，心动失常，故见心悸怔忡；阳气不运，心脉阻滞不通，故心胸憋闷疼痛，痛引肩背内臂。由于病理因素不同，导致临床症状有所区别。

瘀阻心脉：以刺痛为特点，伴见舌质晦暗，或有青紫色斑点，脉细、涩、结、代等瘀血内阻的症状。

痰阻心脉：以憋闷为特点，多伴体胖痰多、身重困倦、苔白腻、脉沉滑或沉涩等痰浊内盛的症状。

寒凝心脉：以痛势剧烈，突然发作，遇寒加剧，得温痛减为特点，伴见形寒肢冷、舌淡或青紫、苔白、脉沉迟或沉紧等寒邪内盛的症状。

气滞心脉：以胀痛为特点，其发作多与精神因素有关，常伴见胁胀、善太息、脉弦等气机郁滞的症状。

【辨证要点】 心悸怔忡、心胸憋闷疼痛与血瘀、痰阻、寒凝或气滞症状共见。

五、热入心包证

本证为温病营分证，又称热入营分证，为温热病邪内陷，热扰心神，阻闭心窍所致，表现为高热，谵妄，神昏，或见斑疹隐现，舌质红绛，脉象细数。参见卫气营血辨证。

六、痰火扰心证

本证多由情志不遂，气机不舒，肝气郁结，郁久化火，灼津成痰，痰与火结，或外感热邪，热灼液熬为痰，热痰内扰，扰乱心神所致。

【证候表现】 发热气粗，面红目赤，痰黄稠，喉间痰鸣，躁狂谵语，舌红苔黄腻，脉滑数，或见失眠心烦，痰多胸闷，头晕目眩，或见语言错乱，哭笑无常，不避亲疏，狂躁妄动，打人毁物。

【证候分析】　外感热病，邪热亢盛，燔灼于里，炼液为痰，上扰心窍所致；里热蒸腾，充斥肌肤故见高热；火势上炎，则面红目赤；热盛，机能活动亢进，而见呼吸气粗；邪热灼津为痰，故痰液发黄，喉间痰鸣；痰与火结，痰火扰心，心神昏乱，故躁扰发狂，胡言乱语；舌红苔黄腻，脉滑数，是为痰火内盛之症。内伤病中，因痰火扰心而见失眠，常与心烦共见；若痰阻气道则兼见胸闷痰多，清阳被遏故又兼见头晕目眩。若出现神志狂乱，称为狂证。狂证的发生，多与七情有关，如剧烈的精神刺激，导致气机逆乱，心火鸱张，灼液为痰，上扰心窍导致痰火扰心，心神被扰，神识昏蒙，所以语无伦次，时哭时笑，不避亲疏；火属阳，阳主动，故病则狂躁妄动，打人毁物。

【辨证要点】　烦躁不宁、失眠多梦、狂躁、神昏谵语与痰热症状共见。

七、痰迷心窍证

本证表现形式多样，临床归纳为以下几种病证：

1.癫证　或称癫病，相当于精神病的抑郁症。多因终日忧思、郁闷不乐、情志不遂而肝气郁结，继以气郁生痰，痰浊蒙蔽心窍所致，表现为多疑善虑，精神抑郁，表情淡漠，神情痴呆，举止失常，语言错乱，喃喃自语或默默不语，哭笑无常，不思饮食，舌苔白腻，脉缓而滑。

2.痫证　通称为癫痫，素有痰浊内伏心经，一旦肝风内盛，夹伏痰上蒙心窍，则呈发作状态，表现为突然仆地不省人事，双目上视，喉中痰鸣，口吐痰涎，手足抽搐，延时即醒，醒后一如常人。

3.痰厥　此为厥证（即现代医学之昏厥）之一。多由素体肥胖，痰湿内盛，兼肝阳偏亢为诱因，偶因恼怒气逆，痰随气逆，上蒙清窍，以致突然昏仆而厥。厥证本是一种有明显诱因急发急苏的短暂神昏，偶见严重时，则一厥不醒而死亡。

八、小肠实热证

小肠实热证，多由于心热下移小肠所致，指心火下移小肠，热迫膀胱，气化失司，以小便赤涩疼痛、心烦、舌疮及实热症状为主要表现的证。

【证候表现】　心烦口渴，口舌生疮，小便赤涩，尿道灼痛，尿血，舌红苔黄，脉数。

【证候分析】　心与小肠互为表里，小肠有分清泌浊的功能，使水液入于膀胱。心热下移小肠，故小便赤涩，尿道灼痛；热甚灼伤阴络则可见尿血；心火内炽，热扰心神则心烦；津为热灼则口渴；心火上炎则口舌生疮；舌红苔黄，脉数，为里热。

【辨证要点】　以尿道灼痛与心火盛症状并见。

心与小肠证治要点：

（1）心主神志，有关意识障碍，精神失常及大脑功能失调的病状，如神志不清（神昏），精神失常（神乱）及神气不足（少神）等，皆责之于心。

（2）心主血脉，心气维持正常的心脏搏动及血脉运行，有关心力、心率、心律失常及血液虚亏，脉道不利的病状皆责之于心。

（3）心病分虚实，虚证为气、血、阴、阳的不足；实证为火热、痰浊、血瘀病邪的侵扰。

（4）心之各种病证，不论虚、实、寒、热，皆可出现心悸。

（5）气属于阳，血属于阴，故心阳虚必兼心气虚，心阴虚常兼心血虚，但心阳虚比心气虚重，尚有寒象，心阴虚比心血虚重，尚有热象。

（6）心之阳气虚则心悸，气短，自汗，神疲，脉细弱或结代，更有形寒肢冷，面色淡白，心胸闷痛等，寒象为心阳虚所独有。心之阴血虚则心悸而失眠多梦，少寐健忘，脉细弱，更有烦热，盗汗，舌红，脉数等热象，为心阴虚所独有。前者治以补气温阳，后者治以补血滋阴，但皆须配以安神宁心之药。

（7）心之热证，见于外感热性病者，称热入心包或热入营分，表现为高热、躁烦、谵妄，甚或神昏，或血热妄行；见于内伤杂病者，称心火亢盛，热在上重者称心火上炎，热在下重者称心火下移。

（8）痰火扰心、痰迷心窍及热入心包，三证皆有神志变化，其鉴别要点是痰火扰心表现为神志狂乱，痰迷心窍表现为神志错乱或痰鸣神昏，热入心包则表现为高热神昏，前二者属内伤杂病，后者属外感热性病。

（9）痰火扰心及痰迷心窍，二证虽为心病，亦与肝肾有关，治疗时应从心、肝、肾三脏全面考虑。

（10）心脉痹阻，多因心气虚亏、胸阳不振、痰浊停聚、气滞血瘀所致，本虚而标实，故治疗应根据标本缓急之不同，予以补益心气、温通心阳、化痰宣痹、活血化瘀等法治之。

第二节　肺与大肠病辨证

肺居胸中，上通喉咙，开窍于鼻，外合皮毛，肺为娇脏，为脏腑之华盖。其经脉下络大肠，与大肠相表里。肺的病状表现在主气失常及主通调水道失常两方面。其病状及产生的病机见图10-2。

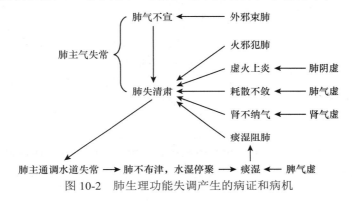

图10-2　肺生理功能失调产生的病证和病机

肺病证型有虚实之分。虚证有肺气虚证和肺阴虚证；实证有风寒犯肺证、风热犯肺证、寒邪客肺证、热邪壅肺证、燥邪犯肺证、痰湿阻肺证等。大肠病常见证型亦有虚实之分。虚证有肠燥津亏证、肠虚滑泻证；实证有大肠湿热证。

一、肺气虚证

肺气虚证指肺功能活动减弱所表现的一系列症状，常以咳喘无力，气少不足以息和全身机能活动减弱为审证要点。

【证候表现】　少气无力，短气懒言，咳喘无力，咯痰清稀，语声低怯，动则尤甚；神疲体倦，面色淡白，自汗，恶风，易于感冒；舌淡苔白，脉弱。

【证候分析】　本证多因肺疾日久，肺气受损，或脾虚致肺气生化不足而成。肺气亏虚，宣肃功能失职，气逆于上，故见咳、喘；肺气亏虚，津液不布，聚为痰浊，故咯痰清稀；肺气亏虚，宗气生成减少，故见少气懒言，语声低怯；劳则耗气，稍事活动，肺气益虚，故上述诸症加重。神疲体倦，面色淡白，舌淡苔白，脉弱，均为气虚之象。肺气亏虚，气不摄津，而见自汗；气虚不能固表，则见恶风，易于感冒。

【辨证要点】　咳、喘、痰稀与气虚症状共见。

二、肺阴虚证

肺阴虚证指肺阴亏虚，虚热内生，肺失濡润，清肃失司，致干咳无痰，或痰少而黏为主症的证。

【证候表现】　干咳无痰，或痰少而黏，甚或痰中带血，声音嘶哑，形体消瘦，口干咽燥，五心烦热，潮热盗汗，两颧潮红，舌红少津，脉细数。

【证候分析】　多因内伤杂病，久咳耗阴伤肺；或痨虫蚀肺，消烁肺阴而成。亦可由外感热病后期肺阴损伤所致。肺阴不足，肺失滋润，清肃失司，气逆于上，故见干咳；虚热内生，炼津为痰，则见痰少而黏；阴虚火旺，肺系失濡，火灼咽喉，则现声音嘶哑；火热灼伤肺络，则痰中带血；肺阴亏虚，机体失濡，故见口干咽燥，形体消瘦；五心烦热，潮热盗汗，两颧潮红，为阴虚内热之典型见症；舌红少津，脉细数，亦属阴虚内热之征。

【辨证要点】 干咳无痰、痰少而黏与阴虚症状共见。

三、风寒束肺证

风寒束肺证是感受风寒，肺气被束所表现的证候，以咳嗽，鼻塞流涕，咽喉不适为主症，兼见风寒表证的特征。

【证候表现】 鼻窍不通，鼻塞，流涕，咳嗽，痰稀色白，恶寒发热，头身疼痛，无汗，苔薄白，脉浮紧。

【证候分析】 多因风寒邪气，侵犯肺卫所致。风寒之邪经皮毛、口鼻内犯于肺，肺气失宣而上逆，则咳嗽；宣肃失职，津液不布，故见痰稀色白；风寒袭表，卫阳被遏，肌表失于温煦，故见恶寒；卫阳与邪相争，则发热；风寒侵犯肺卫，肺气失宣，鼻窍不利，故见鼻塞流清涕；寒邪凝滞经脉，气血运行不畅，故头身疼痛；腠理闭塞，则无汗；苔薄白，脉浮紧，乃风寒在表之象。

【鉴别要点】 风寒束肺证与风寒表证的临床表现相似，但有不同之处，主要鉴别要点是：本证以咳嗽及上呼吸道症状为主症，病位在肺卫，可兼有风寒表证，但甚轻；风寒表证则以风寒束表之恶寒发热为主症，可无咳嗽症状，即使出现亦很轻微。

【辨证要点】 咳嗽、痰稀色白与风寒表证症状共见。

四、寒邪客肺证

寒邪客肺又称寒邪犯肺，为寒邪内犯于肺所引起的病证。主要表现为咳嗽气喘，痰稀色白，或虽有形寒肢冷，但决非虚寒之象，实为寒邪阻遏阳气所致。

【证候表现】 咳嗽气喘，痰稀色白，形寒肢凉，舌淡苔白，脉迟缓。

【证候分析】 感受寒邪，内客于肺，阳气被郁，肺气上逆，则为咳嗽气喘。寒为阴邪，所以痰稀色白；阳气郁而不达，无法温煦肌肤，致形寒肢凉。寒性阴凝，气血运行不利，血不上荣于舌，则舌淡苔白，凝滞脉道故脉象迟缓。

【鉴别要点】 寒邪客肺证与风寒束肺证皆以咳嗽痰稀色白为主症。所不同者寒邪客肺证无表证，咳嗽较剧，有气喘，病程较长，受寒易发。而风寒束肺证，除恶寒发热的表证外，病程较短，病情较轻，咳嗽较缓。

【辨证要点】 咳嗽气喘、痰稀色白与里寒证症状共见。

五、风热犯肺证

风热犯肺证以咳嗽与风热表证共见为特点，指由于风热侵犯，肺卫失宣，以咳嗽及风热表证症状为主要表现的证。

【证候表现】 咳嗽，痰稠色黄，鼻塞流黄浊涕，发热，微恶风寒，口干，咽喉肿痛，舌尖红，苔薄黄，脉浮数。

【证候分析】 风热犯肺，肺失清肃，肺气上逆，故见咳嗽；热邪灼津为痰，故痰稠色黄。肺气失宣，鼻窍不利，津液为风热所中，所以鼻塞不通，涕流黄浊。肺卫受邪、卫气抗邪则发热，卫气郁遏故恶风寒；风热上扰，津液被耗则口干，咽喉不利故咽痛。风热在肺卫，伤津不甚，故见口干；舌尖红，苔薄黄，脉浮数，乃风热犯表之征象。

【鉴别要点】 风热犯肺证虽与风热表证症状有相似之处，但仍需鉴别。风热犯肺证病位在肺卫，主要在肺，症状以咳嗽为主，或兼见表证；风热表证病位主要在表，症状以发热恶寒为主，或兼有咳嗽，一般咳嗽较轻。

【辨证要点】 咳嗽、痰黄稠与风热表证的症状共见。

六、热邪壅肺证

热邪壅肺证又称痰热壅肺或肺热咳喘，由温热之邪从口鼻而入，或风热、风寒入里化热，内壅于肺所致。

【证候表现】 咳嗽痰稠色黄，气喘息粗，壮热口渴，烦躁不安，甚则鼻翼煽动，衄血咯血，或胸痛咳吐脓血腥臭痰，大便干结，小便短赤，舌红苔黄，脉滑数。

【证候分析】 热邪炽盛，内壅肺脏，肺气上逆而为咳嗽；炼液为痰，则痰稠色黄；清肃之令不行，故气喘息粗，呼吸困难。里热蒸腾，充斥体表则肌肤灼手；内灼阴津，故壮热口渴；热扰心神，则烦躁不安。若痰热交阻，壅滞肺系，气道不利，肺气郁闭，可见鼻翼煽动的危象，证情更为凶险；若热伤肺络，络损血溢，可致鼻衄、咯血；若痰热阻滞肺络，导致气滞血壅，络脉气血不得畅通，则出现胸痛，血腐化脓，则咳吐脓血腥臭痰。里热炽盛，津液被耗，肠失濡润则大便干结。舌红苔黄主热，脉象滑数为里热或痰热的征象。

【鉴别要点】 肺热炽盛证须与风热犯肺证临床鉴别。两证均属肺热实证，均表现以咳嗽为主，伴见发热。但前者以咳喘并重，发热明显，兼有里实热证；后者咳喘，发热尚轻，兼有表证。

【辨证要点】 咳嗽、气喘、胸痛与里实热症状共见。

七、燥邪犯肺证

燥邪犯肺证由秋令外感燥邪，侵犯肺卫所致，燥邪又有温燥与凉燥之分；温燥尚兼有风热表证的特点，凉燥尚兼有风寒表证的特点。

【证候表现】 干咳无痰，或痰少而黏，不易咳出，唇、舌、咽、鼻干燥欠润，或身热恶寒，或胸痛咯血。舌红苔白或黄，脉数。

【证候分析】 燥邪易伤肺津，由于肺津受伤，肺失滋润，清肃失职，故干咳无痰，或痰少而黏，不易咳出。伤津化燥，气道失其濡润，所以唇、舌、咽、鼻均见干燥现象。肺气通于卫，肺为燥邪所袭，故往往兼见身热恶寒的卫表症状。由于表证出现的寒热有轻重不同，所以又有凉燥与温燥之分。凉燥性近于寒，故表证近似风寒；温燥性近于热，故表证近似风热。若燥邪化火，灼伤肺络，可见胸痛咯血。燥邪伤津，津伤阳亢，故舌质多红，邪偏肺卫，苔多白；燥邪袭肺，苔多黄。脉象亦随着病情的变化而不同，一般来说，燥邪犯肺多见数脉，邪偏肺卫多见浮数，津伤较著多见细数。

【辨证要点】 以肺系症状表现、干燥少津为审证要点。

八、痰湿阻肺证

痰湿阻肺证指痰湿阻滞肺系所表现的证候。多由脾气亏虚，或久咳伤肺，或感受寒湿等外邪所引起。

【证候表现】 咳喘久延，时愈时发，痰多易出，色白质黏，多伴胸部满闷，呕恶纳差，身重肢困，大便稀溏等湿阻症状，舌淡苔白腻，脉滑。

【证候分析】 外邪袭肺，肺宣降失常，肺不布津，久之水液停聚而为痰湿；脾气虚输布失司，水湿凝聚为痰，上贮于肺；或久咳伤肺，肺输布水液功能减弱，聚湿成痰；以上三种原因都能导致痰湿阻肺，肺气上逆，故咳嗽痰多，痰质黏色白易于咯出。痰湿阻滞气道，肺气不利，故胸闷，甚则气喘痰鸣。舌淡苔白腻，脉滑，均为痰湿内阻之征。

【鉴别要点】 本证以咳嗽痰多质黏色白易咯出为辨证要点。

痰湿阻肺以其久病、痰多为特征，往往不易与其他病证相混淆。应注意的是，痰湿阻肺的重证每每累及心脏，兼见心气虚、心阳虚甚至心阳暴脱的危证。临证应仔细审视。

【辨证要点】

（1）痰湿阻肺证往往反复发作，病程较长，有别于外邪犯肺的新感。

（2）痰湿之证突出，即痰多、质黏色白易咯出，痰鸣，苔腻，脉滑或弦滑。

（3）肺部症状：咳、喘、胸闷之类。

九、寒饮停肺证

寒饮停肺证又称寒饮伏肺或饮停于肺，为饮证中的一种，症状类似痰湿阻肺，但寒象明显，痰质清稀量多。

【证候表现】　慢性咳喘，经久不愈，寒辄发或加重，咳吐多量清稀含白沫痰饮，咳逆喘满不得卧，舌苔白滑或白腻，脉弦紧。

【证候分析】　素有寒饮停肺，复感外寒引动而袭肺，或因中阳受困，寒从内生，聚湿成痰，上侵于肺所致。寒饮停肺，宣降失司，肺气上逆，故见慢性咳嗽，气喘；肺失宣降，津聚为痰，则见痰多色白；痰气搏结，上涌气道，加之寒痰凝滞于肺，肺气不利，咳逆喘满不得卧；阴寒凝滞，阳气郁而不达，肌肤失于温煦，故舌淡苔白腻或白滑，脉弦紧，均为寒饮痰浊内盛之象。

【鉴别要点】　寒邪客肺证与本证也有相似之处，如咳嗽气喘痰稀色白等，但病变性质，发病特点，痰液数量等方面，均有不同，对比如下：①两证痰液皆稀薄色白，但在痰量上比较，寒邪客肺证一般痰量较少；本证一般痰量多，且痰液稀薄如水，呈泡沫状。②在病史上，寒邪客肺证，突然发作呈急性过程，一般无既往发作史；而本证有反复发作史，且每在秋冬发作，春夏缓解，呈慢性过程。③病变性质，寒邪客肺证属实；饮停于肺证为本虚标实。

【辨证要点】　咳嗽、气喘与寒痰症状共见。

十、大肠湿热证

大肠湿热证即湿热痢，由湿热蕴结于大肠，致气机郁滞，传导失常所致。

【证候表现】　下腹坠胀疼痛阵发，便意频繁，里急后重，滞下不爽，肛门灼热，下痢赤白黏冻，发热口渴，小便短赤，舌红苔黄腻，脉滑数或濡数。

【证候分析】　湿热侵袭大肠，胶结不解，壅阻气机，故腹中疼痛，熏灼肠道，脉络损伤，血腐为脓而见黏冻脓血便；热蒸肠道，机能亢奋，时欲排便，湿阻大肠，气机壅滞，大便不得畅通，故有里急后重；热炽肠道，则肛门灼热；水液从大便外泄，故小便短少黄赤；口渴亦为热盛伤津之征。若表邪未解，则可见恶寒发热；邪热在里，则但热不寒。舌红苔黄腻，为湿热之象。湿热为病，有湿重、热重之分，湿重于热，脉象多见濡数；热重于湿，脉象多见滑数。

【辨证要点】　腹痛、泄泻与湿热症状共见。

十一、肠燥津亏证

肠燥津亏证又名大肠津亏证。肠燥津亏证指津液亏损，肠失濡润，传导失职，以大便燥结难下及津亏症状为主要表现的证。

【证候表现】　大便干燥秘结，难于排出，常三五日，甚至十余日一行，口干咽燥，皮肤干燥，舌红少津，或见苔黄燥，脉细涩。

【证候分析】　多因素体阴津不足，或年老阴津亏损，或嗜食辛辣之物，或汗、吐、下太过，或温热病后期耗伤阴液所致。阴津不足，肠道失濡，传导失职，则大便干结难解，数日一行；阴津亏损，濡润失职，则口干；舌红少津脉细涩，乃为阴津亏损之象。

【辨证要点】　大便燥结难下与津亏症状共见。

十二、肠虚滑泻证

肠虚滑泻证，指大肠阳气虚衰不能固摄所表现的证候。多由泻、痢久延不愈所致。

【证候表现】　久泻不愈，大便往往随矢气流出，甚至大便失禁，便后脱肛，食少神疲，腹痛绵绵，喜温喜按，四肢不温，舌淡苔白滑，脉沉细弱。

【证候分析】　多因泻、痢久延不愈所致。久泻久痢，损伤阳气，大肠失其固摄，因而下利无度，甚则大便失禁或脱肛；大肠阳气虚衰，阳虚则阴盛，寒从内生，寒凝气滞，则腹部隐痛，喜温喜按，畏寒神疲；舌淡苔白滑脉弱，均为阳虚阴盛之象。

【辨证要点】　大便失禁与阳虚症状共见。

肺与大肠证治要点：

（1）肺主气，司呼吸，外合皮毛，为外邪入侵的门户；故外感疾病及呼吸系统疾病，皆从肺辨证论治。

（2）肺病以咳、喘、痰为常见主症，辨痰能区分肺病之寒热，辨咳喘可区分肺病之虚实。

（3）"咳喘皆因肺气之不降"为一切肺病之病机，举凡外邪束肺，痰湿阻肺，痰热壅肺，虚火上炎，肺气虚损，肾不纳气，皆可导致肺失肃降而发咳喘，故治肺之总则不离肃降肺气，无论宣肺、清肺、祛痰、降气、补虚，目的皆在于肃降肺气。

（4）肺之气机为宣发肃降，故肺病的治法应是宣肺降气，宣肺与降气是一治法的两个方面，殊途而同归，皆是为了达到肺气肃降的目的。

（5）肺之实证，邪分痰、寒、热三种，其中以痰浊阻肺为主，治疗以祛痰为先，根据痰之寒、热分别采用清化热痰或温化寒痰之法，痰去咳喘自宁。

（6）风寒束肺与寒邪客肺的鉴别要点是：前者病位轻浅，风寒之邪尚在卫表及肺系；后者病位较深，寒邪已入肺脏，咳嗽较重且兼气喘。

（7）寒邪客肺与饮停于肺的鉴别要点是：前者为实证，呈急性发作，咳少量白色稀痰；后者为本虚标实证，呈反复发作的慢性病程，咳大量稀薄如水含泡沫状痰。

（8）风热犯肺与热邪壅肺的鉴别要点是：前者邪尚在表及肺系，病情轻，后者病已入里，热壅肺脏，病情重。

（9）肺之虚证，有肺气虚及肺阴虚两种。肺气虚与脾气虚关系密切，脾肺气虚，用培土生金法补脾益肺，肺阴虚与肾阴虚关系密切，肺肾阴虚用金水相生法滋养肺肾。

（10）久咳肺虚之证，往往肺之气、阴两虚并见，表现为咳喘无力，阴虚内热，但不表现为典型的阴虚肺燥，干咳少痰。

（11）常有急性发作之慢性咳喘，本虚而标实，发作时急则治其标，以宣肺为主，重在祛邪，平素缓则治其本，以扶正为主，健脾以祛痰，或益肾以纳气。

（12）肺与大肠相表里，有经脉联系，互相影响，治疗时可脏腑兼顾，如肺之实证，热证，可兼用泻大肠之法，反之气津不足之便秘，可用补养肺气之法，以佐润肠通便。

第三节　脾与胃病辨证

脾胃共处中焦，经脉互为络属，具有表里的关系。脾在体合肉，主四肢，开窍于口，其华在唇。脾主运化、消化水谷并转输精微和水液，脾主升清，上输精微并升举内脏，脾喜燥恶湿；胃主受纳、腐熟水谷，胃主通降、以降为和，胃喜润恶燥。

脾病主要病理为运化、升清、统血功能的失常，以阳气虚衰，运化失调，水湿痰饮内生，不能统血为常见。胃病主要病理为受纳、和降、腐熟功能障碍，以受纳腐熟功能障碍，胃气上逆为主要病变。

脾病的常见症状，腹胀腹痛，便溏泄泻，浮肿、出血等。胃病多见胃脘痛，呕吐，嗳气，呃逆等症。

脾胃生理功能失常产生的病证和病机概括如图10-3。

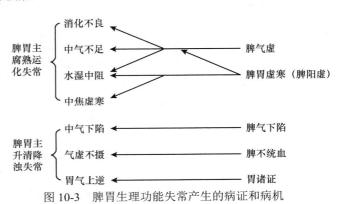

图10-3　脾胃生理功能失常产生的病证和病机

一、脾气虚证

在气虚证基础上，以运化功能减退突出是本证的特点。多因饮食失调，劳累过度，以及其他急慢性疾患耗伤脾气所致。

【证候表现】　食少纳呆，脘腹胀满，食后尤甚，大便溏薄或腹泻，面色萎黄，肌肉消瘦，倦怠无力，少气懒言，或肥胖，舌淡苔白，脉缓或弱。

【证候分析】　多因饮食不节，或劳倦过度，或忧思日久，或禀赋不足、素体脾虚，或年老体衰，或久病耗伤，调养失慎等所致。脾主运化水谷，脾气虚弱，运化无力，水谷不化，致食少纳呆，腹胀，便溏，食后脾气益困，故腹胀愈甚；气虚推动乏力，则倦怠无力，少气懒言；脾失健运，气血生化不足，肢体、肌肉、颜面、舌失于充养，故肢体倦怠，肌肉消瘦，面色萎黄，舌淡；脾虚水湿不运，充斥形体，泛溢肌肤，则可见肢体浮肿或形体肥胖；脉缓或弱，为脾气虚弱之征象。

【辨证要点】　纳少、腹胀、便溏与气虚症状共见。

二、脾气下陷证

脾气下陷又称"中气下陷"或"气虚下陷"，是脾气虚的进一步发展。指脾气虚弱，升举无力而反下陷。

【证候表现】　眩晕，久泄，脘腹重坠作胀，食后益甚，或小便混浊如米泔，小腹坠胀，或便意频数，经久大便溏泻，肛门重坠，内脏下垂，甚则脱肛、子宫下垂，神疲乏力，气短懒言，面白无华，纳少，舌淡苔白，脉缓或弱。

【证候分析】　多由脾气虚进一步发展，或久泄久痢，或劳累太过，或妇女孕产过多，产后失于调护等损伤脾气，清阳下陷所致。脾主升清，脾气虚，不能将水谷精微吸收并上输头目，头目失养，则见眩晕。水谷精微不能上升而下陷及脾虚水湿不化，清浊混杂，下注于肠道，则泄泻精微不得输布，前走膀胱，则小便混浊如米泔。脾胃为气血生化之源，脾气不足，运化失健，内脏得不到精微的供养，可使脏气虚衰，升举无力而下垂，常见胃脘等内脏下垂，甚则脱肛、子宫下垂；胃脘下垂，故脘腹部重坠作胀，食后气陷更甚。由于中气下陷，故时有便意，肛门重坠，或下利不止。脾主散精，脾虚气陷致精微不能正常输布而反下流膀胱，故小便混浊如米泔。中气不足，全身机能活动减退，所以少气乏力，肢体倦怠，声低懒言。清阳不升则头晕目眩。舌淡苔白，脉弱，皆为脾气虚弱的表现。

【辨证要点】　眩晕、泄泻、脘腹重坠、内脏下垂与气虚症状共见。

三、脾不统血证

本证又名气不摄血证，脾不统血指脾气亏虚致统血失常，血溢脉外，以各种出血及脾气虚症状为主要表现的证。

【证候表现】　呕血、便血、尿血、肌衄、鼻衄、齿衄，妇女月经过多、崩漏等，伴见食少，便溏，神疲乏力，气短懒言，面色萎黄，舌淡苔白，脉细弱。

【证候分析】　本证多由久病伤气，或忧思日久，劳倦过度，损伤脾气，以致统血失职、血溢脉外所致。脾气亏虚，统血无权，则血溢脉外，而见各种慢性出血：血液溢出胃肠，则见呕血或便血；溢出膀胱，则见尿血；溢出肌肤，则见肌衄；溢出于鼻、齿龈，则为鼻衄、齿衄；脾虚冲任不固，则妇女月经过多，甚或崩漏；脾气虚弱，运化失健，气血生化不足，故见食少，便溏，神疲乏力，气短懒言，面色萎黄，舌淡苔白，脉细弱。

【辨证要点】　各种出血与脾气虚症状共见。

四、脾阳虚证

脾阳虚证亦称脾胃虚寒证，是脾气虚的进一步发展，是脾气虚和里寒内生的结果。

【证候表现】　腹胀纳少，腹痛喜温喜按，大便清稀或完谷不化，四肢不温，或肢体困重，或肢体浮肿，小便短少，或白带量多质稀。舌质淡胖或有齿痕，舌苔白滑，脉沉迟无力。

【证候分析】　多因脾气虚加重而形成，或因过食生冷、过用苦寒、外寒直中，久之损伤脾阳；或肾阳不足，命门火衰，火不生土所致。脾阳亏虚，虚寒内生，寒凝气滞，故腹痛喜温喜按；脾阳虚衰，运化失权，则纳少，腹胀，大便清稀，甚至完谷不化；脾阳亏虚，温煦失职，则见畏寒肢冷；脾阳不足，水液不化，泛溢肌肤，则肢体浮肿，小便短少；水湿下注，带脉不固，则带下清稀，色白量多；舌质淡胖，边有齿痕，苔白滑，脉沉迟无力，为脾阳虚衰，阴寒内生，水湿内停所致。

【鉴别要点】　脾阳虚证与脾气虚证相似，但仍需临证鉴别。两证皆以纳少、腹胀、便溏为主要症状，但脾阳虚证多因脾气虚病久失治发展而成，故尚可见畏寒肢冷、腹痛绵绵、喜温喜按及脉沉迟无力等虚寒表现和白带清稀量多、舌胖或有齿痕、苔白滑等水湿内盛的症状。

【辨证要点】　腹胀、腹痛、大便清稀与阳虚症状共见。

五、寒湿困脾证

本证指寒湿内盛，困阻脾阳所表现的证候，由饮食不节，过食生冷，淋雨涉水，居处潮湿，以及内湿素盛等因素引起。

【证候表现】　脘腹痞闷胀痛，口黏乏味，不思饮食，泛恶欲吐，腹痛溏泻，头身困重，面色黄晦，舌淡苔白腻，脉濡缓。

【证候分析】　脾性喜燥恶湿，寒湿内侵，中阳受困，脾气被遏，运化失司，故脘腹部轻则痞闷不舒，重则作胀疼痛，食欲减退。湿注肠中，则大便溏稀，甚至出现泄泻；胃失和降，故泛恶欲吐。寒湿属阴邪，阴不耗液，故口淡不渴。脾主肌肉，湿性重着，则肢体沉重，清阳失展，故头身困重；湿阻气滞，气血运行不利，不能外荣肌肤，所以面色黄晦。脾为寒湿所困，阳气不宣，胆汁随之外泄，故肌肤面目发黄，黄色晦暗如烟熏。阳气被寒湿所遏，不得温化水湿，泛溢肌表，可见肢体浮肿；膀胱气化失司，则小便短少。舌淡苔白腻，脉濡缓，皆为寒湿内盛的现象。

【鉴别要点】　寒湿困脾与脾阳虚都属寒证，都有运化失职，水湿不化，常见有纳少、腹冷痛、便溏、浮肿、带下清稀等症状。但二者病性有虚实之分，前者是寒湿外侵，证为寒湿内盛，中阳受阻，运化失司，属实证，病程相对较短。后者是脾阳虚衰，健运失职，寒湿内生，属虚证或本虚标实证，病程相对较长。同时两证又可相互影响，寒湿之邪，极易伤阳，故寒湿困脾日久可导致脾阳虚；而脾阳虚，温煦、运化无权，寒湿内生，可致寒湿困脾。

【辨证要点】　脘腹痞闷、纳呆、腹胀、便溏、身重与寒湿症状共见。

六、湿热蕴脾证

湿热蕴脾又称脾胃湿热，多因感受湿热外邪，或过食肥甘，酒酪酿湿生热，内蕴脾胃所致。

【证候表现】　口苦黏腻，脘腹痞闷，纳呆厌食，恶心呕吐，口渴不欲饮，肢体困重，小便短赤，大便臭秽不爽或有身热起伏，或见色泽鲜明之黄疸，舌红苔黄腻，脉濡数。

【证候分析】　湿热之邪蕴结脾胃，受纳运化失职，升降失常，故脘腹部痞闷，纳呆厌食，恶心呕吐；脾主肌肉，湿性重着，脾为湿困，则肢体困重。湿热蕴脾，交阻下迫，故大便臭秽不爽，小便短赤。湿热内蕴脾胃，熏蒸肝胆，致胆汁不循常道，外溢肌肤，故皮肤发痒，面目发黄，其色鲜明如橘子。湿遏热伏，热处湿中，湿热郁蒸，故身热起伏，汗出而热不解。舌红苔黄主热，腻主湿，脉濡主湿，数主热，均为湿热内盛之症。

【鉴别要点】　湿热蕴脾与寒湿困脾，在病机上皆为湿邪阻遏脾气所致，都表现为脾失健运的症状，其不同点在于前者为湿热，后者为寒湿。

【辨证要点】　腹胀、纳呆、便溏与湿热症状共见。

七、胃阴虚证

胃阴虚证指胃阴亏虚，胃失濡润、和降，以胃脘隐隐灼痛、饥不欲食及阴虚症状为主要表现的证。胃之虚证，虽有气虚、阳虚及阴虚三种，然胃之阳气虚常随同脾之阳气虚出现，而胃阴虚则常独立成证，胃阴不足，胃失濡养，虚热郁于胃中，影响胃纳及和降功能。

【证候表现】 胃脘隐隐灼痛，嘈杂不舒，饥不欲食，干呕，呃逆，口燥咽干，大便干结，小便短少，舌红少津，脉细数。

【证候分析】 多因热病后期，或气郁化火，或吐泻太过，或过食辛温香燥，耗伤胃阴所致。胃阴不足，则胃阳偏亢，虚热内生，热郁胃中，气失和降，则胃脘隐隐灼痛，嘈杂不舒；胃中虚热扰动则饥，然胃虚失于和降，故不欲食；胃失和降，胃气上逆，可见干呕，呃逆；胃阴亏虚，阴津不能上滋，致口燥咽干；不能下润大肠，则大便干结；阴津亏虚，尿液化源不足，故小便短少；舌红少津，脉象细数，是阴虚内热的征象。

【辨证要点】 胃脘隐隐灼痛、饥不欲食与阴虚症状共见。

八、胃 寒 证

本证是胃的实寒证，由阴寒凝滞胃腑所致，故又称寒凝胃脘证。因腹部受凉，过食生冷，寒邪凝于胃，致气机阻滞而发病。

【证候表现】 胃脘冷痛，遇寒加重，得温则减，口淡不渴，或伴见胃脘水声漉漉，口泛清水，舌淡苔白滑，脉迟或弦。

【证候分析】 寒邪凝滞胃腑，络脉收引，气机郁滞，故胃脘疼痛；寒为阴邪，得阳始化，得冷更凝泣不行，故疼痛遇冷加剧，得温则减。口淡不渴，是阴不耗津，寒邪内盛之征，胃寒属实。若病程迁延，疼痛反复发作，阳气耗伤，虚象逐渐暴露，则由实转虚。进食后阳气得振，所以疼痛暂得缓解。胃气不温，不能温化精微，致水液内停而为水饮，饮停于胃，振之可闻脘部漉漉水声，随胃气上逆，可见口泛清水。本阴寒内盛，水湿不化，则舌淡苔白滑。迟脉主寒，水饮多见弦脉。

【辨证要点】 胃脘冷痛、得温痛减与实寒症状共见。

九、胃 热 证

本证是胃的实热证，又称胃火证。多因平素嗜食辛辣肥腻，化热生火，或情志不遂，气郁化火，或热邪内犯等所致。

【证候表现】 胃脘灼痛，吞酸嘈杂，或食入即吐，或渴喜冷饮，消谷善饥，或牙龈肿痛溃烂，齿衄，口臭。大便秘结，小便短赤，舌红苔黄，脉滑数。

【证候分析】 热炽胃中，胃腑络脉气血壅滞，故脘部灼热疼痛；肝经郁火，横逆侮土，肝胃气火上逆，则吞酸嘈杂，呕吐，或食入即吐。胃热炽盛，耗津灼液，则渴喜冷饮；机体功能亢进，则消谷善饥。胃络于龈，胃火循经上熏，气血壅滞，可使牙龈肿胀疼痛，甚则化脓、溃烂；血络受伤，血热妄行，可见牙衄；胃中浊气上逆，故口臭。热盛伤津，大肠失润，则大便秘结；小便化源不足，则量少色赤。舌红苔黄为热症，热则气血运行加速，故脉象滑数。

【辨证要点】 胃病常见症状和热象共见为审证要点。

十、食滞胃脘证

食滞胃脘证又称伤食，是饮食物停滞胃脘不能腐熟所表现的证候。多由饮食不节，暴饮暴食，或脾胃素弱，运化失健等因素引起。

【证候表现】 胃脘胀闷，甚则疼痛，嗳腐吞酸，恶心呕吐，吐出酸腐馊食，吐后胀痛得减，或矢气便溏，泻下物酸腐臭秽，舌苔厚腻，脉滑。

【证候分析】　食积胃脘，胃失和降，气机不畅，故胃脘胀闷、拒按；胃失和降，胃气上逆，胃气夹积食、浊气上逆，则嗳腐吞酸，或呕吐酸馊食物；吐后胃气尚得通畅，故胀痛得减；若积食下移肠道，阻塞气机，则肠鸣，矢气多而臭如败卵；腐败食物下注，则泻下之物酸腐臭秽；胃中腐浊之气上蒸，则舌苔厚腻；脉滑，为食积之象。

【辨证要点】　胃脘胀满疼痛、嗳腐吞酸，或呕吐酸馊食物，或泻下酸腐臭秽与气滞症状共见。

脾与胃证治要点：

（1）脾主运化，胃主受纳和腐熟水谷。临床上凡升清降浊失常，表现为胃肠症状者，如食欲不振，恶心呕吐，嗳气吐酸，嘈杂易饥，食后脘胀等受纳功能失常者，其病主要在胃；如消化不良，腹部胀满，便溏腹泻，水湿内生，消瘦无力者，其病主要在脾。

（2）脾与胃的证治相反而相成，脾病多虚多寒，胃病多实多热，脾病则生湿，胃病则易燥，脾宜升则健，胃宜降则和。故治脾病宜温、宜燥、宜升；治胃病宜清、宜润、宜降。虽然如此，脾与胃的关系极为密切，往往互相影响而同时生病，故治疗亦须相辅相成。

（3）脾与湿的关系非常密切，脾病则夹湿，无论寒热虚实何种脾病，均可出现湿的见证，故治脾病须加祛湿之剂。

（4）湿邪困脾与脾虚生湿，二者虽可互为因果而混同存在，但有主次，必须分辨。前者湿为因，脾虽不虚而外湿过盛，超过脾的运化能力而致病，发病急，病程短，易愈，属实证，治以祛湿为主。后者湿为果，素有消瘦无力，运化失常等脾虚症状，病程长，属虚证或本虚标实证，治以健脾为主兼以祛湿。

（5）湿邪困脾，表现出寒热变化者，分别称为寒湿困脾（湿困脾阳）与湿热蕴脾（脾胃湿热）。二者皆为实证，都影响到脾的运化、升清和胃的受纳、腐熟功能，从而导致受纳腐熟障碍，运化转输失司，升清降浊失常等病变。二者的鉴别要点为：前者为寒证，后者为热证；前者以升清障碍为主要症状，后者尚有明显的胃气上逆症状；前者无黄疸；后者可出现黄疸。

（6）脾之虚证，主要有脾气虚及脾阳虚两种。二者表现基本相似，仅在后者兼有寒象且稍重。至于脾气下陷及脾不统血二证，实为脾气虚中之特殊证型，仍以脾之阳气虚弱为基础，脾之虚证虽尚有脾阴虚之说，未被普遍接受。

（7）胃之寒证有二，外寒犯胃（寒凝胃脘）与胃气虚寒。前者为胃之实寒证，后者为胃之虚寒证。其鉴别要点为：前者为急性发病，起于过食生冷或腹部受寒；后者则为慢性病程，迁延难愈；前者脘痛喜温不喜按，有呕吐或腹泻；后者胃痛多发于空腹时，得食稍减，喜温喜按，无呕吐，常与脾阳虚并存。

（8）胃之热证有二，胃火炽盛与胃阴虚。二者都可表现脘痞，嘈杂，呕吐，呃逆等胃失和降症状。且前者可向后者转化，二者的鉴别要点为：前者为胃之实热证，后者为胃之虚热证；前者之脘痛为灼痛，后者之脘痛为隐痛；前者之呕为吞酸，后者之呕为干呕；前者之渴为喜冷饮，后者之渴为口燥咽干；前者可有口臭，牙龈肿痛，齿衄，而后者无口齿症状；前者可消谷善饥，或食入即吐或痛，后者则饥不欲食或食后饱胀；前者舌红苔黄，后者舌红少津，苔少；前者脉滑数，后者脉细数。

（9）脾为后天之本，气血生化之源。其病理变化常与其他脏腑有关，脾病日久不愈，势必牵连其他脏腑。反之，其他脏之病变亦多波及脾胃。因此，在内伤杂病治疗过程中，必须照顾脾胃，扶持正气，使病体渐复。

（10）脾气虚为最常见的基本证，以其为基础可发展演变成诸多病症（图10-4）。

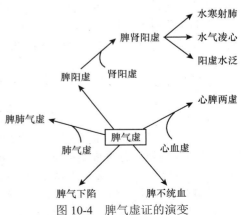

图10-4　脾气虚证的演变

第四节　肝与胆病辨证

　　肝位于右胁，胆附于肝，肝胆经脉相互络属，故互为表里。肝开窍于目，在体合筋，其华在爪，主疏泄，又主藏血。肝病的主要病理为疏泄与藏血功能失常，常见症状有胸胁、少腹胀痛或窜痛，情志抑郁或易怒，头晕胀痛，肢体震颤，手足抽搐，以及目部症状，月经不调，阴部症状等。胆贮藏排泄胆汁，以助消化，并与情志活动有关。胆病的主要病理为贮藏和排泄胆汁功能失常，常见症状有胆怯易惊，惊悸不宁，口苦，黄疸等。

　　肝病常见证型可有虚、实和虚实夹杂之分。实证多见肝气郁结证、肝火上炎证、肝经湿热证、寒滞肝脉证；虚证多见肝血虚证、肝阴虚证；虚实夹杂证多见肝阳上亢证、肝风内动证。胆病的常见证型有胆郁痰扰证（图 10-5）。

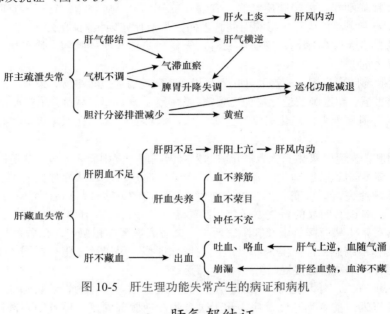

图 10-5　肝生理功能失常产生的病证和病机

一、肝气郁结证

　　本证又称作肝郁气滞证，病机为肝失疏泄，气机郁滞，以情志抑郁，胸胁、少腹胀痛及气滞症状为主要表现的证，病因为情志抑郁，或突然的精神刺激以及其他病邪的侵扰而发病。

　　【证候表现】　情志抑郁，焦虑不安，心烦易怒，胸闷不舒，胸胁胀痛，善太息，精神刺激往往使症状加重，女子可见乳房作胀、疼痛，痛经，月经不调，甚至闭经。苔薄白，脉弦。

　　【证候分析】　肝失疏泄，经气不利，故胸闷不舒，胸胁胀痛；肝气不疏，情志失调，则情志抑郁，善太息；肝气郁结，气血失和，冲任失调，故月经不调，痛经或闭经；肝气失疏，脉气紧张，故见弦脉。

　　【辨证要点】　情志抑郁，胸胁、少腹胀痛，脉弦与气滞症状共见。

二、肝火上炎证

　　肝火上炎证多因情志不遂，肝郁化火，或热邪内犯等引起。"气有余便是火"，气郁化火是本证的重要病机。肝气郁结可进一步发展成本证。主要表现为火上炎于头面部，有明显热象，且可影响肝的藏血功能，发生上部出血症状。

　　【证候表现】　头晕胀痛，面红目赤，急躁多怒，口苦咽干，胁肋灼痛，心中烦热，热势常随情绪波动而起伏，失眠或噩梦纷纭，耳鸣耳聋，或咳血，吐血，衄血，或耳内肿痛流脓，小便短黄，大便秘结，舌红苔黄，脉弦数。

【证候分析】 肝火炽盛，气火循经上逆于头面，故头目胀痛，眩晕，面红目赤，口苦口干；肝火内灼，则胁肋灼痛；火热内扰，神魂不安，则心中烦热，热势常随情绪波动而起伏，急躁易怒，失眠或噩梦纷纭；肝胆气火上冲于耳，故见耳鸣耳聋，甚则耳痛流脓；火热炽盛，迫血妄行，则见吐血、衄血；火热灼津，故小便短黄，大便秘结；舌红苔黄，脉弦数，皆为肝火炽盛之症。

【辨证要点】 头目胀痛、胁痛、烦躁、耳鸣等与实热症状共见。

三、肝血虚证

肝血虚证，多由肝脏血液亏虚所致。常见病因有脾肾亏虚，生化之源不足，或慢性病耗伤肝血，或失血过多等。

【证候表现】 眩晕耳鸣，面白无华，爪甲不荣，夜寐多梦，视力减退或成雀盲。或见肢体麻木，关节拘急不利，手足震颤，妇女常见月经量少、色淡，甚则经闭。舌淡苔白弦细。

【证候分析】 肝血不足，不能上荣头面，故眩晕耳鸣，面白无华，爪甲不荣；血不足以安魂定志，故夜寐多梦；目失所养，所以视力减退，甚至成为雀盲。肝主筋，血虚筋脉失养，则肢体麻木，关节拘急不利。妇女肝血不足，不能充盈冲任之脉，所以月经量少色淡，甚至闭经。舌淡苔白脉细，为血虚常见之症。

【辨证要点】 以筋脉、爪甲、两目、肌肤等失血濡养以及全身血虚的病理现象为审证要点。

四、肝阴虚证

肝阴虚证常是肝血虚的进一步发展，指肝阴不足，虚热内生，以眩晕、目涩、胁痛及虚热症状为主要表现的证。多因情志不遂，肝郁化火而伤阴；或热病后期，灼伤阴液；或多服久服辛燥药物，耗伤肝阴；或肾阴不足，水不涵木，累及肝阴所致。

【证候表现】 头晕耳鸣，两目干涩，视物不清，胁肋隐隐灼痛，口燥咽干，五心烦热，两颧潮红，潮热盗汗，舌红少苔，脉弦细数。

【证候分析】 肝阴不足，头目失养，故头晕耳鸣，两目干涩，视物不清；阴虚内热，则肝络失养，虚火内灼，故胁肋隐隐灼痛；阴津亏虚，口咽失润，故口燥咽干；阴虚不能制阳，虚热内蒸，故五心烦热，午后潮热；阴虚内热，虚热内蒸，迫津外泄，故见潮热盗汗；虚火上炎，故两颧潮红；舌红少苔，脉弦细数，为肝阴不足，虚热内生之象。

【鉴别要点】 肝火上炎证与肝阴虚证，均有热象的表现。但前者属实热（火），后者为虚热，有着本质的不同。

【辨证要点】 眩晕、目涩、胁肋隐痛与阴虚症状共见。

五、肝阳上亢证

肝阳上亢证指水不涵木、肝阳偏亢所表现的证候。多因肝肾阴虚，肝阳失潜，或气火内郁，暗耗肝阴，阴不制阳所致，故本证又称阴虚阳亢或虚阳上亢。

【证候表现】 眩晕耳鸣，头目胀痛，面红目赤，急躁易怒，心悸健忘，失眠多梦，腰膝酸软，头重脚轻，舌红少津，脉弦或弦细数。

【证候分析】 肝阳亢逆，气血上冲，故头目胀痛，眩晕耳鸣，面红目赤，头目胀痛；肝阳亢盛，故急躁易怒；阴虚心失所养，神不得安，则见心悸健忘，失眠多梦；腰为肾府，膝为筋府，肝肾阴虚、筋脉失养，故腰膝酸软无力；肝阳亢于上为上盛，阴液亏于下为下虚，上盛下虚，致头重脚轻。舌红，脉弦有力或弦细数，为肝肾阴虚，肝阳亢盛之象。

【鉴别要点】 肝阳上亢与肝火上炎皆有头面部火热症状，须加鉴别：①前者为虚火，后者为实火；②前者有阴亏于下的表现，而后者无。肝肾阴虚与肝阳上亢往往并存：前者以阴虚症状为主，为静态的虚热；后者阳亢症状明显，为向上升浮的虚热。

【辨证要点】 头目胀痛、眩晕耳鸣、急躁易怒、头重脚轻、腰膝酸软等上盛下虚症状共见。

六、肝风内动证

肝风内动证指因阳亢、火热、阴虚、血亏等所致,临床常见眩晕、麻木、抽搐、震颤等"动摇"症状。

肝风内动证属内风证。其根据病因病机、临床症状的不同,常见有肝阳化风、热极生风、阴虚动风、血虚生风四证。上述四证鉴别见表 10-2。

七、肝胆湿热证

本证指湿热内蕴肝胆,肝胆疏泄失常,以身目发黄、胁肋胀痛及湿热症状为主要表现的证。以阴痒、带下黄臭,阴囊湿疹,睾丸肿痛及湿热症状为主要表现者,称为肝经湿热证。多由感受湿热病邪,或嗜食肥甘化生湿热,或脾胃纳运失常,湿浊内生,郁而化热,熏蒸肝胆所致。

【证候表现】　胁肋疼痛,脘腹满闷,发热,泛恶欲呕,口苦厌油,大便不调,小便短黄;或寒热往来,或有黄疸,或阴部潮湿、瘙痒、湿疹,阴器肿痛,带下黄臭等;舌红,苔黄腻,脉弦滑数。

【证候分析】　肝主疏泄,调节胆汁分泌。湿热内蕴,肝胆疏泄失职,气机不畅,故胁肋疼痛;湿热阻滞,脾胃纳运失司,则脘腹满闷,泛恶欲呕厌油;若湿浊下注偏盛则大便稀溏,若湿阻气滞则排便不爽,热偏盛则大便干结;湿热郁蒸,胆汁不循常道,泛溢肌肤,则发为黄疸;胆气上溢,则口苦;湿热内蕴肝胆,少阳枢机不利,正邪相争,则寒热往来;若湿热循肝经下注,则阴部潮湿、瘙痒,或男子睾丸肿胀热痛,或妇人带下黄臭;舌红,苔黄腻,脉弦滑数,为湿热常见征象。

【鉴别要点】　肝胆湿热与脾胃湿热二症表现多有相似之处。鉴别要点为:①前者多出现胁肋疼痛,后者多出现脘腹痞胀。②前者热重于湿,后者湿重于热。③二者皆可出现黄疸,前者多见于胆病性黄疸,后者多见于黄疸性肝炎。④前者除有阴囊湿疹外,尚可有外阴瘙痒,带下黄稠等湿热下注的表现,后者则无此种表现。

【辨证要点】　肝胆湿热以胁肋胀痛、身目发黄等与湿热症状共见;肝经湿热以阴部瘙痒、带下黄臭等与湿热症状共见。

表 10-2　肝阳化风证、热极生风证、阴虚动风证、血虚生风证鉴别

证型	性质	辨证要点	舌苔	脉象
肝阳化风证	上实下虚证	轻者眩晕欲仆,头痛肢颤,语言謇涩,步履不正,甚者突然昏倒,舌强语謇,口眼㖞斜,半身不遂,喉中痰鸣	舌红苔黄	脉弦
热极生风证	热证	高热神昏,手足抽搐,颈项强直,两目上视与实热症状共见	舌红或绛	脉弦数
阴虚动风证	虚证	手足蠕动与阴虚症状共见	舌红少苔	脉弦细数
血虚生风证	虚证	手足震颤,肌肉𥆙动,肢体麻木与血虚症状共见	舌淡苔白	脉细或弱

八、胆郁痰扰证

胆郁痰扰证的病因为郁、痰及热,病位虽在胆,亦波及肝、胃及心,病机是气机郁滞,胆失疏泄,生痰化火,痰热内扰。

【证候表现】　惊悸不宁,失眠,烦躁不安,胸胁胀痛,身热,口苦呕恶,头晕目眩,舌苔黄腻,脉弦滑。

【证候分析】　胆失疏泄,气机郁滞,生痰化火,痰热内扰,胆气不宁,故见惊悸失眠,烦躁不安;热蒸胆气上逆,则口苦;胆热犯胃,胃气上逆,致呕恶;胆气郁滞,可见胸胁胀痛;痰热循经上扰,则为头晕目眩。舌苔黄腻,脉弦滑,为痰热内蕴征象。

【辨证要点】　惊悸失眠、胆怯易惊与痰热症状共见。

九、寒凝肝脉证

寒凝肝脉证多因寒邪侵袭，凝滞肝经，表现为肝经所经阴器及小腹部位的实寒症状。

本证常见于疝气病中的寒疝，因其具有小肠从少腹下垂阴囊而致气胀坠痛的特点，故又称小肠气痛，但亦有人认为寒凝肝脉与小肠气痛不无区别，鉴别要点是前者寒象明显，而后者无明显寒象。

【证候表现】　小腹胀痛，牵引睾丸，受寒加剧，得温痛减，或睾丸偏坠，或阴囊冷缩，常伴畏寒肢冷，女子可有带下清冷，痛经。舌苔白，脉沉弦或沉紧。

【证候分析】　足厥阴肝经绕阴器，循少腹，上巅顶。寒邪侵入肝经，凝滞气血，收引筋脉，故以少腹、前阴挛缩冷痛为其临床特点；遇寒则收引凝滞更盛，故痛甚，得温则寒能散，故痛减；阴寒内盛，阻遏阳气，机体失温，故畏寒肢冷；舌苔白，脉沉弦或沉紧，为寒盛征象。

【辨证要点】　少腹、前阴冷痛与实寒症状共见。

肝与胆证治要点：

（1）肝性刚强，体阴用阳，阴常不足，阳常有余；肝病多阴虚而阳亢，本虚而标实，治宜滋阴潜阳，标本兼顾，但须分清主次，治有侧重。

（2）肝病分虚实，虚证表现为肝血、肝阴之不足，实证则是肝气、肝火之有余，而本虚标实之证更为多见。

（3）肝病实证中，肝气郁结、肝火上炎、火盛风动三者同出一源，起因于情志抑郁，肝气郁结，气郁化火，肝火上炎，进而火盛风动。临床时须据病情予以疏肝理气，清降肝火，平肝息风治法。

（4）肝气郁结，进而肝气横逆，侵犯脾胃，而成肝气乘脾及肝气犯胃。

（5）肝火上炎易上犯肺、心，前者为肝火犯肺，后者为肝火引动心火而致心肝火旺，还可进而煎熬津液而化痰，导致痰火扰心证。

（6）由于肝肾同源，精血互生，肝肾之阴虚常并存，称肝肾阴虚证。故肝之虚证多采用肝肾同治法，肝阴不足必兼补肾阴。

（7）肝火上炎与肝阳上亢须辨析，前者由肝气郁结，气郁化火向上炎，为实火，治宜清泻肝火；后者由肝阴不足不能制约肝阳，而肝阳升动过度，属虚火，其病本虚而标实，治宜滋养肝阴为本，平肝潜阳为标。肝火上炎久之，亦可耗伤肝阴而致肝阳上亢，故前者亦可向后者转化。

（8）肝肾阴虚与肝阳上亢，虽为二证，二者的症状往往并存。鉴别要点为前者以阴虚症状为主，为静态的虚热，且肾虚症状突出；后者阳亢症状明显，为向上升浮的虚热，头面部症状明显。

（9）肝风内动虽包括以下多种，但在临床上以前两种较为重要。

1）肝阳化风，表现为眩晕欲仆，头摇肢颤，言謇舌强，手足麻木等，发生于平素有肝阳上亢的老年人，常为中风前兆。

2）热极生风，表现为手足抽搐，颈项强直，角弓反张等，发生于外感热性病之血分证阶段，常伴有高热神昏，出血，发斑等表现，病情危重。

3）阴虚动风，发生在外感热病后期有伤阴者，或在阴虚证的基础上而有手足蠕动者。

4）血虚生风，本症虽有肢体麻木，手足震颤，肌肉瞤动，筋脉拘急不利等表现。但无头部风阳之象以别于肝阳化风，无实热症状以别于热极生风，无虚热症状以别于阴虚动风。

5）血燥生风，症状主要局限于皮肤，表现为皮肤干燥，瘙痒脱屑，甚至肌肤甲错。

（10）胁肋、少腹、外阴是肝经循行所经部位，该处疼痛责之于肝。胁肋痛多属气滞血瘀或湿热蕴结，治以疏肝理气，活血化瘀，或清利肝胆湿热。少腹及外阴痛，其气滞血瘀多与寒凝肝脉相关，除治以行气活血外，尚需温经散寒。

（11）肝之经脉上连于目，肝之精气上注于目，故眼病责之于肝，肝血不足则眼目干涩，视物模糊，肝火上炎则目赤肿痛，肝风上扰则头晕目眩，肝风内动则两目上翻。

（12）肝藏血，通过冲脉、任脉与子宫相通，故妇女月经病证治与肝关系密切。因肝气郁结可导致月经不畅，月经量少甚至闭经。因肝经血热而肝不藏血可导致月经过多甚至崩漏。

（13）肝气郁结为最常见之肝病，病之核心，由此开端，可变生诸种肝的病证（图10-6）。

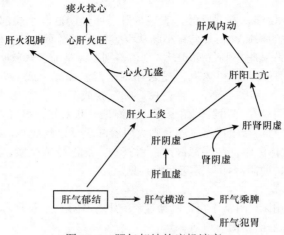

图 10-6　肝气郁结的病机演变

第五节　肾与膀胱病辨证

肾位于腰部，左右各一，其经脉与膀胱相互络属，互为表里，肾开窍于耳及二阴，在体为骨，生髓充脑，其华在发。肾主藏精，主生长、发育与生殖，又主水，主纳气。肾内寄元阴元阳，为脏腑阴阳之根本，故称先天之本。膀胱位于小腹中央，与肾直接相通，有贮尿和排尿的功能。肾病的主要病理为生长、发育迟缓，生殖功能障碍，水液代谢失常等。

肾病的常见症状有腰膝酸软或痛，眩晕耳鸣，发育迟缓，智力低下，发白早脱，牙齿动摇，男子阳痿遗精、精少不育，女子经少经闭、不孕，以及水肿，二便异常，呼多吸少等。膀胱病的主要病理为贮尿、排尿功能失常，常见症状为小便频急涩痛，尿闭及遗尿，小便失禁等。

肾病的常见证型以虚证为多，可见肾阳虚证、肾阴虚证、肾精不足证、肾气不固证、肾虚水泛证、肾不纳气证等。膀胱病的常见证型为膀胱湿热证（图10-7）。

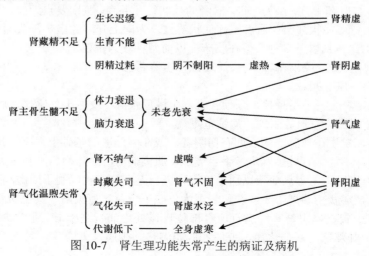

图 10-7　肾生理功能失常产生的病证及病机

一、肾气虚证

本证是最常见的，也是最基本的肾虚证，主骨生髓功能减退所产生的未老先衰是本证的主要表现。在盛年及老年前期出现的早衰均属本证。

【证候表现】　腰膝酸软无力，步态不稳，发落齿摇，耳鸣，记忆障碍，思维迟缓，反应迟钝，情绪不稳，性格改变，阳事不举，昏昏欲睡，神疲乏力，舌淡白，脉细弱或沉弱。

【证候分析】　肾气亏虚，主骨生髓充脑功能减弱，故腰膝酸软，步态不稳，发落齿摇，耳鸣，思维反应迟钝；肾主生殖，肾气不足，则阳事不举；气不充身，则神疲乏力，昏昏欲睡；舌淡白，脉细弱或沉弱，为肾气虚弱之象。

【辨证要点】　腰膝酸软与神疲乏力症状共见。

二、肾阳虚证

肾阳虚证指肾阳亏虚，机体失其温煦，以腰膝酸冷、性欲减退、夜尿多及阳虚症状为主要表现的证。多因素体阳虚，或年高肾亏、久病伤阳，或房劳过度等所致。

【证候表现】　腰膝酸软冷痛，畏寒肢冷，下肢尤甚，面色㿠白或黧黑，神疲乏力；或性欲冷淡，男子阳痿、滑精、早泄，女子宫寒不孕、白带清稀量多；或尿频清长，夜尿多，舌淡苔白，脉沉细无力，尺部尤甚。

【证候分析】　肾主骨，腰为肾之府，肾阳虚衰，温煦失职，不能温养筋骨、腰膝，故腰膝酸软冷痛；元阳不足，失于温煦，则畏寒肢冷，下肢尤甚；阳虚无力运行气血，血络不充，故面色㿠白；若肾阳衰惫，阴寒内盛，则本脏之色外现而面色黧黑；阳虚不能鼓动精神，则神疲乏力；肾阳虚弱，故性欲冷淡，男子阳痿，女子宫寒不孕；肾阳虚弱，固摄失司，则男子滑精、早泄，女子白带清稀量多，尿频清长，夜尿多；舌淡苔白，脉沉细无力，尺部尤甚，为肾阳不足之象。

【鉴别要点】　肾阳虚与肾气虚表现基本相似，但肾阳虚尚有寒象，肾阳虚是肾气虚的进一步发展，其必然包括肾气虚且重于肾气虚，在肾气虚基础上，肾中阳气蒸腾气化水液的功能进一步减退，封藏固涩失司进一步加重，更为突出的是肾阳温煦全身的功能减退，是肾阳虚的主要表现，常见的症状有畏寒，水肿，便溏，溺清长，阳痿，滑精，舌胖而润，脉沉迟等，可将其概括为全身一派虚寒及脏腑机能低下，其中突出表现为全身水肿者，称肾虚水泛，突出表现为久泻不止者，称肾虚泄泻，故肾虚水泛及肾虚泄泻实际上是肾阳虚的两个特殊证型。

【辨证要点】　腰膝冷痛、性欲减退、夜尿多与虚寒症状共见。

三、肾精不足证

本证多因先天禀赋不足，或后天失于调养，久病伤肾，或房劳过度，耗伤肾精所致。

主要表现为小儿发育迟缓或生育机能低下两个方面。至于成人早衰，虽可归因于后天肾精耗伤过度，但精少则化气亦不足，将其纳入肾气虚中更为恰当。

【证候表现】　小儿发育迟缓，身材矮小，囟门迟闭，骨骼痿软，智力低下；性欲减退，男子精少不育，女子经闭不孕；发脱齿摇，耳聋，耳鸣如蝉，腰膝酸软，足痿无力，健忘恍惚，神情呆钝，动作迟钝；舌淡苔白，脉弱。

【证候分析】　肾精主生长、发育，小儿肾精不充，不能化气生血，不能主骨生髓充脑，则发育迟缓，身体矮小，囟门迟闭，骨骼痿软，智力低下；肾精主生殖，肾精亏虚，生殖无源，不能兴动阳事，故性欲减退，生育机能低下，男子表现为精少不育，女子表现为经闭不孕；成人肾精亏损，无以充髓实脑，则健忘恍惚，神情呆钝；精亏不足，则发脱齿摇；脑为髓海，精少髓亏，耳窍失养，则耳鸣，耳聋；肾精不养腰府，则腰膝酸软；精亏骨失充养，则两足痿软，动作迟钝；舌淡苔白，脉弱，亦为精血亏虚，脉道失充之征象。

【辨证要点】　小儿生长发育迟缓、成人生育机能低下为主要表现。

四、肾阴虚证

在肾气虚的基础上，表现虚热症状者属本证。多因肾阴亏损，失于滋养，虚热内扰所致。

【证候表现】　腰膝酸软无力，头晕耳鸣眼花，精力不足，脑力减退等早衰症状，尚有五心烦热，潮热盗汗，咽干颧红，男子梦遗早泄，女子经少或经闭或崩漏，舌红少津，脉细数。

【证候分析】　肾阴为人体阴液之根本，具有滋养、濡润各脏腑组织器官，同时制约阳亢之功。肾阴不足，腰膝、脑、骨、耳窍失养，故有无力，头晕耳鸣眼花，精力不足，脑力减退等早衰症状；肾阴亏虚，阴不制阳，虚火内生，故见有五心烦热，潮热盗汗，咽干颧红；肾阴不足，相火妄动，精室被扰则梦遗早泄；女子以血为用，阴亏则经血来源不足，故经少或经闭；阴虚火旺，迫血妄行，则见崩漏；舌红少苔或无苔，脉细数，为阴虚内热之象。

【辨证要点】　腰酸耳鸣、男子遗精、女子月经失调与阴虚症状共见。

五、膀胱湿热证

膀胱湿热证指湿热蕴结于膀胱，致气化受阻，排尿失常，以小便频急、灼涩疼痛及湿热症状为主要表现的证。多因外感湿热，蕴结膀胱；或饮食不节，湿热内生，下注膀胱所致。

【证候表现】　尿频，尿急，尿痛，排尿灼热感，小便淋漓不爽，甚或排尿中断，尿色混浊，或尿血或尿砂石，小腹或腰部疼痛，或发热，舌质红苔黄腻，脉数。

【证候分析】　湿热蕴结膀胱，气化不利，下迫尿道，则尿频，尿急，尿道灼痛，排尿灼热感；湿热熏灼津液，则尿色混浊；湿热灼伤血络，则尿血；湿热久郁，煎熬尿中杂质成砂石，则尿中可见砂石；膀胱湿热，气机不利，故小腹胀痛；若累及肾脏，可见腰、腹掣痛；若湿热外蒸，可见发热；舌红苔黄腻，脉滑数，乃湿热内蕴之征象。

【辨证要点】　尿频、尿急、尿道灼痛、尿短黄与湿热症状共见。

肾与膀胱证治要点：

（1）肾的功能极其广泛而重要，举凡生殖、泌尿、内分泌、神经、运动、造血、消化和免疫等系统的功能，无不直接或间接与肾相关，因之被誉为"先天之本，后天之根"，其重要性由此可见。

（2）肾无实证，常由精、气、阴、阳之不足而致虚（图10-8）。肾虚分四型，其间一些症状互相关联，交叉重叠，只能作大体划分，其基本证型为肾气虚，表现为主骨生髓功能减退所致的体力及脑力的早衰症状，以及气化功能不足所致的一些代谢机能减退症状，在肾气虚基础上，有明显气化温煦功能不足，因而表现出全身虚寒症状及机能低下者为肾阳虚，在肾气虚基础上，出现虚热症状者，或兼有肾精不足的某些表现者为肾阴虚，肾虚如突出表现为小儿生长迟缓，发育障碍，或成人不孕不育，或并有藏精化气不足、主骨生髓功能衰退者称肾精不足。

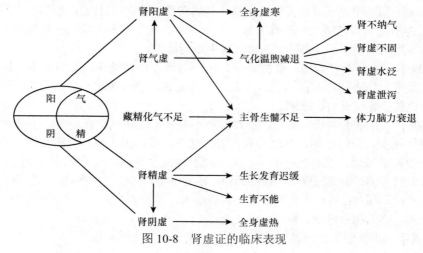

图10-8　肾虚证的临床表现

（3）肾虚的表现可概括为（图10-9）：可见生长迟缓，生育不能，体力、脑力衰退，气化功能减退，温煦功能减退。统言之，生长迟缓，生育不能，体力、脑力衰退与阴精虚有关，体力、脑力衰退，气化功能减退，温煦功能减退与阳气虚有关，细言之，生长迟缓，生育不能与先天肾精不足相关。体力、脑力衰退为各种肾虚共有的核心症状，体力、脑力衰退，气化功能减退与肾气虚相关，体力、脑力衰退，气化功能减退，温煦功能减退与肾阳虚相关。

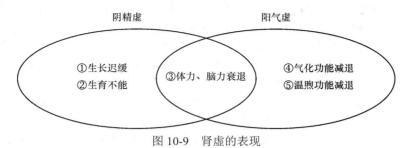

图 10-9 肾虚的表现

（4）肾精不足和肾阴虚的鉴别要点：前者多表现为先天性发育迟缓，或不能生育，抑或后天性性功能障碍，如性欲减退，阳痿或早泄，后者多表现为肾主骨生髓功能不足所致的体力及脑力衰退，以及阴不制阳的虚热症状。

（5）肾气虚与肾阳虚的鉴别要点：前者无寒象而后者有寒象；前者轻而后者重；前者主要表现为体力、脑力的未老先衰以及轻度气化功能减退症状；后者尚有明显的气化温煦功能减退所致的全身虚寒及机能低下。

（6）肾不纳气及肾气不固是肾气虚的两种特殊证型，但肾气不固之重者亦可谓肾阳虚的特殊证型。

（7）肾阴、肾阳为一身阴液、阳气的根本，与其他脏腑关系非常密切，常可相互影响，故脏腑阴阳虚损之证，通过治肾并兼理它脏，对久病难愈者具有重要的意义，如肾阴不足，可导致水不涵木而肝阳上亢，治以滋阴以潜阳；肾阴不能上承，心火偏旺而心肾不交，治宜滋阴以降火；命门火衰不暖脾，致火不生土，脾肾阳虚而五更泄泻，治以益火以健脾；久咳耗伤肺阴，进而损及肾阴而肺肾阴虚，治宜滋肾以养肺。

（8）肾与膀胱相表里，膀胱的虚寒病变多由肾阳虚气化失职所致，治以温肾化气为本，其论治同于肾的虚寒病变。而膀胱的湿热病证，则宜清热利尿，行气化湿，直接治疗膀胱。

第六节　脏腑兼证辨证

人体是一个有机的整体，各脏腑之间，在生理上具有相互资生，相互制约的关系，在发生病变时，亦往往相互影响，当某一脏腑发生病变时，在一定条件下可波及其他脏腑发生病变，凡同时见到两个以上的脏腑的病证，即为脏腑兼证（图 10-10 ）。

肾阴虚 + ｛ 肝阴虚 → 肝肾阴虚　　肺阴虚 → 肺肾阴虚　　心（阴虚）火旺 → 心肾不交 ｝

肺气虚 + ｛ 心气虚 → 心肺气虚　　脾气虚 → 脾肺气虚 ｝

肾阳虚 + ｛ 脾阳虚 → 脾肾阳虚　　心阳虚 → 心肾阳虚 ｝ + ｛ 心阳虚 → 水气凌心　　肺气虚 → 水寒射肺 ｝

心血虚 + ｛ 脾气虚 → 心脾两虚　　肝血虚 → 心肝血虚 ｝

肝气横逆 ｛ 犯脾 → 肝脾不调　　犯胃 → 肝胃不和 ｝　　肝火上炎 犯肺 → 肝火犯肺

图 10-10 常见的脏腑兼证

一、肝肾阴虚证

肝肾阴虚证是由肾阴不足导致肝阴不足，或肝阴不足引起肾阴不足而成，肝肾阴虚证指肝肾两脏阴液亏虚，虚热内扰所表现出的证候，多因久病失调，或情志内伤，或房事不节，或温病日久等耗伤肝肾之阴，肝肾阴虚，阴不制阳，虚热内扰所致。

肝肾阴液相互资生，肝阴充足，则下藏于肾，肾阴旺盛，则上滋肝木，故有"肝肾同源"之说。在病理上，肝阴虚可下及肾阴，使肾阴不足，肾阴虚不能上滋肝木，致肝阴亦虚，故两脏阴液的盈亏，往往表现盛则同盛，衰则同衰的病理特点。

【证候表现】　头晕目眩，面部烘热，两目干涩，咽干口燥，胁肋疼痛，五心烦热，潮热盗汗，形体消瘦，男子遗精，女子经少，舌红少苔，脉细数。

【证候分析】　肝肾阴虚，水不涵木，肝阳上亢，上扰清窍，故头晕目眩；肝阴亏虚，肝络失滋，故胸胁隐痛；肝肾阴虚，不能上达，目失濡养，则两目干涩；虚火扰动精室，精关不固，则见遗精；阴精不足，血海不充，冲任失养，则女子月经量少；口燥咽干，五心烦热，舌红少苔，脉细数等，皆阴虚失濡，虚热内炽之征。

【辨证要点】　胸胁隐痛、腰膝酸软、眩晕耳鸣、两目干涩与虚热症状共见。

二、肺肾阴虚证

本证由肺肾阴液亏虚，虚热内扰，以干咳、少痰、腰酸、遗精及阴虚症状为主要表现的证。多因久病咳喘、痨虫、燥热等损伤肺阴，或久病、房劳耗伤肾阴，肾肺失于濡养所致。

【证候表现】　慢性咳嗽，痰出不爽，间或咯血，动则气促，口干咽燥，或声音嘶哑，腰膝酸软，形体消瘦，骨蒸潮热，盗汗遗精，午后颧赤，舌红少苔，脉细数。

【证候分析】　肺阴亏虚，虚热内生，清肃失职，则慢性咳嗽，痰出不爽；虚火伤络，则间或咯血；虚火熏灼，咽喉失润，则声音嘶哑；肾阴亏虚，腰膝失养，则腰膝酸软；虚火扰动精室，则为遗精，午后颧赤；肺肾阴虚，虚热内蒸，故口燥咽干，骨蒸潮热，盗汗，形体消瘦；舌红少苔，脉细数等，皆为阴虚内热征象。

【鉴别要点】　肝肾阴虚证与肺肾阴虚证，都有肾阴不足，虚火内炽的表现，所不同者，前者尚有肝阴虚肝阳亢的症状，后者反映肺阴虚的现象。

【辨证要点】　干咳少痰、腰酸、遗精与虚热症状共见。

三、心肾不交证

本证是心肾水火既济失调所表现的证候，以心火亢于上与肾水虚于下的症状并见为辨证指征。多因久病虚劳，房事不节，肾阴耗伤，不能上奉于心，心火偏亢；或劳神太过，或情志忧郁化火伤阴，心火内炽，不能下交于肾；或心火独亢，不能下温肾水，肾水独寒，皆可导致水火既济失调。

【证候表现】　心烦失眠，心悸不安，头晕耳鸣，健忘，腰膝酸软，时有梦遗，五心烦热，口咽干燥，舌红少津，脉细数。

【证候分析】　心为火脏，心火下温肾水，使肾水不寒；肾为水脏，肾水上济心火，使心火不亢。肾阴亏损，不能上养心阴，心火偏亢，水不济火，扰动心神，心神不安，则见心烦，心悸失眠；肾阴亏虚，脑髓、耳窍失养，则头晕，耳鸣，健忘；腰为肾府，失阴液濡养，则腰膝酸软；虚火内炽，扰动精室，精关不固，则梦遗；阴虚阳亢，虚热内生，津液亏耗，失其濡养，则口燥咽干，五心烦热，舌红，少苔，脉细数，为阴虚火旺之征。

【辨证要点】　心烦、失眠、腰膝酸软、耳鸣、梦遗与虚热症状共见。

四、脾肾阳虚证

本证由肾阳虚衰，不能温煦脾阳，或由脾阳久虚累及肾阳亦虚，以久泄久痢、浮肿、腰腹冷痛及阳虚症状为主要表现的证。多因久病，耗伤脾肾之阳；或久泄久痢，脾阳损伤，不能充养肾阳；或水邪久踞，肾阳受损，不能温暖脾阳，终致脾阳、肾阳俱虚。

【证候表现】 腰、膝、下腹冷痛，形寒肢冷，精神萎靡，体倦无力，少气懒言，面色㿠白，腰膝酸软，纳呆腹胀，肢体浮肿，五更泄泻，完谷不化，腹部隐痛，喜温喜按，舌质淡，舌体胖大，苔白润，脉沉细。

【证候分析】 肾阳亏虚，温煦失职，则腰、膝、下腹冷痛；脾阳虚弱，运化失常，故完谷不化；黎明之前阳气未振，命门火衰，阴寒偏盛，故五更泄泻；脾肾阳虚，不能温化水液，泛溢肌肤，故肢体浮肿；阳虚不能温煦全身，则形寒肢冷；阳虚水气上泛，故面色㿠白；舌淡，舌体胖大，苔白润，脉沉细，皆为虚寒证常见之症。

【辨证要点】 腰腹冷痛、久泄久痢、五更泄泻与虚寒症状共见。

五、心肾阳虚证

心肾阳虚证指心与肾的阳气虚衰，温煦失职，以心悸、腰膝酸冷、浮肿及阳虚症状等为主要表现的证。其浮肿明显者，可称为水气凌心证。多因心阳虚衰，久病及肾，阴寒内盛，水气内停；或肾阳亏虚，气化无权，水气凌心所致。

【证候表现】 心悸怔忡，肢体浮肿，下肢为甚，小便不利，畏寒肢厥，神疲乏力，甚则唇甲青紫，舌质淡暗青紫，苔白滑，脉沉微细数。

【证候分析】 心肾阳虚，鼓动无力，故心悸怔忡；阳虚则寒，形体失于温养，脏腑功能衰退，则腰膝酸软，形寒肢冷；肾阳亏虚，蒸腾气化失司，三焦决渎不利，水湿内停，外溢肌肤，故肢体浮肿，小便不利；阳气不振，推动无力，机能衰退，则神疲乏力，精神萎靡或嗜睡；阳虚温运无力，血行不畅，故见唇甲青紫，舌淡暗或青紫；苔白滑，脉弱，为心肾阳虚，水湿内停之象。

【辨证要点】 心悸怔忡、腰膝酸冷、肢体浮肿与虚寒症状共见。

六、心肺气虚证

心肺气虚证指心肺两脏气虚，功能减退，以心悸、咳嗽、气喘及气虚症状为主要表现的证。本证多因久患咳喘，肺虚及心，或由心气不足，导致肺气亦虚所致。

【证候表现】 咳喘气促，心悸不宁，动则尤甚，自汗声怯，咳嗽，气喘，易于感冒，面色㿠白，甚者可见口唇青紫，或肢体浮肿，舌质淡，苔白，脉细弱。

【证候分析】 肺主呼吸，心主血脉，赖宗气的推动作用，以协调两脏的功能，肺气虚弱，宗气生成不足，可使心气亦虚。反之，心气先虚，宗气耗散，亦能致肺气不足。心气不足，不能养心，则见心悸；肺气亏虚，肃降无权，肺气上逆，故咳嗽，气喘；肺气虚，宗气不足，则面色㿠白，神疲乏力；气虚全身机能减弱，机体供养不足，劳则耗气，故自汗声怯，且活动后诸症加重；舌淡苔白，脉细弱等，为气虚常见征象。

【辨证要点】 心悸、胸闷、咳嗽、气喘与气虚症状共见。

七、脾肺气虚证

本证多由久病咳喘，肺气虚弱，痰湿留积，损伤脾气，或由脾气久虚，运化无力，化源不足，致肺气亦虚，以咳嗽、气喘、食少、腹胀、便溏及气虚症状为主要表现的证。

【证候表现】 咳喘日久，痰多稀白，胸闷气短，食欲减退，腹胀便溏，神疲乏力，甚则面浮足肿，舌淡苔白，脉细弱。

【证候分析】 久病咳喘，肺气受损，呼吸功能减弱，宣降失职，故咳嗽，气短而喘；脾气亏虚，运化失职，故食欲不振，腹胀便溏；肺脾气虚，水津不布，聚湿成痰，故咯痰清稀；气虚推动无力，机能活动减退，则神疲乏力；脾虚水湿泛滥，则面浮肢肿；舌淡苔白滑，脉弱，为肺脾气虚之症。

【辨证要点】 咳嗽气喘、痰液清稀、食少便溏与气虚症状共见。

八、心脾两虚证

心脾两虚证是心血虚及脾气虚共存所表现的证候。多因饮食不节，损伤脾胃，气血生化不足，心失血养；或久病失调，思虑过度，暗伤心脾；或慢性失血，气血亏耗，导致心脾气血两虚。

【证候表现】 心悸怔忡，失眠多梦，眩晕健忘，面色萎黄，食欲不振，腹胀便溏，神疲乏力，或见皮下出血，便血，妇女月经不调，经血色淡量多，淋漓不尽或崩漏，亦可见经少，舌质淡嫩，脉细弱。

【证候分析】 脾气亏损，气血生化不足，心失所养，心神不安，则心悸怔忡，失眠多梦；气血亏虚，头面失养，故眩晕，面色萎黄；脾气亏虚，运化失职，水谷不化，故食欲不振而食少，腹胀便溏；脾气亏虚，摄血无力，血不归经，则见各种慢性出血，血色淡；神疲乏力，舌质淡嫩，脉弱，均为气血亏虚征象。

【辨证要点】 心悸怔忡、失眠多梦、食少便溏、慢性出血与气血两虚症状共见。

九、心肝血虚证

血虚之甚者，心血虚及肝血虚可同时出现而呈心肝血虚证。以心悸、多梦、眩晕、爪甲不荣、肢麻及血虚症状为主要表现的证。

【证候表现】 面色无华，头昏眼花，唇爪色淡，心悸，惊惕，失眠，多梦，健忘，双目干涩，视物昏花，肢麻震颤，经血量少色淡，甚则经闭，舌质淡，脉细数无力。

【证候分析】 心血亏虚，心神失养，神不守舍，则心悸怔忡，失眠多梦，健忘；肝血亏虚，头目失养，则头昏眼花，双目干涩；肝血虚，爪甲、筋脉失于濡养，则爪甲不荣；血虚生风，则肢体震颤；心肝血虚，血海空虚，冲任失养，则月经量少色淡，甚则闭经；面白无华，舌淡，脉细等，皆血虚常见征象。

【辨证要点】 心悸、失眠、眩晕、爪甲不荣、肢麻等与血虚症状共见。

十、肝脾不调证

本证又称肝气乘脾，是肝失疏泄，脾失健运所表现的证候。多由情志不遂，郁怒伤肝，或饮食不节，劳倦伤脾而引起。肝主疏泄，有协助脾运化的功能，脾主运化，气机通畅，有助于肝气的疏泄。所以在发生病变时，可以相互影响，成为肝脾不调证。如肝失疏泄，气机不利，每致脾运失健，称为木横侮土。反之，脾失健运，气滞于中，湿阻于内，亦能影响肝气的疏泄，而为脾病及肝，或称土壅侮木。

【证候表现】 胸胁胀满窜痛，善太息，情志抑郁或急躁易怒，纳呆腹胀，便溏不爽，肠鸣矢气或腹痛欲泻，泻后痛减。舌苔白或腻，脉弦。

【证候分析】 肝失疏泄，经气郁滞，故胸胁胀闷窜痛；太息则气郁得达，胀闷得舒，故喜太息为快；气机郁结不畅，故精神抑郁条达失职，则情志抑郁或急躁易怒；脾运失健，气机郁滞，故纳呆腹胀；气滞湿阻，则便溏不爽，肠鸣矢气；胸中气滞则腹痛，排便后气滞得畅，故泻后疼痛得以缓解。本证寒热现象不显，故仍见白苔，若湿邪内盛，可见腻苔，弦脉为肝失柔和之征。

【辨证要点】 胸胁胀满窜痛，善太息与脾虚症状共见。

十一、肝胃不和证

本证多因情志不舒，肝气郁结，横逆犯胃，胃失和降所致，是以脘胁胀痛、嗳气、吞酸、情绪抑郁及气滞症状为主要表现的证。

【证候表现】 胁肋及脘腹胀满疼痛，精神郁闷或烦躁易怒，呃逆嗳气，嘈杂吞酸，纳差，甚或恶心呕吐，苔薄白或薄黄，脉弦。

【证候分析】 肝气郁结，肝失疏泄，横逆犯胃，胃气郁滞，故胁肋及脘腹胀满疼痛；胃气上逆，胃失和降，则呃逆嗳气，甚或恶心呕吐；肝胃气滞，郁而化火，故吞酸嘈杂；胃受纳失职，故纳差；肝失疏泄，故精神郁闷，善太息，甚则气郁化火，柔顺失和，则烦躁易怒；苔薄白，脉弦，为肝气郁滞所致；舌苔薄黄，为气郁化火之症。

【辨证要点】 脘胁胀痛、嗳气、吞酸、情志抑郁与气滞症状共见。

十二、肝火犯肺证

本证又称木火刑金，由肝火上逆犯肺，致肺失清肃。本证是以胸胁灼痛、急躁易怒、咳嗽阵作或咳血及实热症状为主要表现的证。多因郁怒伤肝，气郁化火，循经上逆；或邪热内蕴，肝火炽盛，上犯于肺，肺失清肃所致。

【证候表现】 咳嗽阵作，呛咳气逆，痰黄稠量少，咯出不爽，或痰带血丝，或咳血，胸胁灼痛或刺痛，急躁易怒，头晕目赤，烦热口苦，舌红苔黄，脉弦数。

【证候分析】 肝气郁结，气郁化火，经气不利，肝失柔顺，则胸胁灼痛或刺痛，急躁易怒，烦热口苦；肝火上扰，气血上逆，则头晕目赤；肝火时动，上逆犯肺，肺失清肃，气机上逆，故咳嗽阵作；火热灼津，炼液成痰，则黄稠量少，咯出不爽；火热迫血妄行，火灼肺络，络损血溢，则咳血；舌红苔薄黄，脉弦数亦为肝火内炽之征。

【辨证要点】 胸胁灼痛、急躁易怒、咳嗽阵作或咳血与实热症状共见。

十三、水气凌心

本证与脾、肾、心三脏阳虚有关，由于脾肾阳虚，运化失职，气化不利，水湿内停，又加之心阳素虚，致水邪上逆阻遏心阳，而使心阳不振，心气不宁。本证是以心悸怔忡，水肿为主要表现的证候。

【证候表现】 心悸怔忡，胸闷痞满，渴不欲饮，小便短少，下肢浮肿，形寒肢冷，伴恶心，欲吐，流涎，舌淡胖，苔白滑，脉象弦滑或沉细而滑。

【证候分析】 脾肾阳虚，水饮内停，上凌于心，扰乱心神。肺脾肾功能失调，阳虚气化失职，以致津液不能正常输布，形成水气，致下肢浮肿。当心气不足，或心阳不振时，水气可上逆凌心，使心阳阻遏，功能减退，致胸闷痞满，恶心，欲吐。心受水气侵凌，故心悸怔忡；胸阳不振则胸闷喘满。形寒肢冷，舌淡胖，苔白滑，脉象弦滑或沉细而滑是阳虚水湿之征象。

【辨证要点】 以心悸、浮肿与脾、肾、心三脏虚弱表现共见。

十四、水寒射肺证

本证与脾、肾、肺三脏有关，脾肾阳虚兼肺气亦虚。素有痰饮内生，水湿停蓄，又遇外感寒邪，引动伏饮，寒水上逆，致使肺失肃降。

【证候表现】 咳嗽气喘，胸满息促，不能平卧，痰涎多而稀白，浮肿，苔白腻，脉滑。

【证候分析】 肺气失宣，寒水逆阻，饮倚胸胁，水邪迫肺，致咳嗽气喘，胸满息促，不能平卧；肾阳衰微，津液输布不利，故浮肿；阳衰阴盛，水势泛溢而上射于肺，兼有脾气虚弱，致痰涎多而稀白，苔白腻，脉滑为寒湿之征象。

【鉴别要点】 水寒射肺与水气凌心两证常合并出现，见于心力衰竭之时。在病机上，两证均为脾肾阳虚，气化障碍，水液潴留而致。水气上逆于肺则为水寒射肺证，水气上逆于心，则为水气凌心证。在病史上，两证皆具有饮证、水肿等水气病史。在症状上，水寒射肺的临床特点为咳嗽喘促，水气凌心的临床特点为心悸，以此可资鉴别。

【辨证要点】 以咳嗽咳痰与脾、肾、肺三脏阳气虚弱表现共见。

思考题

1. 心血虚证和心阴虚证的临床表现有何异同？
2. 肺与大肠病的常见证有哪些？其临床表现和病机特点如何？
3. 脾与胃病常见哪些症状？其发生的病机生理基础是什么？
4. 肝阴虚证与肝血虚证如何鉴别？
5. 肾精不足证与肾阴虚证如何鉴别？
6. 肝风内动证的常见类型有哪些？各自的主症特点是什么？
7. 试述肾阴虚证和肾精不足证的临床表现有何不同？
8. 如何鉴别肺肾气虚证、心肺气虚证和脾肺气虚证三证？
9. 心肾阳虚证、脾肾阳虚证、风水相搏证在水肿特征上有何不同？

（杨　琦）

第十一章 外感病辨证

【内容提要】 六经辨证，是外感病的辨证方法，将外感病演变过程中所表现的各种证候，以阴阳为纲，分为三阳和三阴两大类。三阳病证包括太阳病证、少阳病证、阳明病证；三阴病证包括太阴病证、少阴病证、厥阴病证。六经辨证的重点在于分析外感病邪所引起的一系列病理变化及其传变规律。

卫气营血辨证，是外感温热病的辨证方法，分为卫分、气分、营分、血分四个层次和阶段，用于辨识外感温热病发展由表及里、由浅入深、由轻而重的四个阶段。卫分证主表，病在肺与皮毛；气分证主里，病在胸膈、肺、脾、胃、肠、胆等脏腑；营分证亦主里，是邪热深入而达心营，病在心与心包络；血分证则热邪更为深入，深达肝、肾。

【学习目标】

1. 掌握六经病各证的概念、证候及辨证要点。

2. 掌握卫气营血病各证的概念、证候及辨证要点。

中医将疾病分为内伤病和外感病两大类。内伤病因脏腑失调而致病，外感病则因外感六淫之邪而发病。外感病因其所感病邪之不同，机体素质之差异，又可分为"伤寒"（伤于风寒之邪所致的外感病）和"温病"（温热病，伤于温热之邪致病，包括一些急性传染病）两类。东汉张仲景在《黄帝内经》的基础上，总结前人的经验著《伤寒论》，根据外感病的演变过程中反映出的症候特点，归纳为六经辨证。至清初叶天士等又在《伤寒论》的基础上，结合临床实践，倡温病学说，将外感热性病的演变过程归纳为卫、气、营、血四个阶段，即卫、气、营、血辨证，是对外感热性病辨证的重要补充和发展。

兹将外感病的特点归纳于下：①外感病辨证以辨六淫病因为主，所谓"外感不外六淫"。由于风、寒、暑、湿、燥、火（热）六淫在不同季节各有所旺，故外感病常表现有一定的时令季节性，从而又称"时病"。②按八纲辨证，外感病有表里之分，即病位在由表入里或由里出表的表里相传关系，不似内伤病均属里证。故可以说八纲辨证中的表里两纲正是适应外感病发展规律而设的辨证方法。③外感病发病急、病程短、变化大，是其特征之一，不似内伤杂病起病和发展比较缓慢，病程较久。④外感病分伤寒和温病两大类，其发生、发展过程有其相似之处，又各具特点。⑤伤寒和温病各有其证候分类即辨证方法，体现病程发展变化的阶段层次，标志着病位的浅深、病情的轻重和邪正的盛衰，用以指导临床治疗。

第一节 六经辨证

六经辨证源于《伤寒论》，是张仲景在《素问·热论》六经分证理论的基础上，结合伤寒病证的证候特点及传变规律，总结而创立的一种辨证方法。它以阴阳为总纲，联系经络、脏腑，分为两大类病证，即三阳病证和三阴病证。进而又划分为六个证型：三阳病证包括太阳病证、少阳病证、阳明病证；三阴病证包括太阴病证、少阴病证、厥阴病证。六经病证从病变部位分析，三阳病证中太阳病主表，少阳病主半表半里，阳明病主里，以六腑病变为基础；三阴病证则统属于里，以五脏病变为基础。六经辨证与八纲辨证有着密切的关系。除其病位有表、里之分外，又从总体而论，三阳病证属阳证，三阴病证属阴证；从病变的性质及正邪的关系分，三阳病证多正盛邪实，病势亢奋，表现为热、为实，治当祛邪为主；三阴病证多抗病力弱，病势虚衰，表现为寒、为虚，治当扶正为主。故六经辨证方法虽主要用于外感病辨证，亦可用于外感兼内伤及内伤杂病的辨证。

伤寒病有由表入里的表里相传关系，与其所划分的六经病证既有区别，又有一定的联系。若两经或三经的病证合而出现，不是由传变而成的，谓之"合病"；一经病证未罢，又见另一经证候，两经交并为病且由传变而成、有先后出现的次序不同，是为"并病"；病证由一经传到另一经，称为"传经"。此外，外感病邪不从阳经传入，起病即见阴经证候，称为"直中"，这类病证多由于体质虚弱，阳气不足，正不胜邪，故一遇外邪，便直陷阴经。六经病证实质上仍是脏腑、经络、气血津液等病理变化的反映。六经辨证的重点在于分析外感病邪所引起的一系列病理变化及其传变规律。

一、太阳病证

太阳经脉主一身之表，有抵御外邪侵袭的功能，故有"六经之藩篱"之称。太阳病证，是指外感伤寒病初期所表现的证候。外邪入侵，大多由口鼻、肌肤腠理而入，太阳病证是机体卫阳（卫气）奋起抗邪为主要表现的病证。

【证候表现】 太阳病的主要脉症为恶寒、发热，头项强痛，脉浮，舌苔薄白。

【证候分析】 主因风寒外束，阳气被郁不得宣泄，故恶寒、发热；太阳经脉循行于头项、肩背等部位，邪伤太阳经脉，经气不利，则头项强痛；邪伤肌表，气血向外与之抗争，故脉浮；风寒外邪袭表，尚未入里化热，故舌苔薄白。

上述脉症为太阳病所共有。由于患者体质强弱不同，病邪性质和感邪轻重有异，因而有太阳伤寒（表实）和太阳中风（表虚）两种证型的区别。

1. 太阳伤寒证（表实寒证）

【证候表现】 除太阳病证基本证候外，另见无汗而喘，脉浮紧。

【证候分析】 因寒性收敛，腠理（泛指皮肤、肌肉及其间隙）闭塞，故无汗；肺主皮毛，皮毛闭塞，则肺气不宣而咳喘；寒邪紧束于表，正气抗邪外出，故脉象浮紧。

【辨证要点】 恶寒、无汗、头身疼痛、脉浮紧。

2. 太阳中风证（表虚寒证）

【证候表现】 除太阳病证基本证候外，另见汗出恶风，脉浮缓。

【证候分析】 因太阳中风属表虚证，腠理疏松，卫气不固，不胜风袭，故汗出恶风；病邪袭表且汗出营阴不足，故脉浮而缓。

【辨证要点】 恶风、发热、汗出、脉浮缓。

【按】 太阳病证多见于感冒、上呼吸道感染及外感病的初期。

二、阳明病证

阳明病证，是指伤寒病发病过程中，阳热亢盛，胃肠燥热所表现的证候。病入阳明，为外感热病中正邪交争的极期，特点为阳热炽盛。太阳病未愈，邪气入里逐渐亢盛，伤津化燥；而阳明多气多血，正气奋起抗邪。阳明病证属于里实热证，根据其燥热与肠中糟粕是否相结，而有热证、实证之分。

【证候表现】 身热，汗出，不恶寒、反恶热，脉洪大，舌苔黄燥。

【证候分析】 因病在阳明，正盛邪实，正邪相争则发热，且呈高热；热盛于里，迫津外泄故汗出；不恶寒、反恶热乃邪已去表传里，由寒化热，里热炽盛之象；热盛阳亢，故脉象大而有力；热盛津伤，故舌苔黄燥。

根据患者体质差异或邪气侵犯的部位不同，阳明病证又有在经、在腑之分。在经指邪热弥漫全身，尚未在肠中结成燥屎，故称阳明经证；在腑则指阳明燥热与肠中糟粕搏结形成燥屎，影响腑气通下，故称阳明腑证。阳明病俱为里实热证，惟阳明经证重在里热，阳明腑证则重在里实。

1. 阳明经证（阳明热证）

【证候表现】 身大热，汗大出，口大渴，脉洪大（所谓"四大"），不恶寒，反恶热，面赤心烦，舌苔黄燥。

【证候分析】　邪入阳明化热，燥热亢盛于内，充斥于外，故周身大热，面赤，恶热；病邪入里，表证已罢，故不恶寒（所谓"一分表证未罢，便有一分恶寒"）；里热蒸腾，迫津外泄则汗出；汗出伤津，故大渴引饮；热扰心神，故心烦躁扰；热盛阳亢，故脉洪大；热盛伤津，故舌苔黄燥。

【辨证要点】　大热、大汗、大渴、脉洪大四大症为辨证要点。

【按】　阳明经证多见于感染性疾病的热盛阶段，为感染性疾病所共有的证候。

2. 阳明腑证（阳明实证）

【证候表现】　除具阳明病证基本证候之外，日晡潮热（每下午 3～5 时发热如潮），便秘、腹满，疼痛拒按，烦躁，甚则神昏谵语，脉沉实有力，舌苔黄燥，甚则焦黄起芒刺。

【证候分析】　除阳明腑实里热炽盛之外，更与燥屎相结，腑气不通，故便秘腹满，疼痛拒按；燥热之邪夹浊气上攻心神，故烦躁，甚则神昏谵语；里热亢盛，气血亦盛于里，故脉沉实有力；热盛津亏，燥实内结，故苔黄无津，甚则焦黄起芒刺。

【辨证要点】　日晡潮热，便秘，腹胀满硬痛，苔黄燥，脉沉实等为辨证要点。

【按】　阳明腑证多见于一些炎性急腹症，如阑尾炎穿孔、胃穿孔、重症胆囊炎、胰腺炎、腹膜炎等。亦可见于其他感染性疾病而有腹满、便结症状者。

三、少阳病证

少阳病证，是指邪气入侵，已离太阳之表，而未入阳明之里，邪正纷争于半表半里之间，以致枢机不利，气失条畅所表现的证候。

【证候表现】　往来寒热，胸胁苦满，口苦，咽干，目眩，默默不欲饮食，心烦喜呕，脉弦。

【证候分析】　少阳病乃邪正斗争于半表半里的病证。邪郁于表则恶寒，邪入于里则发热，邪正交争于半表半里之间故往来寒热（时恶寒，时发热）；少阳经脉布于胸胁，邪犯少阳，经气不利，故胸胁胀满；胆（属木）气犯胃（属土）（木乘土），疏泄不利，故默默不欲饮食；胃气上逆，则喜呕；胆火内郁，则见心烦；胆火循经上炎，则口苦咽干，目眩；肝与胆相表里，肝胆气郁，故脉见肝经病所常见之弦象。

【辨证要点】　往来寒热，胸胁苦满，口苦，咽干，目眩，脉弦。

【按】　少阳病证有时见于上呼吸道感染、流行性感冒。亦可见于内伤杂病如肝、胆疾病。

四、太阴病证

太阴为三阴的屏障，病入三阴，首犯太阴。太阴经脉属脾，太阴病为脾阳虚衰，寒湿内盛的虚寒病变，即脾虚寒证。太阴病的成因可由于三阳病治疗失当，损伤脾阳，以致病邪内陷；也可因脾胃素虚外感寒邪，寒邪直中，初起即见脾虚寒的征象。

【证候表现】　腹满呕吐，食欲不振，腹泻时痛，喜温喜按，口不渴，舌淡苔白，脉迟或缓。

【证候分析】　太阴病证病位在脾，中（脾，因脾居中焦）阳不振，脾失健运，寒湿内停，故腹满、食欲不振；脾胃为寒湿所伤，升降失职，胃气上逆则呕吐，脾气不升则腹泻；阳虚阴寒凝滞，故腹痛阵发，喜温喜按；病属脾虚，寒湿为患，故口不渴，舌淡苔白，脉迟或缓。

【辨证要点】　腹满时痛，腹泻，口不渴等虚寒之象。

【按】　太阴病证多见于受寒饮冷、外感寒邪所致之急性肠胃炎。也可见于内伤杂病所见之脾胃虚寒证。

由于足太阴脾及足阳明胃同居中焦，又互为表里，致所出现的证候常有类似之处，但有虚实、寒热之分。如腹满而痛，于太阴病及阳明病均可见，但其性质截然不同。阳明病的腹满疼痛，是胃肠燥热、燥屎阻结、腑气不通所致，其痛甚剧且拒按，兼见潮热、便秘、口渴，脉象沉实有力，性质属阳、属实、属热；而太阴病的腹满时痛，是因阳虚不运，寒湿不化，气机壅滞所致，其痛不甚，时痛时止，且喜温喜按，必兼见口不渴、腹泻、脉缓弱、不发热等，性质属阴、属虚、属寒。

即所谓"实则阳明，虚则太阴"。其中，腹泻、口不渴、脉缓弱等是太阴病的辨证要点。

五、少阴病证

少阴经脉包括手少阴心经及足少阴肾经，少阴病是外感病过程中心肾功能受损、全身机能极度衰退，病情危重的阶段。少阴病的成因有二，一因三阳病或太阴病治疗不当，损伤阳气，传经而来；一因素体阳虚，寒邪直中少阴而致。

【证候表现】 少阴病的主要脉症为脉微细，但欲寐。

【证候分析】 因邪入少阴，心肾虚衰，气血不足，鼓动无力则脉微细；阳虚阴盛，神疲不支，故精神萎靡，困倦欲寐。

少阴病主要累及心、肾，而心主火，肾主水，心肾二脏统摄人体水火阴阳之气，病至少阴，心肾机能虚衰，导致阳虚阴盛，从阴化寒，表现为少阴寒化证；也有于疾病恢复阶段见阴虚火旺，从阳化热，表现为少阴热化证者。

1. 少阴寒化证

【证候表现】 除少阴病基本证候外，更见畏寒蜷卧，手足厥逆（冷），下利清谷，口不渴或喜热饮，小便清长，舌淡苔白。

【证候分析】 少阴寒化证因阳气虚衰，阴寒内盛所致。阳衰不能温煦，故畏寒蜷卧，手足厥冷；肾阳虚衰不能暖脾以运化水谷，故下利清谷；阳虚寒盛，故口不渴，小便清长，舌淡苔白，亦有下焦阳衰不能化气生津而见口渴的，但以喜热饮且饮量不多为特点；小便清长，舌淡苔白，均属阳衰阴盛之象。如果病情进一步发展，不仅四肢厥逆，还可能出现大汗，脉微欲绝等阳气暴脱的"亡阳"危候。

【辨证要点】 无热恶寒，肢厥，下利，脉微。

【按】 少阴寒化证多见于感染性疾病极期出现冷休克时。也可见于内伤杂病之肾阳衰微患者，但病情不如前者危重。

2. 少阴热化证

【证候表现】 心烦不眠，口燥咽干，小便黄，舌红绛，干燥少苔，脉细数。

【证候分析】 少阴热化证乃是变证，多因寒邪化热，邪热不解，耗伤肾阴，导致阴虚火旺而致。肾阴虚不能上济于心，心火独亢，故心烦不眠；肾阴亏虚，阴液不能上承，故口燥咽干；小便黄，舌红绛，干燥少苔，脉细数等均为阴虚有热之象。

少阴兼水火二气，邪入少阴，可从阴化寒，也可从阳化热。少阴寒化证，少阴热化证其临床表现有一些相似，临床当仔细辨别，不可拘泥。

【辨证要点】 心烦失眠，口燥咽干，舌红绛，脉细数。

【按】 少阴热化证多见于外感病后期病愈而阴液受损阶段，也可见于一些内伤杂病之阴虚阳亢患者。少阴寒化证和少阴热化证虽均为感染性疾病后期的证型，但前者病情危重，后者不过为恢复阶段的表现，二者之病情重轻情况，显然不同。

六、厥阴病证

厥阴为三阴之尽，又阴尽阳生。外感病因治疗不当而病至厥阴，为外感病之最后阶段。由于正气衰竭，阴阳调节紊乱，所以厥阴病的主要表现为寒热错杂，厥热胜复（时或四肢厥冷，时或四肢转温）。若阴邪极盛，阳气不续则四肢厥冷，病情危笃；若阳气渐复则四肢转温，示病情好转；若阴寒虽盛，阳气尚能与之抗争，则呈现阴阳对峙，寒热错杂（如上热下寒）的证候。此外，厥阴病之病机常动摇于阳明和少阴之间，如阳明极盛，阳气被郁不能外达四肢之热厥，治宜从阳明而泄热；如少阴寒盛，阳气虚衰不能温煦四肢之寒厥，则治宜从少阴而温经散寒。至于蛔厥，为厥阴病的另一类型，应属杂病。

【证候表现】 消渴，气上撞心，心中疼热，饥而不欲食，食则吐蛔。

【证候分析】　此处所述的寒热错杂为上热下寒的证候。上热，为胃中有热，表现为消渴，气上撞心，心中疼热；下寒，为肠中有寒，表现为饥而不欲食，食则吐蛔。

邪入厥阴，阴阳交争，寒热错杂，阳热趋上，灼劫阴津，故见消渴不止；肝热上逆，上冲胃脘，则自觉气上撞心，心中疼热；阴寒趋下，脾失健运，更因肝木之乘，胃失和降，中焦气机逆乱，故见饥而不欲食，强食则吐；上寒下热，蛔虫不安，则可随呕吐而出。

【辨证要点】　消渴、心中疼热、饥而不欲食。

【按】　厥阴病证之热厥或寒厥，多见于外感病极期所出现之休克阶段。至于厥阴病中之寒热错杂证蛔厥，乃属杂病，即胆道蛔虫病。

第二节　卫气营血辨证

卫气营血辨证理论是清代温病学家叶天士创立的一种诊查外感温热病的辨证方法，用于辨识外感温热病发展由表及里、由浅入深、由轻而重的四个阶段。它是在伤寒六经辨证的基础上发展起来的，又弥补了六经辨证之不足，从而丰富了中医辨治外感病的内容。卫气营血分证就病变部位而言，卫分证主表，病在肺与皮毛；气分证主里，病在胸膈、肺、脾、胃、肠、胆等脏腑；营分证亦主里，是邪热深入而达心营，病在心与心包络；血分证则热邪更为深入，达肝、肾。温热病乃感受温热病邪致病，故最易化燥伤阴，甚则耗血动血。如初起卫分证即见热象偏盛，而多有口渴；在病变过程中，易于出现神昏谵语、斑疹、吐衄；后期常易热盛动风痉厥。

正如叶天士所说："大凡看法，卫之后，方言气。营之后，方言血。"外感温热病多起于卫分，渐次传入气分、营分、血分，这是一般传变规律。但由于感邪有类别和轻重之别，患者有体质强弱之分，临床上也有起病即从气分或营分开始的；或卫分证不经过气分阶段而直接传入营分，即所谓"逆传心包"（重症流行性脑膜炎有时即见此种情况，即开始如上呼吸道感染症状，继迅速出现感染性休克）；或气分热甚，营（血）分也被热灼，酿成"气营（血）两燔"。因此在临床辨证时应根据脉症的不同情况作具体分析，才能得出正确诊断。

一、卫　分　证

卫气主要敷布于人体肌表，司汗孔开阖，有温养肌肤、抵御外邪等作用。卫分证是温热之邪侵犯肌表，卫气功能失常所表现的证候，常见于温热病的初级阶段。因肺主皮毛，卫气通于肺，故卫分证常有肺经病变的证候。

【证候表现】　发热，微恶风寒，头痛，咳嗽，口微渴，咽喉肿痛，舌边尖红，苔薄白或微黄，脉浮数。

【证候分析】　邪犯肌表，卫气与之相争则发热，卫阳被邪气所郁则恶风寒，因温病属温热阳邪为患，故多发热重而恶寒轻；温热之邪上扰清窍故头痛；卫气郁阻，肺气不宣则咳嗽；咽喉为肺之门户，温热伤津，故口渴咽干，甚则咽喉肿痛；邪在于表而性偏热，故脉象浮数，舌苔薄白或微黄，舌质偏红而局限于边尖。卫分证为温热之邪所袭，主表，证候偏热，故又称表热证。

【辨证要点】　发热，微恶风寒，舌边尖红，脉浮数。

【按】　卫分证多见于上呼吸道感染、流行性感冒，以及一些细菌/病毒性感染的初期阶段。

风热袭表，有时有夹暑、夹湿，或兼燥之不同。一般风热兼暑，仅见于夏日；风热夹湿，多见于长夏，或冒雨感冒时；风热夹燥，多见于秋天空气干燥时，这些相应的证型，其辨证论治见相关章节。

二、气　分　证

气是维护人体生命活动的物质基础，全身各脏腑生理活动的动力。气分证是温热之邪内入脏腑，尚未深入营血，为正盛邪实，正邪剧争，阳热亢盛的里热证。其特点是发热不恶寒，但恶热，口渴，苔黄，脉数。

温邪入气分的途径有二：一是由卫分证传来，即先有恶寒发热，而后转变为不恶寒，但恶热；二是温邪直入气分，起病即是但热不寒的气分证。

热入气分，里热壅盛，常见的有以下两种证型：

1. 气分大热 相当于阳明经证。

【证候表现】 大热，大渴喜冷饮，大汗出，面赤心烦，脉洪大，舌苔黄燥。

【证候分析】 气分热甚，弥漫全身，蒸腾于外，故大热，面赤；热气蒸腾，逼津外泄，故大汗；热盛汗出伤津，故烦渴引饮，舌苔黄燥；内热燔灼，气盛血涌，故脉洪大。

【辨证要点】 大热，大渴，大汗出，脉洪大。

2. 胃肠结热 相当于阳明腑证。

【证候表现】 日晡潮热，腹满硬痛、拒按，大便燥结，舌苔黄燥，甚则焦黑起芒刺，脉沉实有力。

【证候分析】 胃肠腑实，燥热内盛，故日晡潮热；热结肠道，耗伤津液，津少不足润肠，燥热与糟粕相结，故大便燥结；燥屎内结，腑气不通，故腹满硬痛、拒按；胃肠实热耗津伤液，故舌苔黄燥，甚则焦黑起芒刺，脉沉实有力。

【辨证要点】 日晡潮热，腹满，大便燥结，脉沉实有力。

除此，由于各脏腑的功能活动各具特点，温邪亦可与它邪合而致病，故邪在气分的证候表现也有多种类型，如邪热壅肺、热郁胆胃、湿热困脾等，此处不予赘述。

【按】 此两证型临床所见的病症亦分别同阳明经证和阳明腑证。

三、营 分 证

营分证是温热病热邪内陷的深重阶段。营为血中之气，且为血之前身，内通于心，故营分证以营阴受损，心神被扰病变为主。营分介于气分、血分之间，若疾病由营转气，示病情好转；若由营入血，示病情更为深重。

温热入营，可由气分传来，也可由卫分直入营分（"逆传心包"），亦有某些温热之邪直入营分，起病即见营分证候的（某些流行性出血热即可见此现象）。

【证候表现】 身热夜甚，口干不欲饮，心烦不寐，甚或神昏谵语，斑疹隐隐，舌质红绛，脉象细数。

【证候分析】 邪热入营，燔灼营阴，故身热夜甚；营热蒸腾，营气上升则口干不欲饮；热扰心神，故心烦不寐；若邪热内闭心包，则见神昏谵语；营分热甚，势必累及血分，故舌质红绛；若热窜血络，则斑疹隐隐；热盛耗阴，故脉象细数。

【辨证要点】 身热夜甚，心烦或谵语，舌红绛，脉细数。

【按】 营分证常见于感染性疾病极期所出现弥散性血管内凝血（DIC）的早期阶段。亦见于肿瘤或肝病等晚期所出现的 DIC 时。

四、血 分 证

血分证是温热病卫气营血发展的最后阶段，也是病情最为深重的阶段。血分证多由营分证不解而传入血分，也有由气分直入血分，或气分证未罢又出现血分证的（即"气血两燔"）。心主血藏神，肝藏血主风，热邪深入血分，势必影响心、肝二脏，见动血、神昏、抽搐；而邪热久恋，耗伤真阴，又将累及于肾，见舌质红绛，脉象细数，故血分证以心、肝、肾病变为主。临床表现除具重笃的营分证之外，更以耗血、动血、伤阴、动风为其特征，从而可分为血热妄行、肝热动风两种证型，也有重症患者两种证型同时并见的。

1. 血热妄行

【证候表现】 除发热夜甚，心烦少寐等营分证基本证候外，更见高热躁狂及出血（包括吐血、衄血、便血、尿血及斑疹透露），舌质紫绛，脉象细数。

【证候分析】 邪热入于血分，较营分更为深重。热邪迫血妄行，故见动血症状，血动于上则为吐血、衄血,动于下则为便血、尿血;血瘀不行,溢于皮肤,则发斑疹,见于舌质,则舌紫绛;热甚耗伤真阴,故脉象细数。

【辨证要点】 身热夜甚,高热躁狂及出血,舌深绛,脉细数。

2.肝热动风

【证候表现】 在严重的营分证基础上,更见阵阵抽搐,头痛眩晕,甚则角弓反张。

【证候分析】 热邪亢盛,深入血分,灼伤阴液,筋脉失养,则见抽搐,角弓反张等热动肝风之象。热邪上扰清窍,故见头痛眩晕。

【辨证要点】 抽搐,头痛眩晕,甚则角弓反张。

【按】 血分证常见于感染性疾病极期所出现 DIC 的晚期阶段,或一些见出血症状的血液病。

【附】**三焦辨证** 三焦辨证是清代吴鞠通根据《黄帝内经》用上、中、下三焦划分脏腑部位的概念,在卫气营血辨证的基础上,结合温热病的传变规律,总结出来的一种辨证方法。即以三焦辨温热病的传变:温病始于上焦,包括肺与心包的证候,其中手太阴肺经的证候多为温病的初起阶段,病情较轻浅。温病次传中焦,包括大肠、脾与胃的证候,脾胃同属于中焦,阳明主燥,太阴主湿,邪入阳明而从燥化,多呈现里热燥实证;邪入太阴从湿化,多为湿温病证。因此中焦病证多见于温病的中期或后期,病情较重。温病终于下焦,包括肝与肾的证候,多为肝肾阴虚之候,属温热病的末期,病情深重。

思考题

1.试述太阳中风证与太阳伤寒证的概念、临床表现及主要区别。

2.试述少阳病证的概念及其临床表现。

3.试述六经病证的传变规律。

4.试述卫分证、气分证、营分证、血分证的概念及临床表现特点。

5.试述合病、并病的概念和区别。

(隋 华)

第十二章　防治原则与方法

【内容提要】　防治原则与方法是在中医学整体观念与辨证论治的基础上，根据疾病的具体情况，从而确定预防疾病、治疗疾病的原则和方法，以对疾病进行正确的预防和治疗。本章主要介绍未病先防、既病防变两大预防原则，标本治则、同异治则、虚实治则、寒热治则、阴阳治则、表里治则等六大类治疗总则，以及汗、吐、下、和、温、清、补、消、涩、开、镇等十一大治法。

【学习目标】
1. 掌握中医"未病先防"及"既病防变"的预防医学思想。
2. 掌握中医治疗疾病的总原则和十一大治法的概念。
3. 熟悉标本治则、同异治则的应用规律。
4. 熟悉十一大治法的临床应用。

第一节　预　防

预防是指采取一定的措施，防止疾病的发生与发展。中医学历来非常重视预防，早在《黄帝内经》中就提出了"治未病"的预防思想，《素问·四气调神大论》指出："圣人不治已病治未病，不治已乱治未乱……夫病已成而后药之，乱已成而后治之，譬犹渴而穿井，斗而铸锥，不亦晚乎！"强调了"防患于未然"的重要性。预防对于健康人来说，可增强体质，预防疾病的发生；对于病者而言，可防止疾病的发展与传变。预防的内容包括未病先防和既病防变两个方面。

一、未病先防

未病先防是指在未病之前，采取各种措施，做好预防工作，以防止疾病的发生。

疾病的发生主要关系到邪正盛衰，正气不足是疾病发生的内在因素，邪气是发病的重要条件。因此，未病先防必须从增强人体正气和防止病邪侵害两方面入手。

（一）增强人体正气

人体正气的强弱与抗病能力密切相关。《素问·刺法论》说："正气存内，邪不可干。"《素问·评热病论》说："邪之所凑，其气必虚。"可见，正气充足，精气血津液充盈，阴阳协调平衡，脏腑功能健全，则机体抗病力强；正气不足，精气血津液阴阳亏乏，脏腑功能低下，则机体抗病力弱。所以增强人体正气是提高抗病能力的关键。

1. 顺应自然规律　《灵枢·邪客》说："人与天地相应。"就是说，人体的生理活动与自然界的变化规律是相适应的。掌握自然变化规律，主动采取养生措施以适应其变化，使各种生理活动与自然界的节律相协调，可以增强正气，避免邪气的侵害，从而避免疾病的发生。正如《素问·四气调神大论》所说："春夏养阳，秋冬养阴，以从其根。"这里的从其根即是顺应四时变化规律。

2. 重视精神调养　中医学非常重视人的情志与健康的关系。《素问·上古天真论》说："恬淡虚无，真气从之，精神内守，病安从来？"就是说，心静则神安，神安则真气和顺，就可以减少或避免疾病的发生。人的精神情志活动与脏腑功能、气血运行等有着密切的关系，七情太过可导致脏腑气机紊乱，气血阴阳失调而发生疾病。因此要重视精神调养，一是要提高心理的调摄能力，做到心情舒畅，精神愉快，少私心和贪欲，喜怒不妄发，修德养性，保持良好的心理状态。二是要尽量避免外界环境对人体的不良刺激，如营造优美的自然环境，和睦的人际关系，幸福的家庭氛围等。这样则人体的气机调畅，气血平和，正气充沛，抗邪有力，可预防疾病的发生。

3. 注意饮食起居　保持身体健康、精力充沛，就要做到饮食有节、起居有常等。《素问·脏气法时论》说："五谷为养，五果为助，五畜为益，五菜为充。气味合而服之，以补益精气。"就是强调五味要搭配合理，不可偏嗜某味，以防某脏之精气偏盛。此外，某些易使旧病复发或加重的"发物"亦不宜食，以免损伤脾胃，导致气血生化乏源，抗病能力下降。在起居方面要合理安排作息时间，培养有规律的起居习惯。如定时睡眠、定时起床、定时工作学习、定时锻炼身体等。

4. 加强身体锻炼　运动是健康之本。古人注重"形神合一""形动神静"。"形动"即加强形体的锻炼。《吕氏春秋·达郁》以"流水不腐，户枢不蠹，动也"为例，阐释了形不动则精不流，精不流则气郁的道理。中医学将此理引入预防原则中，认为经常锻炼身体，能够促使经脉通利，血液畅行，增强体质，从而防病祛病。常用的锻炼方法包括练五禽戏、太极拳、易筋经、八段锦等，其要领是意守、调息、动形三者相统一。加强身体锻炼的要点有三：一是运动量要适度，要因人制宜，做到"形劳而不倦"；二是要循序渐进，运动量由小到大；三是要持之以恒，贵在坚持。

5. 药物针灸调养　药物调养是指长期服食一些适合个体体质的药物，以扶助正气，调和阴阳，防病延年的方法。针灸包括针法和灸法，即通过针刺手法或艾灸的刺激作用，使机体气血阴阳得到调整而恢复平衡的方法。推拿是指通过各种手法作用于体表的特定部位，以调节脏腑功能，达到保健强身效果的一种方法，其原理有三：一是纠正解剖位置的异常；二是调整体内生物信息；三是改变系统功能。

此外，通过人工免疫的方法，也能够增强人体正气，提高抗邪能力，预防某些疾病的发生。如施行人痘接种法以预防天花，在我国16世纪已很盛行，并被传播到朝鲜、日本及欧美诸国，这项伟大的发明是人工免疫的先驱，为后世免疫学的发展开辟了道路。

（二）防止病邪侵害

邪气是导致疾病发生的重要条件，防止病邪侵害是预防疾病的重要方面。《素问·上古天真论》说"虚邪贼风，避之有时"，就是说要谨慎躲避外邪的侵害。中医学在避免各种邪气侵害方面积累了丰富的经验，如讲究卫生，做到居处清洁，空气流通，并防止水源和饮食的污染；使用药物杀灭病邪，包括燃烧烟熏法、药囊佩带法、浴敷涂擦法、药物内服法等；避免病邪侵袭，及时隔离传染病患者；在日常生活和劳动中防范跌仆损伤、虫兽咬伤等各种外伤等。

二、既病防变

既病防变是指在疾病发生的初始阶段，应争取早期诊断，早期治疗，及时控制疾病的传变，防止病情的进一步发展，以达到早日治愈疾病的目的。

（一）早期诊治

疾病的发展和演变有一个过程，由于邪正斗争的消长，往往出现由表入里，由浅入深，由轻到重，由单纯到复杂的发展变化。因此必须抓住时机，尽早控制病情。一般在疾病的初期阶段，邪气侵犯的部位较浅，病情较轻，对正气的损害也不甚，而机体抗御邪气、抗损伤及康复的能力相对较强，故易治而疗效明显，有利于机体早日痊愈。倘若未及时诊断治疗，病邪就可能步步深入，继续耗损正气，使病情由轻而重，甚至发展到深入脏腑，故治疗就愈加困难，从而减缓了机体恢复健康的进程。正如《素问·阴阳应象大论》所说："故邪风之至，疾如风雨，故善治者治皮毛，其次治肌肤，其次治筋脉，其次治六腑，其次治五脏。治五脏者，半死半生也。"说明早期诊治是防微杜渐的有效方法。既病之后，一定要根据疾病发展变化的规律，争取时间及早诊断，并采取正确的治疗，以顾护正气，缩短病程。

（二）控制传变

人体是一个有机的整体，内脏之间在功能上互相协调配合，在病理上也必然会互相影响，互相传变。控制传变是指在掌握疾病传变规律的基础上，采取相应措施，以截断病传，扶助正气，扭转病势，迅速纠正病理状态，恢复正常的生理功能。如清·徐大椿在《医学源流论》中所说："善医者，知病势之盛而必传也，预为之防，无使结聚，无使泛滥，无使并合，此上工治未病之说也。"

1. 扶正截断　又称为"先安未受邪之地"，是指根据疾病传变规律，先安未受邪之地，扶助正气，以杜绝疾病的发展和传变。

《难经·七十七难》说："上工治未病，中工治已病者，何谓也？然，所谓治未病者，见肝之病，则知肝当传之于脾，故先实其脾气，无令得肝之邪，故曰治未病焉。中工者，见肝之病，不晓相传，但一心治肝，故曰治已病也。"即根据五行生克的病传规律，肝有病，其进一步发展必然要乘脾，所以在肝病未乘脾时，先安其脾土，可以预防肝病传脾，达到阻止病情发展变化的目的。又如清代温病学家叶天士根据温邪灼伤胃津后必劫烁肾液，主张在甘寒益胃药中加入咸寒滋肾之品，以防止肾阴的耗损，并提出治疗疾病"务在先安未受邪之地"，否则正虚一分，邪陷一分。

2. 祛邪截断　指采用果断措施和有特殊功效的方药，直捣病所，迅速祛除病原，杜绝疾病的自然发展和迁延；若不能迅速祛除病因，也要断然救危截变，防止病邪深入，尽可能遏制疾病恶化。

清·吴师机说："凡病所结聚之处，拔之则病自出，无深入内陷之患；病所经由之处，截之则邪自断，无妄行传变之虞。"如针对温病，应根据其传变规律及特点，做到"客邪贵乎早逐"（明·吴又可《温疫论》），疫证不待大便秘结，早期即用大黄攻下，所谓"温邪以祛邪为急，逐邪不拘急粪"。清·余师愚《疫疹一得》提出疫疹无论轻重，有无恶寒，皆以清瘟败毒饮主治，清热解毒，凉血化瘀，重用石膏清泄阳明淫热。现代温病学家则将卫气营血辨证和截断病原、辨病用药有机结合起来，提出温病治疗中早用苦寒攻下，重用清热解毒，及时凉血化瘀，迅速去除病因，救危截传，扭转病势。这种"先证而治"，是在征象尚未表露时，预先使用下阶段的药物，遏止病情的发展，而收祛邪退热，保阴生津之效，对于传变迅速的温病，尤有特殊的应用价值。又如《伤寒论》第103条说："伤寒中风，有柴胡证，但见一证便是，不必悉具。"即在太阳欲传少阳，仅有征兆时，就采用小柴胡汤治疗，力争将疾病的传变消除在萌芽状态。

综上所述，控制传变的法则，是将辨证与辨病相结合，从病因病机角度对治疗规律认识的深化，是融合防治理论的主动性治疗模式。这种发于机先的超前治疗，弥补了宏观表象认识落后于实质病理变化所造成的缺陷，也是对辨证论治理论的补充与发展。在应用控制病传的治则时，应注意明辨病种、病势、病理及患者体质差异等，掌握病情变化规律，把握最佳治疗时机及补泻之力度，切忌以病代证，反致诛伐无辜，呆滞留邪，遗生后患。诚如徐大椿在《医学源流论·劫剂论》中所言："药猛厉则邪气暂伏，而正气亦伤；药峻补则正气骤发而邪气内陷，一时似乎有效，及至药力尽，而邪复来，元气已大坏矣。"

第二节　治　则

治则，是治疗原则的简称，指治疗疾病的基本原则。这是从长期临床实践中，在认识疾病发生发展的普遍规律的基础上，逐步总结出来的治疗规范。治则对临床立法、处方、用药，具有普遍指导意义。治则的确立是在整体观念的指导下，以辨证为基础，即以四诊收集的客观资料为依据，对疾病进行综合分析和判断，从而针对不同的病情，确定相应的治疗原则。

人体是一个有机的整体，在局部与整体之间，以及人体与外界环境之间，都存在着辩证统一的关系。各脏腑组织之间，通过经络将内、外、上、下联系成为一个有机的整体，在生理活动上相互协调、相互为用。在病理变化上，各脏腑组织器官也相互影响。所以某一局部的病理变化，都和全身脏腑、气血、阴阳的盛衰密切相关。因此，在任何情况下都不能孤立地、片面地观察某个局部的症状和体征，而必须全面地观察分析，然后根据不同的证候，进行立法、处方、用药。这就是整体观念在治疗上的具体应用。如肝开窍于目，肝与胆相表里，所以可用清泻肝胆之火的方法治疗目赤肿痛。因此，在治疗疾病的过程中，既不能只看到病情的局部而不看整体，孤立地头痛医头，脚痛医脚；也不能只见整体而不见局部，只进行一般的全身治疗，而忽视对局部症状、体征特殊性的认识和处理，必须强调整体和局部的辩证统一关系，这也就是辨证论治的精髓。此外，在治疗中还要充分注意患者所处的外界环境，如四季气候变化、区域的特殊变化等对疾病的影响。所以，在确定治疗原则时，必须从整体观出发，不但重视局部，而且要重视整体；不但重视病情，而且还要重视外界环境，从而把它们辩证地结合起来，进行全面的分析。

治法，是在治则指导下的具体治疗方法。治则是用以指导治疗方法的总则，治法是治则的具体化，并从属于一定的治疗原则。如疾病的发生发展从邪正关系来说，离不开正邪斗争及其盛衰变化的过程，因此扶正祛邪即为治疗总则。在扶正祛邪治则指导下采用益气、养血、滋阴、温阳等方法，就是扶正的具体治法；而采用发汗、催吐、攻下等方法，就是祛邪的具体治法。当疾病经过辨证分析，确定诊断之后，就可以制定出一定的治疗原则，从而选择适当的治疗方法，以治疗疾病。

由于疾病临床表现的多样性和病理变化的复杂性，不同时间、地点与个体差异对病情变化也会产生不同的影响。因此，在治疗过程中，必须善于从变化多端的疾病表现中，抓住疾病的本质，充分考虑疾病过程中各种矛盾的主次缓急，以及病证寒热、虚实的变化和外界环境的影响等，才能取得较好的治疗效果。中医有关治疗原则的内容非常丰富，其基本原则包括标本治则、同异治则、虚实治则、寒热治则、阴阳治则、表里治则等。

一、标本治则

标本，是用以概括和说明在一定范围内，疾病相对的两个方面及其内在联系的概念。标，是指现象；本，是指本质。"本"和"标"是相对的。标本有多种含义，可用以说明病变过程中各种矛盾的主次关系。如从正和邪来说，正气是本，邪气是标；从病因和症状来说，病因是本，症状是标；从疾病先后来说，旧病、原发病是本，新病、继发病是标。一般来说，"本"代表着疾病过程中占主导地位和起主要作用的方面；而"标"则是疾病中，由"本"相应产生的，或属于次要地位的方面。因此，在辨证时，必须通过对标本的分析归纳，分清矛盾的主次关系，从而确定治疗的步骤，以指导临床实践。

标本治则，是指根据疾病过程中病理变化的标本的主次不同而确立的临床治疗的根本原则，包括治病求本、标本缓急、正治与反治。

（一）治病求本

治病求本，是指寻找出疾病的根本原因，并针对根本原因进行治疗。《素问·阴阳应象大论》指出"治病必求于本"。这是辨证论治的一个基本原则，也是治疗原则的总纲。

任何疾病的发生、发展，总是要通过若干症状、体征而表现出来。但症状、体征只是疾病的现象而非本质，单一的症状又可由于不同的原因所产生。因此首先必须充分收集和观察疾病显示出的各方面症状、体征，通过综合分析，才能从复杂的症状中，找出疾病的根本原因，认清疾病的本质，从而确立恰当的治疗方法。如感染性休克患者，症见高热、烦躁、口渴，由于微循环障碍而导致肢端皮肤厥冷，故肢端皮肤厥冷是假象，内热过盛是其本质，所以应治其热，热邪解除后，阳气外达，肢冷自愈。如出血证有血热、血瘀、气虚等不同原因，因此应分别采用凉血止血、化瘀止血、补气摄血等不同的治疗，才能达到止血的目的。如感冒，可由外感风寒或风热引起，属于风寒的，治疗应辛温解表；而属于风热的，治疗上宜辛凉解表。这种针对疾病的根本病因和病变本质所在的治疗，就是治病求本。

（二）标本缓急

标本治则的临床应用，一般都是"治病求本"。但在错综复杂的病情中，常根据标本主次的不同，在治疗上就应有先后缓急的区别，故有"急则治标""缓则治本"和"标本同治"的不同。

1.急则治标 在某些情况下，标症甚急，如不先治其标症，可影响本病的治疗，甚则威胁患者的生命时，必须采取治标的紧急措施，即"急则治其标"。如大出血患者，无论属于何种原因所致的出血，均应采取应急措施，先止血以治标，待病情稳定后，再根据引起其出血的原因进行治疗。又如夏日中暑，出现猝然昏倒，不省人事，身热肢厥等症状，宜先用通关益气开窍之法治其标症，使其神志苏醒，然后再清暑养阴以治其本。

2. 缓则治本 适用于病势缓和的疾病及某些慢性疾病，此类疾病以脏腑功能失调引起者为多，对慢性病或急性病恢复期有重要的指导意义。标症不急，治疗当采用治本的办法。即是研究或找出疾病的本质，针对主要病因、病证进行治疗，解除病证的根本，则标症自愈。或先治其本，后治其标，都属于"缓则治本"的范畴。如虚劳内伤，阴虚发热的咳病，阴虚是本，发热、咳嗽、心烦为标，故用滋阴润肺的方法，阴虚平复了，发热、咳嗽、心烦、失眠等标症就自然消失了。阴虚内伤之发热咳嗽并非新病，比较缓和，故用缓则治本的方法，与"急则治标"相对而言罢了。又如脾虚所致的泄泻，脾虚不能运化水谷及水湿是本，肠鸣、泄泻是标，只需健脾益气，则泄泻即可逐渐痊愈。

3. 标本同治 标症本病俱急，在治疗上不容许有先后，就必须标本同治，以提高疗效，缩短病程。如肠道热结而阴液大伤者，症见腹胀硬满、疼痛拒按、大便燥结、发热心烦、口渴引饮、舌红苔焦黄干裂等标本俱急的临床表现，就当标本兼顾，清泻实热以治本，滋阴增液以治标。若仅用泻下实热，则有进一步耗竭津液之弊端；若单用滋阴，又不足以清泄肠道之实热。而两法同用，则泻实热即可存阴，滋阴润燥"增水行舟"，亦有利于通下作用，标本同治相辅相成，即可达到邪去正复之目的。在临床实践中，标本并治、缓急兼顾的情况是比较多的，在一定情况下，对提高疗效，缩短病程具有非常重要的意义，也是临床上最常用、最有效、最安全的治疗原则之一。

标本的治疗法则，既有原则性，又有灵活性。临床应用或先治本，或先治标，或标本同治，应视病情变化适当掌握，但最终目的在于抓住疾病的主要矛盾，做到治病求本。以上三种治则，要根据患者的具体情况，掌握标本转化的规律，灵活运用。

（三）正治与反治

1. 正治 是疾病的临床表现与其本质相一致的情况下，采取逆其证候性质而治的一种治疗原则，又称逆治。逆，是指采用方药的性质与疾病的性质相反，如寒证采用具有温热性质的药物治疗，热证采用具有寒凉性质的药物治疗。即通过分析疾病的临床证候，辨明疾病的寒热虚实后进行治疗。由于临床上大多数疾病的征象与疾病的性质是相符的，所以正治法是临床上最常用的治疗法则。

2. 反治 是疾病的临床表现与其本质不一致的情况下，采取顺从其证候性质而治的一种治疗原则，又称从治。从，是指采用方药的性质顺从疾病的假象，如真热假寒证采用顺从疾病假象的具有寒凉性质的药物进行治疗。反治法虽然是顺从证候性质的治法，但治疗的目的究其实质，还是在治病求本法则指导下，针对疾病本质而进行治疗。

二、同异治则

同异治则包括同病异治、异病同治、因时制宜、因地制宜、因人制宜。

（一）病治异同

病治异同包括同病异治和异病同治两法。

1. 同病异治 对同一种疾病，由于病邪性质不同，人体反应有异，加之疾病发展的阶段不同，脏腑盛衰各异，其病机和疾病性质也不一致，需通过辨证采用不同的治法，称为同病异治。如同是黄疸，若起病急骤，皮肤巩膜发黄，颜色鲜明而润者为阳黄，宜用清热利湿的方法治疗；若起病缓慢，皮肤巩膜发黄，颜色如烟熏，晦暗无光者为阴黄，宜用温阳化湿的方法治疗。又如感冒，有风寒和风热的不同病因，治疗就有辛温解表和辛凉解表的区别。

各种疾病由于其疾病阶段及体质不同，表现不同证候，必须通过辨证，根据不同证型而采用不同的治疗。

2. 异病同治 不同的疾病在发展过程中，出现相同的证候时，可采用同样的方法来治疗，称为异病同治。如胃下垂、脱肛、子宫下垂以及其他内脏下垂，久泻等都属气虚下陷，均用补中益气的方法治疗。又如感冒、麻疹等，它们的病变过程中，若出现发热重、恶寒轻，头痛，咽喉疼痛，舌红苔薄白，脉浮数等风热犯表的相同病理阶段，就都可采用疏风清热的方法治疗。再如慢性支气管炎、慢性支气管哮喘、肾病等均可采用补肾治疗。

临床应用病治异同原则的关键，在于辨别证的异同。不同的疾病，若证相同，则采用异病同治；同一种疾病，若证不相同，则采用同病异治。

（二）三因制宜

三因制宜即因时制宜、因地制宜、因人制宜的简称，是指治疗疾病要根据季节、地区以及人体的体质、性别、年龄等不同而制定相适宜的治疗方法。疾病的发生和发展受各方面因素的影响，如四季气候、地理环境、年龄、体质等。在疾病治疗过程中均应全面考虑，具体分析，区别对待。

1. 因时制宜 结合不同季节的气候特点确定治疗原则，称为"因时制宜"。四时气候的变化，对人体的生理功能、病理变化均产生一定的影响。一般地说，春夏季节，气候由温渐热，阳气升发，人体腠理开泄。即使外感风寒，温热辛散发汗之药不宜过用，如麻黄、桂枝、附子之类，以免开泄太过，耗气伤津。而秋冬季节，气温由凉变寒，阴盛阳衰，人体腠理致密，阳气敛藏于内。同为风寒表证，冬季多选麻黄、桂枝等发汗力量强的药物，夏季多夹湿而选藿香、防风类药物，春秋季多选荆芥、防风类药物。春病多温，暑病多热且易夹湿，秋病多燥，冬病多寒，在治疗中选方用药均应考虑。

2. 因地制宜 结合不同的地理环境确定治疗原则，称为"因地制宜"。不同地区，由于地势高低、气候条件及生活习惯的不同，人体的生理活动和病变特点也不尽相同，因而治疗用药应根据当地环境及生活习惯有所区别。如我国西北高原地区因地势高而寒冷，人体腠理致密；南方地区地势低平而温热，人体腠理多疏松而开泄。因此同为外感风寒，治以辛温解表，西北地区用辛温解表药量较重，常用麻黄、桂枝；东南温热地区其药量较轻，多用荆芥、防风。

3. 因人制宜 结合患者的年龄、体质、性别、生活习惯等不同特点，来确定治疗原则，称为"因人制宜"。不同的年龄则生理状况和气血盈亏不同，如老年人生理机能减退，气血亏虚，患病多虚证，有邪实的攻邪要慎重，而采用扶正祛邪；小儿生机旺盛，但脏腑娇嫩，故治小儿病少用补益，忌投峻攻，又因小儿体质多偏阳盛，温热药物慎用。体质有强弱与寒热之偏，阳盛或阴虚慎用温热剂，阳虚或阴盛慎用寒凉伤阳之药。性别不同，各有生理特点，妇女有经、带、胎、产等情况，治疗用药均应考虑，如在妊娠期，对峻下、破血或有毒药物，当慎用或禁用；产前用药宜凉，产后用药宜温。

因时制宜、因地制宜强调了自然环境对人体的影响，而因人制宜强调了不能孤立地看待病证，必须看到人的整体性以及不同人的特点。只有全面地分析病情，善于因时制宜、因地制宜、因人制宜，才能取得较好的疗效。

三、虚实治则

虚实治则，是指根据疾病过程中邪正的消长盛衰变化而制定的治疗原则，包括扶正祛邪、塞因塞用、通因通用。

（一）扶正祛邪

"正"，即正气，是指人体对疾病的防御、抵抗和再生能力。"邪"，是邪气，主要是指各种致病因素及其病理损害。正与邪是对立统一的两个方面。疾病的过程，从正邪双方来说，是正气与邪气双方互相斗争的过程。邪正斗争的胜负，决定着疾病的进退。邪胜于正则病进，正胜于邪则病退。《黄帝内经》说"邪气盛则实，精气夺则虚"。随着体内正邪斗争的消长盛衰，形成了疾病的虚实变化。因而治疗疾病就要扶助正气，祛除邪气，改变正邪双方的力量对比，使之有利于疾病向痊愈方向转化。所以扶正祛邪是指导临床治疗的一个重要法则。运用时，要认真观察和分析正邪双方消长盛衰的情况，并根据正邪在矛盾斗争中的地位，决定扶正与祛邪的主次和先后。

1. 扶正　指扶助正气，增强体质，提高机体抗邪能力。《黄帝内经》说"正气存内，邪不可干"。人体正气的强弱，主要取决于人的体质，一般来说，体质强者，正气充盛；体质弱者，正气不足。因此增强体质，是提高正气抗邪能力的关键。

扶正多用补虚的方法，包括药物、针灸、气功及体育锻炼等，而精神的调摄和饮食营养的补充对于扶正具有重要的意义。适用于以正气虚为主，而邪气也不盛的虚性疾病。临床上可根据患者的具体情况，采用益气、养血、滋阴、助阳等方法，即《黄帝内经》"虚则补之"。

2. 祛邪　指使用攻逐邪气的药物，或运用针灸、手术等其他疗法，祛除病邪，以达到邪去正复的目的。适用于以邪实为主，而正气未衰的实证疾病。祛邪多采用泻实之法，不同的邪气，不同的部位，其治法亦不一样。如表邪盛者，宜发汗解表；如饮食停滞胃脘，宜用消食导滞涌吐；如痰热壅肺，则宜清肺化痰；邪在胃肠下部，如热邪与肠中糟粕互结，宜泻下通便，即《黄帝内经》"实则泻之"。

3. 扶正兼祛邪　适用于正虚邪实的病证。扶正、祛邪是相辅相成的两个方面，扶正有助于祛邪，祛邪有助于扶正，故临床上多结合运用。注意要分清以正虚为主，还是以邪实为主。

综上所述，扶正与祛邪，相互为用，相辅相成。扶正使正气加强，有利于机体抗御和祛除病邪；祛邪能够排除病邪的侵害和干扰，使邪去正安，有利于正气的保存和恢复。但在临床运用时不是绝对的，必须仔细观察正邪的消长和盛衰，根据所占的主次地位，灵活运用，或以扶正为主，或以祛邪为主，或先扶正后祛邪，或先祛邪后扶正，或扶正与祛邪同时进行。总之需权衡轻重，应以"扶正不留邪，祛邪不伤正"为其原则。

（二）塞因塞用

用补益的方法治疗由于虚损而引起的具有闭塞不通症状的病证，称为"塞因塞用"。适用于因虚而闭阻的真虚假实证。如脾虚所致的脘腹满闷，则宜用健脾益气的方法治疗；气虚血枯引起的闭经，用补气补血的方法则月经自行，而不能采用通利的方法；老年气虚便秘则应益气通便。这就是塞因塞用。

（三）通因通用

用通利的药物治疗具有实性通泄症状的病证，称为"通因通用"。适用于食积腹泻、瘀血崩漏等。如胃肠积滞引起的腹泻，或痢疾初期，都是由于外邪停滞所致，故不能用止泻药，而应采用消导积滞或清利湿热的泻下法祛除外邪。外邪一去，腹泻自止。又如瘀血所致的崩漏，宜用活血逐瘀药来治疗。这就是通因通用。

四、寒 热 治 则

寒热治则，是指根据疾病的病性而制定的治疗原则，包括寒者热之、热者寒之、寒因寒用、热因热用。

（一）寒者热之

寒者热之即用温热药物治疗具有寒象的病证。适用于感受寒邪或阴寒内盛的寒证。如外感风寒而出现恶寒重、无汗、头身疼痛、鼻塞流清涕、苔薄白、脉浮紧等寒象，其疾病的本质与临床表现相同，故采用麻黄、桂枝等具有温性的药物进行治疗，这就是"寒者热之"。寒，是指疾病的本质，即是寒证；热，是指用药的性质。

（二）热者寒之

热者寒之即用寒凉药物治疗具有热象的病证。适用于感受热邪或阳热内盛的热证。如外感风热而出现发热重、汗出、头身疼痛、鼻塞流浊涕、苔薄黄、脉浮数等热象，其疾病的本质与临床表现相同，故采用桑叶、菊花等具有寒性的药物进行治疗，这就是"热者寒之"。热，是指疾病的本质，即是热证；寒，是指用药的性质。

（三）寒因寒用

寒因寒用即用寒凉药物治疗具有假寒症状的病证。适用于里热盛极，阳盛格阴，反见寒象的真热假寒证。如高热患者，热邪内炽，格阴于外，阳不能畅达于四肢而出现四肢厥冷、脉沉，极似寒证，但有壮热心烦、口渴喜冷饮、小便短赤等，因为热盛是其本质，故须用寒凉药退其里热则四肢厥冷自然消失。这就叫"寒因寒用"。

（四）热因热用

热因热用即用热性药物治疗具有假热症状的病证。适用于阴寒内盛，格阳于外，反见热象的真寒假热证。疾病的本质属寒，但所表现的症状是热证。如腹痛腹泻脉微的患者，反而肌肤发热，面部潮红，由于内脏虚寒，阴邪太盛，致阳气上浮而见上述假热症状的戴阳证，用温热药治其真寒，假热自退。这就叫"热因热用"。

五、阴阳治则

疾病的发生、发展变化，其本质是机体阴阳相对平衡遭到破坏。造成体内阴阳偏盛偏衰的结果。为此，调整阴阳，损其偏盛，补其偏衰，恢复阴阳的相对平衡，促进阴平阳秘，是治疗疾病的根本法则之一。

（一）损其偏盛

损其偏盛，又称损其有余，主要是对阴阳偏盛，即阴或阳的一方过盛有余的病证，采用"损其有余"的治法。如对阳盛则热的实热证，采用清泻阳热的方法进行治疗，遵"治热以寒"即"热者寒之"之法，清泻阳热，治疗阳热亢盛之实热证；对阴盛则寒的实寒证，采用温散阴寒的方法治疗，遵"治寒以热"即"寒者热之"之法，温散阴寒，治疗阴寒内盛之实寒证。

在阴阳偏盛的病变过程中，阳热亢盛易伤阴，阴寒偏盛易伤阳，故在损其有余的同时，应兼顾对方偏衰的情况，若"阳胜则阴病"，治疗以清热泻火为主兼以养阴；若"阴胜则阳病"，治疗以温散阴寒为主兼以助阳。

（二）补其偏衰

补其偏衰，又称补其不足，主要针对阴或阳的一方甚至双方虚损不足的病证，采用"补其不足"的治法。

由于疾病的类型有阴虚、阳虚、阴阳两虚之分，故治法有滋阴、温阳、阴阳双补之别。

1. 滋阴制阳，扶阳制阴　滋阴制阳，或称阳病治阴，即"壮水为主，以制阳光"。适用于阴液不足，阳热相对偏亢所致的虚热证，用滋养阴液的方药以制约相对亢盛的阳热。扶阳制阴，或称阴病治阳，即"益火之源，以消阴翳"。适用于阳气不足，阴寒内盛所致的虚寒证，用温补阳气的方药来消除相对亢盛的阴盛。

2. 阴中求阳，阳中求阴　根据阴阳互根的原理，阴中求阳是指在治疗阳虚证时，在助阳剂中适当佐以滋阴药，即"阳得阴助而生化无穷"；阳中求阴是指在治疗阴虚证时，在滋阴剂中适当佐以补阳药，即"阴得阳升而泉源不竭"。

3. 阴阳双补　根据阴阳互根互化的原理，在慢性疾病的后期，可出现阴损及阳、阳损及阴的阴阳两虚证，治疗应阴阳双补。

另外，由于阴阳概念的广义性，故诸如解表攻里、升清降浊、寒热温清、虚实补泻、调和营卫等治疗方法，亦都属于调整阴阳的范围。

人体是一个有机的整体，脏与脏、腑与腑以及脏与腑之间在生理上相互协调，在病理上必然相互影响，脏腑的病变也均受阴阳平衡的影响。所以在治疗脏腑病变时，应根据脏腑及其病变的阴阳属性调整其盛衰虚实。

六、表里治则

表里兼证为临床常见证型，仲景论述颇多，后世医家又多有阐发。然表里兼证，错综复杂，证型繁多，病机互为影响。

（一）先表后里

凡表证未解而又兼里实证者，常先解表而后攻里。因解表药常用辛散之品，透邪外出，而攻里则取苦寒之剂下夺。若表邪未解而径投苦寒攻里，不仅有郁遏表邪之弊，且易引邪内陷，预后更为不佳。然须知此法所用特指里证虽实尚轻，未成腑实积滞，仅见心下硬满而不拒按，即里证尚不至危及生命，且表证不轻，正气不虚之证型。

（二）先里后表

先里后表具体应用有两个方面。

1. 先回阳，后解表 凡感受外邪而脏腑阳气虚衰，兼见虚寒里证者，虽有表邪未解，必先散其里之阴寒，待阳气回复，方可投以发汗之剂，以解在表之邪。《伤寒论》第91条说："伤寒，医下之，续得下利清谷不止，身疼痛者，急当救里……"本证是伤寒误用泻下之后，损伤少阴阳气，形成的表兼里虚证。"下利清谷不止"是脾肾阳虚程度较重，阳气有欲脱之势，故当急救其里温中散寒，再以桂枝汤解表。

2. 先攻实，后解表 本法适用于表证兼里热里实证，里热里实急重者。《伤寒论》第124条说："太阳病六七日，表证仍在，脉微而沉，反不结胸，其人发狂者，以热在下焦，少腹当硬满……抵当汤主之。"本证表证仍在，但脉沉而不浮，可见邪气内陷里热里实证较重，更见"发狂"，故不待表解，即以抵当汤攻逐瘀血。

（三）表里同治

表里同病，表里证均不甚急或表里证相互影响而单纯解表治里难以取效者，当表里同治。具体应用可分为以下两种情况。

1. 扶正解表 表证未解兼有正气不足者，如兼有卫阳虚漏汗不止的可治以桂枝加附子汤。兼有营阴亏虚的治以桂枝新加汤。表邪未解，屡用下法致使脾阳虚损，"表里不解者"可治以桂枝人参汤。《金匮要略·痉湿暍病脉证治》以瓜蒌桂枝汤治疗风淫于外、津伤于内的痉证等。

2. 解表攻里 适用于表证未解内有实邪者。如表邪不解兼肺气上逆作喘者，治以桂枝加厚朴杏子汤；"伤寒表不解，心下有水气"者治以小青龙汤；表邪未解，寒闭阳郁而致烦躁的大青龙汤证；太少并病的柴胡桂枝汤证等。

第三节 治 法

治疗方法，是治疗疾病的具体方法，简称治法。它与治疗法则不同，治则指导治法，治法是治则的体现。

治法包括治疗大法和具体治法两个内容。治疗大法又称基本治法，概括了多种具体治法的共性，临床上具有普遍的指导意义，常说的治疗大法为汗、吐、下、和、温、清、消、补等"八法"，即八种基本方法。

随着医学科学的发展和医疗实践的需要，临床实际应用已超出"八法"范围。现代有人主张在八法的基础上，补入涩、开、镇三法而成十一大治法，则更为全面（图12-1）。

现将常用治法十一种介绍如下。

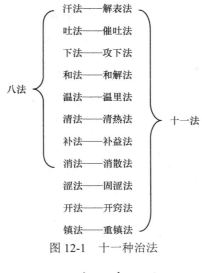

图 12-1　十一种治法

一、解　表　法

凡具有发汗解肌、开泄腠理、逐邪外出作用，以治疗表证的方法，称为解表法。

（一）临床应用

1. 解表　通过发散，可以祛除表邪，解除表证。因表证有表寒、表热之分，故本法有辛温解表和辛凉解表之别。

2. 透疹　通过发散，可以透发疹毒。在麻疹初期，疹未透发或透发不畅，可用本法治之，但透疹之汗法只宜辛凉，忌辛温。

3. 祛湿　通过发散，可祛风除湿。外感风寒而兼有湿邪者，以及风湿痹证，均可酌用本法。

4. 消肿　通过发散，能宣肺利水以消肿，故本法还可用于水肿实证而兼有表证者。

（二）注意事项

1. 身体极度虚弱，剧烈呕吐，腹泻者均禁用；如确有表证需要发汗解表时，也应当配益气、滋阴药物。

2. 解表剂不宜久煎，以多浸少煎为原则，因解表药大多为轻扬辛散之品，气味芳香，久煎则药性耗散，降低疗效。

3. 根据季节、地区不同，选用适当解表药，如寒冬多选用麻黄，炎夏多选用香薷。地区不同，用药亦有差别，北方气候寒冷用量宜大，南方天气炎热用量宜小。而夏季气候炎热，容易出汗，辛温发汗药物宜慎用。

二、催　吐　法

催吐法是利用药物的催吐作用，以祛除咽喉、胸膈、胃脘间有害物质的一种治法，是对痰涎上壅、停食在胃、食物中毒等实证的一种应急措施，现较少应用。

（一）临床应用

1. 催吐痰涎　适用于喉科急诊，如痰涎壅盛，阻塞咽喉妨碍呼吸者。

2. 催吐毒物　适用于误食毒物，仍在胃部未被吸收时。

3. 催吐积食　适用于宿食积滞胃中，胀满疼痛，欲吐不能者。

（二）注意事项

1. 催吐法是一种急救法，用之得当，收效很快，但勿滥用，免伤元气。

2. 年老体弱，或虚证患者应慎用。

3. 有出血史者，有心悸水肿者，产妇、孕妇均忌用。

三、攻 下 法

攻下法是运用具有泻下作用的方药，通过泻下大便，攻逐体内积滞和积水，解除实热蕴结的一种治疗方法，称攻下法。

（一）临床应用

攻下法适用于大便不通，肠胃积滞，或实热内结，或寒积、水饮停蓄等里实证。根据攻下药的特性及其应用范围的不同，一般又分为寒下、温下、润下、逐水四种具体治法。

1. 寒下法　适用于里热积滞实证，有下燥屎、泻实热的作用。

2. 温下法　适用于寒积便秘实证，有温里逐寒泻实的作用。

3. 润下法　适用于热盛伤阴，或病后津亏，或年老阴亏血少，产后血虚等引起的大便秘结。

4. 逐水法　适用于水饮壅盛于内之实证。

（二）注意事项

1. 凡病邪在表或在半表半里者不可用下法。

2. 泻下法除润下剂外，一般慎用或禁用于孕妇及月经期。

3. 逐水药有毒而力峻，易于损伤正气，其所适应水肿、腹水等症，病程较长，大多邪实而正虚，所以用逐水药时应注意辨别正虚邪实情况，分别采用先攻后补，或先补后攻，或攻补兼施的方法，中病即止，不宜久服。

四、和 解 法

凡具有和解少阳、调和肝脾、调和寒热、调理脏腑等功能的治疗方法，称为和解法。

（一）临床应用

1. 调和表里（和解少阳）　适用于邪在半表半里之少阳证。

2. 调和肝脾　适用于肝气横逆而犯脾之肝脾不和证。

3. 调和肠胃　适用于邪犯肠胃、寒热互结、升降失常、虚实并见之胃肠功能失调。

此外，调和营卫、开达募原、表里双解、攻补兼施等治法，亦有医家认为属于和法。

（二）注意事项

1. 凡邪在表未入少阳，或邪已入里之实证，以及虚寒证，均不宜用和法。

2. 邪入少阳，病在半表半里，但有偏表与偏里、偏寒与偏热之不同，处方用药宜适当增损，变通用之。

五、温 里 法

温里法是祛除寒邪，以恢复阳气，治疗里寒证的一种治法，又称温法或祛寒法。由于寒证常与阳虚证并存，故温里法常与补阳法并用。温里法重在祛寒邪所致之实寒证，补阳法重在补阳虚所致之虚寒证。尽管两法都治寒证，也尽管两法常并用，但一为祛邪，一为扶正；一为治实寒，一为治虚寒，二者在概念上不可混淆，在主次上不可无别。

（一）临床应用

1. 温中祛寒　适用于寒邪直中脏腑，或素体阳虚之人复感受寒邪入内。

2. 温经散寒　适用于寒邪凝滞经络，或寒邪凝塞血脉之证。

3. 回阳救逆　适用于阳气突衰、阴寒内盛之全身大寒证。

（二）注意事项

1. 治疗阳虚证，重在补阳，可兼用温里法，温里仅为治标，应分清主次。

2. 温里药药性燥烈，易伤阴液，当中病即止。

3. 凡属热证，阴虚证及孕妇应忌用。

六、清　热　法

清热法是使用寒凉的药物，以清热、泻火、凉血、解毒等的一种治法。适用于各种里热证。

（一）临床应用

1. 清气分热法　适用于外感病邪入气分之里热证。

2. 清热凉血法　适用于热入营分或血分证。

3. 清热解毒法　适用于热毒所致的各种疮疡痈肿。

此外，清热解暑、清热燥湿及清虚热亦可归入清热法。

（二）注意事项

1. 里热证兼有表证者，应配用解表药，以达到表里双解；气分热证与血分热证并见者，宜清气分药和清血分药同用，以求气血同清；热证夹有湿邪，应配合祛湿药。

2. 由于热证本易伤阴，进而耗气，且清热药性味多苦寒，易伤津液及损胃气，故清法不宜久用。

七、补　益　法

凡具有滋养、补益气血阴阳作用，以治疗脏腑气血阴阳虚损病证的方法，叫作补益法。

（一）临床应用

1. 补气　适用于气虚证。

2. 补血　适用于血虚证。

3. 补阴　适用于阴虚证。

4. 补阳　适用于阳虚证。

补法常联合应用，如气血双补、益气养阴、阴阳双补等。

（二）注意事项

1. 外邪在表以及一切实证忌用。

2. 补血、补阴药多滋腻，脾虚、消化不良者慎用。

3. 补气、补阳药多温热，阴虚内热、肝阳上亢者慎用。

八、消　散　法

使用具有消食导滞、行气化瘀、化痰散结作用之方药使积聚之实邪渐消缓散的治疗方法，称为消散法。

（一）临床应用

消散法的应用范围广泛，主要适用于气、血、痰、湿、食所形成的积聚、癥瘕、痞块、瘰疬痰核、水湿肿满等有形之实邪而又不宜攻下者。常用有如下几法：

1. 消食导滞　适用于伤食、食滞证。

2. 行气活血　适用于因气滞血瘀所致的胀、痛、青紫和肿块等病证。

3. 消痰化积　适用于体内痰湿、气血相结所致的痰核、瘰疬、痞块、癥积、瘿瘤（甲状腺肿）等。

4. 消水散肿　适用于水湿停聚、溢于肌肤之水肿。

5. 消石排石　适用于砂石内结之证。

6. 消痰化饮　适用于痰饮停滞于上中焦之病证。

（二）注意事项

1. 分位而治　根据不同病位，选用适宜药物。

2. 分因而治　积滞有因食、痰、气、血之别，又有寒、热之分，故应治病求本，对因而治，方能取效。

3. 配用他法　应用消散法时，应视机体正气强弱及气滞情况，治当消补合用，标本兼顾。如脾虚而有食积者，治宜健脾消食；脾肾阳虚而致水肿者，治当温补脾肾、利水消肿合用。

4. 不宜久服　本法用药虽较攻下缓和，然毕竟是属于克削之剂，一般不宜久用。

九、固　涩　法

固涩法指通过收敛、固涩、止遗或摄血，以治疗精气血津液外遗或滑脱之证的一种治疗方法。

（一）临床应用

固涩法适用于气脱、久泻、久痢、遗精、遗尿、自汗、盗汗、各种出血、妇人崩漏带下、脱肛、阴挺或内脏下垂等证。

1. 益气固脱　适用于元气亏虚之气厥、气随血脱之血厥、精竭气脱等证。

2. 固肠止泻　适用于脾肾虚寒，滑脱不禁的久泻久痢或五更泄泻等。

3. 益气提脱　适用于中气下陷之内脏下垂、子宫脱垂及脱肛。

4. 固精缩尿　适用于心气不足，或肾虚不摄所致的滑精、遗尿证。

5. 固表敛汗　适用于卫气不固或阴虚火扰的自汗、盗汗之证。

6. 固冲摄血　适用于脾气虚弱，冲脉不固的崩漏证或月经过多证。

7. 健脾止带　适用于脾虚肝郁、湿浊下注所致的带下证。

8. 收涩止血　适用于各种病因的出血病证。

9. 安胎固胎　适用于脾肾亏虚或气血不足所致之胎动不安，甚或流产滑胎。

（二）注意事项

1. 涩法仅用于久病虚证有脱象者，实证决不可用。

2. 本法非治本之法，故还应审证求因，治病之本。滑胎之本在正虚，故涩法仅为补法之辅助治法。

十、开　窍　法

使用辛香走窜、具有开窍作用的药物，以治疗窍闭神昏病证的治法叫开窍法。

（一）临床应用

临床可有因热邪内陷心包，或肝风内动，风热内闭的"热闭"；或因痰阻清窍，或由寒邪痰湿闭塞气机的"寒闭"。故治法有凉开法和温开法之分。

1. 凉开法　适用于温病内陷心包，或中风、中暑、中恶、疫毒痢、急黄、瘴疟等神昏闭证而属痰热者。

2. 温开法　适用于寒湿痰浊恋阻心包之神昏证。如中风、中寒、气郁、痰厥等属于寒闭之证。临床有温通开窍法和豁痰开窍法。

（二）注意事项

1. 开窍法只适用于邪盛气实之神昏闭证，对于气微遗尿、口开手撒、大汗肢冷之脱证，不能使用本法。

2. 要辨清是热闭、寒闭，才能正确地运用凉开与温开。凡表邪未解或阳明腑实之热盛神昏，亦不宜轻易使用本法。

3. 昏迷患者给药时，注意防止药物漏入气管，有条件的可用鼻饲法。

4. 开窍药多辛香走窜，能犯胎，孕妇慎用。

5. 本类药大都气味芳香，不宜加热煎煮，应入丸、散剂用之。

十一、重 镇 法

使用重镇安神、平降肝阳、镇痉息风类药物以治疗神志不宁，惊悸怔忡，热极生风，肝阳上亢，肝风内动等病证的治法，称为重镇法。

本法所治的这些病证，或为纯实证，或为本虚标实证，但本法只治其实，至于其虚所须用的养心安神、滋阴潜阳等法，当属补益法，不在本法所讲之列。

（一）临床应用

1. 重镇安神 或称镇惊安神，适用于心阳偏亢、火热扰心所致的烦乱、失眠、惊悸、怔忡、癫狂等症。

2. 清热息风 适用于热盛动风所致的狂躁惊厥及四肢抽搐等症。

3. 平肝潜阳 适用于肝阳上亢所致的头目眩晕、胀痛、面红等症。

4. 镇惊息风 又称镇肝息风，适用于肝风内动所致的抽搐、震颤、角弓反张等症。

（二）注意事项

1. 本法专于平降潜镇，对本虚标实之虚阳上扰及肝风上扰者，尚需结合滋阴潜降之法以治其本。

2. 对于风痰上扰之证，应用本法尚需结合祛痰之剂。

3. 本法虽为治内风之法，但外风引动内风者，如破伤风，亦需用本法治之。

【思考题】

1. 中医学的预防原则有哪些？各有哪些具体内容？

2. 中医学的基本治则有哪些？

3. 何谓治病求本？其具体原则有哪些？

4. 何谓同病异治与异病同治？

5. 中医有哪十一大治法？"十一法"的临床应用分别包括哪些方面？

（曾楚华）

第十三章 中药概述

【内容提要】 中药是我国传统药物的总称，凡是以中医传统理论为指导，进行采收、加工、炮制、制剂，以利于临床应用的药物称为中药。中药以天然药物及其加工品为主要来源，包括植物药、动物药、矿物药及部分化学、生物制品类等。由于中药以植物药占大多数，应用最广泛，因而也有"本草"的称谓。我国古代中药典籍和文献资料十分丰富，并较完整地保存和流传下来。我国现有中药材 12 807 种，其中植物类 11 146 种，动物类 1581 种，矿物类 80 种。中药是中医学的重要组成部分，数千年来，中药作为防病治病的主要武器，在保障我国人民健康和民族繁衍中发挥了巨大作用。中药学就是指专门研究中药基本理论和中药来源、产地、采集、炮制、性能、功效及临床应用规律等知识的一门学科。

【学习目标】
1. 掌握中药的概念、药性理论和配伍内容。
2. 掌握中药归经的概念及临床应用内容。
3. 熟悉中药的毒性理论、用药禁忌及相关内容。

第一节 中药的产地、采集

中药的产地、采集对于保证中药的质量和药效非常重要。

一、产 地

同一种药物，由于产地不同，其质量会有较大的差异，传统上将产地历史悠久、品种优良、疗效突出、带有地域特点的一些药材，称为"道地药材"。这是由于各地的土壤、水质、气候、日照、雨量、肥料等自然条件不同所致，特别是土壤成分的差异对中药质量的影响尤为突出，故逐渐形成了"道地药材"的概念和使用"道地药材"的用药原则。如广东的砂仁、巴戟天、陈皮，吉林的人参，宁夏的枸杞子，云南的三七，贵州的天麻、杜仲，湖北的山麦冬、党参，四川的川芎、川乌、川贝母，河南的怀地黄、怀山药、怀牛膝、怀菊花等。

二、采 集

中药的采收时节和方法是保证药物质量的重要环节之一。由于动植物在生长发育的不同时期，其药用部分所含的有效及有害成分各不相同，因而药物的疗效和毒副作用也往往有较大差异，故药材的采收应该在药物有效成分含量最高的时候进行。

植物药的采收时节和方法，根据用药部位不同可归纳为：全草大多在植物枝叶茂盛、花朵初开时采收；叶类通常在花蕾将放或盛开时采收，此时叶片茂盛、药力雄厚，最适于采收；花及花粉一般采收未开放的花蕾或刚开放的花朵，以免气味散失、花瓣散落而影响质量；果实及种子大多在成熟时采收；根及根茎一般在初春或秋末时节采收；树皮及根皮通常在春、夏时节植物生长旺盛、植物体内浆液充沛时采收，则药性较强，疗效较高，并容易剥离。动物药应在生长、活动季节捕捉采收，如石决明、牡蛎、瓦楞子等贝壳类多在夏秋季捕捉；桑螵蛸、露蜂房多在秋季卵蛸、蜂巢形成后采收；蝎子、土鳖虫、蟋蟀、斑蝥等大多在夏末秋初捕捉；蛇蜕为锦蛇、乌梢蛇等多种蛇类蜕下的皮膜，因其反复蜕皮，故全年可以采收；蟾酥为蟾蜍耳后腺分泌物干燥而成，此药宜在夏、秋二季蟾蜍活动多时采收，此时容易捕捉，腺液充足，质量最佳。矿物类药材的成分较为稳定，故全年随时皆可采收。

第二节　中药的性能

药物是防治疾病的主要工具之一，一切疾病的发生及发展变化过程，都意味着人体阴阳邪正的相互消长，即脏腑功能失调反映出来的偏盛、偏衰的状态。药物治病的基本作用就在于恢复脏腑功能，消除偏盛、偏衰的病理现象。中药的性能是中医学理论体系中一个重要的组成部分，是学习、运用、研究中药所必须掌握的基本理论知识。人们对药物性能的认识，是通过长期的医疗实践，并不断总结逐步上升为理论，以指导临床用药。药物的性能，是指药物与疗效有关的性质与功能，主要包括四气，五味，升降浮沉，归经及毒性等内容。

一、四　气

四气，是指药物具有寒、热、温、凉四种不同的药性，又称为四性。它反映了药物对人体阴阳盛衰、寒热变化的作用倾向，为药性理论的重要组成部分，是说明药物作用的主要理论依据之一。药性的寒、热、温、凉是由药物作用于人体所产生的不同反应和所获得的不同疗效而总结归纳出来的，它与所治疗疾病的寒热性质是相对而言的。故药性的确定是以用药反应为依据，以病证寒热为基准。能够减轻或消除热证的药物，多属于寒凉性，寒凉药具有清热泻火、凉血解毒、滋阴除蒸、泻热通便等作用，如金银花具有清热解毒的作用，玄参具有凉血解毒的作用，地骨皮具有滋阴除蒸的作用。反之，能够减轻或消除寒证的药物，多属于温热性，温热药具有散寒温里、助阳通脉、温经通络、回阳救逆等作用，如干姜具有散寒温里的作用，附子具有助阳通脉、回阳救逆的作用。

寒凉与温热是相对性的两种药性，寒与凉，温与热，只是程度上的不同。凉次于寒，如薄荷性凉，金银花性寒，因此薄荷的清热作用次于金银花；而温次于热，生姜性温，干姜性热，因此生姜的散寒作用较干姜弱。四性之外，还有一些药物，药性平和，作用缓和，寒热偏性不很明显，称为平性，如茯苓、山药、玉米须等。但平性也有偏寒或偏热之别，它不是绝对的平性，因此仍称四气而不称五气。

四性的现代研究发现，温热药对机体多种生理功能均有不同程度兴奋作用，寒性药对机体的多种生理功能均有不同程度的抑制作用。温热药一般含有某些能提高中枢神经系统兴奋性、促进呼吸循环和代谢活性以及内分泌系统功能的生物活性物质；寒凉药含有能够降低中枢神经系统兴奋性，减弱呼吸、循环、代谢和肌肉活动功能，同时减弱机体对病原性刺激的反应能力的生物活性物质。研究资料表明，中药四性的现代科学内涵是具有兴奋（热性）和抑制（寒性）作用。中药可以通过这种最基本的性能（热性和寒性）调节机体失调的生理功能，使之恢复正常（阴阳平衡），从而达到治病目的。

二、五　味

五味，是指中药具有酸、苦、甘、辛、咸五种不同的味道。五味的产生，源于口尝，它是药物真实味道的反映，但更重要的则是通过长期的临床实践观察，从药物作用于人体所产生的不同反应和获得不同的治疗效果归纳总结出来的，按功效定其味。即五味不仅是药味的反映，更重要的是药物作用的高度概括。

（一）辛味

辛能散、能行。散是发散，疏散之意；行是行气活血之意。辛味具有发汗散邪，行气活血的作用，常用于外感表证和气滞血瘀等证。如麻黄、生姜、荆芥和薄荷具有发汗解表的作用；木香、砂仁能行气消胀；红花、川芎具有活血化瘀的作用。现代研究发现辛味药能散能行，多因其含挥发油多，如陈皮含挥发油（右旋柠檬烯），能理气调中、燥湿化痰；薄荷含挥发油（薄荷醇、薄荷脑），具有发汗解表作用。

（二）苦味

苦能泄、能燥、能坚阴。泄有清泄、通泄之意；燥即燥湿；坚阴指通过清热泻火达到保存津液的作用。苦味具有清泄火热、通泄大便、燥湿、坚阴的作用，常用于治疗热证、实证、便秘、痰湿证等。如黄连具有清热泻火的作用，大黄具有泻热通便的作用，苍术具有燥湿健脾的作用，黄柏具有清热燥湿的作用等。现代研究发现苦味药能燥、能泄，多因其含生物碱和苷类。如黄连、黄柏都含小檗碱，具有抗菌、抗炎等作用。大黄因含蒽醌类化合物番泻苷而具有泻下功效。

（三）甘味

甘能补、能和、能缓。甘味具有补益、和中、调和药性和缓急止痛的作用，多用于虚证、脏腑不和及拘挛疼痛等证。如人参、黄芪具有补气的作用，熟地黄、枸杞子具有补血的作用，龙眼肉、大枣、甘草具有补益脾胃的作用，甘草还具有调和药性并解药食中毒的作用。现代研究发现甘味药能补能缓能和中，多因其大部分所含成分都是机体代谢所需要的营养物质，如多糖类、氨基酸和维生素类等，能补养人体，提高人体免疫功能和抗病能力，如大枣、党参、熟地黄、黄芪、枸杞子和甘草等。

（四）酸味

酸能涩、能收。酸味具有生津、敛肺、涩肠、涩精、止汗、止泻的作用。多用于治疗体虚多汗、肺虚久咳、遗精遗尿、崩漏带下、泄利不止等证。如白芍能敛阴止痛；金樱子、莲须能涩精止带；诃子、石榴皮能涩肠止泻等。现代研究发现酸味药能收涩，多与其含鞣质和有机酸有关，如诃子含水解鞣质 20%～40%，具有较强的收敛作用。

（五）咸味

咸能下、能软。咸味具有泻下通便，软坚散结的作用。多用于治疗痰核、瘰疬、瘿瘤（甲状腺肿）、痞块、大便秘结等证。如海藻、昆布等能消痰核、瘰疬、痞块；芒硝能软坚通便等。现代研究发现咸味药能下能软，多因其含碘和无机盐。如昆布、海藻，因含碘，内服可软化瘿瘤（甲状腺肿）。芒硝因含硫酸钠具有泻下通便作用。

（六）淡味

淡即是无明显的味道，附于甘味之中。淡味能渗、能利。淡味具有淡渗利湿的作用。多用于治疗水肿、小便不利等证。如茯苓、猪苓、泽泻、滑石等能渗湿利尿、消肿。

四气和五味的作用是互相联系的，两种作用结合，才能反映药物的性能。每种药物都具有气和味。因此，要掌握每一种药物的功能，必须把气和味结合起来加以分析。每味药物只有一种药性，即不属寒凉就属温热，不可能既是寒凉药又是温热药；而味可有一种，也可具有两种或两种以上。不同的气味结合，反映了药物的不同功效和主治。一般来说，气味相同，作用相近；气味不同，作用有别。

气味相同，功能相同：麻黄、紫苏性味辛温，均具有解表散寒作用；蒲公英、紫花地丁性味苦寒，均具有清热解毒作用。

气同味异，功能不同：黄芪性味甘温，具有补益肺脾作用；而杏仁性味苦温，则具有止咳平喘作用。

味同气异，功能不同：薄荷性味辛凉，具有清热解表作用；姜性味辛温，其作用为散寒解表。

药味的复杂，体现了中药作用的多样性，只有掌握了药味的全部性能，以及同中有异，异中有同，有的药一气多味的作用特点，才能正确和熟练地运用中药。

三、升降浮沉

升降浮沉是指药物对人体作用的不同趋向性。由于各种疾病的病机和证候的不同，可表现出向上（如呃逆、喘息）、向下（如泻痢、脱肛），或向外（如自汗、盗汗）、向内（如表证不解）等病势趋向，因此凡能针对病情，改善或消除相应病证的药物，相对也就分别具有升降浮沉的作用。升是指上升提举，趋向于上；降是指下达降逆，趋向于下；浮是指向外发散，趋向于外；沉是指向内收敛，趋向于内。升与浮、沉与降的趋向类似，不易严格区别，故通常以"升浮""沉降"合称。凡具有上行向外作用的药物称为升浮药，一般具有升阳发表、祛风散寒、涌吐、开窍等功效。相反凡具有下行向内作用的药物称为沉降药，一般具有泻下、清热、利尿渗湿、潜阳息风、消积导滞、降逆、收敛及平喘等功效。此外有少数药物，升降浮沉的性能不明显，或存在着既升浮又沉降的"双向性"，如川芎能"上行头目"（升浮）以祛风止痛，又可"下行血海"（沉降）以活血调经。

利用药物升降浮沉理论指导临床用药，必须根据病因，参照病位与病势灵活运用。具体而言，病位在上、在表者宜升浮不宜沉降，如外感风邪表证，当选麻黄、生姜以解表祛邪；病位在下、在里者宜沉降不宜升浮，如肠燥便结，当选大黄、芒硝以清热通便；病势上逆者，宜降不宜升，如喘息气促者当选苏子、杏仁以降气平喘；气虚下陷者，宜升不宜降，如久泻、脱肛，当选黄芪、升麻补气升阳。总之，根据药物的升降浮沉的性能，作用于相应的病位，因势利导，祛邪外出，从而调整脏腑气机的紊乱，达到治愈疾病的目的。

影响药物升降沉浮的因素主要有药物的气味、厚薄、质地等。一般来讲，凡味属辛、甘、淡，气属温热的药物多具有升浮之性，如桂枝、防风；凡味属苦、酸、咸，气属寒凉的药物，多具有沉降之性，如芦荟、葶苈子。从药材的用药部位、质地轻重上分析，一般花、叶、皮等质轻的药物多为升浮药，如金银花、薄荷；而种子、果实、根茎、矿物、贝壳等质重者多为沉降药，如苏子、牡蛎。此外，还受到炮制和配伍的影响，如酒炒则升，姜炒则散，醋炒收敛，盐炒下行等。此外少量升浮药在配伍大量沉降药中可随之下降，少量沉降药在配伍大量升浮药中能随之上升。说明升降浮沉之性并非是固定不变的，在一定条件下可能发生变化。

四、归　　经

■ （一）归经的概念

归经是指药物对于机体某部分的选择性作用，即是对某经（某脏腑或经络）或某几经作用明显，而对其他经则作用不明显，甚或无作用。归经指明了药物治病的适用范围，说明了药效所在，药物的归经不同，治疗作用亦不相同。

归经是在中医基本理论指导下，以脏腑经络学说为基础，以药物所治具体病证为依据，从药物的疗效中归纳总结出来的用药理论。由于经络能沟通人体内外表里，四肢百骸，故体表与脏腑的病变可以相互影响，并通过某经反映出来。药物归于何脏、何腑或何经，是由其在临床应用中所表现的实际效用来确定的。药物对某脏腑或经络的某种病变疗效显著，即称其归某脏腑或某经络。如柴胡疏肝利胆，主治肝郁气滞所致的诸疾，即称柴胡归肝经；大黄善泻热通便，治阳明腑实证，称其归阳明经。

■ （二）归经的意义及临床应用

1. 阐明药物作用原理　归经学说的产生和发展，解决了药物作用定位问题。因此，气味的定性，升降浮沉的定向，归经的定位，构成了中药"三位一体"的药性基础，对于完整地解释药物的作用原理有重要意义。归经理论提示，即使同类及功能相似的药物，由于归经的不同，而分别对不同脏腑或经络具有不同的治疗效果。如同为清热药，因归经不同，对各脏腑作用各异。另一方面，即使归同一经的药物，由于其气味不同，其作用亦体现出温、清、补、泻的差异。如同为肝经药，因气味不同，对各脏腑作用亦各异。由此可见，归经与四气五味、升降浮沉等中药性能理论结合起来，才能更加完整地说明药物功能和特点（表13-1）。

2. 指导临床合理用药　药物归经，产生于临床实践，又反过来指导临床用药。临床上只有按照药物归经选择用药，才能有的放矢。例如，喘证，除了分辨其寒热虚实之外，还需要辨别病之在肺，还是在肾，即病位问题。在肺，属肺气不宣者，宜用归肺经的麻黄、杏仁以宣降肺气而平喘；在肾，属肾不纳气者，则用归肾经的蛤蚧、补骨脂以补肾纳气而定喘。

表 13-1 药物性味归经对功效的影响

药名		性味	归经	作用
A	黄连	苦，寒（皆能清热）	心	清心火
	黄芩		肺	清肺热
	黄柏		肾	清下焦湿热
	龙胆		肝	清肝火
	白头翁		胃、大肠	清大肠湿热
B	香附	辛、微苦，平	肝（皆治肝疾）	疏肝理气
	龙胆	苦，寒		清肝泻火
	白芍	苦、酸，微寒		柔肝养血
	山茱肉	酸，微温		补肝敛阴
	鳖甲	咸，寒		平肝潜阳

A栏药物性味相同，作用亦同，归经不同，所治脏腑不同；B栏药物性味不同，作用不同，归经相同，所治脏腑相同

3. 指导中药的炮制加工 中药炮制的目的，是为了增强或改变药物的功能，减少副作用，提高临床疗效。炮制加工方法的理论根据之一，就是归经学说。如盐味咸，能入肾，所以用盐炒黄柏、知母可增强其入肾泻火的作用；酸能入肝，醋制柴胡，既可缓和其升散之性，又可增强其疏肝止痛的作用。

（三）归经的现代认识

有人用中药有效成分在体内的分布情况分析了归经，认为它们之间存在一定的联系。此外，还有人提出归经与受体有关，认为中药归经就是药物选择性作用于不同受体的结果。

五、毒 性

（一）有毒、无毒的概念

有毒、无毒，是指药物对人体有无毒性而言。总体来说，经临床观察，多数中药是比较安全的，但中药的毒性值得注意，不可错误地认为中药大都直接来源于天然药材，因而毒性小，安全系数大。自新中国成立以来，随着临床实践，临床工作者不断报道了中药中毒的报告，其中植物药九十多种，如关木通、广防己、苍耳子、苦楝根皮、昆明山海棠、狼毒、附子、乌头、夹竹桃、雪上一枝蒿、巴豆、牵牛子、山豆根、白附子、瓜蒂、马钱子、黄药子及曼陀罗花等；动物药及矿物药各十多种，如斑蝥、蟾蜍、鱼胆、砒霜、升药、胆矾、铅丹、密陀僧、皂矾、雄黄等。特别是文献中认为大毒、剧毒的固然有中毒致死者，小毒、微毒，甚至无毒的药物，同样也有中毒病例的发生，故临床应用必须加以重视。

造成中药中毒的主要原因有：中医辨证论治不合实际，导致用药不当，如热证用热性药，寒证用寒性药加重病情。除服用砒霜、斑蝥、马钱子等毒性较大的药物导致中毒外，用药剂量过大或服药时间过长亦可导致中毒，如苍耳子、泽泻等。误用伪品，如误以商陆代人参。乌头、附子中毒，多因煎煮时间过短。配伍不当，如甘遂与甘草同用，乌头与瓜蒌同用而致中毒。此外，个体差异与自行服药也是引起中毒原因之一。

有毒中药的合理应用有时亦会产生佳效，在保证用药安全的前提下，也可采用某些毒药治疗某些疾病，如用砒霜（三氧化二砷）治疗白血病等。应用毒性药物时，要根据患者的体质强弱和病情轻重，严格选用和确定剂量。应用有大毒的药物，尤应严格控制剂量，并可通过必要的炮制、

配伍、制剂等环节来减轻或消除其有害作用，以保证用药安全。严格遵循相关药典要求，避免有毒性药物的临床应用。

（二）有毒、无毒的现代认识

1. 毒副作用　中药大部分是天然药物，经过加工炮制，大部分毒性变小，但少部分仍有毒性，特别是单味药经过分离提取后，更应注意。中药的毒副作用主要表现为以下几方面。

（1）中枢神经系统的毒副作用：番木鳖、汉防己、乌头、莪术、斑蝥等，毒性成分主要是生物碱，对中枢神经系统可产生先兴奋后抑制作用，如中毒严重则可引起中枢麻痹而死亡。乌头类药物中毒主要是其所含的乌头碱所致。

（2）心血管系统的毒副作用：常见有心悸、心肌受损、心律失常和心电图改变等。含乌头碱类药物如川乌、草乌、附子等用量过大、炮制不当、煎煮失法或机体对该药敏感性过高都可导致中毒，临床以心律失常和心电图改变为特征。

（3）消化系统的毒副作用：中药大多数为口服，不少中药和制剂对胃肠道有刺激作用，如龙胆、青木香、苦参等可引起恶心、呕吐；甘遂、芫花、常山、牵牛子等可引起腹泻。

（4）内分泌系统的毒副作用：甘草可引起假性醛固酮增多症，导致低血钾、血压升高、水肿等，临床不宜大量长期使用。

（5）肝、肾的毒副作用：目前已发现很多常用中药对肝脏有一定的损害作用，如常山、白果、穿山甲、虎杖、大黄、艾叶、黄药子、苍耳子、雷公藤、贯众、番泻叶、蜈蚣、肉豆蔻、朱砂、鸦胆子、丁香、毛冬青、麻黄、蒲黄、防己、千里光等数不胜数。对肾脏的毒性常常是药物中毒的结果，其严重程度与剂量有关。雷公藤中毒可以引起肾小球的急性病变，导致血尿、少尿，甚至无尿。动物实验发现高剂量雷公藤可引起实验大鼠出现严重的肾小球、肾间质改变和肾小管坏死。目前含有马兜铃酸的中药引起的肾损害越来越受到重视，关木通、广防己、汉防己、马兜铃、细辛等可引起马兜铃酸肾病，甚至造成严重的肾衰竭。

2. 过敏反应　中药及中药制剂也可引起过敏反应，甚至过敏性休克。可引起过敏反应的中药有天花粉、丹参、人参、地龙、五味子、金银花、三七、冰片、大青叶、附子、苦参、穿心莲以及川芎茶调散、大黄苏打片、云南白药等。有报道鸦胆子外敷、鱼腥草注射液、复方地龙注射液、云南白药、六神丸等引起过敏性休克的病例。

3. 致畸致癌作用　研究表明，甘遂、芫花、莪术、天花粉等有致畸胎、致突变及致癌作用；芫花、狼毒、巴豆、甘遂可增加致癌率；生半夏、雷公藤、石菖蒲、洋金花有致突变的作用。

综上可见，中药及其制剂不完全是"有病治病，无病健身，安全可靠"。应用有毒药物时，除在炮制、配伍、制剂等环节尽量减轻或消除其毒副作用外，还应做到以下几点，以保证安全用药。首先，应掌握有毒中药的品种及其使用的特殊要求和注意事项；其次，要根据患者体质强弱和病情轻重，严格控制使用剂量和服药时间；再次，要在治疗过程中严密观察可能出现的毒副作用，做到早诊断、早停药、早处理，尽量避免和减少其对机体的不良影响。

总之，四气、五味、升降浮沉、归经、有毒与无毒等药物性能，都是古人在长期的医疗实践中总结出来的理论。四气、五味是中药性能的基础；升降浮沉是说明药物功能的趋向；归经主要说明药物的适应范围；有毒、无毒说明治病时应注意合理用药，避免和减少其对机体的不良影响。因此只有把药物的性味、升降浮沉、归经、有毒、无毒等有机地结合起来，全面掌握药物的性能，才能在临床时准确地选方用药和不断提高疗效。

第三节　中药的用法

使用中药不仅要掌握中药的性能，还要了解中药应用的一般原则。中药的应用主要包括配伍、用药禁忌、用量及煎服法等内容。

一、配　伍

　　根据病情的需要及中药的药性功能特点，有选择地将两种或两种以上药物组合在一起应用，称作中药的配伍。配伍的目的，不仅是病情复杂性的需要，同时，还可利用其相互协同或拮抗作用，以增强疗效，减少毒性或副作用。药物的配伍是在长期用药实践过程中形成的，前人将单味药的应用、药与药之间的配伍关系，总结为七个方面，称为中药的"七情"。它包括单行、相须、相使、相畏、相杀、相恶、相反。中药的七情中除单行外，都属于药与药之间的配伍关系。

　　1. 单行　指单用一味药来治疗某种病情单一的疾病。如独参汤，即重用人参一味药，治疗大失血等所引起元气虚脱的危急病症。

　　2. 相须　指用两种以上功效相同，或功效类似的药物配合应用，相互促进以增强疗效。如麻黄配桂枝，能增强发汗解表、祛风散寒的作用；党参配黄芪，能增强补气功能；知母配黄柏，能增强滋阴降火作用；附子配干姜，能增强散寒回阳救逆之效。相须配伍应用构成了复方用药的配伍核心，是中药配伍应用的主要形式之一。

　　3. 相使　指性能功效方面有某种共性的药物配合应用，而以一种药物为主，另一种药物为辅，辅药可以提高主药功效的配伍方法。如黄芪配茯苓治疗脾虚水肿，黄芪为健脾补气、利水消肿的主药，茯苓淡渗利湿，可增强黄芪补气利水的作用。

　　4. 相畏　指一种药物的毒性或副作用能被另一种药物抑制，使其毒副作用减轻或消除的配伍方法。如熟地黄畏砂仁，砂仁可以减轻熟地黄滋腻碍胃、影响消化的副作用。

　　5. 相杀　指一种药物能减轻或消除另一种药物的毒性或副作用。如绿豆杀巴豆，防风杀砒霜。相畏和相杀没有本质上的区别，它是同一配伍关系的两种不同提法。

　　6. 相恶　指两种药物合用，一种药物使另一种药物功效降低，甚至丧失。如黄芩能降低生姜的温胃止呕作用，所以生姜恶黄芩；人参恶莱菔子，莱菔子能削弱人参的补气作用。

　　7. 相反　两种药物合用会产生或增强毒性或副作用。如"十八反"中指出的乌头反贝母，甘草反甘遂等。

　　药物配伍原则可分为三个类型：一是"相须""相使"，药物配合应用后，能产生协同作用，增强药物的疗效，是临床常用的配伍方法。二是"相畏""相杀"，这些药物配伍后，能减轻或消除毒副作用，以保证安全用药，是使用毒副作用较强药物的配伍方法，也可用于有毒中药的炮制及中毒解救。三是"相恶""相反"的药物配伍，相恶是因为中药的拮抗作用，前者因后者的拮抗而削弱或抵消其药物作用；相反是中药相互作用，能产生或增强毒性反应或强烈的副作用，故相恶、相反是中医临床配伍用药的禁忌。

二、用药禁忌

　　中药的用药禁忌指在用药时一般应避忌的问题，主要包括配伍禁忌、妊娠用药禁忌、服药饮食禁忌等。

（一）配伍禁忌

　　配伍禁忌是指某些中药合用会产生或增强剧烈的毒副作用或降低、破坏药效，因此临床应当避免配合应用。古人在临床实践中发现某些药物在同一方中配伍使用，会产生毒性反应，目前医药界共同认可的中药配伍禁忌有"十八反"和"十九畏"。现将二者详述于下，以供参考。

　　1. 十八反　"十八反歌诀"最早见于金·张子和《儒门事亲》："本草明言十八反，半蒌贝蔹及攻乌，藻戟遂芫俱战草，诸参辛芍叛藜芦。"十八反是指：乌头（包括川乌、草乌、附子）反半夏、贝母、瓜蒌、白蔹、白及；甘草反甘遂、大戟、芫花、海藻；藜芦反人参、沙参、丹参、元参、苦参、细辛、芍药。

　　2. 十九畏　"十九畏歌诀"首见于明·刘纯《医经小学》："硫黄原是火中精，朴硝一见便相争，水银莫与砒霜见，狼毒最怕密陀僧，巴豆性烈最为上，偏与牵牛不顺情，丁香莫与郁金见，牙硝难合京三棱，川乌、草乌不顺犀，人参最怕五灵脂，官桂善能调冷气，若逢石脂便相欺，大凡修合看顺逆，炮燨炙煿莫相依。"十九畏是指：硫黄畏朴硝，水银畏砒霜，狼毒畏密陀僧，巴豆畏牵牛，丁香畏郁金，牙硝畏三棱，川乌、草乌畏犀角，人参畏五灵脂，肉桂畏赤石脂。

现代实验研究结果对十八反、十九畏的看法很不一致，无论文献资料、临床观察及实验研究目前均无统一的结论。古方中反药同用的方剂也屡见不鲜，如《金匮要略》甘遂半夏汤中甘遂、甘草同用治留饮；《儒门事亲》通气丸中海藻、甘草同用；《景岳全书》通气散中藜芦、玄参同用治时毒肿盛、咽喉不利等。现有报道，在临床上，甘草与海藻的配伍应用较多，两药配伍后软坚消结之力增强，多用来治疗瘰疬、瘿证、痹证、肺胀等疾病。动物实验报道：甘草配伍大戟可缓解小鼠肝癌腹水。总之，这些临床及实验研究提示，对十八反、十九畏的配伍禁忌尚无定论，有待进一步实验研究和观察。但在目前尚未搞清反药是否能同用的情况下，临床用药应采取慎重从事的态度，遵循"十八反"和"十九畏"的古训，最好不宜配伍使用，以免发生意外。

（二）妊娠用药禁忌

妊娠用药禁忌是指妇女妊娠期间治疗用药禁忌。妊娠禁忌药，是指对妊娠期的孕妇和（或）胎儿不安全及不利于优生优育的药物。妊娠期用药禁忌，根据药物作用的强弱，一般分为禁用和慎用两类。禁用的药物大多毒性强，药性峻烈，如巴豆、大戟、芫花、甘遂、商陆、牵牛子、水蛭、马钱子、麝香等，这类药物可引起堕胎流产。慎用的药物主要为有通经逐瘀、破血行滞，攻下导滞作用及大辛大热之品，如桃仁、红花、三棱、莪术、大黄、芒硝、附子、干姜、肉桂、天南星、枳实、乳香、没药、王不留行等。近几十年来对妊娠禁忌中药的妊娠毒理作用等研究报道逐渐增多，包括抗生育作用、兴奋子宫平滑肌、致流产、致死胎、致畸作用等。不仅验证了妊娠禁忌药对母儿的危害作用，还阐明了部分妊娠禁忌药的作用机制，与此同时也发现了许多新的妊娠禁忌药物，有力促进了妊娠中药禁忌的研究发展。

（三）服药饮食禁忌

服药饮食禁忌是指服药期间对某些食物的禁忌，也称为"忌口"。根据前人的论述和临床经验，服药饮食禁忌的原因归纳起来包括：影响疗效、诱发原有病证或导致新病及产生不良反应。一般在服药期间应忌食生冷、油腻、不易消化及某些刺激性食物。根据病情的不同，饮食禁忌亦有所区别，如热证、火证应忌食辛辣、油腻、煎炸性等食物；寒证忌食生冷、清凉饮料等；泄泻、腹痛忌食生冷、润滑和难消化食物；痈肿、疮疡及某些皮肤病，忌食鱼、虾、蟹类等腥膻、辛辣及刺激性食品；肝阳上亢头晕目眩、性情急躁者，应忌食胡椒、辣椒及酒类烈性刺激物等辛热助阳之品；脾胃虚弱者，忌食油腻、寒冷坚硬，难以消化食物。

三、用量及煎服法

（一）中药用量

中药用量即剂量，是指一剂药中每味药物成人一日的用量；或指在一方剂中药与药之间的比较份量，即相对剂量。一般药物的内服剂量，均指干燥后的生药。常用量大多为 5 ～ 10g；部分药物用量较大，为 15 ～ 30g；少数药物用量较小，不超过 3g。中药用量应根据药物的性质、配伍关系、病情轻重、体质强弱及年龄大小等情况而定。毒性大、作用峻烈的药物及质松量轻的药物用量宜小。药性缓和的药物及质坚量重的药物用量宜大。鲜药因含水较多，用量宜大；而干品用量宜小。单方剂量宜大，复方剂量宜小；主药用量比辅药用量大；丸、散剂用量比汤剂小。病情危急或顽疾患者用量宜重；病情轻者，用量宜轻。体质壮实者用量宜重；老幼孕产或久病体弱者，用量宜轻。5 岁以下的儿童，可用成人量的 1/4；6 ～ 10 岁可用成人量的 1/2 等。此外，还应依据季节、气候、区域或环境考虑，因时因地制宜。如解表药在严冬或北方地区，用量宜重；反之，如在酷暑或南方地区，其量宜轻。

（二）中药煎法

　　煎药器皿以砂罐、搪瓷为宜，忌用铜、铁器等。先将器皿洗净，然后把药物倒入，加冷水高出药面，浸泡 30～60 分钟，使有效成分易于煎出。一般而言，每剂煎煮 2～3 次，煎液去渣滤净，混合后分次服用。解表药宜用武火，煎的时间不宜长，沸后 10～15 分钟即可。补益药宜文火久煎，沸后煎 40～60 分钟。若含挥发性成分的芳香药物宜后下；质地坚硬的矿石、介壳类宜打碎先下久煎，使有效成分完全析出；某些贵重药品则另煎，以免他药干扰或吸收其有效成分。总之，各种不同煎法，目的均为尽量使其有效成分煎出，以发挥其治疗作用。常用药物的不同煎法举例如下。先煎：龙骨、牡蛎、石膏、磁石、代赭石、石决明、珍珠母、鳖甲、龟甲等，宜先煎 20～30 分钟后再入他药。包煎：滑石、旋覆花、车前子、海金沙等应用纱布包好，再与其他药同煎。另煎：人参、西洋参、藏红花等宜单独煎。后下：薄荷、钩藤、藿香、佩兰、小茴香、砂仁、豆蔻等，待他药煎至一定时间后放入，再煎 5～10 分钟。烊化：阿胶、鹿角胶、龟甲胶等需单独加温熔化或隔水炖，使之烊化。冲服：朱砂、琥珀、芒硝、三七、竹沥、姜汁等。泡服：番泻叶、胖大海等。

（三）中药服法

　　一般汤剂大都温服，解表散寒要热服；寒性药治热证宜冷服；温性药治寒证宜热服。治疗呕吐或药食中毒宜小量频服。在服药时间上，一般滋补药宜饭前服，泻下及驱虫药应空腹服；对胃肠道有刺激的药宜饭后服；安神药宜睡前服。一般情况，每天 1 剂，可分 2～3 次服，病缓者早晚各 1 次，病情危急者，每隔 4 小时 1 次，使药力持续，以利顿挫病势，祛邪扶正。

　　思考题

1. 中药四气、五味主要有哪些内容？
2. 中药升、降、浮、沉的内容是什么？
3. 中药归经的意义及临床应用有哪些内容？
4. 中药配伍的七情有哪些内容？
5. 中药的服法主要有哪些内容？

（张莹雯）

第十四章　方剂概述

【内容提要】　方剂是在辨证审因决定治法后，选择合适的药物，酌定用量，按照组成原则，妥善配伍而成的药物组合处方，是中医临床治疗的主要用药形式。方剂的组成是辨证论治的组成部分，也是中医理、法、方、药的具体体现和运用。中医治病时先是辨证，在辨证的基础上确立治法，然后在治法的指导下选用相应的药物，按照方剂的组成原则形成处方。因此，治法是组方的依据，方剂是治法的体现，即"方从法出，法随证立"，方剂与治法是互相为用，密不可分的。

【学习目标】
1. 掌握方剂君、臣、佐、使的组方基本结构。
2. 熟悉方剂变化的内容及意义。
3. 了解方剂的常见剂型。

第一节　方剂的组成

药物的功用各不相同，药物的性味也各有所偏，临床应用只有合理的配伍，增强或改变原来的功用，消除和缓解对人体的不利因素，即调其偏性，制其毒性，才能使各具特性的药物发挥其相辅相成或相反相成的综合作用，达到治病祛邪的治疗效果。方剂的组成不是药味的简单堆砌，必须根据病情，在辨证的基础上确立治法，选择合适的药物，按君、臣、佐、使的组方原则配伍而成。关于君、臣、佐、使的组方原则，历代医家论述颇多，根据各家论述与历代各方组成，现简要归纳如下。

（一）君药

君药是方剂中针对主病或主证起主要治疗作用的药物，是方剂组成中不可缺少的主药。

（二）臣药

臣药有两种含义，一是辅助君药加强治疗主病或主证的药物；二是针对兼病或兼证起主要治疗作用的药物。

（三）佐药

佐药有三种含义，一是佐助药，即配合君臣药以加强治疗作用，或直接治疗次要症状的药物；二是佐制药，即用以消除或减缓君、臣药的毒性，或能制约君、臣药峻烈之性的药物；三是反佐药，即病重邪甚，可能拒药时，配用与君药性味相反而又能在治疗中起相成作用的药物。

（四）使药

使药有两种含义，一是引经药，即能引方中诸药至病所的药物；二是调和药，即具有调和诸药作用的药物。

综上所述，除君药外，臣、佐、使药都各具两种或两种以上含义。在遣药组方时并没有固定的程式，每一首方剂中不一定每种意义的臣、佐、使药都具备，也不一定每味药只任一职，如病情比较单纯，用一二味药即可奏效。如方中君、臣药无毒或作用并不峻烈时，便不须用消除、减弱毒性或制其峻烈之性的佐制药，或君药兼有引至病所的作用，便不须用引经的使药。因此，每一方剂的具体药味的多少，以及君、臣、佐、使药是否齐备，全视病证大小与治疗要求的不同，以及所选药物的功用来决定。组方体例上，每一方中必有君药，君药一般是一味，若病情比较复杂，亦可用至两味或三味，但君药不宜过多，以免药力分散，或影响药效；臣药可多于君药，佐药常常多于臣药，而使药则一二味足矣。只有适合病情，用药适宜，配伍严谨，主次分明，才能取得良好的治疗效果。

第二节　方剂的变化

方剂的组成既有严格的原则性，又有极大的灵活性。"方从法出"，以及君、臣、佐、使的配伍组成，是遣药组方必须遵循的原则。但具体药物的选择、配伍关系的安排、药量大小的确定等都需综合考虑患者病证的变化、体质的强弱、年龄的大小、生活习惯、四时气候的不同以及地域差异，灵活运用，做到"师其法而不泥其方、师其方而不泥其药"。方剂的组成变化，归纳起来主要有以下三种。

（一）药味增减

方剂中药物的增减，主要在臣药、佐药及使药中变化。方剂中药物的增减变化有两种情况：一是佐使药的加减，这种加减是在主证不变的情况下，对某些药物进行增减，以适应一些次要兼证的需要，这种加减变化不至于引起方剂功效的根本改变。如银翘散是治疗风热表证的常用方，如兼见口渴甚者，热伤津液，宜加天花粉、沙参以生津；如兼见鼻衄，去豆豉、荆芥穗，可酌加茜草炭、侧柏叶以凉血止血。另一种是臣药的加减，这种加减改变了方剂的配伍关系，会使方剂的功效发生根本变化。如麻黄汤去臣药桂枝，名为三拗汤，此方仍以麻黄为君药，但无桂枝的配合，则发汗力弱，且配以杏仁为臣药，其功专主宣肺散寒，止咳平喘，而变成治疗风寒犯肺咳喘的基础方。再如麻黄汤中加白术为臣药后，则形成一君两臣的格局，变成发汗祛风寒湿邪之方。

（二）药量增减

方剂的药物组成虽然相同，但药物的用量各不相同，其药力则有大小之分，其配伍关系也会因药物剂量发生变化而变化，从而其功用、主治也因之而变。如小承气汤与厚朴三物汤，同是由大黄、枳实、厚朴三种药组成，但由于小承气汤中大黄的用量是厚朴的二倍，其功用为攻下热结之剂，主治阳明腑实证；而厚朴三物汤中厚朴的用量是大黄的二倍，其功用为行气除满，主治气滞大便不通之证。

（三）剂型变化

方剂的剂型各有特点，同一方剂尽管用药、用理完全相同，若剂型不同，其作用也会有所差别。但这种差别只是药力大小与峻缓的区别，在主治病情上有轻重缓急之分而已。如抵当汤与抵当丸，两方方药相同，功用有别，前者用汤剂主治下焦蓄血重证，而后者用丸剂主治下焦蓄血轻证。

第三节　方剂的剂型

药物配伍组成方剂以后，根据病情的需要和药物的特点制成一定的形态，称为剂型。随着医药的发展，历代医家在长期临床实践中，创造了多种剂型。目前常用的剂型有汤剂、丸剂、散剂、膏剂、丹剂、酒剂、茶剂、露剂、栓剂、冲剂、片剂、口服液、注射剂及免煎剂等剂型。现将中药常用的剂型简介如下。

（一）汤剂

汤剂即煎剂，是将药物饮片加水浸泡后，再煎煮一定时间，然后去渣取汁而成，称为汤剂。一般供内服用，如麻黄汤、桂枝汤等，外用多用于含漱、熏蒸及洗浴等。汤剂的特点是吸收快，能迅速发挥疗效，而且便于随证加减使用，能较全面、灵活地照顾到每一个患者或各种病症的特殊性，适用于病症较重或病情不稳定的患者，是中医过去和现在临床广泛使用的一种剂型。汤剂的不足之处是制备相对不便，服用量大，煎煮时某些药物的有效成分不易煎出或易挥发散失，且不便于携带。

（二）丸剂

丸剂是将药物研成细末或药物提取物，用水、蜜、米糊、面糊、酒、醋、药汁等作为赋型剂制成圆形固体剂型。丸剂特点是吸收缓慢，药力持久，节省药材，而且体积小，服用、携带、贮存都比较方便。一般适用于慢性、虚弱性疾病，如六味地黄丸、补中益气丸等；亦可用于急救，如安宫牛黄丸、苏合香丸等。某些峻猛的药品，为了使其缓缓发挥药效，或不宜作为汤剂煎服的，也可做成丸剂服用，如抵当丸、舟车丸等。临床常用的丸剂有蜜丸、水丸、糊丸、浓缩丸等。

1. 蜜丸 是将药物细粉用炼制的蜂蜜为黏合剂制成的丸制，分大蜜丸和小蜜丸两种，作用缓和而持久，并兼有矫味和补益作用，适用于慢性病。

2. 水丸 是将药物细粉用冷开水或酒、醋，或其中部分药物煎汁等起湿润、黏合作用制成的小丸。水丸较蜜丸、糊丸易于崩解，吸收快，易于吞服，适用于多种疾病。

3. 糊丸 是将药物细粉用米糊、面糊、曲糊等为黏合剂成的小丸。糊丸的黏性大，崩解时间比水丸、蜜丸缓慢，服后在体内徐徐吸收，既可延长药效，同时能减少药物对胃肠的刺激。

4. 浓缩丸 是将药物煎汁浓缩成膏，再与其他药物细粉混合干燥、粉碎，以水或酒，或方中部分药物煎出液制成丸剂。其特点是含有效成分高、体积小、剂量小、易于服用，可用于治疗各种疾病。

（三）散剂

散剂是将药物研碎，成为均匀混合的干燥粉末，有内服与外用两种。内服散剂有细末和粗末之分，细末可直接冲服，如七厘散；粗末可加水煮沸取汁服用，如银翘散等。外用散剂一般作为外敷，掺撒疮面或患病部位，如生肌散、金黄散等。亦有可作吹喉等外用的，如冰硼散等。散剂有吸收快，制作简单，便于服用及携带，节省药材等优点。

（四）膏剂

膏剂是将药物用水或植物油煎熬浓缩后去渣而成的剂型。有内服、外用两类。内服膏剂有流浸膏、浸膏、煎膏三种。外用膏剂又分软膏和硬膏两种。其特点是使用方便，药效较快。

1. 流浸膏 是用适当溶媒浸出药材的有效成分后，将浸出液中一部分溶媒用低温蒸发除去，并调整浓度及含醇量至规定的标准而成的液体浸出剂型。

2. 浸膏 是含有药材中可溶性有效成分的半固体或固体浸出剂型。

3. 煎膏 是将药物加水反复煎煮去渣浓缩后，加炼蜜或炼糖制成的半液体剂型。其优点为体积小，便于服用，又含有大量蜂蜜或糖，味甜而营养丰富，有滋补作用，适合久病体虚者服用。

4. 软膏 是用适当的基质与药物均匀混合制成一种容易涂于皮肤、黏膜的半固体外用制剂。软膏基质在常温下是半固体的，具有一定的黏稠性，涂于皮肤或黏膜能渐渐软化或熔化，有效成分可被缓慢吸收，持久发挥疗效。

5. 硬膏 又称膏药，是以植物油将药物煎至一定程度，去渣，并加入黄丹、白蜡等冷却制成的硬膏。多用于跌打损伤、风湿痹痛和疮疡等疾病。

（五）丹剂

丹剂有内服与外用两种，内服丹剂没有固定剂型，有丸剂，也有散剂，因多用贵重药品或精炼药品制成而称之为丹，如紫雪丹、玉枢丹、至宝丹、活络丹等。外用丹剂亦称丹药，是以某些矿物质类药经高温烧炼制成的药品，如红升丹、白降丹等，仅供外科使用。

（六）酒剂

酒剂又称药酒，将药物置于酒中浸泡一定时间后，使有效成分溶解在酒中，然后去渣取液而成。其特点是便于保存，并可供内服或外用。此剂多用于体虚补养，风湿疼痛或跌打损伤等，如杜仲酒、风湿药酒等。酒剂不宜用于阴虚火旺的患者。

（七）茶剂

茶剂是将药物经粉碎加工而制成的粗末，与黏合剂混合的固定制剂。使用时置有盖的适宜容器中，以沸水泡汁代茶服用，故称茶剂。茶剂外形并无一定，常制成小方块形或长方块形，亦有制成饼状或制成散剂定量装置纸袋中。由于茶剂具有一定疗效，制法简单，服用方便，广大群众都乐于采用，如午时茶等。

（八）露剂

露剂多用新鲜含有挥发性成分的药物，放在水中加热蒸馏，所收集的蒸馏液即为药露。其气味清淡，便于口服，一般作为饮料，夏天尤为常用，如金银花露、青蒿露等。

（九）栓剂

栓剂是将药物细粉与基质混合制成的一定形态固体制剂。栓剂用于腔道并可在其间溶解而释放药物，有杀虫止痒、清热解毒、收敛等作用。它的特点是通过直肠（也有用于阴道）黏膜吸收，可减少药物对肝脏的毒副作用及对肠胃的刺激作用。

（十）冲剂

冲剂是将药材提取物加适量赋形剂或部分药物细粉制成的干燥颗粒或块状制剂，用时以开水冲服，其特点是作用迅速，服用方便，如感冒清热颗粒等。

（十一）片剂

片剂是将药物细粉或药材提取物与辅料混合压制而成的片状制剂，片剂用量准确，体积小，服用方便，应用广泛。

（十二）口服液

口服液是将药物用水或其他溶剂提取，精制而成的内服液体制剂。具有剂量小，吸收较快，口感适宜，服用方便等特点。

（十三）注射剂

注射剂是将药物经过提取、精制、配制等步骤而制成的灭菌溶液、无菌混悬液，或供配制成液体的无菌粉末，供皮下、肌内、静脉注射的一种制剂。具有剂量准确，药效迅速，适于急救的特点，如生脉注射液等，对于昏迷及不能口服用药的患者尤为适宜。

（十四）免煎剂

免煎剂是通过科学制药工艺，将单味中药浓缩成颗粒剂以代替传统的饮片，可随时配方，即冲即服，其特点是有效成分含量高，为100％全成分提取物，药性稳定而药效高，且服用简便，是中药现代化的产物，又称其为中药配方颗粒。

以上诸多剂型各有特点，临证应根据具体病情与方剂特点酌情选用。根据"古为今用""推陈出新"的原则，中药剂型又采用现代制作方法，研究出各种新的剂型，如糖浆剂、胶囊、灸剂、气雾剂等，临床中都在广泛应用，而且还在不断研制新剂型，以提高药效与便于临床使用。

思考题

1. 方剂的组方原则是什么？
2. 方剂变化主要有哪些内容？

（张莹雯）

第十五章　针灸和推拿

【内容提要】　针灸学是中国医学的重要组成部分之一,其研究内容涉及经络、腧穴、针灸方法、临床治疗等领域。作为具有特色理论指导的外治疗法,针灸具有适应病证广、携带方便、随时操作、疗效明显等优点,为中华民族的健康卫生做出了巨大贡献,并成为今天中医药走向世界的"排头兵"。

针灸法为针刺法和艾灸法的合称,指各种针刺和施灸方法,是针灸学的重要组成部分。针灸法选用适当与否,对临床疗效有很大的影响。

腧穴是脏腑经络气血输注于机体体表的部位,腧穴学是研究腧穴的位置特点、主治作用及其基本理论的一门学科,是针灸、推拿等疗法的理论知识组成之一。

针灸配穴处方是在分析病因病机、明确辨证立法基础上,选择适当的腧穴和刺灸方法组合而成的,是针灸治病取得疗效的关键因素。针灸处方应做到有法有方、配穴精炼。

推拿,古称按摩,是一种起源很早的治病防病养生术。中医推拿学,是以中医脏腑、经络学说为理论基础,结合人体解剖学和病理学相关知识,研究运用特定手法作用于人体体表的特定部位以调节身体状况达到养护身体或治疗要求的具有中国特色的学科。

【学习目标】

1. 掌握针法概念,进针手法与行针手法,得气概念;熟悉针刺不良反应。
2. 掌握灸法概念,熟悉灸法分类及灸法适应原则。
3. 掌握腧穴概念,腧穴分类,腧穴定位方法,以及腧穴主治特点;熟悉了解十四经部分腧穴及经外奇穴的定位及主治特点。
4. 熟悉针灸处方配穴原则;了解部分病症针灸处方组成。
5. 了解中医推拿学手法分类及运用特点。

第一节　针灸基础知识

针灸是源于中华的一种独特医疗技术,包括"针法"和"灸法"。针法是指采用特殊的针具,通过一定的手法刺激人体的腧穴或特定部位,以防治疾病的方法。灸法又称"艾灸",指采用以艾绒为主的施灸材料烧灼、熏烤人体的一定部位或腧穴,以防治疾病的方法。

针灸学是研究以针法和灸法为代表的通过刺激人体的腧穴或特定部位来防治疾病的一门学科。

一、针　　法

针法,又称刺法、针刺法,是一种以针刺为主的治疗手段,即利用各种不同针具通过一定的操作手法刺激人体经络、腧穴或病变部位来防治疾病的治疗方法。

（一）针刺工具

针具多以金属合成材料为主,临床常用针具包括:毫针、三棱针、皮肤针、火针、皮内针、芒针等。其中不锈钢制毫针运用最为广泛,其结构包括针尖、针身、针根、针柄、针尾等5个部分（图15-1）,根据针身长度及粗细,毫针又可细分为不同规格,临床根据受术者体质、刺激部位及病情可灵活选择所需毫针规格（表15-1、表15-2）。

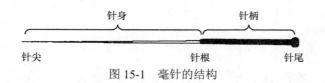

图 15-1　毫针的结构

表 15-1　毫针针身长度规格表

寸	0.5	1	1.5	2	2.5	3	3.5	4	4.5
长度（mm）	13	25	40	50	65	75	90	100	115

表 15-2　毫针针身直径（粗细）规格表

号数	26	27	28	29	30	31	32
直径（mm）	0.45	0.42	0.38	0.34	0.32	0.30	0.28

（二）针刺手法

持针手称"刺手"，辅助进针手称"押手"。根据进针时针身与皮肤所构成的夹角，分为直刺、斜刺与平刺（图 15-2）。

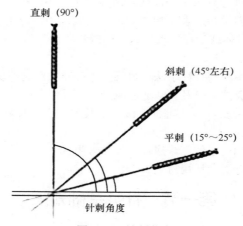

图 15-2　针刺角度

针刺手法指由医生持针在进针、进针后至出针前对所刺腧穴施行的操作方法，分为进针手法、行针手法和辅助手法等。

1. 进针手法　持针运用指力使针尖快速透入皮肤，再刺向皮下深层。临床中对进针手法要求安全、无菌、无痛、方便。

（1）指切进针法：以押手拇指或食指指甲切掐于所刺腧穴部位，刺手持针将针紧靠押手指缘刺入皮下，适用于短针进针。

（2）夹持进针法：以押手拇、食二指持捏消毒棉球夹持针身下端，将针尖固定于皮肤表面部位，刺手持针柄指力下压时，押手拇、食指同时用力，将针刺入皮下，适用于长针进针。

（3）提捏进针：用押手拇指、食指将穴位部皮肤捏起，刺手将针从捏起部上端刺入皮下，适用于皮肉浅薄（如面部）腧穴进针。

（4）舒张进针：押手拇、食指将针刺部位皮肤向两侧撑开，刺手持针从拇、食二指之间刺入，适用于皮肤松弛或有皱纹部位（如腹部）腧穴进针。

为解决"进针难、进针痛、易弯针"等相关问题，针灸临床目前基于实践研发出了包括"管针进针器、机械弹刺进针器、毫针夹持进针器、高速自动进针器"等辅助毫针进针的进针器，相信随着针灸实践发展，更多针灸进针器的研发及实际运用将使针灸疗法进一步普及。

2. 行针手法和得气

（1）行针：进针后，为使受术者产生针刺感应而行使一定的手法，包括有基本行针手法、辅助手法等。

1）常用基本行针手法

A. 提插法：指将针刺入皮下一定深度后，使针身在穴内进行上下进退的操作方法。针从浅层向下刺入深层为插，由深层向上退到浅层为提。

B. 捻转法：是将针刺入皮下一定深度后，以刺手拇指和食、中二指持住针柄，进行一前一后来回旋转捻动的操作方法。

2）辅助手法：是指针刺操作过程中用于确定穴位，帮助进出针，调节针刺感应的配合手法，包括循法、弹法、刮法、摇法、飞法、震颤法等。

（2）得气：是指在针刺穴位后，经过手法操作或较长时间留针后，受术者出现酸、麻、胀、重等感觉，操作行针者也常感到针下有沉重紧感觉，又称针感。针感产生的程度及其持续时间的长短，往往与针刺疗效有密切关系。

针刺手法可促使针感的获得，维持和加强针感，各种手法可单独使用，也可联合使用，操作强度则需视病情和受术者耐受程度而定，针刺入后可以停留几分钟至数小时，每隔数分钟加强捻转或提插一次。

针刺操作结束后可慢慢拔针至皮下，出针后用干消毒棉球轻压针眼防止出血。

（三）针刺意外和防治处理

1. 晕针　指在针刺过程中受术者突然出现精神疲倦，头晕目眩，面色苍白，恶心欲吐，多汗心慌，四肢发凉，血压下降，脉象沉细。甚至神志昏迷，仆倒在地，唇甲青紫，二便失禁，脉细欲绝等症状和体征。

出现晕针时，应立即停止针刺，并将已刺入针全部拔出。使受术者去枕头部放低平卧位，轻者仰卧片刻即可康复。若病情危急则应配合其他抢救措施。

为避免晕针，对初次受术者要做好解释工作，消除其恐惧心理；操作时要采用舒适体位；对身体不适者操作选穴要少，手法要轻，发现问题，及时处理。

2. 滞针　是针刺入后感针下紧涩难以捻转，进退困难，出针难以拔出，同时受术者感疼痛异常的现象。多因患者精神过度紧张致肌肉强烈收缩，或行针单一方向捻转太过致肌肉组织缠绕针体。

发生滞针时，因受术者精神紧张导致者可延长留针时间，按循针穴周围皮肤，或可在针穴旁再刺1～2针。因单向捻转导致者则可向相反方向捻回，使缠绕的肌纤维回释以解除滞针。

3. 血肿　指针刺部位出现皮下出血并引起肿痛的现象。多因刺破血管导致出血，可采用压迫止血。

4. 刺伤内脏　由于针刺角度和深度不当，造成针刺内脏损伤，多见于肺、肝、心、脾、肾等脏器，也有刺伤延髓、脊髓或外周神经干等而出现相应症状者。

操作者应掌握腧穴下脏器组织特点，控制针刺深度，行针强度不宜过大，避免伤及神经干和大血管。发生内脏刺伤时应及时抢救处理，以免造成严重后果。

二、灸　　法

灸法是以艾绒为主要材料，点燃后直接灼烫或间接熏温体表特定部位的一种外治方法。常用的灸法有艾炷灸和艾条灸（图15-3）。

1. 艾炷灸　将艾绒制成上尖下圆呈圆锥形小椎体，称艾炷。每燃一个艾炷称为一壮。根据艾炷放置于治疗穴位的施灸方式分为直接灸与间接灸，直接灸是指将艾炷直接放置于穴位皮肤上点燃施灸，又称着肤灸；间接灸是在艾炷与穴位皮肤之间用药物等隔衬，又称隔物灸，包括隔姜灸、隔蒜灸、隔盐灸等。

2. 艾条灸 将艾绒制作成直径 1.5cm 粗，长约 26cm 的圆柱形艾条，点燃后对着治疗体表部位温熏，使局部皮肤感温热舒适而不致烫伤，一般可灸 3～7 分钟，以局部皮肤潮红为度。

3. 灸法的适应范围 灸法具有温经通络，行气活血，祛寒逐湿，消肿散结，回阳救逆等作用，可以调整脏腑功能，促进新陈代谢，增加免疫功能，对慢性虚弱性病症，以风、寒、湿邪为患的病症及预防保健方面尤为适宜。

4. 灸法的注意事项

（1）艾条灸应防止烫伤，尤其对局部皮肤知觉减退及昏迷患者，施灸后艾条必须彻底熄灭防失火。

（2）艾炷着肤灸易引发皮肤起疱，应告知患者知情签字，如水疱过大，可经消毒后用注射器将疱内液体抽出，再用敷料保护局部防感染。

（3）眼球周围、浅表的大血管部位及妇女妊娠期间的小腹及腰骶部不宜施艾炷灸。

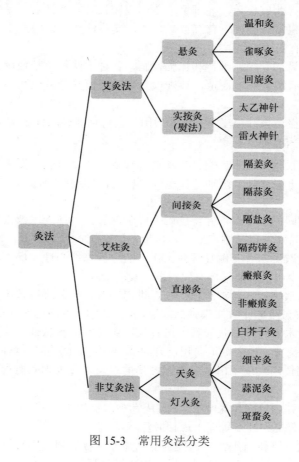

图 15-3 常用灸法分类

三、腧 穴

腧穴是针灸刺激及诊察的体表特定部位，根据是否归经与部位特点分经穴、经外奇穴和阿是穴三类。

（一）腧穴分类

1. 经穴 是归属于十二经脉及任脉、督脉的腧穴，又称十四经穴，有特定名称，特定分类，部位固定。

2. 经外奇穴 是十四经穴以外的一类腧穴，是具有固定名称、位置和主治等内容的腧穴，又称经外穴、奇穴。

3.阿是穴　是无固定名称与位置，以病痛局部或与病痛有关的按压所得的压痛点或缓解点为腧穴。阿是穴部位不是既定的，而是需要通过即时按压寻求。

（二）腧穴的定位方法

腧穴的定位方法又称取穴，常用的有以下三种方法。

1.体表解剖标志定位法　是以人体体表解剖学的各种体表标志为依据来确定腧穴位置的方法。

（1）头面部：以五官、眉、法等为标志。

（2）背部：以脊椎棘突、肩胛骨、肋骨、髂骨等为标志。

（3）胸腹部：以乳头、脐孔、剑突、耻骨联合等为标志。

（4）四肢：以关节、骨突为标志。

（5）以体表形态、皱纹，或颌面、肢体等关节活动后突起、凹陷等为标志。

2.骨度分寸定位法　将人体的高度设定为75等份，依此比例以体表骨节为主要标志折合全身各部的长度和宽度，分成若干等份，以每一份作为一寸计算。常用骨度分寸见图15-4和表15-3。

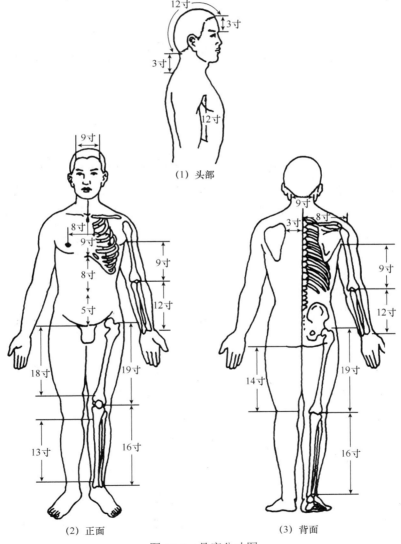

（1）头部

（2）正面　　　　（3）背面

图15-4　骨度分寸图

表 15-3 常用骨度分寸

部位	起止点	折寸	量法	说明
头面部	前发际正中至后发际正中	12	直寸	用于确定头部经穴的纵向距离
	眉间（印堂）至前发际正中	3	直寸	
	第 7 颈椎棘突下（大椎）至后发际正中	3	直寸	用于确定前或后发际及其头部经穴的纵向距离
	前额两发角（头维）之间	9	横寸	用于确定头前部经穴的横向距离
	耳后两乳突（完骨）之间	9	横寸	用于确定头后部经穴的横向距离
	胸骨上窝（天突）至胸剑联合中点（歧骨）	9	直寸	用于确定胸部任脉经穴的纵向距离
胸腹胁肋部	胸剑联合中点（歧骨）至脐中	8	直寸	用于确定上腹部经穴的纵向距离
	脐中至耻骨联合上缘（曲骨）	5	直寸	用于确定下腹部经穴的纵向距离
	两乳头之间	8	横寸	用于确定胸腹部经穴的横向距离
	腋窝顶点至第 11 肋游离端（章门）	12	直寸	用于确定胁肋部经穴的纵向距离
	肩胛骨内缘（近脊柱侧点）至后正中线	3	横寸	用于确定背腰部经穴的横向距离
背腰部	肩峰缘至后正中线	8	横寸	用于确定肩背部经穴的横向距离
	腋前、后纹头至肘横纹（平肘尖）	9	直寸	用于确定上臂部经穴的纵向距离
上肢部	肘横纹（平肘尖）至腕掌（背）侧横纹	12	直寸	用于确定前臂部经穴的纵向距离
	耻骨联合上缘至股骨内上髁上缘	18		用于确定下肢内侧足三阴经穴的纵向距离
下肢部	胫骨内侧髁下方至内踝尖	13	直寸	
	股骨大转子至腘横纹	19	直寸	用于确定下肢外后侧足三阳经穴的纵向距离（臀沟至腘横纹相当于 14 寸）
	腘横纹至外踝尖	16	直寸	用于确定下肢外后侧足三阳经穴的纵向距离

3. 手指同身寸定位法 是以受术者的某一或某几个手指的某部位的长度，或宽度折作若干等份寸用以量取穴位。其是临床一种简便取穴法，主要用于四肢某些穴位的折量（图 15-5）。

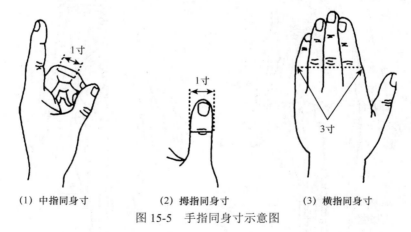

（1）中指同身寸　　（2）拇指同身寸　　（3）横指同身寸

图 15-5 手指同身寸示意图

（1）中指同身寸：以受术者的中指中节桡侧两端纹头（拇指、中指屈曲成环形）之间的距离作 1 寸。

（2）拇指同身寸：以受术者拇指的指间关节的宽度作 1 寸。

（3）横指同身寸（又称一扶法）：以受术者食指至小指四指相并，以其中指中节横纹为准，其四指的宽度作为 3 寸。

（三）腧穴主治特点

腧穴学是研究人体腧穴的位置、特点、主治、应用及其原理的一门针灸学科。每一个腧穴均有其主治特点。

1.近治作用　具有治疗其所在部位局部及邻近组织、器官病证的作用，是"腧穴所在，主治所在"规律的体现。

2.远治作用　部分腧穴具有治疗其远隔部位的脏腑、组织、器官病证的作用，尤其是十二经穴中位于四肢肘膝关节远端的腧穴，远治作用尤为突出。

3.特殊作用　包括两层含义，一方面是指有些腧穴具有双向良性调整作用，如针刺内关穴，既可以治疗心动过缓，又可以治疗心动过速；如针刺足三里穴既可使胃肠道蠕动加快，又可使痉挛状态的胃肠道蠕动恢复正常。另一方面是指某些腧穴具有相对特异的治疗作用，如太阳穴治疗偏头痛，合谷穴治疗牙痛等。

（四）十四经常用腧穴（以各经特定穴介绍为主）

1.特定穴　指十四经穴中具有特殊治疗作用和特定称号的腧穴，包括五腧穴、原穴、络穴、背俞穴、募穴、郄穴、八会穴、下合穴、八脉交会穴等。

（1）五腧穴：十二经脉在肘、膝关节以下各有井、荥、输、经、合五个腧穴，总称五输穴。

（2）原穴：是脏腑原气经过和留止的腧穴，十二经脉在腕、踝关节附近各有一个原穴，包括太渊、合谷、冲阳、太白、神门、腕骨、京骨、太溪、大陵、阳池、丘墟、太冲。

（3）络穴：是络脉从经脉分出处的腧穴，主要有十五个络穴，即十二经及任脉、督脉、脾之大络各有一个络穴，包括列缺、偏历、丰隆、公孙、通里、支正、飞扬、大钟、内关、外关、光明、蠡沟、鸠尾、长强、大包。

（4）背俞穴：是五脏六腑之气输注于背腰部的腧穴，包括肺俞、心俞、厥阴俞、脾俞、肝俞、肾俞、胃俞、三焦俞、大肠俞、小肠俞、胆俞、膀胱俞。

（5）募穴：是五脏六腑之气结聚于胸腹部的腧穴，包括中府、巨阙、期门、章门、京门、膻中、中脘、日月、天枢、中极、关元、石门。

（6）郄穴：是经脉气血深聚之处的腧穴，十二正经及阴跷、阳跷、阴维、阳维各有一个郄穴，共十六个郄穴，包括孔最、温溜、梁丘、地机、阴郄、养老、金门、水泉、郄门、会宗、外丘、中都、交信、跗阳、筑宾、阳交。

（7）八会穴：是脏、腑、气、血、筋、脉、骨、髓之气会聚的八个腧穴，包括腑会中脘、脏会章门、筋会阳陵泉、髓会绝骨、血会膈俞、骨会大杼、脉会太渊、气会膻中。

（8）下合穴：是六腑在下肢足三阳经的合穴，是六腑之气输注出入之处，包括胃合足三里，大肠合上巨虚，小肠合下巨虚，三焦合委阳，膀胱合委中，胆合阳陵泉。

（9）八脉交会穴：是十二经脉与奇经八脉脉气相通的八个腧穴，包括公孙、列缺、足临泣、内关、外关、照海、后溪、申脉。

2.常用十四经穴及其主治特点

（1）手太阴肺经：共11穴，较常用穴位为中府、尺泽、列缺、太渊、少商。

主治：呼吸道病症，如咳嗽、气喘、咯血、喉痛、胸痛。

（2）手阳明大肠经：共20穴，较常用穴位为商阳、合谷、阳溪、手三里、曲池、臂臑、肩髃、迎香。

主治：以头面、五官病为主，如头痛、三叉神经痛、面瘫、眼、鼻、齿、咽喉等病症。

（3）足阳明胃经：共45穴，较常用穴位为承泣、四白、地仓、颊车、下关、头维、梁门、天枢、归来、伏兔、梁丘、犊鼻、足三里、上巨虚、丰隆、解溪、内庭、厉兑。

主治：以胃肠道及头面五官病为主，如胃病、肠炎、腹泻、腹痛及头痛、面瘫、眼病、牙痛、腮腺炎、咽喉炎、乳腺炎等。

（4）足太阴脾经：共 21 穴，较常用穴位为隐白、公孙、商丘、三阴交、阴陵泉、血海、箕门、大横、大包。

主治：以消化、泌尿、生殖疾病为主，如胃痛、消化不良、腹泻、月经不调、痛经、尿潴留、遗尿等。

（5）手少阴心经：共 9 穴，较常用穴位为极泉、少海、通里、神门、少冲。

主治：以心脏病及神经精神病为主，如心动过速 / 过缓、心律不齐、心绞痛、失眠、精神病、癫痫、癔症、昏迷等。

（6）手太阳小肠经：共 19 穴，较常用穴位为少泽、后溪、养老、小海、臑俞、颧髎、听宫。

主治：以头、枕、项、背、肩胛部疼痛，眼、耳及本经循行部位的病症为主。

（7）足太阳膀胱经：共 67 穴，较常用穴位为睛明、攒竹、天柱、大杼、风门、肺俞、心俞、膈俞、肝俞、脾俞、胃俞、大肠俞、膀胱俞、次髎、承扶、殷门、委中、膏肓俞、志室、秩边、承筋、承山、飞扬、昆仑、申脉、至阴。

主治：以眼病，头、项、背、腰、骶部、下肢后面的病症，以及精神病、癫痫等为主的病症。背上各有关脏腑的腧穴还能治各有关脏腑功能的病症。

（8）足少阴肾经：共 27 穴，较常用穴位为涌泉、太溪、水泉、照海、复溜、阴谷、俞府。

主治：以泌尿、生殖系统病为主，也治呼吸道病，如遗精、阳痿、早泄、浮肿、尿潴留、遗尿及慢性腰痛、咳血、气喘，以及喉痛、牙痛、失眠、眩晕、耳鸣、视力减退等。

（9）手厥阴心包经：共 9 穴，较常用穴位为天池、曲泽、间使、内关、中冲。

主治：以心血管病为主，如心绞痛、心律不齐 / 异常、休克、无脉症、闭塞性脉管炎，以及急慢性胃炎、溃疡病、胃痛、呕吐、精神病、昏迷等病症。

（10）手少阳三焦经：共 23 穴，较常用穴位为关冲、中渚、阳池、外关、支沟、天井、臑会、肩髎、翳风、耳门、丝竹空。

主治：以耳、头侧面以及眼、咽喉部病症为主，如耳鸣、耳聋、中耳炎、头颞疼痛、结膜炎、急 / 慢性咽炎，以及疟疾、发热、胁肋痛。

（11）足少阳胆经：共 44 穴，较常用穴位为瞳子髎、听会、率谷、阳白、风池、肩井、带脉、居髎、环跳、阳陵泉、阴交、光明、悬钟、丘墟、足临泣、侠溪、足窍阴。

主治：以头、身侧面病为主，如偏头痛、耳聋、耳鸣、眼病、肝炎、胆囊炎，以及胁肋、下肢外侧疾患等。

（12）足厥阴肝经：共 14 穴，较常用穴位为大敦、行间、太冲、曲泉、期门。

主治：以前阴、少腹、肝胆以及头面病为主，如头痛、眩晕、面瘫、眼病、癫痫、胆道感染、肝炎、胁肋痛、痛经、尿路感染、睾丸炎等。

（13）任脉：共 24 穴，较常用穴位为会阴、中极、关元、气海、神阙、中脘、膻中、天突、廉泉、承浆。

主治：有强壮作用，可用于急救虚脱，亦用于任脉所布之邻近器官组织疾病。

（14）督脉：共 29 穴，较常用穴位为长强、腰阳关、命门、至阳、大椎、哑门、百会、印堂、素髎、水沟。

主治：神经精神病，昏迷急救，亦用于督脉所布之邻近器官组织疾病。

十四经穴主治特点概况见表 15-4。

表 15-4　十四经穴主治特点

经名		主治特点
手三阴经	太阴肺经	胸、喉病，呼吸系统病
	厥阴心包经	心、胸、胃病，神志病
	少阴心经	心、胸病，神志病

续表

	经名	主治特点
手三阳经	阳明大肠经	头面前侧、眼、鼻、口、齿、喉病，热性病
	少阳三焦经	头侧面、耳、喉、胁肋病，热性病
	太阳小肠经	后头、项、肩胛病、神志病，热性病
足三阳经	阳明胃经	前头、面、齿、喉、乳、胃、肠病，热性病
	少阳胆经	侧头、耳、胁肋、肝胆病，热性病
	太阳膀胱经	头、项、五官、背、腰、骶部、后阴疾病及背部穴有关内脏病，热性病
足三阴经	太阴脾经	消化系统病，生殖、泌尿系统病
	厥阴肝经	生殖、泌尿系统病，肝、胆及头面、眼病
	少阴肾经	耳、咽喉、肠、泌尿、生殖、神志病
任脉		有强壮作用，急救虚脱
督脉		精神神经病，昏迷急救，热性病

四、针灸处方和选穴方法

（一）针灸处方

针灸治病是通过运用特定的针灸器具对机体特定部位进行物理性刺激，以促进机体自我调节功能，提高自我康复能力，实现疾病良性转归。因此，针灸效应的产生取决于穴位组合、刺激方式与刺激量，以及机体的反应性等三方面因素。所以，作为针灸治疗疾病时确立的治疗方案——针灸处方，应当包括适当腧穴组合、具体针灸刺激方式、操作补泻刺激量等因素体现。

不同于中药方剂，针灸处方具有如下特点：

1. 针灸处方选择的腧穴组合　是在经络理论指导下，结合中医脏腑、气血等理论，分析病因病机，体现辨经、辨证、辨病的三方结果。

2. 针灸器具选择及补泻操作的合理　是针灸效应发挥的重要环节，即使取穴合理正确，针灸器具选择不合理或操作刺激方式不准确，也难以获得预期疗效。

3. 针灸治疗量化性　处方中需明确各穴的刺激量及完成治疗总量的时间（包括间隔时间），如刺激腧穴是否留针、留针时间长短、操作方案是连续每日抑或隔日进行、总共操作次数等。

（二）选穴方法

腧穴选取是否恰当，处方组成是否合理，是影响针灸疗效的因素，因此必须选好穴位，一般采用以下方法。

1. 近部（局部和邻近）选穴　指选取病痛部位或邻近病痛部位的腧穴。

2. 远部（循经）选穴　指选取离病痛部位较远处部位的腧穴，多以四肢肘、膝关节以下的经穴为主，不仅能治疗局部病证，且还具有治疗本经循行所及的远隔部位及联系脏腑相关病证的作用。如胃脘痛取足三里穴，面瘫取合谷穴等。

3. 对症选穴　指针对某些具体症状或疾病的病因病机选取的经验穴位。选用穴位多少视病情需要而定，少的可仅选一个，多时也可选用十多个不等，一般病情较虚者或初次针刺治疗者，选穴不宜太多。举例如下。

阳证高热：大椎、曲池、合谷、太冲、间使、少商、委中针刺出血。

阴虚发热：内关、大陵、阴郄、三阴交、太溪。

昏迷：人中、十宣、涌泉。

虚脱或神疲乏力：百会（灸）、关元（灸）、气海（灸）、足三里、命门。

盗汗：阴郄、复溜。

外感咳嗽：合谷、丰隆、尺泽、内关、天突。

哮喘：合谷、内关、尺泽、中脘、丰隆、天突，或灸大椎、喘息、身柱。

皮肤瘙痒：曲池、血海、三阴交。

高血压：曲池、足三里。

胃脘痛：合谷、太冲、中脘、内关、足三里。

呕吐：内关、足三里、中脘。

腹痛：足三里、中脘、天枢、关元、合谷、三阴交、公孙。

腹泻：天枢、大肠俞、阴陵泉、神阙（灸）、关元。

身体虚弱：气海、关元、命门、足三里。

全身肌肉痉挛：风池、合谷、太冲。

痰多：中脘、丰隆。

水肿：水分、阴陵泉。

尿闭/尿潴留：尺泽、然谷、阴谷、通谷、关元、肾俞、复溜、太冲、阴陵泉、委中。

便秘：天枢、足三里。

阳痿：关元（灸）、命门（灸）、太溪（针）。

遗精：多梦取神门、印堂、风府、照海、涌泉；无梦取太溪、复溜、肾俞。

腰痛：水沟、阳关、肾俞、大肠俞、志室、委中；女子月经时腰痛针或灸大肠、次髎。

痛经：合谷、三阴交、太冲、血海、天枢。

妊娠呕吐：中脘、内关、内庭、足三里。

子宫脱垂：百会（灸）、关元（灸）。

上肢肩背痛：合谷、中渚、外关、曲池、尺泽、曲泽、肩髃、肩髎、曲垣、天宗。

下肢和骶髂部疼痛：太冲、丘墟、昆仑、三阴交、悬钟、阴陵泉、阳陵泉、足三里、承山、委中、环跳、秩边。

精神不安：内关、神门、三阴交。

失眠：内关、三阴交、神门、照海、足三里、印堂、合谷、太冲、风府。

第二节　推拿基础知识

推拿，中国古称按摩、案杌等，至今我国很多地区仍沿用"按摩"这一名称，是用手法或借助器械作用于患者体表特定部位或穴位来治病的一种外治疗法。

推拿学是中医学的重要组成部分，是在中医的脏腑、经络学说指导下研究推拿技能治疗疾病、预防疾病和保健养生的一门临床学科。

一、推拿适应证及禁忌证

1.适应证　推拿疗法的临床应用非常广泛，目前临床报道运用推拿手法治疗涉及骨伤科、内科、妇科、儿科、五官科等多科病症，其中疗效较为突出的病症包括以下内容。

（1）中医骨伤科病症：颈椎病、落枕、肩周炎、腰痛（腰椎间盘突出症、腰肌劳损）、退行性膝关节炎、多种肢体软组织劳损性疼痛、四肢关节软组织损伤等。

（2）儿科病症：咳嗽、腹泻、呕吐、消化不良等。

（3）五官科病症：近视、视力疲劳、慢性鼻炎等。

（4）内科病症：失眠、便秘、呃逆、腹泻、高血压、胆囊绞痛、中风后遗症肢体偏瘫、单纯性肥胖症等。

2.禁忌证　推拿疗法尽管具有操作简便、适应证广、疗效显著、经济安全、容易推广等特点，但仍有一定局限性，存在着不适合推拿治疗或推拿治疗有一定风险的禁忌证情况，包括以下内容。

（1）有皮肤病或（及）皮肤破损：湿疹、癣、疱疹、脓肿、蜂窝织炎、溃疡性皮肤病、烫伤、烧伤等。

（2）有传染或感染性疾病，尤其在炎症急性期：骨髓炎、结核、化脓性关节炎、丹毒等。

（3）内外科危重患者：严重心脏病、肝病、肺病患者，急性十二指肠溃疡、急腹症者及有各种恶性肿瘤。

（4）有血液病及出血倾向者，如恶性贫血、紫斑病、体内有金属固定物等按摩后易引起出血者。

（5）有开放性骨折损伤，或行血管、神经的吻合术，或诊断不明的急性脊柱损伤，或伴有脊髓病。

（6）体质虚弱经不起轻微手法作用者，如久病、年老体弱的人，妇女妊娠期及月经期。

（7）极度虚弱、醉酒后神志不清、饥饿状态。

二、推拿异常情况的处置

1. 疼痛加重

（1）临床表现：局部（推拿按摩部位）疼痛加重。

（2）原因：手法过重，或初次接受推拿治疗时，受术者对手法产生的外力不适应。

（3）处理：一般不需要做特殊处理，1～3日后多能自行消除，疼痛严重者，可配合活血化瘀药物处理。

（4）预防：在操作时手法应尽量轻柔和缓，用力以受术者能忍受为度，尤其是首次接受推拿治疗的受术者。

2. 晕厥

（1）临床表现：在推拿治疗过程中受术者突感头晕、恶心，继而面色苍白，四肢发凉，出冷汗，神呆目定，甚至意识丧失而昏倒。

（2）原因：受术者过于紧张、体质虚弱、疲劳或饥饿情况，加之因推拿手法过重或时间过长而引起。

（3）处理：按摩治疗过程中，若患者出现晕厥、胸闷、头晕眼花、心慌等症状，应马上停止手法操作，指掐人中穴至其苏醒，或让患者卧床休息，并轻揉内关穴，必要时静脉推注20ml 50%葡萄糖注射液。

（4）预防：对体质虚弱和疼痛敏感的患者使用手法时应以轻柔为主，被动运动类手法应在患者能忍受的范围内，尽量减少运动幅度和频率；对过于饥饿的患者，一般不宜按摩，或先让其服用一杯糖开水后再行按摩治疗；在进餐后30分钟以内一般不作按摩，特别是患者的腰部和腹部；精神过度紧张的患者，治疗前应充分说明按摩手法的治疗过程，以消除患者的紧张心理，争取患者的主动配合。

三、推拿手法简介

推拿手法是指施术者用手通过推、拿、按、摩、揉、捏、点、拍等各种特定的技巧动作在受术者体表的特定部位或穴位操作的方法，从而达到疏通经络，行气活血，理筋整复，滑利关节，平衡阴阳，调整脏腑，增强体质，防病保健等作用。因此要求施术者的手法技术应具有"持久、有力、均匀、柔和、深透"的基本要求。

"持久"是指手法能按照一定的操作要求，持续运用一定时间而不感到疲乏或造成技术走样。

"有力"是指手法须具有适度的力量，这种"适度"的力量并不是固定不变的，而必须根据施术部位、对象、病症的不同而有所增减，并非越重越好，一般以受术者产生既舒适又有轻度酸胀感觉为宜。

"均匀"是指手法的动作要有节律性，速度不可时快时慢，幅度不可时大时小，用力不可时轻时重。

"柔和"是指手法用力的变化要自然缓和，不可生硬粗暴，要使受术者对手法产生轻松舒适的感受。

"深透"是指手法虽操作于体表，其作用力却要能根据疾病病理的不同，达到深层组织。这种"深透"性不是简单地加大手法压力所能达到的，而必须依靠富有高度技巧性手法，降低组织对力传导的阻抗而获得。

为便于学习，本章内容以成人推拿基本手法为主，并将其按手法的动作形态分为摆动类、摩擦类、挤压类、振颤类、叩击类、运动关节类等六类加以简介。

（一）摆动类手法

摆动类手法指具有摆动动作特征的推拿手法，主要包括一指禅推法、㨰法和揉法三种。

1. 一指禅推法 以拇指指端或指面或桡侧偏峰着力，通过腕部的协调摆动和指间关节屈伸活动，使手法所产生的力持续不断地作用于施术部位或穴位上。手法特点是接触面积小、深透性强、刺激柔和、应用广泛。

手法操作要领：操作者沉肩、垂肘、悬腕，以拇指中峰或侧峰为着力点，以肘部为支点，前臂主动摆动，带动腕部摆动和拇指关节屈伸活动。推动时吸定着力点，指间关节摆动幅度和速度始终一致，操作频率为120～200次/分钟，动作灵活，移动时应缓慢循经或做直线往返运动，避免在皮肤表面拖擦或滑移。

功能与应用：可用于全身各经络、穴位及各种线状与点状部位。具有调和营卫、疏通经络、舒筋活血、通调脏腑、消积导滞等广泛的治疗作用。可广泛用于内、外、妇、儿、骨伤、五官等多科常见病证的治疗。

2. 㨰法 手握空拳，以手背近小指部吸附于体表施术部位，通过前臂做连续的周期性的内外旋转和腕关节的屈伸，带动小鱼际与手背在施术部位上做持续不断地滚动。

手法操作要领：操作者沉肩、垂肘，前臂在旋内约45°的位置，腕关节自然屈曲约120°，并略尺屈，使着力部位贴附在治疗部位上。操作时，前臂在中立位至外旋、内旋位之间做均匀的内、外摆动，有明显滚动感，发力均匀柔和，动作协调、连续、有节律，移动时循经或做直线往返移动，动作频率为140～160次/分钟。

功能与应用：㨰法着力部位面积较大，属中、强刺激量手法，常用于头部、肩背部、腰骶部及四肢肌肉丰厚处。具有舒筋活血、解痉止痛、滑利关节等作用，可治疗颈肩腰背疼痛、偏瘫等病证。

3. 揉法 以手指面、大鱼际、掌根或全掌着力，吸定于体表施术部位上，做轻柔和缓的环旋转动，且带动施术部位组织运动。

手法操作要领：操作者用肢体某部位（肘、掌、指）做小幅度的环旋转动，并带动施术处的皮肤一起回环，使之与内层的组织之间产生轻柔缓和的内摩擦。操作时整个动作要柔和，回转幅度由小而大，用力应先轻渐重，不能在皮肤表面摩擦或滑动，揉法频率一般为60～120次/分钟。

功能与应用：适用于全身各部。具有宽胸理气、健脾和胃、活血散瘀、消肿止痛、温经通络、祛风散寒、安神镇静等功效，常用于治疗头痛、眩晕、失眠、面瘫、胸闷胁痛、脘腹胀痛、便秘、泄泻以及腰背、四肢软组织损伤等病证。

（二）摩擦类手法

具有摩擦运动特点的推拿手法称摩擦类手法，主要包括摩法、擦法、推法、抹法、搓法等手法。

1. 摩法 用指或掌在体表一定部位上，腕关节连同前臂做节律性的环旋运动。具体分为指摩法、全掌摩、掌根摩、大小鱼际摩等。

手法操作要领：术者取坐位或站位，沉肩、垂肘，前臂旋前，掌面朝下，呼吸均匀。操作时，肘关节自然屈曲，腕关节放松，动作和缓协调，摩动压力、速度要均匀、适当，频率一般为60～120次/分钟。就环摩而言，一般认为顺摩为泻、逆摩为补。

功能与应用：主要适用于胸胁、脘腹部及头面部，具有疏肝理气、温中暖胃、健脾助运、消积导滞、调节肠胃功能、镇静安神等作用。常用于治疗中焦虚寒、脘腹胀满、肠鸣腹痛、便秘、泄泻、胸闷气滞、胁肋胀痛、面瘫、面肌痉挛等病证。

2. 擦法 用指或掌贴附于一定部位，做较快速的直线往返运动，使之摩擦生热。具体分为指擦法、全掌擦法、大小鱼际擦法等。

手法操作要领：操作时，术者多取站势，沉肩、垂肘。操作时，以往复进行肩关节前屈、后伸与肘关节伸展、屈曲的联合运动，使着力面在治疗部位沿直线来回摩擦。摩擦的距离要尽量拉长，紧贴所施部位皮肤，压力要适度，动作要连续，摩擦要生热，以透热为度，不要隔衣而擦，防止擦破皮肤，可使用润滑剂（如液状石蜡、冬青膏、红花油等）以保护皮肤，增强手法效应。

功能与应用：本法具有明显的温热效应与推荡消散作用，适用于全身各部位。具有宽胸理气、温经止痛、祛风散寒、消肿散结、行气活血、蠲痹胜湿等作用。常用于治疗胸胁疼痛、脘腹胀满、消化不良、感风寒肩背痛等病证。

3. 推法　以指、掌、拳或肘部着力于体表一定部位或穴位，做单方向的直线推移。具体分为指推、掌推、拳推、肘推等。

手法操作要领：操作时，施术者呼吸自然，不宜屏气，着力部位紧贴体表，用力均匀适中，单方向直线操作，不可歪斜，推进移动宜缓慢。宜顺着肌纤维方向移动，要避开骨性突起。为防止破皮，可配合使用冬青膏、红花油、滑石粉等推拿介质。

功能与应用：适用于全身各部位。具有疏通经脉、行气活血、消肿止痛、舒筋活络、增强肌肉兴奋性、促进局部循环等作用。常用于头痛、头晕、高血压、失眠、风湿痹痛、软组织损伤、肌紧张痉挛等病证。

4. 抹法　用双手或单手拇指螺纹面或掌面着力紧贴于体表一定部位，做上下或左右直线或弧形曲线的往返抹动。分指抹法和掌抹法两种。

手法操作要领：操作时拇指螺纹面或手掌面紧贴体表，用力适中，不可太重以免动作滞涩，又不可太轻而使动作飘浮。双手抹时，如果在同一条路线上并向同一个方向操作的，双手交替沿直线抹；如果自同一起点向左右两侧分抹时，则双手要同步操作。常作为治疗时的开始或结束手法使用。

功能与应用：抹法特点是轻柔舒适，主要用于头面、颈项、胸腹和四肢等部位。具有开窍镇静、醒脑明目、疏风通络、安神止痛、宽胸理气、和胃降逆、舒筋通络、行气活血的作用。常用于感冒、失眠、面瘫、近视、颈椎病、落枕、胸闷、脘腹胀满、肢体肿痛、麻木等病证。

5. 搓法　用双手掌面对称地夹住肢体的一定部位，相对用力，自上而下做相反方向的快速搓揉。

手法操作要领：术者取马步，双腿下蹲，上身略向前倾，以双手掌根部或掌面相对用力夹持住治疗部位，夹持肢体不可过紧，以能搓动肢体为度，否则容易造成手法呆滞。搓动时双手来回搓动的频率要快，幅度与力度要均匀，但上下移动的速度宜稍慢。整个动作要求做到"快搓慢移"。本法是推拿常用的辅助手法之一，多与抖法联合使用，作为治疗的结束手法。

功能与应用：搓法特点轻快和缓，主要用于损伤性疾病与风湿痹症。具有舒筋通络、放松肌肉的作用。常用于肢体酸痛，关节、上肢、下肢、胁肋及腰部活动不利等病证。

（三）挤压类手法

用指、掌或肢体其他部位在所施部位上做按压或相对挤压的手法称挤压类手法。主要手法包括按压与捏拿两类，其中按压类手法有按法、点法、拨法等；捏拿类手法有捏法、拿法、捻法、挤法等。

1. 按法　用指或掌按压体表一定部位或穴位，逐渐用力，按而留之。分为指按法、掌按法、肘按法（肘压法）等。

手法操作要领：用拇指指端或指腹按压，称指按法；用单掌或双掌按压体表，称掌按法。操作时，自然呼吸，根据需要，可对所施部位进行节奏性"按压—松压—按压"的操作（按压至所需力度后，要稍停片刻）；或进行持续施压操作（亦称压法）。要掌握好施力轻重，稳而持续，气力透达，有得气（酸、胀、痛）感，并以受术者能忍受为度。开始时用力须由轻而重，结束时再由重而轻，不可突发突止，暴起暴落。

功能与应用：按法施术面积小，压强大，治疗范围较广，适用于全身各部的经穴及痛点。具有解痉止痛、舒筋活血、蠲痹通络、理筋整骨及矫正脊柱畸形的作用。常用于软组织损伤、各种退行性病变等病症。按法常与揉法联合运用有显著的临床实用价值。

注意：按法对椎体前滑脱者禁用。另按法运用前应对受术者的骨质情况（如骨质疏松）进行评估，按时手下有准，不可突施暴力，以免造成骨折。

2. 点法　用指端或屈曲的指间关节部着力于施术部位，持续地进行用力点压，是骨伤科推拿的主要手法，亦是小儿推拿、气功推拿、自我保健推拿以及治疗损伤的常用手法。

手法操作要领：点压的方向宜与受术部位相垂直，以使手法力传递到位，以免导致在治疗面上滑动拖擦而造成损伤。用力要由轻到重，刺激由浅入深，再由深而浅，反复操作，使压力充分向下传递至组织深部，有"得气"感（酸、麻、胀、痛等），且以能忍受为度。不可突施暴力，既不能突然发力，也不可突然收力。刺激量要在患者能耐受的范围内进行，对年老体弱，久病虚衰者用力不可过重，心功能不全患者慎用或忌用。点法后给予揉法，以缓解刺激、避免气血积聚、防止软组织损伤。

功能与应用：点法具有着力点小、刺激强的特点，主要用于穴位及痛点，具有通经止痛、调整脏腑功能等作用，因"以痛止痛"功效明显，临床主要用于治疗脘腹挛痛、风湿顽痹、陈伤疼痛、肢痿瘫痪等病证。

3. 拿法　用拇指和其余手指，相对用力，有节律性地一紧一松，一拿一放提捏或揉捏肌肤。根据与其他手法组合应用情况，可将其分为拿捏、拿提、拿揉、抓拿等手法。

手法操作要领：以腕关节与掌指关节的协调活动为主导，对称用力，各动作环节要协调，腕部要放松，动作柔和灵活并富于节律。提拿的劲力要深透，但加力要缓慢柔和而均匀，用力要由轻到重，再由重到轻。提拿时不能仅夹持表皮，更不能用指甲着力，拿后常继以揉摩，缓和刺激。各式拿法可顺其筋索、经筋走行方向边拿边移动，也可在局部反复拿揉刺激。

功能与应用：拿法因刺激力较强，主要应用于对颈肩、腰背、四肢等部位的深层肌肉、肌腱的刺激治疗。具有疏经通络、祛风散寒、行气活血、解痉止痛、软坚散结、开窍发汗等功能作用。临床上常与其他手法配合治疗颈椎病、落枕、软组织损伤、外感头痛、半身不遂、运动性疲劳等病证。

4. 捏法　用拇指和其他手指的指腹部为着力部位，将施术部位的皮肉夹持、提起，对称用力，并向前捻搓挤捏。在脊背皮肉处，捏与揉相合而用的操作称为捏脊法。

手法操作要领：指面着力，捏提夹持的力量要均匀柔和、松紧适宜，避免用指端着力抠掐，用力过大则疼痛，过小则刺激量不足。每次提捏的皮肤要适中，两指相对而不拧转，动作要连贯而有节奏。可在所施部位涂以润滑剂，以防损伤皮肤或造成难忍之皮肤锐痛。

功能与应用：捏法适用于四肢、肩背、颈项等部位。具有舒筋通络、行气活血、解肌发表、解除疲劳等作用。临床上常与其他手法配合治疗颈椎病、肩周炎、面瘫、面肌痉挛、面部肌肉萎缩、肌肉劳损、风湿痹痛、腹胀痞满等病证。

捏脊法：两手捏起脊柱中线两侧的皮肉。用拇指面抵住皮肉，食、中指在前，将皮肉捏起，或用食指桡侧面抵住皮肉，拇指在前，捏起皮肉。两手捏提捻转，并交替向前移动。在腰部捏移时可配合提起操作。从骶部捏至大椎为1遍，一般捏3～5遍，以皮肤发红为度。捏脊法包含了捏、捻、提、推等复合动作。

5. 拨法　用拇指指端等部位着力，对所施部位如筋腱等条索状组织进行横行拨动。

手法操作要领：拇指伸直或微屈，以指端着力，适当用力点压至一定深度，待有酸胀感时，再做与肌纤维、肌腱、韧带或经络经筋呈垂直方向的单向或来回拨动，拨动时手指面不能在皮肤表面摩擦移动，应带动皮下组织做来回拨揉运动，不能用爪甲着力，以免损伤皮肤。用力要轻重得当，太轻则力浮，只能拨动皮肤，起不到对筋腱的刺激作用；过重则力死，使动作滞涩而产生不适感。

功能与应用：拨法适用于颈、腰、臀、四肢等部位的肌肉、肌腱、韧带、病理性条索状组织。

具有剥离粘连、消散结聚、解痉止痛、调理筋膜等作用。用于软组织劳损疼痛等病症。急性软组织损伤者禁用。

（四）振颤类手法

能使受术部位振颤或抖动的手法称为振颤类手法，主要包括振法、震颤法和抖法。

1. 振法　以掌面或中指或拇指指面为着力部，术者将上臂肌肉持续收缩产生震颤，然后将震颤逐渐向下传到指端或掌面，引发受术者某一部位或穴位上被动连续不断震动。

手法操作要领：操作过程中，术者要精神集中，呼吸调匀，气沉丹田，注意力集中于掌或指，前臂腕屈肌群与腕伸肌群交替紧张收缩以发力，产生快速而强烈的振动，使受术部位或穴位产生振动、温热或舒松感。前臂和手部必须静止性施力，即将前臂与手部肌肉绷紧，掌指部自然用力，不做主动摆动或颤动，不要施加额外压力。振动频率为 8 ～ 11 次 / 秒。振法操作时切不可闭气，用强力"硬屏"而发振，这样不但手法不能持久，而且久之必损正气造成自伤。

功能与应用：本法适用于面部与胸腹部。具有镇静安神、明目益智、消积导滞、温中理气、调节肠胃功能等作用。用于失眠、健忘、焦虑、自主神经功能紊乱、胃肠功能失调及运动员赛前紧张等病症。

2. 震颤法　以指或掌在施术部位做颤动。

手法操作要领：操作时术者肘关节成 120°～ 140°，主动施力，用肘关节节律性小幅度屈伸带动手掌产生节律性颤动动作，使受术部位一起颤动。震颤法频率一般在 200 ～ 300 次 / 分钟。操作时不要将肘伸直，用手腕主动发力容易导致疲劳。对施术部位要施加合适的压力，既不过重，又不能过轻，以适合颤动传递为宜。

功能与应用：震颤法较振法颤动的幅度大而频率低，刺激温和而舒适，适用于腹部。具有温中、散寒、止痛、调理脾胃等作用。用于寒性腹痛、胃脘胀满、消化不良、食欲不振、便秘、胃肠功能紊乱、痛经等病证。

震颤法和振法区别，震颤法通过手臂部肌肉绷紧加之主动运动而使所施部位颤动，而振法是手臂部肌肉静止性用力，而不做其他的主动运动。

3. 抖法　用双手或单手握住受术者肢体远端，用力做缓缓的连续不断的小幅度的上下抖动。

手法操作要领：操作时动作要连续、轻松，呼吸自然，不能屏气，固定患肢的双手不要捏得太紧，否则使动作滞涩。被抖动的肢体要自然伸直、放松，使其处于充分放松状态，不要将抖动的肢体牵拉得太紧。抖动幅度要小，一般控制在 2 ～ 3cm；频率要快，上肢抖动频率在 250 次 / 分钟左右，下肢抖动频率宜稍慢在 100 次 / 分钟左右即可。

功能与应用：本法主要用于四肢部，是治疗操作的结束手法。抖上肢、下肢具有疏松肌筋、滑利关节的作用；抖腰治疗腰扭伤、腰椎小关节滑膜嵌顿、腰椎间盘突出症，有松解粘连和复位的作用。作为辅助手法主要用于肩周炎、颈椎病、髋部伤筋、腰扭伤、腰椎小关节滑膜嵌顿、腰椎间盘突出症等颈、肩、臂、腰、腿部疼痛性疾患的治疗。

注意：受术者腰部活动受限，疼痛较重，肌肉不能放松者及肩、肘、腕有习惯性脱位者禁用抖法。

（五）叩击类手法

具有拍击、叩击动作的手法称为叩击类手法，主要包括拍法和叩击法。

1. 拍法　五指并拢，掌指关节微曲，形成空心掌，腕关节放松，前臂主动运动，上下挥臂，有节奏地用虚掌拍击施术部位或用特制拍子拍打体表。

手法操作要领：可单手操作，亦可双手操作，用双掌拍打时，可双手同时起落拍击，亦可双掌交替起落拍击。拍击时，腕部放松，抬起时腕关节掌屈曲，下落过程中逐渐变为背伸。动作要平稳，有节奏，使整个掌指周边同时接触体表（兜住空气），声音发空而无疼痛。本法刺激量有轻、中、重之分，轻拍以皮肤轻度发红、发热为度，拍动的频率较快；中、重度拍法操作稳定，一般不超过 10 次。

功能与应用：可用于全身各部。强而长时间的拍打具有解痉、止痛、活血化瘀等作用；轻而短时间的拍打有兴奋神经、醒神健脑、宽胸理气、调理肠胃等功效。本法常用于治疗各种风湿痹痛、筋伤劳损、肌肉萎缩、感觉减退、胸闷胸痛及头昏头沉等。在做湿热敷时，拍打热敷巾能使药力和热量更加深透。拍法常作为推拿结束手法使用，在用于保健按摩中，常常拍打出各种节奏，可称为花式拍法。对结核、肿瘤、冠心病等禁用拍法。

2. 叩击法 用拳背、掌根、掌侧小鱼际、指尖或桑枝棒击打体表一定部位，称为击法。以手指的小指侧或空拳的底部击打体表一定部位，称为叩法。叩法的刺激程度较击法为轻，有"轻击为叩"之说。

手法操作要领：叩击时，手腕既要保持一定的姿势，又要放松，以一种有控制的弹性力进行叩击。叩击动作要连续有节奏，快慢适中；击打时要有反弹感，击后迅速弹起，不要停顿或拖拉。用力均匀果断、快速而有节奏，使受术者感觉缓和舒适，不可暴力击打，以免给受术者造成不应有的伤痛，一个部位每次击打 3 ～ 5 次。

功能与应用：叩击法主要用于头、肩背、腰骶、臀、四肢等部，击法具有疏通经络、宣通气血、祛风除湿、生肌起萎等作用。叩法具有行气活血、舒筋通脉、消除疲劳等作用。叩击法常联合用于颈腰椎疾患引起的肢体酸痛、麻木、疲劳酸痛、肌肉萎缩、风湿痹痛等病证，在保健按摩中亦常使用。

（六）运动关节类手法

能使受术者关节进行摇、扳、拔伸、伸展等运动的手法称为运动关节类手法，又称骨关节类手法，主要包括摇法、扳法等。

1. 摇法 用一手握住或夹住关节近端肢体，另一手握住或固定关节远端肢体，做回旋转动，属于被动活动关节的一类手法。包括：

（1）摇颈项：受术者坐位，颈项部放松，术者立于其背后或侧后方，以一手扶按其头顶后部，另一手托扶其下颌部，按顺时针或逆时针方向环转摇动颈项部。

（2）摇肩部

1）方法一：托肘摇肩法。受术者坐位，肩部放松，肘关节屈曲，术者以一手扶按受术者肩部，另一手托其肘部，其前臂放在术者前臂上，按顺时针或逆时针中等幅度摇转肩部。

2）方法二：握手摇肩法。受术者坐位，两肩部放松，术者一手扶按其肩部，另一手握其手部，稍用力牵伸，同时做肩关节顺时针或逆时针方向的小幅度环转摇动。

（3）摇肘部：受术者坐位，屈肘约 45°，术者用一手托握其肘后部，另一手握其腕部，顺时针或逆时针方向摇转其肘关节。

（4）摇腕部：受术者五指并拢，腕关节屈曲，术者一手握其腕上部，另一手握其合拢到一起的五指部，做顺时针或逆时针方向腕关节摇转运动。

（5）摇腰部

1）方法一：受术者俯卧，两下肢伸直。施术者一手按压于腰部，另一手臂托抱住双下肢，以顺时针或逆时针方向摇转其腰部。

2）方法二：患者端坐，术者立于前侧，两膝夹住患者两大腿以固定下腰，两手夹住患者两肩部，做腰部环转摇动。

3）方法三：术者立于患者一侧后部，一手扶住肩部，另一手按于腰部，做腰部环转摇动。

（6）摇髋部：受术者仰卧位，一侧屈髋屈膝 90°。术者一手扶按其膝，另一手握其足踝部或足跟部，然后两手协调用力，以顺时针或逆时针方向摇转髋关节。

（7）摇膝部：受术者仰卧，一侧下肢伸直放松，另一侧下肢屈髋屈膝。术者一手固定膝上部，另一手握其足踝部或足跟部，以顺时针或逆时针方向环转摇动其膝关节。

（8）摇踝部：术者一手扶按受术者足跟部，另一手握其足趾部，做踝关节顺时针或逆时针方向的环转摇动。

摇法操作要领：摇动时双手要协调、稳定。开始时摇转的速度宜慢，待其逐渐适应后，可稍增快速度。摇转时应充分考虑到关节的活动情况和病情，顺势而行，幅度应由小到大，逐渐增加，最大不可超过人体关节生理活动范围，避免造成损伤。

功能与应用：适用于各种软组织损伤及运动功能障碍性疾病。具有舒筋通络、滑利关节等作用。颈项部摇法常用于落枕、颈椎病、颈项部软组织损伤等病的治疗；肩关节摇法常用于肩周炎、肩部软组织损伤的治疗；腰部摇法常用于急性腰扭伤、腰肌劳损、腰椎间盘突出症等病的治疗；髋部摇法常用于髋部伤筋病的治疗；膝、踝关节摇法可用于膝、踝关节扭挫伤的治疗。

注意事项：首先，做颈椎摇法时，嘱患者睁眼，以防发生头晕，并要随时注意患者反应，如出现不适时，应及时停止；其次，对手习惯性关节脱位、椎动脉型、交感型、脊髓型颈椎病以及颈部外伤、骨折肿瘤、结核等病症者要慎用摇法。

2. 扳法　术者双手握住受术者关节两端，沿着关节运动轴的方向，做瞬间、快速、有控制的相反方向用力进行的一类被动运动。因作用于关节又称扳动关节类手法。包括颈项、胸背部、腰部等关节扳法。

（1）颈项扳法：受术者坐位，颈前屈到某一需要的角度（10°～15°）后，操作者在受术者背后，用一肘部托住其下颌部，一手扶住受术者枕部，另一手扶住受术者肩部。托扶受术者头部的手用力，先做颈项部向上牵引，同时将受术者头部被动向患侧旋转至有阻力点（即"扳机点"）后，稍停一下，随即用瞬间快速推冲力，做一个快速有控制的突发性扳动，常可听到"喀"的弹响声。之后可按同法向另一侧扳动。

（2）胸背部扳法

1）方法一：扩胸牵引扳法。受术者坐位，两手十指交叉扣住并抱于枕后部；术者站于其后，两手分别握其两肘部，用一侧膝部顶住患者脊柱。令患者做前俯后仰运动，并配合呼吸，做扩胸牵引扳法。

2）方法二：胸椎对抗复位法。受术者坐位，两手交叉扣住并抱于枕后；术者站其后方，两手臂自其两腋下伸入，并握住其两前臂下段，术者一侧膝部顶压住其病变胸椎处，令受术者身体略向前倾，操作者双手同时向后上方用力扳动。

（3）腰部扳法

1）方法一：腰部斜扳法。受术者侧卧，患侧下肢在上，屈髋屈膝，健侧下肢在下，自然伸直。操作者用一手抵住受术者肩前部，准备外推；另一手按于臀部，准备向内（腹侧）方按压。先小幅度摇动腰部数次，以求其腰部放松，趁其腰部放松之机，术者推肩压臀，使腰部扭转，至有明显阻力时，略停一下，然后施以瞬间快速推冲力，做一个快速增大幅度的突发性扳动，常可听到"喀喀"的弹响声。

2）方法二：腰椎旋转扳法。受术者仰卧，右侧上肢外展，同侧下肢屈髋90°，自然屈膝，左侧上肢屈肘将手自然搭放在侧腹，下肢伸直；术者站在其左侧，用右手掌按压住其右侧肩部，左手握住其右膝。术者右手将受术者右肩紧压固定在床面，左手将其右腿向左侧牵拉，使其骨盆随之向左侧旋转，至"扳机点"时，再瞬时发力将其右腿向下做一快速小幅度的推冲动作，使腰椎的旋转幅度扩大5°～10°。向右侧旋扳时，术者站在受术者右侧，其预备姿势及扳动下肢的方向与此相反。

3）方法三：坐位腰椎旋转扳法。受术者正坐位，两下肢并拢。术者立于受术者对面，用双下肢夹住其两小腿及股部，一手抵于其肩前，另一手抵于肩后，两手协调用力，使其腰椎小幅度旋转数次，趁腰部充分放松之机，将其腰椎旋转至有阻力时，略停一下，然后以巧力寸劲，做一个增大幅度的快速突发性扳动，常可听到"喀喀"的弹响声。

4）方法四：腰部后伸扳法。受术者俯卧，两下肢并拢。术者一手按压于腰部，另一手臂托抱其一侧下肢或两下肢膝上方，缓缓上抬，使其腰部后伸，当后伸到最大阻力点时，两手协调施力，以瞬间快速推冲力做一个增大幅度的按腰与上抬下肢的腰部后伸扳动。

【扳法操作要领】　扳动的幅度不可逾越关节生理活动范围。超越关节生理活动范围的扳动，轻则损伤关节周围的肌肉、韧带等软组织，重则脱位，甚则造成脊髓损伤。用瞬间快速的推冲力扳动到位后，术者不要马上放手，仍然要护握住着力部位，以及时阻断推冲力的惯性作用，将两端回旋至起始位，以免椎体沿惯性力的方向旋转过度而造成损伤。

【功能与应用】　适用于全身所有运动关节及微动关节，对脊柱及四肢关节具有整复关节紊乱、松解粘连、矫正畸形、滑利关节、恢复关节运动功能等作用。对于关节周围的筋腱组织亦有舒展、拉伸、解痉、缓解疲劳及理顺归位等治疗作用。

【注意事项】　首先，在颈、胸及腰部施用扳法，常可听到"喀"的弹响声，是关节弹跳或因扭转摩擦所发生的声音，一般认为是关节活动开了或关节复位成功的标志，但不是所有关节都有弹响，对一个关节，不可反复扳动，不可强求弹响、到位有效；其次，在施行扳法前，一定要诊断明确，对脊柱外伤、骨关节结核、骨肿瘤者及有脊髓症状体征者要禁用扳法，对老年人伴有较严重的骨质增生、骨质疏松者要慎用扳法。

思考题

1. 简述腧穴的基本概念。简述腧穴的分类。
2. 简述骨度分寸的概念。
3. 进针手法有哪些？简述得气的概念。
4. 简述灸法的适应范围及注意事项。
5. 简述推拿学概念。

（李　宁）

补充阅读资料

补充阅读资料 1

针灸是一项有着 2000 多年历史的滥觞于中国大地的古老医学技艺。2010 年，联合国教科文组织通过审议，将"中医针灸"列入人类非物质文化遗产代表作名录。对针灸概念内涵解释，有学者提出应从历史与比较的角度思考。

首先，从历史的角度看，针灸概念有着一个不断发展、概念内涵不断丰富的过程，包括经历有针灸、针灸学、针灸学科等三个主要阶段，"针灸"是基于经验的体表治疗技术；"针灸学"是系统化了的知识体系，包含基于经验的实践知识与基于理性思考的理论与假说，以及基于实验研究的知识发现；"针灸学科"是建制化的概念，是将组织与人员叠加于针灸知识体系之上的制度化设计。

其次，从比较的视角看，针灸包括中医解释、科学解释两类。

一般而言，中医解释的"针灸"是以阴阳五行学说为哲学基础，以经络腧穴、气血等中医理论作为支持的一种中国技艺，是"纯粹"的传统针灸理论面貌，概念之间关系基于理论成形时的知识体系和认知思维，是认识针灸本态的根基，是一种原创理论状态。

科学解释，以"神经-内分泌-免疫网络"为主要基础理论，借助生物医学方法对基于中医解释的概念内涵"实质"阐明机理，对针灸治疗规律进行机理揭示。目前研究已发展到分子生物学、表观遗传学层面，研究成果揭示了针灸的部分原理，并由此也提出了新的问题与方法，如实验针灸学、针灸研究方法学等，这些补充了针灸科学研究的知识谱系，是针灸最具"科学"色彩的部分。

总之，根植于中国传统文化中的针灸知识从来就不是单纯治疗技艺，在针灸基本理论形成时已奠定了针灸医学发展传统——基于医疗实践融合时代最新思想，这种传统使针灸医学能不断拓展，尤其是近现代物理、化学、生物、信息等多学科知识融入针灸技术理论之后，打破既有的学科边界，发展出针灸生物工程、智能针灸等新的学科分支，针灸工具与设备也越来越新，目前已有研究者在开发针灸机器人等。时代发展促进针灸学科知识体系趋向持续成长与分化，有学者根据针灸的时代提出，现代针灸学科大致可分为：针灸临床、针灸技法、针灸机制与针灸人文等4个主要分支，相信多学科交流必将促进中国针灸不断发展进步。

补充阅读资料 2

　　所有针灸从业者都认为针灸历史是十分悠久的，作为一种中国传统的刺激体表治疗疾病的技术，"工欲善其事必先利其器"，因此早在《灵枢·九针十二原》中就有了对9种针具的形制与功能描述。与现今所见的不锈钢针具不同，根据针的长度、形制、功能及使用方法分为：镵针、员针、鍉针、锋针、铍针、员利针、毫针、长针和大针。严格来讲，有些针具如镵针、员针、鍉针、锋针、铍针，无论是外形还是功能都不符合"针"的定义。"员针"通常用于按摩，"锋针""铍针""镵针"常应用于放血或皮下脓肿切开，准确来讲，它们属于外科手术器械。

　　新中国成立以后，特别是20世纪后半叶，在党的中医政策扶持下，中医针灸发展迎来了春天，其中针灸技术发展逐渐鼎盛，针灸从业者根据临床实践新发展需求，主动进行多学科、新材料、新技术等融入，新的针灸治疗技术，如穴位注射、穴位埋藏（埋针、埋线、埋自体组织）、激光针灸、电针、头针、耳针、眼针、腹针、浮针、腕踝针、小针刀等被发明、发展，并逐渐成为针灸临床技术的重要组成部分并开始广为运用，这些形形色色的针灸新技术逐渐在现代针灸界形成了以技术为特色的学派或流派。

补充阅读资料 3

　　"灸"原本是指用火艾直接烧灼，《说文解字》谓"灸，灼也"，与火关系密切，是随着人类对火的应用而萌芽产生的。

　　随着后世对于火疗运用经验的不断积累，将原本属于熨法、熏法、焠法等火疗方法融入灸疗，产生"隔物灸""艾条灸""灯火灸"等，使灸法的内涵与外延不断扩大。为了区别，针灸界将真正意义上的"灸疗"称为"化脓灸"或"瘢痕灸"（又称"明灸""着肤灸"），是狭义灸疗；广义灸疗包括：艾条灸（熏法）、艾炷灸（含隔物灸）、雷火针（熨法）、灯火灸（焠法）、药物发泡（天灸）、温针灸和温灸器灸等数种。

　　目前尽管灸法在灸材、灸量、艾灸的光热效应以及艾灸的调节机制研究等方面取得了极大的研究成果，但未来仍需要在灸疗的量效关系、艾灸起效的关键因素、灸疗的科学原理及艾灸疗法临床研究评价方法学运用等方面进行多学科交融，推动灸疗研究，为推广运用奠定基础。

补充阅读资料 4

　　腧穴，又有"俞穴""输穴"之称。《黄帝内经》时代，"穴"与"输""俞"分开称谓，并没有联合运用，其中"穴"多指"穴、土室也"（《说文解字》），如《素问·气穴论》曰："帝曰：余已知气穴之处，游针之居，愿闻孙络溪谷，亦有所应乎？岐伯曰：孙络三百六十五穴会，亦以应一岁，以溢奇邪，以通荣卫。……帝曰：善。愿闻溪谷之会也。岐伯曰：肉之大会为谷，肉之小会为溪，肉分之间，溪谷之会。以行荣卫，以会大气。……溪谷三百六十五穴会。亦应一岁。"提示溪谷之会会言凹陷、空隙的形态特点，这是"穴"的基础。

　　"输"或"俞"，表示"转输之义"，如"然皮有部，肉有柱，血气有输，骨有属。……血气之输，输于诸络，气血留居，则盛而起"（《灵枢·卫气失常》），提示具有形而上的抽象意味，是刺灸以调气血虚实的义理。

此外，有学者据《黄帝内经》中如"风中五脏六腑之俞，亦为脏腑之风，各入其门户，所中则为偏风"（《素问·风论》）等论述，指出人体中"俞"（输）是"自然之气"与"人神之气"的内外输注门户，进而形成中国古代医生对身体的独特认识观点："俞"（输）的存在是形成人与自然的互动整体性的义理保证。

"俞穴"作为一个联合运用词首载于《备急千金要方》，而"腧"字首载宋代《玉篇·肉部》，是"俞"字的后起形声字，"腧穴"联合运用首载于北宋《铜人腧穴针灸图经》，进一步明确内涵"针灸刺激及诊察的体表特定部位"，因该书具有的权威性、规范化意义产生巨大影响，始"腧穴"成为今天穴位的规范名称，而"俞穴""输穴"则专指背俞穴、五腧穴内容。

补充阅读资料 5

阿是穴，首载于《备急千金要方》，医者本意是讲患者自己或医生在病症处及附近按压探寻，病痛缓解或痛感明显之处即是"阿是穴"，可能恰为腧穴处也可能不是，刺灸此处效验显著，其本质是一种探寻病症反应点的取穴方法。

后世逐渐理解"阿是穴"实为病痛的局部体表反应点，逐渐等同于"以痛为腧""天应穴""不定穴"等，渐将阿是穴视为独立于经穴系统之外的类穴。

本概念的介绍，希望同学们在进一步理解针灸或中医概念时考虑概念的"源流"性，注意时代赋予概念内涵外延的变迁。根据这个思路，你们还能举出类似的例子吗？

补充阅读资料 6

"骨度"，出自《黄帝内经》，其中《灵枢·骨度》为专篇，"先度其骨节之大小、广狭、长短、而脉度定矣……众人之度，人长七尺五寸者，其骨节之大小、长短各几何？"，这里将七尺五寸作为中等人，以此为标准，各种身长的人均为七十五分，一寸即等于身长的七十五分之一，这就是"骨度折量法"的实质。

骨度分寸的出现使腧穴定位从不同尺度的实际测量到统一标准的等比例折量，实现了腧穴定位从多坐标系向单坐标的等值转换，巧妙地解决了标准化的"鞋"与个体化的"脚"的契合难题，堪称中国古代针灸医学的一个伟大创举，对当代医学的标准化研究具有很好的启迪意义。

补充阅读资料 7

正如中药方中每一味药下都需要注明一定的剂量一样，针灸处方中每一穴无论是针是灸，也都有一定的刺激量，对针灸总量的确定，主要依据疾病病程及病的部位。一般而言，古代针灸方中，对于针灸刺激量的大小主要通过以下三种方式调节：①针刺的针数，如一个穴位针刺数根针以加强刺激；②留针与否及其留针时间的长短，如通过呼吸确定留针时间，针后呼几呼后出针等；③针刺的强度，需要通过不同手法实现，对于灸法而言，其剂量主要是通过灸壮的大小及壮数的多少来控制，一般而言，艾灸的总壮数可以一次灸完，也可以数天内灸完。

今天，针灸从业者仍然面临一个困难的问题，针灸疗程是 5 天、10 天或 15 天为一个疗程，还是其他？疗程确定的依据是什么？这些问题是困扰针灸界的一个难题，进而影响了针灸临床研究的质量，使针灸效应的可重复性降低，针灸临床研究的结论始终受到质疑。可喜的是目前针灸界，尤其是中国针灸学界的临床工作者已经意识到针灸治疗量化的问题是影响针灸推广的因素，因此主动积极的通过多学科融合开展研究，希望能科学回答：针灸治疗的最大效应在什么时候出现？能够维持多长时间？不同患者之间是否存在着差异？

希望同学们有兴趣积极加入研究，推动学习的兴趣发展。

第三篇 证治药方

第十六章 表 证

【内容提要】 表证是指六淫邪气从外而来,侵袭机体,邪正相争于表(皮毛、肌腠、孔窍、经络、骨节等组织),以此为疾病主要矛盾的一类证候。表证主要的表现为发热,恶风寒,头身疼痛,鼻塞流涕,喷嚏,咽痒痛,咳嗽,舌苔薄白,脉浮等。表证的治法,包括辛温解表法、辛凉解表法、扶正解表法。常用辛温解表药有麻黄、桂枝、生姜、紫苏、荆芥、防风、白芷、羌活等,辛温解表剂代表方有麻黄汤、桂枝汤等;常用辛凉解表药有桑叶、菊花、金银花、连翘、薄荷、牛蒡子、蝉蜕、升麻、葛根、柴胡等,辛凉解表剂代表方有银翘散、桑菊饮等;扶正解表剂代表方有败毒散等。

【学习目标】

1. 掌握表证的概念和主要证候表现,表寒证和表热证的鉴别,辛温解表法、辛凉解表法临床应用范围。

2. 熟悉常用解表药物的分类,解表法的主要代表方剂的组成、功效、主治。

3. 了解不同类型的解表药物的主要功效和治疗应用,代表方剂的方解。

第一节 证 候

表证乃外感病早期阶段的通称。以发热恶寒,头身痛,舌苔薄白,脉浮为常见的证候。具有起病较急,病位较浅,病情较轻,病程较短的特点。表证又因六淫病邪兼夹的不同,而有风寒、风热、风寒夹湿、风热夹燥等诸种表证。按伤寒六经辨证,称表寒证为太阳病证;按温病卫气营血辨证,称表热证为卫分证。尽管提法不一,但从表证的本质来归纳,不外表寒、表热两种证型。

根据辨证方法的不同,表证的临床症状,有如下的区分:按八纲辨证,表证分为表寒证及表热证;可用"肺卫诸症"来概括,"肺"是指肺系症状,即上呼吸道症状:鼻塞流涕、咽痛咳嗽等;"卫"是指出现在全身皮毛肌腠的症状:恶寒发热、头身疼痛等。

表证临床首需辨明其为表寒证或表热证(表 16-1)。

表 16-1 表寒证和表热证的鉴别

证	恶寒发热	头身痛	口渴	肺系症状	舌象	脉象
表寒证	寒多热少	明显	无	轻,寒象	质淡红,苔薄白	浮
表热证	热多寒少	轻微	轻	重,热象	边尖红,苔微黄	浮数

风寒表证之轻者,如风寒感冒,仅自限于表证;风寒表证之重者,如上呼吸道感染,治疗不当,可按六经传变入里。

风热表证之表证阶段短暂,易化热入里,按温病卫气营血传变。

本证常见于现代医学诊断的感冒、流行性感冒、上呼吸道感染、急性支气管炎、肺炎、麻疹、百日咳等病的发病初期。一些传染病的初期,尽管无明显上呼吸道症状,只要具有恶寒发热、头身不适症状者仍属表证。

第二节 治 法

治疗表证的方法称为解表法，又叫汗法，是用辛散透发的方药以开泄腠理、逐邪外出的一种治法。由于外邪侵犯人体，多始于皮毛，故当邪在皮毛肌腠尚未入里之际时，就应采用解表法，使邪从汗解。故《黄帝内经》云："其在皮者，汗而发之。"

由于表证主要分表寒、表热两种证型，解表法也相应地分为辛温解表与辛凉解表两大类。

辛温解表与辛凉解表二者的主要区别，在于选用解表药物的性味有辛温和辛凉的不同。就其作用而言，辛温解表方药的发汗散寒作用较强，辛凉解表方药的发汗作用甚弱，主要是疏风清热。

宣肺亦属于解表法，其与解表略有不同，宣肺在于解除外邪束肺，解表在于解除外邪束表。

前者重在治疗鼻塞、咳嗽等上呼吸道症状，后者重在治疗恶寒发热、身痛骨楚等全身症状。解肌亦属于解表法，是治疗外感病初起有汗的治法，分辛温解肌与辛凉解肌；前者的代表方是桂枝汤，后者的代表方是柴葛解肌汤。

解表法中尚包括疏表、疏风及透疹。使用发表作用较弱的药物，不一定发汗即能解除表证的治法叫疏表；使用善于疏散风邪的药物、以祛风为主的治法叫疏风；能助麻疹顺利透发的解表法叫透疹。此外，体虚之人患外感表证，还须结合补益药使用，此称扶正解表。不论为何种解表法，概从辛温解表法与辛凉解表法归属之。

一、辛温解表法

本法适用于风寒或兼湿邪所致之表寒证，又分为以下几种具体治法：

（1）发散风寒：适用于风寒束表。以恶寒重、发热轻、无汗、头身痛等全身症状为主。

（2）宣肺散寒：适用于风寒束肺。以鼻塞、流清涕、咳嗽、咯痰清稀等上呼吸道症状为主。

（3）疏化表湿：适用于表邪夹湿之证。一般表证较轻，以头身重痛、肢体重着等湿滞肌表症状为主。

（4）宣肺行水：适用于表证兼有浮肿之风水。

（5）轻宣凉燥：适用于外感凉燥证。乃燥证与风寒并见，表现为恶寒无汗，咽干鼻燥、干咳少痰或无痰。

二、辛凉解表法

本法适用于风热或兼燥邪所致的表热证，又分以下几种具体治法：

（1）发散风热：适用于温病初起，邪在卫分之表热证。

（2）宣肺清热：适用于风热犯肺，以咽喉肿痛、咳痰黄稠等上呼吸道症状为主。

（3）疏表透疹：适用于风热郁表，斑疹透出不畅者。

（4）轻宣温燥：适用于外感温燥证，乃燥证与风热并见。表现为恶风、身热、唇鼻口干、咽喉干痛、干咳无痰或痰少而稠难咯出。

第三节 药 物

凡以发散表邪，解除表证为主要功能的药物，称为解表药。其主要作用是使患者出汗或微出汗而达到排除表邪的目的。解表药皆具辛味，辛味能散，故解表药有发汗、疏风、透疹的作用。解表药之性有温、寒、凉及平的不同，温可祛寒，辛温性味的解表药，用于治疗表寒证，叫辛温解表药。凉可清热，辛凉（包括辛寒及辛平）性味的解表药，用于治疗表热证，叫辛凉解表药。

外邪侵袭机体，太阳首当其冲，肺合皮毛，膀胱主一身之表。故解表药以入肺、膀胱二经为主，因外邪经皮毛及鼻咽而入，皆与肺相关。一些辛温解表药兼入膀胱经，与其兼有利尿作用相关。一些辛凉解表药兼入肝经，与其能疏散肝经风热有关。此外，解表药尚有兼入脾胃经者，乃因其兼有化湿、和中、止呕等作用。

由于解表药尚兼有止咳平喘、解肌清热、祛风胜湿、清肝明目、和胃化湿、利水消肿等多方面的作用，在临床应用上，与其他类药物多有相互交叉配合之处。

解表药具有不同程度的发汗作用，使用时应注意以下几点：首先，对于表虚自汗、阴虚发热、久病体虚及失血等症，都应慎用；其次，中病即止，不可过量或过久使用，以免损伤正气；另外，温暖季节容易出汗，用量宜小，寒冷季节不易出汗，用量可稍大；最后，本类药物多属辛散轻扬之品，一般不宜久煎，以免有效成分挥发，降低疗效。

一、辛温解表药

常用辛温解表药功能、主治如表 16-2 所示，简要说明如下。

表 16-2　辛温解表药简表

药名	性味	归经	功能（发散风寒）	功能（具体）	主治（风寒表证）	主治（具体）
麻黄	辛、微苦，温	肺、膀胱	发散风寒	消肿　平喘		水肿　无汗，咳嗽
桂枝	辛、甘，温	心、肺、膀胱		消肿　温经通络		水肿　风湿痹痛，痛经
紫苏	辛，温	肺、脾		理气，降气，安胎		气喘，脘胀呕恶，胎动不安
生姜	辛，微温	肺、脾、胃		止呕，消肿		寒性腹痛，呕吐
荆芥	辛，微温	肺、肝		祛风　透疹，止血	风热表证	出疹，便血，崩漏
防风	辛、甘，微温	膀胱、肝、脾		祛风　止痉		身痒，痹痛，破伤风
香薷	辛，温	肺、胃		消暑祛湿	风寒表证	夏日感冒，头痛身重
白芷	辛，温	肺、胃、大肠		祛湿止痛，通鼻窍，消肿，排脓		头痛　齿痛、痈疽、带下、鼻渊
藁本	辛，温	膀胱		止痛		头痛　巅顶痛
羌活	辛、苦，温	膀胱、肾		祛风除湿，止痛		风寒湿痹，肩背酸痛，头痛项强
葱白	辛，温	肺、胃		散寒通阳，外敷可散结通络、下乳		阴盛格阳证，小便不通，乳汁不下
细辛	辛，温，有小毒	心、肺、肾		通鼻窍　祛风止痛，温肺化饮		风湿痹痛，鼻渊，鼻鼽　痰饮喘咳，闭证
苍耳子	辛、苦、温，有毒	肺		通鼻窍　祛风湿，止痛，止痒		风疹瘙痒
辛夷	辛，温	肺、胃		温中解肌		鼻塞流涕，鼻渊，鼻鼽
藿香	辛，微温	肺、脾、胃		化湿，止呕，解暑		湿阻中焦所致病证，如呕吐

此类药中，以麻黄温性最烈，桂枝次之，二药常配合应用于治疗风寒表证之重证。麻黄发汗作用强，且能宣肺平喘、利水消肿；桂枝发汗之力较缓，但善于温通血脉、通阳化气。

荆芥、防风之辛温性较缓和，既可用于风寒表证，亦可用于风热表证。荆芥发汗之力大于防风，兼有透疹作用，炒炭还可止血。防风为祛风通用之药，可治内、外风，为"风药之润剂"，兼能胜湿。

紫苏又分苏叶与苏梗，苏叶长于发散风寒，而苏梗善于理气宽中，用于表寒证兼见胸闷呕恶者。

生姜发汗力较弱，用于感冒轻症，或用作发汗解表辅助药。生姜亦为温中止呕要药，用于胃寒呕吐。

葱白发表散寒、温通阳气，用于寒邪入里之腹痛、腹泻及小便不利。

羌活、防风、白芷、藁本、苍耳子诸药兼有祛风胜湿作用。其中羌活温而且燥，善散太阳经风寒湿，善治上半身风寒湿痹，肩背酸痛；防风以祛风见长，兼能除湿；白芷祛风燥湿而善治阳明经头痛，且能温通鼻窍及消肿排脓；藁本作用与羌活相似，善治巅顶头痛；苍耳子发散风湿且善通鼻窍，与辛夷、白芷、细辛皆为宣通鼻窍的要药。

荆芥具有透疹作用，常用于治疗麻疹。

他类药物如祛寒药细辛，燥湿药苍术，化湿药藿香，亦具有发散风寒的作用。其中，细辛能"上达巅顶通利九窍"，善治"少阴头痛"，为治鼻渊、鼻鼽良药。有小毒，《本草别说》云："细辛若单用末，不可过半钱匕，多则气闷塞，不通者死。"

二、辛凉解表药

常用辛凉解表药功能、主治如表 16-3 所示，简要说明如下。

表 16-3　辛凉解表药简表

药名	性味	归经	功能		主治		
薄荷	辛，凉	肺、肝	利咽透疹	清利头目、疏肝行气	麻疹风疹、咽痛	痈肿疮毒、肝气郁滞	
牛蒡子	辛、苦，寒	肺、胃		宣肺祛痰、解毒消肿		痈肿疮毒、便秘	
蝉衣	甘，寒	肺、肝		明目退翳、息风止痉		惊风、小儿夜啼	
桑叶	甘、苦，寒	肺、肝	平肝清肝	清肺润燥、凉血止血	肝阳上亢、目赤肿痛	咳嗽、血热上行	
菊花	辛、甘、苦，微寒	肺、肝		清热解毒、消痈		痈肿疮毒	
蔓荆子	辛、苦，微寒	膀胱、肝、胃	发散风热	清利头目、祛风止痛	风热表证	头晕头痛、目赤肿痛	
木贼	甘、苦平	肺、肝		明目退翳		发热目赤、目生翳障	
柴胡	辛、苦，微寒	肺、肝、胆		升阳 疏肝解郁、退热截疟		少阳证、肝郁、疟疾	
升麻	辛、微甘，微寒	肺、脾、胃、大肠		透疹、清热解毒	气虚下陷证	麻疹不透	阳明热毒证
葛根	甘、辛，凉	肺、脾、胃		生津止渴、透疹、舒经活络、解酒毒			热病口渴、泻痢、中风偏瘫、酒毒伤中
淡豆豉	苦、辛，凉	肺、胃		除烦、宣发郁热		烦躁郁闷、虚烦不眠	

风热表证之重证常选用薄荷、牛蒡子，二药皆能疏散风热、利咽喉、透麻疹。惟薄荷辛散发汗之力较胜，且轻清升浮清利头目而治头痛目赤，兼入肝经以疏肝解郁；而牛蒡子发汗之力缓弱，兼具苦泻之性，有祛痰止咳、清热解毒之功。

风热表证之轻证常选用桑叶、菊花，二药皆能疏散风热、清肝明目。惟桑叶疏散之力较胜，又能清肺热，宣肺气而止咳嗽；菊花清肝之力较强，又具平降肝阳、清热解毒之功。

柴胡善疏少阳半表半里之邪，常配葛根以解肌退热；又善疏肝解郁，常配郁金以治肝气郁结；且能升举阳气，常配升麻以治气虚下陷。

蔓荆子、木贼皆长于疏散头目风热，前者善治风热头痛，后者专治风热目疾。

升麻、葛根皆有升阳及透疹的作用，常配伍应用。升麻又能清热解毒，葛根又能生津止渴。

淡豆豉疏散表邪，发汗解表之力平稳，风寒风热均可配伍使用，且善于除烦、宣发郁热。

薄荷、牛蒡子、升麻、葛根、蝉衣诸药皆有透疹作用。

第四节　方　剂

解表剂是以辛散发表的药物为主要组成部分，依其所用主要药物性味的辛温或辛凉，分为辛温解表剂与辛凉解表剂，此外，尚有扶正解表剂，适用于正虚而感受外邪之证。

辛温解表剂多选用麻黄、桂枝、荆芥、防风、苏叶、生姜等药；辛凉解表剂多选用薄荷、桑叶、菊花、牛蒡子、柴胡、葛根等药。

辛温解表类方剂适用于外感风寒表证，麻黄汤中麻、桂并用，发汗之力强，又能宣肺平喘，为辛温解表之重剂，适用于外感风寒之表实证。桂枝汤中桂、芍并用，发汗解表之力逊于麻黄汤，但善于解肌表而和营卫，适用于外感风寒表虚证，以及一切营卫不和的杂病。

辛凉解表类方剂适用于外感风热或风温初起的表证，银翘散辛凉解表之力大，且能清热解毒，适用于温病初起，风热犯卫之证，为辛凉平剂。桑菊饮解表之力轻，重在宣肺止咳，适用于风热较轻，邪在肺系，以咳嗽为主症者，为辛凉轻剂。

一、麻黄汤（《伤寒论》）

【组成】　麻黄　桂枝　杏仁　炙甘草

【功效】　发汗解表，宣肺平喘。

【主治】　外感风寒表实证。恶寒发热，头身疼痛，无汗而喘，舌苔薄白，脉浮紧。

【方解】　方中君药麻黄辛温，既能发汗解表，又能宣肺平喘；臣药桂枝解肌发表，通达营卫，麻黄、桂枝相须为用，发汗之力较强，可使风寒去而营卫和。佐以杏仁利肺平喘，与麻黄相伍，一宣一降，以复肺气宣降之权而平喘，又使邪气去而肺气和。炙甘草调和诸药为使。

本方配伍特点有二：麻黄与桂枝相须使用，发卫气之闭以开腠理，透营分之郁以畅营阴，则发汗解表之功益彰；麻黄、杏仁相使为用，宣降相宜，则宣肺平喘之效果甚著（图16-1）。

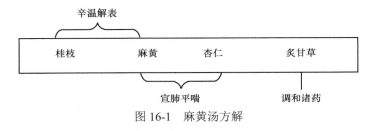

图 16-1　麻黄汤方解

二、桂枝汤（《伤寒论》）

【组成】　桂枝　芍药　生姜　大枣　炙甘草

【功效】　解肌发表，调和营卫。

【主治】　外感风寒表虚证。恶风发热，汗出头痛，鼻鸣干呕，苔白不渴，脉浮缓或浮弱。亦治病后、产后体弱等因营卫不和所致的病证。

【方解】　方中君药桂枝辛温，助卫阳，通经络，解肌发表；臣药芍药酸甘而凉，益阴敛营；桂枝、芍药等量配伍，既营卫同治，相辅相成；又散中有收，相反相成；佐药生姜辛、微温，助桂枝散表邪，兼和胃止呕；大枣甘平，协芍药补营阴，兼健脾益气。炙甘草调和药性，合桂枝辛甘化阳以实卫，合芍药酸甘化阴以益营，功兼佐使之用。

本方配伍特点：营卫同治，邪正兼顾；相辅相成；相制相成（图16-2）。

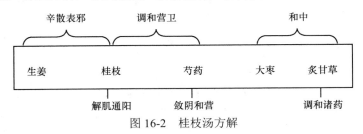

图 16-2　桂枝汤方解

麻黄汤和桂枝汤同属辛温解表之剂，皆可用治外感风寒表证。然麻黄汤因麻、桂相须，并佐杏仁，则发汗散寒力强，兼能宣肺平喘，为辛温发汗之重剂，主治外感风寒表实证之恶寒发热无汗而喘；桂枝汤为桂、芍配用，并佐姜、枣，则发汗解表之力逊，但调和营卫之功尤著，为辛温解表之和剂，主治外感风寒表虚证之恶风发热而有汗。

三、银翘散（《温病条辨》）

【组成】　金银花　连翘　薄荷　牛蒡子　荆芥穗　淡豆豉　芦根　竹叶　桔梗　生甘草

【功效】　辛凉透表，清热解毒。

【主治】　温病初起。发热无汗，或有汗不畅，微恶风寒，头痛口渴，咳嗽咽痛，舌尖红，苔薄白或薄黄，脉浮数。

【方解】　方中君药金银花、连翘，既能疏散风热、清热解毒，又可辟秽化浊；薄荷、牛蒡子味辛而性凉，能疏散上焦风热，兼可清利头目，解毒利咽；风温之邪居卫，恐惟用辛凉难开其表，遂入辛而微温之荆芥穗、淡豆豉协君药开皮毛以解表散邪，俱为臣药；芦根、竹叶清热生津，桔梗合牛蒡子宣肃肺气而止咳利咽，同为佐药；生甘草合桔梗利咽止痛，兼可调和药性，是为佐使。

本方配伍特点有二：辛凉之中配少量辛温之品以利于透邪；解表之中配清热之品，以清疏兼顾（图 16-3）。

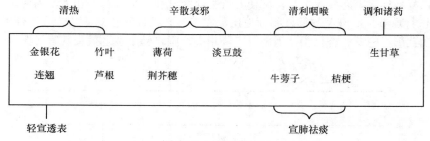

图 16-3　银翘散方解

四、桑菊饮（《温病条辨》）

【组成】　桑叶　菊花　杏仁　桔梗　薄荷　连翘　芦根　甘草

【功效】　疏风清热，宣肺止咳。

【主治】　风温初起，邪客肺络证。但咳，身热不甚，口微渴，脉浮数。

【方解】　方中君药桑叶、菊花能疏散风热；臣药杏仁苦降，肃降肺气，桔梗辛散，开宣肺气，相须为用，一宣一降，以复肺之宣降功能而止咳；薄荷辛凉解表，助君药疏散风热之力；连翘透邪解毒；芦根清热生津，共为佐药；甘草调和诸药为使。

本方配伍特点：轻清疏风以解表，苦辛宣降以止咳（图 16-4）。

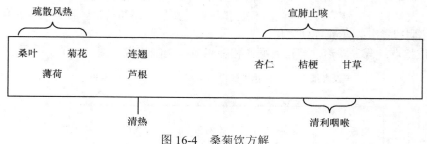

图 16-4　桑菊饮方解

银翘散与桑菊饮中均有连翘、桔梗、甘草、薄荷、芦根五药，功能辛凉解表而治温病初起。

但银翘散用金银花配伍荆芥、淡豆豉、牛蒡子、竹叶，解表清热之力强，为"辛凉平剂"；桑菊饮用桑叶、菊花配伍杏仁，肃肺止咳之力大，而解表清热之力逊于银翘散，故为"辛凉轻剂"。

五、败毒散（原名人参败毒散，《太平惠民和剂局方》）

【组成】 羌活 独活 柴胡 川芎 桔梗 枳壳 前胡 茯苓 人参 生姜 薄荷 甘草

【功效】 散寒祛湿，益气解表。

【主治】 气虚外感风寒湿证。憎寒壮热，头项强痛，肢体酸痛，无汗，鼻塞声重，咳嗽有痰，胸膈痞满，舌苔白腻，脉浮而重按无力。

【方解】 方中君药羌活、独活，祛风散寒，除湿止痛，通治一身上下之风寒湿邪；臣药柴胡发散退热，助君解表，川芎行气活血，助君宣痹止痛；桔梗宣肺，枳壳降气，前胡化痰，茯苓渗湿，升降相合，宽胸利气，化痰止咳，皆为佐药；佐入人参，意在扶助正气以鼓邪外出，并使祛邪不更伤正气，且可防邪复入；生姜、薄荷为引，以助发散表邪；甘草调和药性，兼以益气和中，共为佐使。

本方配伍特点为散中有补，升降同用（图16-5）。

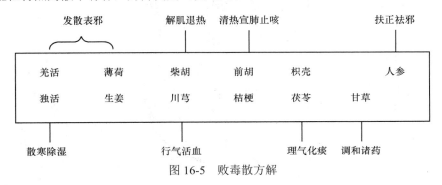

图16-5 败毒散方解

思考题

1. 下列哪一项不是鉴别风寒表证与风热表证的依据（ ）
A. 恶寒发热的孰轻孰重 　　B. 咽喉肿痛与否
C. 鼻塞流涕与否 　　D. 口渴与不渴
E. 舌苔黄与白，脉象浮数与浮紧

2. 患者憎寒壮热，无汗，头项强痛，肢体酸痛，胸膈痞满，鼻塞声重，咳嗽有痰，舌苔白腻，脉浮重按无力。治疗应首选（ ）
A. 麻黄汤 　　B. 荆防败毒散
C. 柴葛解肌汤 　　D. 败毒散 　　E. 川芎茶调散

3. 为什么麻黄汤要比桂枝汤的发汗功效强？

4. 桂枝汤证已有汗出，为何仍用"汗法"？

5. 银翘散主治风热表证，方中何以配伍辛温之荆芥、淡豆豉？

6. 简述败毒散中人参配伍的意义。

（陈 琢）

第十七章　热　　证

【内容提要】　实热证主要的表现为发热，汗出，口渴喜冷饮，大便干结，舌质红，苔黄燥，脉数有力。热证的治法总称清热法，包括清热泻火法、清热解毒法、清热燥湿法、清热凉血法和清虚热法。清热剂是以药性寒凉的清热药为主组成的方剂，代表方有白虎汤、清营汤、犀角地黄汤、黄连解毒汤、五味消毒饮、导赤散、龙胆泻肝汤、泻白散和白头翁汤等。

【学习目标】

1. 掌握里实热证的概念和主要证候表现，清热法的主要治法类型和清热药物的主要类型。
2. 熟悉清热法的主要代表方剂。
3. 了解不同类型的清热药物的主要功效和治疗应用。

第一节　证　　候

按八纲辨证，热证有表热、里热之分，里热又有实热、虚热之别。本章所讲之热证，主要为里实热证。虚热属于虚证范畴，将主要在阴虚证中讲述，但清虚热法多用于外感热病后期，邪热未尽，阴液已伤之证，临床较为常用，本章将简要介绍其治法及药物。表热属表证范畴，已在表证中讲述。

不论外感病或内伤病皆可产生热证。外感病的热证，多为感受温热之邪所引起，亦有因感受风、寒、暑、湿、燥邪，入里化热所产生，此种热证为实热证。内伤病由于五志过极、气郁化火、阳气旺盛、痰湿蕴结、瘀血阻滞，皆可产生内火，此种热证亦为实热证。至于内伤病所致之虚热证，不在本章讲述之列。故本章所讨论的热证，主要包括外感病之里热证及内伤病之实热证。

实热证，不论来自外感病或内伤病，表现基本相同。所不同者，在于外感病及内伤病本身的特点。一般来说，外感病的里实热证表现比较急剧，内伤病的实热证表现比较和缓。

外感病里热证，按照由浅入深通常用温病卫气营血辨证；热在气分称气分热证，热在营、血分则称营分、血分热证。内伤杂病实热证按脏腑进行辨证。实际上外感病辨证也是以脏腑为基础的，如气分热证，热在肺、胃，营、血分热证，热在心、肝。本章为了讨论的方便，不论外感病与内伤病，概以脏腑为纲，讨论实热证。

五脏六腑之中除肾脏外，各脏腑皆可产生实热证。心、肝之热证通常称为火，如心火亢盛、肝火上炎、肝火犯肺、心肝火旺。热邪易与湿邪结合为患，如肝胆湿热、脾胃湿热、膀胱湿热、大肠湿热。火热病邪可郁结成毒，称为热毒或火毒。热毒结于肌肤，则发为疮疡肿毒；郁于咽喉，则为咽喉肿痛；蕴于肺脏，则为肺痈；溃于阑尾，则成肠痈；发于头面，名为大头瘟。

热证的共有表现是：发热，畏热，出汗，口渴，喜冷饮，小便短赤，大便干结，舌质红，苔黄燥，脉数有力。肺热证尚有呼吸气粗，咽喉肿痛，咳嗽、咳黄稠浓痰等表现。心火证尚有心中烦热，夜寐不安，甚则狂躁神昏，口舌生疮，舌体糜烂疼痛，或吐血、衄血，或小便赤涩灼痛等表现。肝火证尚有头晕胀痛，面红目赤，口苦口干，急躁易怒，胁肋灼痛，或耳内肿痛流脓，或吐血、衄血等表现。胃火证尚有胃脘灼热疼痛，吞酸嘈杂，渴喜冷饮，或消谷善饥，或食入即吐，或牙龈肿痛，口苦口臭等表现。

第二节　治　　法

热证的治法，总称为清热法，用于治疗各种里实热证。清热法分为清热泻火法、清热解毒法、清热燥湿法及清热凉血法。此外，尚有配以养阴的清虚热法等。

一、清热泻火法

清热泻火又叫清气分热，适用于治疗外感病热入气分证，表现为高热、烦渴、多汗、脉洪/大/数者。本法亦用于治内伤杂病之脏腑实热，如肺热咳嗽，心火烦躁，肝火目赤，胃火牙痛等。热病后期，由于里热炽盛易耗气伤津，因此在此时应该在清泻里热的同时配伍养阴生津的药物。

二、清热解毒法

清热解毒法适用于治疗各种热毒病证，包括火热毒盛充斥三焦的瘟疫，以及热毒壅盛结聚于局部的痈肿疮疡。症见高热烦扰、口燥咽干、便秘尿黄，或吐衄发斑，或红肿热痛，舌红苔黄，脉数有力等。

三、清热燥湿法

清热燥湿法适用于治疗各种湿热证。外感病如湿热留恋气分，内伤病如肝胆湿热证，脾胃湿热证，大肠湿热证等皆以此法治之。

四、清热凉血法

清热凉血又叫清营凉血，适用于治疗外感病热入营分及血分。邪热传营见身热夜甚，心烦不寐，时有谵语，斑疹隐隐，舌绛而干，脉数等；热入血分则见出血，发斑，昏狂，谵语，舌绛起刺，脉数等。治疗营分热时常采用"清营透热"的药物，使热邪透出气分而解；血分热则采用"凉血散血"之法，在凉血的同时不留瘀。

五、清虚热法

清虚热法适用于治疗温热病后期邪热未尽，阴液耗伤之夜热早凉、低热不退者，以及用于内伤杂病之阴虚潮热及骨蒸劳热者。虚热证常同时存在阴液耗伤和虚热内扰两个方面，又多有兼证兼病，清热法多与滋阴法同用，称滋阴清热法，或养阴清热法。

第三节 药 物

清热药的药性均为寒凉，但因药味的不同，而有甘寒、苦寒、咸寒之分。甘寒药寒性较轻，兼能生津止渴，于实热、虚热均可应用，如芦根、竹叶、生地黄等。苦寒药寒性较重，清热力强，兼有解毒、燥湿作用，如黄连、黄芩、黄柏等。咸寒药能清热凉血，透疹化斑，如紫草、犀角、玄参等。清热药主要归经入肺、心、肝、胃、大肠、膀胱等易产生热证的各脏腑。

按清热法的分类，清热药亦相应分为五类。但清热药的作用大多比较广泛，一药可兼有两种或两种以上清热作用，只能根据其主要效能加以分类。清热药主要可以分为：①清热泻火药，性味多甘寒，能清气分热，用于治疗外感病气分热证，及各脏腑之火热证；②清热解毒药，性味多苦寒，能清热解毒，主要用于治疗瘟疫、痈肿疮疡等热毒病症；③清热燥湿药，性味多苦寒，能清热燥湿，主要用于治疗湿热证；④清热凉血药，性味多甘咸苦寒，能清热凉血，用于治疗热入营血证；⑤清虚热药，此类药多无苦燥伤阴之弊，既治阴虚发热，亦治温病后期邪热未尽，阴液耗伤者。

一、清热泻火药

石膏与知母常相须为用，为清热泻火及除烦止渴的常用药，主治气分实热。石膏清热之力较强，性善清解及清降，只适用于实热证。知母则性善清润，对实火与虚热均有作用而能虚实两清。

天花粉、芦根、竹叶皆能清热生津，用于气分实热之轻证。天花粉能清热排脓，芦根能除烦止呕及利尿，竹叶可清心利尿。

竹叶与淡竹叶效用相似，均能清热与利尿。但竹叶清心胃，除烦热作用较好；淡竹叶则长于清热利尿。

栀子善清三焦之热，既能清气分热，又能清血分热，尤长于清心火及退湿热黄疸，外用能散瘀消肿，治扭挫伤。

夏枯草、青葙子均能清泻肝火，清肝明目，治目赤肿痛。夏枯草可散郁结，青葙子能明目退翳。

莲子心专入心经，有清心泻火、除烦安神之功（表17-1）。

表 17-1　清热泻火药简表

药名	性味	归经	功效	主治
石膏	甘、辛，大寒	肺、胃	清热泻火，除烦止渴	温热气分实热证，肺热喘咳证，胃火牙痛，头痛，实热消渴
知母	苦、甘，寒	肺、胃、肾	清热泻火，滋阴润燥	热病烦渴，肺热燥咳，骨蒸潮热，内热消渴，肠燥便秘
天花粉	甘、微苦，微寒	肺、胃	清热生津，清热排脓	气分实热之轻证，热病烦渴，肺热燥咳，内热消渴，疮疡肿毒
芦根	甘，寒	肺、胃	清热泻火，生津止渴，除烦，止呕，利尿	气分实热之轻证，热病烦渴，胃热呕哕，肺热咳嗽，热淋涩痛
竹叶	甘、辛、淡，寒	心、胃、小肠	清心利尿，除烦热	气分实热之轻证，热病烦渴，口疮尿赤
淡竹叶	甘、淡，寒	心、胃、小肠	清热利尿	气分实热之轻证，热病烦渴，口疮尿赤，热淋涩痛
栀子	苦，寒	心、肺、三焦	清三焦热，利湿，凉血解毒	热病心烦，湿热黄疸，血淋涩痛，血热吐衄，目赤肿痛，火毒疮疡
夏枯草	辛、苦，寒	肝、胆	清肝明目，散郁结	目赤肿痛，瘰疬，瘿瘤
青葙子	苦，微寒	肝	清肝明目，退翳	肝火眩晕，目赤肿痛
莲子心	苦，寒	心、肾	清心泻火，除烦安神	热入心包，神昏谵语，心肾不交，失眠遗精，血热吐血

二、清热解毒药

金银花与连翘常相须为用，能清热解毒，并可疏散风热。然金银花性善清透，广泛用于温病及各种热毒，对全身疾患较好；连翘功善清泻，常用于清心泻火，且为散结消痈之药，对局部疾患较佳。

蒲公英、紫花地丁、紫背天葵子、野菊花均善清热解毒而消痈肿，治各种外疡内痈。

大青叶、板蓝根、青黛来源于同一植物，一为叶，一为根，一为叶之加工品。三者功用相似，均能清热解毒，凉血化斑。但大青叶凉血化斑力强；板蓝根清利咽喉力强；青黛清泻肝火力大。贯众性苦微寒，也能凉血止血，有小毒，有杀虫之功。

山豆根、射干、马勃均能清热解毒而善治咽喉肿痛。山豆根解毒散肿之力较强，又能抗癌；射干兼可去痰平喘；马勃兼能止血敛疮。

穿心莲能清热解毒及燥湿，上治肺热咳喘及咽喉肿痛，下治湿热痢及淋证。

鱼腥草适应证较广，可治肺热咳嗽、热淋、泻痢及痈肿。

大血藤及败酱草均能清热解毒、消痈及祛瘀止痛而善治肠痈，以及其他痈肿，但大血藤祛瘀止痛力强，还可用治外伤、风湿痛及痛经。

牛黄效用颇广，除清热解毒外，尚能息风止痉及化痰开窍。由于稀少，现多以体外培育牛黄或人工牛黄代替。

重楼能清热解毒，止痛肿疮毒。尚能散肿止痛、化瘀止血及治蛇虫咬伤。

马齿苋、白头翁均能清热解毒且长于治痢。

白蔹解毒疗疮为主，治湿热疮毒（表17-2）。

表 17-2　清热解毒药简表

药名	性味	归经	功效	主治
金银花	甘，寒	肺、心、胃	清热解毒，疏散风热	痈肿疔疮，外感风热，热毒血痢
连翘	苦，微寒	肺、心、小肠	清热解毒，消肿散结，疏散风热	风热感冒，温病初起，温热入营，痈疽、丹毒，瘰疬，热淋涩痛
蒲公英	苦、甘，寒	肝、胃	清热解毒，消肿散结，凉血，利湿通淋	乳痈，热淋涩痛，湿热黄疸
紫花地丁	苦、辛，寒	心、肝	清热解毒，消肿散结，凉血	乳痈肠痈，毒蛇咬伤
天葵子	甘、苦，寒	肝、胃	清热解毒，消肿散结	痈肿疔疮，乳痈，瘰疬，毒蛇咬伤
野菊花	苦、辛，微寒	肝、心	清热解毒	痈疽疔疖，咽喉肿痛，目赤头晕
大青叶	苦，寒	心、胃	清热解毒，凉血消斑	温毒发斑，喉痹口疮
板蓝根	苦，寒	心、胃	清热解毒，凉血消斑，利咽	温毒发斑，痄腮，外感风热，咽喉肿痛
青黛	咸，寒	肝	清热解毒，凉血消斑，泻火定惊	温毒发斑，血热吐衄，咽痛口疮，暑热惊痫，小儿惊痫
贯众	苦，微寒	肝、胃	清热解毒，止血	血热出血，虫疾
山豆根	苦，寒	肺、胃	清热解毒，利咽消肿	咽喉肿痛，肿瘤
射干	苦，寒	肺	清热解毒，利咽消肿，消痰	咽喉肿痛
马勃	辛，平	肺	清热解毒，利咽，止血	咽喉肿痛，吐血，外伤出血
穿心莲	苦，寒	心、肺、大肠、膀胱	清热消肿，凉血燥湿	外感风热，肺热咳嗽，湿热泻痢，痈肿疮毒
鱼腥草	辛，微寒	肺	清热解毒，消痈排脓，利尿通淋	肺热咳嗽，热淋，泻痢，痈肿
大血藤	苦，平	大肠、肝	清热解毒，消痈祛瘀，止痛祛风	痈肿，瘀阻腹痛，跌打损伤、风湿痹痛
败酱草	辛，微寒	胃、大肠、肝	清热解毒，消痈祛瘀，止痛	痈肿（尤肠痈），瘀阻腹痛
牛黄	甘，凉	心、肝	清热凉血，息风止痉，化痰开窍	热病神昏，谵语，癫痫发狂，小儿惊风抽搐
重楼	苦，微寒	肝	清热解毒，止痛肿疮毒	痈肿疔疮，咽喉肿痛，毒蛇咬伤，惊风抽搐，跌打损伤
马齿苋	酸，寒	肝、大肠	清热解毒，凉血止血，止痢	热毒血痢，热毒疮疡，崩漏便血
白头翁	苦，寒	胃、大肠	清热解毒，凉血止痢	热毒血痢，阴痒带下
白蔹	苦，微寒	心、胃	清热解毒，消痈散结，敛疮生肌	痈疽发背，疔疮，瘰疬，烧烫伤

三、清热燥湿药

本类药除清热燥湿外，且多具解毒作用，主治湿热及热毒证。

黄芩、黄连、黄柏三药并称"三黄"，皆能清热燥湿及泻火解毒，主治诸种湿热证及热毒证。黄芩长于清肺，并可止血安胎；黄连善清心火、胃火；黄柏专于治下焦湿热。

黄柏、知母常相须为用，均能坚阴并虚实两清。但黄柏性燥，能燥湿解毒及清下焦有形湿热；知母性润而清下焦无根之虚火。

苦参以燥湿及杀虫为主，尤善清下焦湿热，治泻痢、黄疸、带下、热淋及皮肤瘙痒。

龙胆大寒且燥，清泻肝火及燥湿之力强，善清肝火上炎、湿热黄疸及湿热下注诸证，治目疾亦限于肝火炽盛者（表17-3）。

表 17-3　清热燥湿药简表

药名	性味	归经	功效	主治
黄芩	苦，寒	肺、胆、脾、大肠、小肠	清热燥湿，泻火解毒，止血安胎	诸种湿热证、热毒证，肺热咳嗽，血热吐衄，胎动不安
黄连	苦，寒	心、脾、胃、肝、胆、大肠	清热燥湿，泻火解毒	诸种湿热证、热毒证，湿热泻痢，心烦不寐，目赤牙痛，消渴
黄柏	苦，寒	肾、膀胱	清热燥湿，泻火解毒，除骨蒸	诸种湿热证、热毒证，湿热带下，热淋涩痛，骨蒸劳热
苦参	苦，寒	心、肝、胃、大肠、膀胱	清热燥湿，杀虫利尿	湿热黄疸，湿热小便不利
龙胆	苦，寒	肝、胆	清热燥湿，泻肝胆火	湿热黄疸，肝火头痛，目赤耳聋，惊风抽搐，阴肿阴痒

四、清热凉血药

　　犀角凉血止血、化斑、解毒、清心定惊之力均甚佳，为治血热妄行、吐衄发斑、高热神昏之良药。由于犀牛为国家保护的濒危动物，现以水牛角代替。

　　牡丹皮、赤芍均能清热凉血及活血化瘀。牡丹皮凉血之力强于赤芍；赤芍活血化瘀之力胜于牡丹皮。

　　生地黄、玄参皆能清热凉血。生地黄尚能滋阴，亦用作滋阴药。玄参解毒力强，通常用作清热解毒药。

　　紫草功善凉血、活血及解毒透疹，治血热发斑、热毒斑疹及麻疹透发不畅，并外用以治疮疡、湿疹、烫伤（表 17-4）。

表 17-4　清热凉血药简表

药名	性味	归经	功效	主治
犀角	苦、酸、咸，寒	心、肝、胃	清热凉血，化斑、解毒，清心定惊	热病神昏谵语，斑疹，吐血，衄血
牡丹皮	苦、辛，微寒	心、肝、肾	清热凉血，活血化瘀	热入营血，温毒发斑，血热吐衄，无汗骨蒸
赤芍	苦，微寒	肝	清热凉血，散瘀止痛	热入营血，温毒发斑，血滞经闭，目赤肿痛
生地黄	甘，寒	心、肝、肾	清热凉血，养阴生津	热入营血，温毒发斑，阴虚发热，津伤口渴
玄参	甘、苦、咸，微寒	肺、胃、肾	清热凉血，滋阴降火，解毒散结	热入营血，温毒发斑，热病伤阴，目赤，咽痛，骨蒸劳嗽，痈肿疮毒
紫草	甘、咸，寒	心、肝	清热凉血，凉血活血，透疹消斑	热入营血，温毒发斑，斑疹、麻疹透发不畅；外用以治疮疡、湿疹、烫伤

五、清虚热药

　　青蒿、白薇、地骨皮、银柴胡、胡黄连皆用作退虚热药。青蒿尚能截疟及清暑热。白薇尚能清实热，治热淋、血淋、咽喉肿痛及疮疡肿毒。地骨皮尚能清泻肺热，治肺热咳喘。银柴胡及胡黄连尚长于清疳热。胡黄连尚有类似黄连除湿热及解毒的功效（表 17-5）。

表 17-5　清虚热药简表

药名	性味	归经	功效	主治
青蒿	苦、辛，寒	肝、胆	清虚热，截疟，清暑热	中暑，疟疾，阴虚发热
白薇	苦、咸，寒	胃、肝、肾	清热凉血，利尿通淋，解毒疗疮	产后血虚发热，热淋，血淋，痈疽肿毒，阴虚发热，骨蒸劳热，温邪伤营发热

续表

药名	性味	归经	功效	主治
地骨皮	甘，寒	肺、肝、肾	凉血除蒸，清肺降火	阴虚潮热，骨蒸盗汗，肺热咳嗽，咯血，衄血，内热消渴
银柴胡	甘，微寒	肝、胃	清虚热，除疳热	疳积发热
胡黄连	苦，寒	肝、胃、大肠	清虚热，除疳热，清湿热	疳积发热，湿热泻痢

第四节 方 剂

一、白虎汤（《伤寒论》）

【组成】 生石膏 知母 炙甘草 粳米
【功效】 清热生津。
【主治】 气分热盛证。壮热面赤，烦渴引饮，汗出恶热，脉洪大有力。
【方解】 方中君药生石膏可透热出表，以除阳明气分之热；臣药知母与石膏相须为用，可增强清热生津之功。佐以粳米、炙甘草益胃生津，亦可防止大寒伤中之弊。炙甘草兼以调和诸药为使（图17-1）。

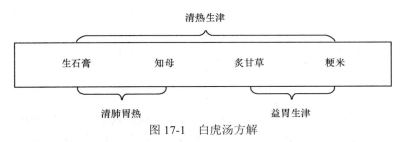

图 17-1 白虎汤方解

二、清营汤（《温病条辨》）

【组成】 犀角 生地黄 玄参 竹叶心 麦冬 丹参 黄连 金银花 连翘
【功效】 清营解毒，透热养阴。
【主治】 热入营分证。身热夜甚，神烦少寐，时有谵语，目常喜开或喜闭，口渴或不渴，斑疹隐隐，脉细数，舌绛而干。
【方解】 本方主治温病邪热传营，热伤营阴，而气分之邪尚未尽解者。治法上在清营解毒之中，配以清气分之药，使"入营犹可透热转气"，达到气营两清的目的。君药犀角可清解营分之热毒，生地黄、麦冬、玄参三药共为臣药，既可甘寒养阴保津，又可助君药清营凉血解毒。金银花、连翘、竹叶心轻清透泄，即"透热转气"之应用，黄连清心解毒，丹参清热凉血并能活血化瘀，可防热与血结，此五味均为佐药（图17-2）。

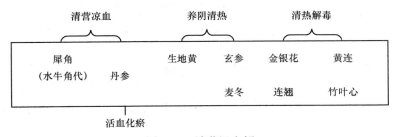

图 17-2 清营汤方解

三、犀角地黄汤（《小品方》，录自《外台秘要》）

【组成】　犀角（水牛角代）　生地黄　赤芍　牡丹皮

【功效】　清热解毒，凉血散瘀。

【主治】　热入血分证。①热扰心神，身热谵语，舌绛起刺，脉细数。②热伤血络，斑色黑紫、吐血、衄血、便血、尿血等，舌红绛，脉数。③蓄血瘀热，漱水不欲咽，大便色黑易解等。

【方解】　本方证因温病热入血分，出现热扰心神而神昏谵语及血热妄行之出血发斑。君药犀角凉血清心而解热毒，臣以生地黄凉血滋阴生津，佐以赤芍、牡丹皮清热凉血，散瘀收斑（图 17-3）。

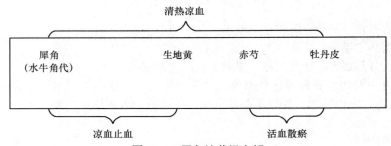

图 17-3　犀角地黄汤方解

四、黄连解毒汤（《肘后备急方》，方名见于《外台秘要》）

【组成】　黄连　黄芩　黄柏　栀子

【功效】　泻火解毒。

【主治】　三焦火毒证。大热烦躁，口燥咽干，错语不眠；或热病吐血、衄血；或热甚发斑，或身热下利，或湿热黄疸；或外科痈疡疔毒，小便黄赤，舌红苔黄，脉数有力。

【方解】　方中以黄连清中焦之火为君，以黄芩清上焦之火为臣，以黄柏清下焦之火为佐，配合栀子通泄三焦，导热下行。一切实热火证，多以此方为基础进行加味（图 17-4）。

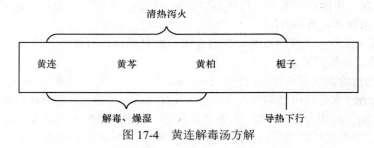

图 17-4　黄连解毒汤方解

五、五味消毒饮（《医宗金鉴》）

【组成】　金银花　野菊花　蒲公英　紫花地丁　紫背天葵子

【功效】　清热解毒，消散疔疮。

【主治】　疔疮初起，以及痈疡疖肿。发热恶寒，疮形如粟，坚硬根深，状如铁钉，以及痈疡疖肿，红肿热痛，舌红苔黄，脉数。

【方解】　本方重用金银花为君，集五味清热解毒、消痈散结药于一方，为消散疔毒痈肿之要方（图 17-5）。

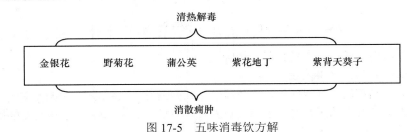

图 17-5　五味消毒饮方解

六、导赤散（《小儿药证直诀》）

【组成】　生地黄　木通　生甘草梢　竹叶

【功效】　清心养阴，利水通淋。

【主治】　心经火热证。心胸烦热，口渴面赤，意欲饮冷，以及口舌生疮；或心热移于小肠，小便赤涩刺痛，舌红，脉数。

【方解】　方中以生地黄凉血滋阴以制心火，木通下导小肠之热，二者共为君药。竹叶清心除烦为臣，生甘草梢清热解毒，并可调和诸药，还可防木通、生地黄之寒凉伤胃，为方中佐使（图 17-6）。

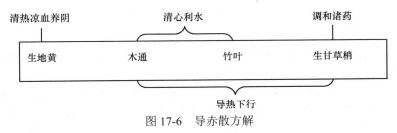

图 17-6　导赤散方解

七、龙胆泻肝汤（《医方集解》）

【组成】　龙胆草　黄芩　栀子　泽泻　木通　当归　生地黄　柴胡　生甘草　车前子

【功效】　清泻肝胆实火，清利肝胆湿热。

【主治】　①肝胆实火上炎证。头痛目赤，胁痛，口苦，耳聋，耳肿，舌红苔黄，脉弦数有力。②肝经湿热下注证。阴肿，阴痒，筋萎，阴汗，小便淋浊，或妇女带下黄臭等，舌红苔黄腻，脉弦数有力。

【方解】　本方是泻肝胆实火及清利肝胆湿热的代表方。方中龙胆既泻肝胆实火，又利肝胆湿热，为君药。黄芩、栀子燥湿清热，苦寒泻火为臣。以渗湿泄热之泽泻、木通、车前子，导湿热从水道而去；当归、生地黄养血滋阴，使邪能去而阴血不伤，此四味皆为佐药。柴胡疏肝胆之气，生甘草调和诸药，二药并兼佐使（图 17-7）。

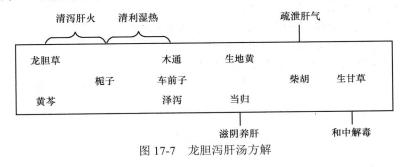

图 17-7　龙胆泻肝汤方解

八、泻白散（《小儿药证直诀》）

【组成】　桑白皮　地骨皮　炙甘草　粳米

【功效】　清泻肺热，平喘止咳。

【主治】　肺热喘咳证。气喘咳嗽，皮肤蒸热，日晡尤甚，舌红苔黄，脉细数。

【方解】　方中桑白皮清泻肺热，平喘止咳为君。地骨皮甘寒入肺，清降肺火为臣。炙甘草、粳米养胃和中以伏肺气，共为佐使（图17-8）。

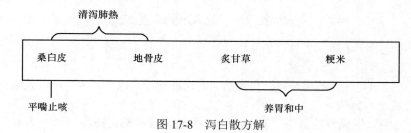

图17-8　泻白散方解

九、白头翁汤（《伤寒论》）

【组成】　白头翁　黄柏　黄连　秦皮

【功效】　清热解毒，凉血止痢。

【主治】　热毒痢疾。腹痛，里急后重，肛门灼热，下利脓血，赤多白少，渴欲饮水，舌红苔黄，脉弦数。

【方解】　方中以苦寒而入血分的白头翁为君，清热解毒，凉血止痢。黄连泻火解毒燥湿，为治痢要药，黄柏清下焦湿热，二者共为臣药。秦皮清热解毒而兼以收涩止痢，为佐使药（图17-9）。

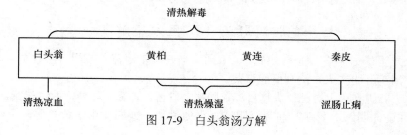

图17-9　白头翁汤方解

思考题

1. 下列哪项属于里实热证的症状（　）

A. 恶寒发热　　　B. 但寒不热　　　C. 但热不寒　　　D. 寒热往来　　　E. 长期低热

2. 热证的共有临床表现有哪些？

3. 对于各种不同的里实热证有哪些不同治法？

4. 清热解毒药主要用于治疗何种证型？请列举六种代表药。

5. 热入气分、营分、血分应分别选用何种方剂？

6. 心火上炎证和肝火上炎证应分别选用何种方剂？

（董　慧）

第十八章 寒 证

【内容提要】 寒证是一组身体机能与代谢活动衰退，温煦功能减弱为主的证候，临床表现为畏寒喜暖，面色苍白或淡白，四肢欠温或畏寒肢冷，精神不振，腹痛拒按，肠鸣腹泻，或痰鸣喘嗽，口淡多涎，小便清长，舌苔白润，脉迟或紧。寒证的治法总称温法，包括温中祛寒法、温经散寒法、回阳救逆法。温热剂是以味辛而性温热的药物为主组成的方剂，代表方有理中丸（汤）、大建中汤、当归四逆汤、四逆汤、阳和汤、参附汤等。

【学习目标】
1. 掌握里寒证的概念和主要证候表现、温法的主要治法类型和温性药物的主要类型。
2. 熟悉温法的主要代表方剂。
3. 了解不同类型的温热药物的主要功效和治疗应用。

"寒"是中医学理论和临床的核心内容之一，广泛涉及自然、人体、疾病、治法、药性等方面，其概念内涵丰富，主要包括有病因、六气和证候等三方面，本章重点阐释"寒"的证候意义，即"寒证"。

第一节 证 候

寒证，指外感或内伤所致的身体机能与代谢活动衰退，温煦功能减弱而出现寒性证候。

根据八纲分类原则有表寒证，里寒证，虚寒证，实寒证之分。表寒证是寒邪侵袭肌表所表现的证候。里寒证是寒邪直中脏腑经络所致证候，主要临床症状与体征：畏寒喜暖，面色苍白，四肢欠温，腹痛拒按，肠鸣腹泻，或痰鸣喘嗽，口淡多涎，小便清长，舌苔白润，脉迟或紧；或是脏腑阳气虚衰所致证候，主要临床症状与体征：精神不振，面色淡白，畏寒肢冷，腹痛喜按，大便溏薄，小便清长，少气乏力，舌质淡嫩，脉微或沉迟无力，如心阳虚、脾阳虚、肾阳虚、脾肾阳虚等。

表寒证已在表证中讲述，阳气虚衰而致的虚寒证将在阳虚证章节中讲述，本章为了讨论的方便，不论外感病与内伤病，概以脏腑为纲，重点阐述里寒证、实寒证，包括：寒凝四肢血脉、寒邪客肺、寒凝胃脘、寒凝心脉、寒凝肝脉及寒凝胞宫。此外，尽管亡阳证不属于通常所称的寒证，但因考虑主要是"回阳救逆法"治亡阳，亦属祛寒法，与寒证相关，故一并讨论。

一、寒凝四肢血脉

本证为寒邪乘虚流窜入里，留于四肢筋骨，滞于经脉，血行不畅出现蚀筋、伤骨、化脓等临床证候。临床表现：四肢局部肿胀，附筋着骨，推之不移，不红不热，疼痛彻骨，难消、难溃、难敛，苔白或薄腻，脉紧或弦紧数。多见于附骨疽、脱骨疽、踝疽等，相当于西医学中的脉管炎、雷诺病、糖尿病足等。

二、寒邪客肺

本证为寒邪直中肺脏或风寒束肺进一步发展，出现寒邪扰肺，肺失宣降的一类症状的概称。临床表现：咳嗽气喘，咯痰色白而清稀，遇冷则甚，喉间痰鸣，胸膈满闷，畏寒肢冷，舌苔白滑，脉沉迟。

三、寒凝胃脘

本证多为寒邪袭胃致胃阳不足，寒邪过盛而出现的胃内寒凝气滞，胃失和降等病理变化。临床表现：胃脘部突然疼痛，拒按，自觉局部冰冷，遇寒痛甚，得温痛缓，伴泛吐清水，舌淡苔白滑，脉弦或迟。

四、寒凝心脉

本证多因素体阳虚，阴寒直中，心阳不振致心脉气血凝滞痹阻，以心脉瘀血症状为基础而寒象突出为特点，临床表现：卒然心痛如绞，心痛彻背，喘不得卧，伴形寒，甚则手足不温，冷汗自出，胸闷气短，心悸，面色苍白，苔薄白，脉沉紧或沉细，多因气候骤冷或骤感风寒而发病或加重。

五、寒凝肝脉

本证为寒邪内侵肝经致疏泄失常，气血凝滞而以少腹寒凝气滞疼痛为主要表现的证候。临床表现：下腹胀痛为主，常伴畏寒肢冷，小便清长，舌苔白滑，脉沉弦或沉紧而迟，男子可有牵引睾丸坠痛，甚至阴囊收缩，得热痛缓症状，女子可伴有痛经、带下清冷等症状。

六、寒凝胞宫

本证为寒邪侵袭胞宫，血为寒凝，致使血道滞涩，运行失常而引起的一系列症状。临床表现：小腹绞痛且凉，得热痛缓，月经或恶露行涩不爽，其色紫黯，血块较多，甚至凝滞不行，肢冷畏寒，面青唇黯，舌苔薄白而润，脉沉紧或沉迟。

七、亡阳证（寒盛阳微）

本证因阴寒之邪极盛致阳气暴伤，或因大汗、失精、大失血等阴血消亡而阳随阴脱，或阳气衰微而脱散致机体失却温煦、固摄、推动之能的证候，临床表现：精神淡漠，面色苍白，冷汗或大汗淋漓，四肢厥逆，气息微弱，口不渴或渴喜热饮，舌淡，脉微欲绝等垂危症状。本证不能视为一般的寒证。

第二节　治　法

寒证的基本治法是温法，即"寒者温之"。温法，是通过温里、散寒、回阳、通脉等作用，以祛除里寒，使机体阳气复、经络通、血气和的治法。

根据里寒证的轻重缓急不同，温法有强弱缓峻不同；根据里寒证发病部位不同，温法又可进一步分为温中祛寒法、温经散寒法、回阳救逆法三方面。

一、温中祛寒法

本法为运用温热药，温暖中焦脾胃，祛除寒邪的治法，主治中焦虚寒。虽曰温中祛寒，实以祛寒为主，兼顾补中，常用温中祛寒药如干姜、高良姜、吴茱萸等，与补气健脾药如党参、白术、甘草等组方。

二、温经散寒法

本法为运用具有温阳散寒通经作用的方药，治疗寒滞经脉证（心脉、肝脉、四肢血脉、胞脉等）的治法。适用于经脉受寒，血行不畅，血脉瘀阻所致的病证。除用辛热之剂温经散寒外，常配以温血脉及活血化瘀之剂组方。

三、回阳救逆法

本法是运用具有温热作用的药物，以治疗阳气衰微，阴寒内盛危重症的治法。由于阳气暴脱，阴寒极盛，生命危在旦夕，急用大热之剂以急救回阳，或加人参以固元气。

第三节 药 物

本章所述的祛寒药主要是治疗里寒证，因此称为温里药，温里药具有味辛而性温热特点。味辛能散、行，性温热能温中散寒。根据温热药性味组合特点，温里药又可进一步分为温里散寒、暖肝散结、补火助阳、温阳利水、温经通络、引火归原、回阳救逆等作用。

温里药因其主要归经不同而有多种效用，归脾胃经则以温中散寒止痛为主；归肺经则以温肺化饮为主；归肝经则以暖肝散寒止痛为主；归肾经则以温肾助阳补阳为主；归心肾二经则以温阳通脉、回阳救逆为主。

临床温里药应根据不同证候适当配伍，如外寒入里，但表寒仍未解，当与辛温解表药同用，如桂枝、生姜等；若寒凝经脉，气滞血瘀者，配以行气活血，止痛调经药物，如枳实、桃仁、益母草等；寒湿内阻，宜配芳香化湿或温燥祛湿药，如苍术、藿香、厚朴等；若脾肾阳虚者，宜配伍温补脾肾药物，如党参、黄芪、白术等；若亡阳气脱者，宜与大补元气药同用，如人参、太子参等。

本类药物多辛温香燥，易耗气伤阴，故气阴不足者慎用，实热证、阴虚火旺、津液亏虚者忌用。常用祛寒药见表18-1。

附子、肉桂二药既是祛寒药，又是助阳药，常相须为用，但附子以祛寒为主，长于回阳救逆，多用于急救方中，如四逆汤；肉桂以温阳为主，长于温通血脉，鼓舞阳气，补益方中多用之，如十全大补汤。附子有毒，久煎后可减轻其毒性，口尝至无麻辣感为度。

干姜、附子常相须为用，以温阳祛寒，但附子温脾肾之阳，长于回阳救逆；干姜温脾胃之阳，专于温中祛寒。

干姜、高良姜、吴茱萸、花椒、荜澄茄、胡椒皆擅长于温中祛寒。

乌头、附子皆来自乌头之根，川乌头为母根，附子为子根，乌头以散寒止痛见长，附子以补火回阳为优。

乌头分川乌、草乌两种，二者效用相同，惟草乌毒性更强。

细辛有小毒，《本草纲目》记载有"若单用末，不可过一钱（3g）。多则气闷塞不通者死"，现代药理研究提示：剂量过大有恶心反应，挥发油中之黄樟醚有肝肾毒性，并是致癌物质，因此不宜长期服用或大剂量服用，也不宜制成中成药长期服用。

吴茱萸有小毒，内服均须炮制后使用，临床上常发生因服用未制透的吴茱萸或生品吴茱萸，或因超剂量服用而产生中毒或过敏反应，临床常用剂量约为5g。

小茴香偏于行气，温中散寒疗胃中寒气疼痛。

丁香，能温肾阳，可疗因肾阳不足而致的阴部寒冷、阳痿等证。

表 18-1 温里药简表

药名	性味	归经	功能	主治
附子	辛、甘，大热	心、肾、脾	回阳救逆，补火助阳，散寒止痛	肢冷脉微；胸部脘腹冷痛；周身骨节疼痛
干姜	辛，热	脾、胃、心、肺、肾	温中散寒，回阳通脉，温肺化饮	脘腹冷痛，呕吐泄泻，形寒背冷，痰多清稀
肉桂	辛、甘，大热	肾、脾、心、肝	补火助阳，散寒止痛，温经通脉，引火归原	腰膝冷痛，夜尿频多，寒疝腰痛，痛经闭经，虚寒吐泻，心腹冷痛，肾虚作喘

续表

药名	性味	归经	功能	主治
吴茱萸	辛、苦，热，有小毒	肝、脾、胃、肾	散寒止痛，降逆止呕，助阳止泻	厥阴头痛，呕吐吞酸，经行腹痛，五更泄泻
高良姜	辛，热	脾、胃	温中止呕，散寒止痛	嗳气吞酸，脘腹冷痛
花椒	辛，温	脾、胃、肾	温中止痛，杀虫止痒	虫积腹痛，脘腹冷痛，呕吐泄泻
胡椒	辛，热	胃、大肠	温中散寒，下气消痰	食欲不振，腹痛
荜澄茄	辛，温	脾、胃、肾、膀胱	温中散寒，行气止痛	暖脾胃，止呕吐哕逆，寒疝腹痛
乌头	辛、苦，热	心、肝、肾、脾	祛风除湿，温经止痛	风寒湿痹，关节疼痛；跌仆伤痛，麻醉止痛；心痛彻背
细辛	辛，温	心、肺、肾	解表散寒，通窍止痛，温肺化饮	头痛、牙痛、寒痰咳喘
小茴香	辛，温	肝、肾、脾、胃	散寒止痛，理气和胃	少腹冷痛，睾丸偏坠胀痛；脘腹胀痛，食少吐泻
丁香	辛，温	脾、胃、肾经	温中降逆，散寒止痛	呃逆呕吐，食少吐泻

第四节 方 剂

凡以温热药为主组成，具有温里助阳、散寒通脉作用，治疗里寒证的方剂，统称为温里剂。使用温里剂时，首先应当辨别寒证所在部位，属于何脏何腑，才能有的放矢；其次应注意辨清证候寒热之真假，勿被假象迷惑，若真热假寒之证误用温里剂则无异于火上加油。

另外要注意因人、因时、因地制宜。对于素体阳虚之人，或时值冬令季节，或居住北方之人，温里药物之剂量可稍重，反之宜轻，以防温燥伤津。最后，对于阴寒太盛，或真寒假热之证，患者服药入口即吐，可少佐寒凉之品，或热药冷服，此即"寒因寒用"的反佐方法。

一、理中丸（汤）（《伤寒论》）

【组成】 干姜 人参 炙甘草 白术

【功效】 温中祛寒，健脾益气。

【主治】 中焦（脾胃）虚寒诸症。不欲饮食，脘腹隐痛，喜温喜按，并伴肢体不温，舌淡苔白，脉沉细无力者。

【方解】 本方为温中祛寒的代表方，方中君药干姜大辛大热，温脾胃，化阴凝，可达温中散寒，扶阳抑阴效果。配人参补中益气，培补后天，助干姜恢复中阳，佐用白术燥湿运脾，除湿益气，炙甘草益气补中，调和诸药，用为使药（图 18-1）。四药配伍，共奏温中祛寒、补益脾胃之功。

本方组成药物药性整体偏温燥，因此证属阴虚内热者慎用。

在理中丸中加入药性大辛大热的"附子"一味药可成附子理中丸，附子与干姜相伍，可加强温阳散寒作用以消阴翳，主治腹痛吐利，脉微肢厥，或感寒头痛以及一切沉寒痼冷之寒盛证。

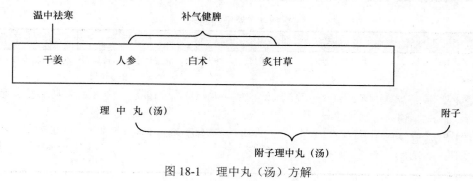

图 18-1 理中丸（汤）方解

二、大建中汤（《金匮要略》）

【组成】　蜀椒　干姜　人参（饴糖）

【功效】　温中补虚，降逆止痛。

【主治】　中阳衰弱，阴寒凝聚于内。脘腹剧痛，呕不能食，舌苔白滑，脉弦紧。

【方解】　方中君药蜀椒味辛性热，长于散寒温中，降逆止痛。干姜辛热，温中祛寒，和胃止呕，助蜀椒温建中阳，散寒止痛，为臣药。人参补脾益气，辅助正气，为佐药。腹痛严重或可补加饴糖一味，既可助椒、姜散寒止痛之功，又可制约椒、姜过于辛燥之性，还具有甘缓益气之效。诸药合用使中阳建，阴寒去，阳气复（图18-2）。

本方特点：温补并用，以温为主，温中以除阴寒，补中土以建中阳。

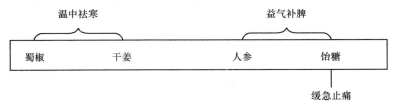

图 18-2　大建中汤方解

三、当归四逆汤（《伤寒论》）

【组成】　当归　桂枝　白芍　细辛　炙甘草　木通（通草）　大枣

【功效】　温经散寒，养血通脉。

【主治】　血虚寒厥证。手足厥寒，或腰、股、腿、足、前臂、上臂等疼痛不适，或女性经前腰腹冷痛，或伴手足冻疮，舌淡苔白，脉沉细或脉细欲绝等为症状表现。

【方解】　当归苦辛甘温，补血和血，为温补肝血之要药；桂枝辛温，温经通脉，以祛经脉中客留的寒邪而畅血行。二药配伍，养血温通并施，使寒邪除，血脉畅，共为君药。白芍养血和营，配合当归更增补益阴血之力，配伍桂枝可调和营卫；细辛辛温走窜，通达表里，以散寒邪，二药合用共为方中臣药。木通味苦可通血脉，利关节，药性寒凉又可调和桂、辛药性的燥热太过，使本方补血而不滞，温阳而不燥，为方中佐药。炙甘草、大枣益气健脾，调和诸药，为方中使药。

方中诸药合用可起"血虚得补，寒邪得散，经脉得通，四肢渐温"之效（图18-3）。

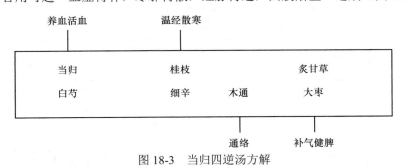

图 18-3　当归四逆汤方解

四、阳和汤（《外科证治全生集》）

【组成】　熟地黄　肉桂　麻黄　鹿角胶　白芥子　姜炭　甘草

【功效】　温阳补血，散寒通滞。

【主治】　阴疽。患处皮色不变，漫肿无头，酸痛无热，舌淡脉细。

【方解】　方中肉桂、姜炭味辛性热，既可温经通脉，又能散寒祛邪，二药配伍共为君药。熟地黄、鹿角胶温补营血，填精补髓，强壮筋骨，二药相伍补血助阳以治本，同为方中臣药。麻黄、白芥子驱散在表之寒邪及皮里膜外之痰，使气血宣通，补而不滞，两药合用既能使气血宣通，又可使熟地黄、鹿角胶补而不滞，共为方中佐药。甘草调和诸药，为方中使药。

全方补阴温阳药物合用，辛散温通之品相伍，既温补营血不足，又解散阴寒之凝滞，二者相辅相成，温而不燥，散不伤正，使阴破阳振，寒消痰化，诸药合用可起"化阴凝，布阳和"之效，本方是治疗中医外科阴疽诸证的代表方，因功效犹如仲春和煦之气，驱散阴霾而布阳和，故名"阳和汤"（图 18-4）。

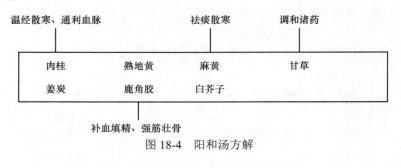

图 18-4 阳和汤方解

五、四逆汤（《伤寒论》）

【组成】 附子 干姜 炙甘草

【功效】 回阳救逆。

【主治】 心肾阳衰寒厥证。四肢厥冷，恶寒蜷卧，呕吐不渴，并伴有神疲欲寐，下利清谷，舌淡苔白，脉微等。

【方解】 方中附子大辛大热，能通行十二经脉，迅达内外，温肾壮阳，祛寒救逆，为方中君药。干姜辛热，温中焦而除里寒，助附子升发阳气，为方中臣药。附、姜同用，可加强破阴复阳之功，祛寒救逆。炙甘草为方中佐药，不仅配合干姜温健脾阳，且能缓和附、姜辛热之性的伤阴之弊，起调和诸药作用（图 18-5）。

方名"四逆汤"，四逆，指四肢自指（趾）端向心逆冷，直至肘膝以上，本方可使阳气舒展而达四肢以解四肢厥逆，是回阳救逆代表方。本方如属真热假寒者当禁用。若服药后呕吐，可将药汤冷服。

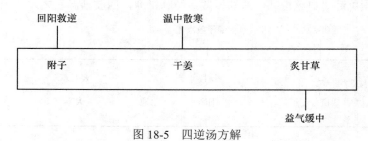

图 18-5 四逆汤方解

六、参附汤（《济生续方》，录自《医方类聚》）

【组成】 人参 附子

【功效】 益气、回阳、固脱。

【主治】 阳气暴脱证。四肢厥冷、汗出喘促，冷汗淋漓、脉微欲绝。

【方解】 人身有一分阳气便有一分生机，若元气大亏，阳气外脱，气脱无力鼓动血行，故方中人参甘温大补元气，重用以固后天，附子大辛大热，温壮元阳，以补先天。二药相伍，上温心阳，下补命火，中助脾土，益气固脱，回阳救逆，作用迅捷。

本方配伍特点是益气固脱和回阳救逆相伍，相须为用，益气固脱之效明显。现代又将本方剂型改成注射剂，名"参附注射液"，成为临床急救最常用的中成药之一（图18-6）。

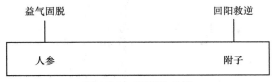

图18-6 参附汤方解

七、暖肝煎（《景岳全书》）

【组成】 当归 枸杞子 茯苓 小茴香 肉桂 乌药 木香（沉香亦可）

【功效】 温补肝肾，行气止痛。

【主治】 肝肾不足，寒滞肝脉证。小腹疼痛，疝气痛，畏寒喜暖，得温痛减，或男性睾丸痛，舌淡苔白，脉沉迟。

【方解】 方中肉桂辛甘大温，暖肝温肾，散寒止痛，合以小茴香可加强暖肝散寒，理气止痛之功效，二药配伍共为君药。当归、枸杞子养血补肝肾，乌药、木香（沉香）行气散寒止痛，四药合用共为方中臣药。佐以茯苓淡渗利湿，健脾助运。诸药合用可达肝肾得温，寒凝得散，气机通畅的治疗目标。

本方配伍特点是行气散寒同时兼具温补肝肾，是祛邪扶正、标本兼顾之方（图18-7）。

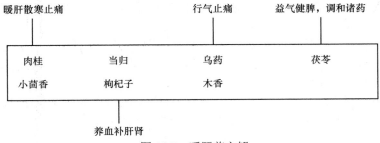

图18-7 暖肝煎方解

思考题

1. 少腹牵引阴部坠胀冷痛，或阴囊收缩的临床意义是（ ）

A. 寒凝胞宫　　　B. 寒凝肝脉　　　C. 寒滞胃肠　　　D. 寒滞脾脉　　　E. 寒滞肾脉

2. 寒证的共有临床表现有哪些？

3. 试述表寒证与里寒证的主要症状。

4. 寒证的基本治法是什么？可分为哪几方面？

5. 温热药的归经及作用有哪些？

6. 温中祛寒剂主要用于治疗哪种证型，请列举至少三种代表方。

7. 应用温里剂注意事项有哪些？

（夏 庆）

第十九章 风 湿 证

【内容提要】 风湿证，又称痹病、痹证，其发生主要是由于正气不足，感受风、寒、湿、热之邪所致。根据病邪的主次与症状特点，可将风湿证分为四大类：风寒湿痹、风湿热痹、痰瘀阻络痹及虚实夹杂痹。风湿证的治法包括祛风除湿，通络止痛，温经散寒，清热除湿，活血化瘀，化痰通络，益气养血，补益肝肾等诸法。代表方有羌活胜湿汤、蠲痹汤、小活络丹、身痛逐瘀汤、独活寄生汤等。

【学习目标】
1. 掌握风湿证的概念和主要证候分类，风湿证的主要治法。
2. 熟悉治疗风湿证的主要代表方剂。
3. 了解不同类型的治疗风湿证药物的主要功效。

第一节 证 候

外来之风、寒、湿、热等邪侵袭人体，导致皮肤、肌肉、关节、筋骨的疼痛、重着、麻木、肿胀、屈伸不利、甚则关节变形，累及精、气、血、津、液等物质代谢失常和脏腑功能失调而出现的病证，称为风湿证，也称痹病、痹证，或风湿病。

风湿证的发生主要是由于正气不足，感受风、寒、湿、热之邪所致。素体虚弱，正气不足，腠理不密，卫外不固是引起风湿证发生的内在因素。久居湿地、冒风淋雨、遭受风寒等则是造成本证发病的外在条件或直接原因。

风湿证的病邪，不外风、寒、湿、热、痰、瘀六种。根据病邪的主次与症状特点，可将风湿证分为四大类：风寒湿痹、风湿热痹、痰瘀阻络痹及虚实夹杂痹。

一、风寒湿痹

风寒湿痹是因风寒湿三邪联合而致，这是最多见的痹证。由于病邪的主次不同，又可进一步分为三种：以风邪为主者称行痹，以肢体关节疼痛游走不定为特点；以寒邪为主者称痛痹，以肢体关节疼痛较剧、痛有定处、遇寒痛增为特点；以湿邪为主者称着痹，以肢体关节疼痛，伴重着，肿胀及肢体沉重为特点。

二、风湿热痹

本证由感受风、湿、热三邪所致，或因风寒湿痹日久不愈，邪留经络关节，郁而化热所成。本证又简称湿热痹或热痹。表现为关节红肿，灼热，疼痛拒按，尚有全身热象。

三、痰瘀阻络痹

此类痹又称顽痹或尪痹，见于痹证之中、晚期有关节肿胀、变形及功能障碍者。

四、虚实夹杂痹

此为痹证之晚期夹有虚象者，多在痰瘀阻络的基础上发展而成。除关节肿胀、畸形、强直、功能障碍外，尚有肌肉萎缩、无力、易外感，虚汗，生活能力下降等气血不足及肝肾亏虚的全身虚弱表现。

第二节 治 法

风湿证的治法，以祛风除湿为中心，尚需配合以通络止痛，温经散寒，清热除湿，活血化瘀，化痰通络，益气养血，补益肝肾等诸法。因此本证的治法常是数法合用，方剂中常是数类药合用。

由于风湿证的主要症状是疼痛，故活血通络法在治疗中的地位仅次于祛风除湿法。

一、祛风除湿，通络止痛法

本法适用于行痹，症见：关节疼痛、肿胀，游走不定，时发时止，恶风，或汗出，头痛，肢体沉重。舌质淡红，苔薄白，脉滑或浮。

二、温经散寒，祛湿通络法

本法适用于寒痹，症见：关节冷痛，触之不温，皮色不红，疼痛遇寒加重，得热痛减，关节拘急，屈伸不利，肢冷，或畏寒喜暖，口淡不渴。舌体胖大，舌质淡，苔白或腻，脉弦或紧。

三、清热除湿，活血通络法

本法适用于湿热痹，症见：关节肿热疼痛，关节触之热感或自觉热感，关节局部皮色发红，发热，心烦，口渴或渴不欲饮，小便黄。舌质红，苔黄腻或黄厚，脉弦滑或滑数。

四、化痰通络，活血化瘀法

本法适用于痰瘀阻络证，症见：关节肿痛日久不消，关节局部肤色晦暗，或有皮下结节。关节肌肉刺痛，关节僵硬变形，面色黧黯，唇暗。舌质紫暗或有瘀斑，苔腻，脉沉细涩或沉滑。

五、益气养血，通经活络法

本法适用于痹证兼有气血两虚证，症见：关节酸痛或隐痛，伴倦怠乏力，面色不华。心悸气短，头晕，爪甲色淡；食少纳差。舌质淡，苔薄，脉细弱或沉细无力。

六、补益肝肾，蠲痹通络法

本法适用于痹证兼有肝肾不足证，症见：关节疼痛，肿大或僵硬变形，腰膝酸软或腰背酸痛，足跟痛，眩晕耳鸣，潮热盗汗，尿频，夜尿多。舌质红，苔白或少苔，脉细数。

第三节 药 物

祛风湿药味多辛、苦，因辛有发散及通行的作用，苦有燥湿的作用。药性以温性、平性居多，寒性居少。归经多入肝、肾经，因肝主筋、肾主骨，筋骨为痹证的病位所在。运用祛风湿药时，可根据风湿证的病变情况，选用相应的药物，作适当的配伍，以增强疗效。

病邪偏表，或偏于上部，或风胜之行痹，可配伍祛风解表药或解表宣痹药，如防风、羌活、桂枝等。湿胜之着痹，可配祛湿或燥湿药，如薏苡仁、苍术、萆薢、茯苓等。寒胜之痛痹，可配温经散寒止痛药，如乌头、附子、细辛等。热痹配清热药，如石膏、知母、黄柏、黄芩；或配清热通络药，如忍冬藤、红藤、地龙等。痰湿阻络痹，可加剔痰祛湿药，如白附子、天南星、半夏、白芥子等。瘀血阻络痹，可加活血化瘀药，如姜黄、川芎、乳香、没药等。腰膝酸痛的虚痹，可加补益肝肾的强筋壮骨药，如杜仲、续断、怀牛膝等。

祛风湿药依其功效及主治所长，约可分为三类：

（1）祛风湿散寒药：此类药多辛苦温，具有祛风湿，散寒止痛，舒筋通络功效，用于邪正俱实的风寒湿痹，止痛作用较强，如独活、威灵仙等。

（2）祛风湿清热药：此类药多辛苦寒，具有祛风湿，通络止痛，清热消肿作用，用于风湿热痹，关节红肿热痛者，如忍冬藤、红藤、防己等。

（3）祛风湿强筋骨药：此类药多苦甘温，具有祛风湿，补肝肾、强筋骨功效，治风湿日久或肝肾虚损之腰膝无力，亦治肾虚腰痛或中风半身不遂等，如桑寄生、怀牛膝等。补阳药类的杜仲、狗脊、续断等亦其此种作用。

实际上一药有多方面的作用，难以截然划分，此种归纳仅就其主要作用而言。

祛风湿药，还可见于辛温解表、温里祛寒、燥湿利湿、活血化瘀、温补肾阳等类药中，临证时可辨证配用，常用的祛风湿药见表19-1，简要说明如下。

羌活（见表证）、独活、威灵仙，三药均功专祛风除湿，用于治风寒湿痹，上肢痛宜羌活，下肢痛宜用独活。

桑枝、木瓜均能祛风除湿，但桑枝对于上肢痹痛更为合适，木瓜尚能和胃化湿，能治脾湿吐泻，脚气水肿。

桑寄生、金毛狗脊有祛风湿、补肝肾的作用，治疗风湿痹痛、肝肾不足证。桑寄生尚能安胎，治疗肾虚胎动不安。

表 19-1　常用祛风湿药简表

药名	性味	归经	功效	主治
独活	辛、苦，微温	膀胱、肾	祛风胜湿，通络止痛	风湿痹痛（适用于腰腿痛）
威灵仙	辛，温	膀胱	祛风胜湿，通络止痛	风寒湿痹痛，筋脉拘挛，关节屈伸不利
木瓜	酸，温	肝、脾	舒筋活络，和胃化湿	脚气浮肿，湿痹筋脉挛急，脾湿吐泻，腹痛抽筋之要药
桑枝	苦，平	肝	祛风胜湿，舒筋通络	风湿痹痛，四肢拘急（以上肢为主）
伸筋草	苦，寒	肝	祛风胜湿，舒筋通络	风湿痹痛，关节不利，腰膝冷痛
豨莶草	苦，寒，微毒	肝、肾	祛风湿，利关节	四肢痹痛，筋骨不利
海桐皮	苦，微寒	肝、肾	祛风胜湿，舒筋通络	风湿热痹痛，尚能杀虫止痒
秦艽	苦、辛，平	肝、肾、胆	祛风湿，退虚热	风湿痹痛，阴虚发热
桑寄生	辛、苦，平	肝、肾	祛风湿，补肝肾，安胎	风湿腰痛，关节不利，漏胎，胎动不安
金毛狗脊	苦、甘，温	肝、肾	补肝肾，强腰膝，祛风湿	风湿痹痛位于腰脊

第四节　方　剂

一、羌活胜湿汤（《脾胃论》）

【组成】　羌活　独活　藁本　防风　甘草　蔓荆子　川芎

【功效】　祛风，胜湿，止痛。

【主治】　风湿在表之痹证。肩背痛不可回顾，头痛身重，或腰脊疼痛，难以转侧，苔白，脉浮。

【方解】　方中羌活、独活共为君药，二者皆为辛苦温燥之品，其辛散祛风，味苦燥湿，性温散寒，故皆可祛风除湿、通利关节。其中羌活善祛上部风湿，独活善祛下部风湿，两药相合，能散一身上下之风湿，通利关节而止痹痛。臣以防风、藁本，入太阳经，祛风胜湿，且善止头痛。佐以川芎活血行气，祛风止痛；蔓荆子祛风止痛。使以甘草调和诸药（图19-1）。

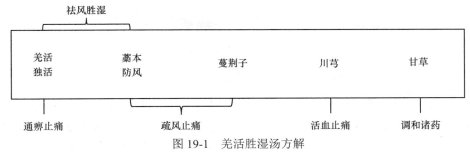

图 19-1 羌活胜湿汤方解

二、蠲痹汤（《医学心悟》）

【组成】 羌活 独活 桂枝 秦艽 海风藤 桑枝 当归 川芎 乳香 木香 甘草

【功效】 祛风除湿，蠲痹止痛。

【主治】 治风寒湿痹。身体烦疼，项臂痛重，举动艰难，及手足冷痹，腰腿沉重，筋脉无力。

【方解】 本方羌活、独活祛风除湿，共为君药。当归养血活血，川芎、乳香活血行止痛，秦艽、海风藤、桑枝祛风通络，共为臣药。桂枝温经通阳，木香理气止痛，甘草缓中补虚，调和药性，合为使药（图 19-2）。

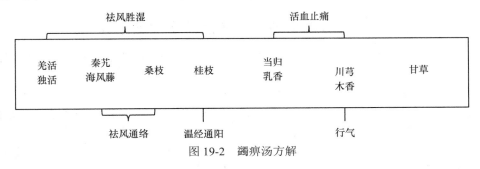

图 19-2 蠲痹汤方解

三、小活络丹（《太平惠民和剂局方》）

【组成】 制川乌 制草乌 天南星 地龙 乳香（制） 没药（制）

【功效】 祛风除湿，化痰通络，活血止痛。

【主治】 寒痹日久，痰瘀阻滞经络。肢体筋脉疼痛，麻木拘挛，关节屈伸不利，疼痛游走不定；舌淡紫，苔白，脉沉弦或涩。

【方解】 方中制川乌、制草乌辛热峻烈，善祛风散寒，除湿通痹，止痛力宏，故用以为君。天南星辛温燥烈，祛风散寒，燥湿化痰，能除经络之风湿顽痰而通络，为臣药。乳香（制）、没药（制）行气活血止痛，以化经络中之瘀血；地龙善行走窜，功专通经活络，共为佐药（图 19-3）。

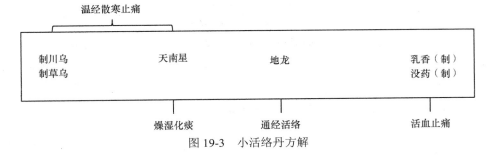

图 19-3 小活络丹方解

四、身痛逐瘀汤（《医林改错》）

【组成】　秦艽　川芎　桃仁　红花　甘草　羌活　没药　当归　五灵脂（炒）　香附　牛膝　地龙（去土）

【功效】　活血化瘀，通络止痛。

【主治】　气血痹阻经络所致肩痛、臂痛、腰痛、腿痛，或周身疼痛，经久不愈。

【方解】　方中秦艽、羌活祛风除湿，桃仁、红花、当归、川芎活血化瘀，没药、五灵脂、香附行气血、止疼痛，牛膝、地龙疏通经络以利关节，甘草调和诸药（图 19-4）。

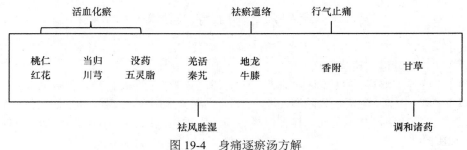

图 19-4　身痛逐瘀汤方解

五、独活寄生汤（《备急千金要方》）

【组成】　独活　桑寄生　杜仲　牛膝　细辛　秦艽　茯苓　肉桂心　防风　川芎　人参　甘草　当归　芍药　干地黄

【功效】　祛风湿，强筋骨，补肝肾。

【主治】　痹证日久，肝肾两虚，气血不足证。腰膝疼痛，痿软，肢节屈伸不利，或麻木不仁，畏寒喜温，心悸气短，舌淡苔白，脉细弱。

【方解】　方中用独活、桑寄生祛风除湿，养血和营，活络通痹为主药。牛膝、杜仲、干地黄补益肝肾，强壮筋骨为辅药。川芎、当归、芍药补血活血；人参、茯苓、甘草益气扶脾，均为佐药，使气血旺盛，有助于祛除风湿；又佐以细辛以搜风治风痹，肉桂祛寒止痛，使以秦艽、防风祛周身风寒湿邪。各药合用，是为标本兼顾，扶正祛邪之剂。对风寒湿三气着于筋骨的痹证，为常用有效的方剂（图 19-5）。

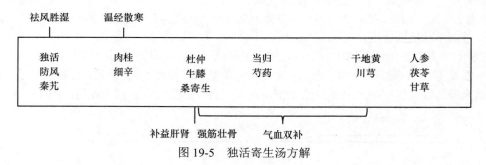

图 19-5　独活寄生汤方解

思考题

1. 何谓风湿证？可分为几大类？

2. 风湿证有哪些治疗大法？请举出五个代表方名。

（王　勇）

第二十章 内风证

【内容提要】 凡因阳盛，或阴虚不能制阳，阳升无制，出现眩晕、抽搐、痉挛、震颤等动摇症状，以及与之有关的突然昏倒、肢麻、言謇、口眼㖞斜、半身不遂等表现，皆属于内风证。根据病邪的主次与症状特点，可将内风证分为五大类：肝阳化风、热极生风、阴虚风动、血虚生风及风痰上壅。息风为治内风之大法，内风证的治法包括平肝息风、清热息风法、养阴息风法、养血息风法、化痰息风法等诸法。代表方有镇肝熄风汤、天麻钩藤饮、羚角钩藤汤、半夏白术天麻汤等诸方。

【学习目标】
1. 掌握内风证的概念和主要证候分类，内风证的主要治法。
2. 熟悉治疗内风证的主要代表方剂。
3. 了解不同类型的治疗内风证药物的主要功效。

第一节 证 候

内风证是指因脏腑功能失调，气血逆乱，出现具有动摇不定，变化迅速等风性特征的证候，由于"内风"与肝的关系密切，故又称肝风或肝风内动。凡因阳盛，或阴虚不能制阳，阳升无制，出现眩晕、抽搐、痉挛、震颤等动摇症状，以及与之有关的突然昏倒、肢麻、言謇、口眼㖞斜、半身不遂等表现，皆属于内风证。

内风的临床表现多样，见于头痛、眩晕、中风、痉证、厥证、痛证诸章节中。

内风的病机除与阳盛及阴不制阳有密切关系外，痰浊亦常参与而形成风痰上壅。另外，外风入络亦可引动内风（图20-1）。

内风证通常分为肝阳化风、热极生风、阴虚风动和血虚生风四种证型，此外，风痰上壅及外风入络亦与内风相关。

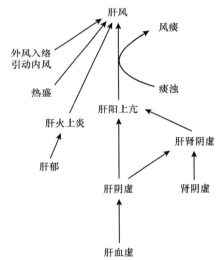

图 20-1 肝风内动形成的病机

一、肝阳化风

此证在肝阴不足、肝阳妄动的基础上出现，常有明显"肝阳上亢"病史。其病机为：肝肾阴虚，虚阳上亢，肝阳化风进而肝风上亢，肝风亦可夹痰上扰。病理性质具有本虚标实，上盛下虚的特点。表现为头痛眩晕，上重下轻，步履不稳，手足麻木，语言謇涩，或猝然昏倒，不省人事，口眼㖞斜，半身不遂。

二、热极生风

热极生风或称热盛动风，通常皆由高热引起，发病急骤。轻浅之症多见于小儿高热惊厥者，属于急惊风之类。严重者每有热极或实火的表现，常见于温热病邪深入营血之阶段。表现为高热，躁扰不宁，神志不清，牙关紧闭，四肢抽搐，颈项强直，甚至角弓反张，舌质红绛，或起芒刺，脉弦数。

三、阴虚风动

此证多见于温热病的后期，其病机为热邪伤阴，筋脉失养而虚风内动。主要表现为神疲无力，皮肤干皱，唇焦舌干，筋惕肉𝗆，手足蠕动，舌绛少苔，脉虚或细促。即在温热病后期，病将愈未愈，余热未尽，气阴已伤的基础上，出现肌肉跳动或手足颤动。此证现已很少见。

四、血虚生风

本证为在血虚的基础上渐进性发病，内风的表现比较轻浅或微弱，本证与阴虚风动皆有阴血不足，筋脉失养的表现，如四肢发麻，手足震颤，肌肉跳动，关节拘急不利等。不同点是本证无热象，而阴虚风动有虚热症状；本证为慢性过程，属内伤杂病范畴，而阴虚风动见于温热病后期，与外感病相关。

五、风痰上壅

本证为肝风夹痰上扰清窍所致，多由先天因素，或七情因素，或脑部外伤，造成脏腑功能失调，脾虚生痰，肝阳化风，痰随风动，上壅清窍所致。本证每呈急性一过性发作，发作前可有先兆或无先兆，可有诱因或无诱因，表现为突然倒扑，神志不清，四肢抽搐，口吐涎沫，或有叫声，发作后清醒如常人。癫痫及癎病的发作皆多属于本证。另有一种发作性眩晕及呕吐，西医称为内耳性眩晕者，亦为风痰上扰清窍，为与上证区别，称风痰上扰。

外风入络引动内风之证系指破伤风而言。

第二节 治 法

外风宜祛，内风宜息。息风为治内风之大法。

由于肝阳与肝风在病机上是互相关联的，平肝与息风两种治法常不可分割。本来平肝潜阳法重在治疗肝阳上亢，息风止痉法重在治疗肝风上扰，但二者关系密切，难以截然划分，故可合称平肝息风法。针对不同的内风，有不同的息风治法。

一、平肝息风法

平肝息风法适用于肝阳化风，本虚标实、上盛下虚之证，此即是中风先兆或中风，多见于原发性高血压及脑血管意外。

二、清热息风法

清热息风法适用于邪热炽盛，灼及肝经，风火相煽所致的热极生风之证，治宜清热法与息风止痉法并用，称清热息风法。

三、养阴息风法

养阴息风法适用于温病后期，邪热已去八九，真阴仅存一二之阴虚风动证，治疗重在滋阴柔肝以潜阳，佐以平肝潜阳之剂。

四、养血息风法

养血息风法适用于筋脉失养之血虚生风证，因血虚为本，故治疗重在养血以柔肝，滋阴以潜阳，平肝息风之剂甚少应用。

五、化痰息风法

风痰上壅及风痰上扰证，治宜化痰息风法，即燥湿化痰与平肝息风之剂合用。

第三节 药 物

平肝息风类药物多为介类、矿石类及虫类，少数为植物类药。其药性多为寒凉及平性，仅个别药偏温。其药味多为咸味，其次为甘、辛、苦味。其归经主要入肝经，其次兼入心经。

由于介石类药物质地重，又善于平肝潜阳，故有重镇潜阳药物之称。

由于虫类药善于通络止痛，治风湿病久痛入络；又善于息风止痉，治惊痫抽搐，故有虫类药搜风息风之说。常用平肝息风药见表 20-1。现简要说明如下。

以平肝息风为主要功效的药物有羚羊角、钩藤、天麻、全蝎、蜈蚣、白僵蚕、地龙等，此类药皆具有息风止痉的作用，但由于性味的差异，其功效和应用又各有所长。

羚羊角性寒，有良好的息风止痉功效，为治热极生风之要药，且有平肝、清肝、解毒的功效。由于物稀价昂，现多以山羊角代用，然作用较弱。

钩藤、天麻二药常相须为用，以息风止痉。但钩藤能清肝、心之热，善治小儿高热惊厥及肝阳、肝火上亢之头痛；天麻为治风阳上扰，头目眩晕、头痛之要药，不论虚证实证皆可应用，又能通络止痛。

蜈蚣、全蝎、白僵蚕三种虫药常相须为用，以增强搜风止痉之功。凡惊风抽搐、外风入络之面瘫、外风引动内风之破伤风，以及风湿顽痹，久痛入络均可应用。息风止痉作用，以蜈蚣最强，全蝎次之，白僵蚕更次之。蜈蚣、全蝎二药又能攻毒散结，治瘰疬肿毒等。白僵蚕又能祛外风以散风热及疏风以止痒，且可化痰散结，利咽消肿。

地龙除具息风止痉作用外，尚有通络，止喘，利尿作用，用治风湿热痹，瘀阻经络，肺热喘息及热结尿闭。

以平肝潜阳为主要功效的药物有石决明、牡蛎、代赭石、刺蒺藜等。

石决明、牡蛎均是平抑肝阳的常用要药。然石决明又长于清肝明目；牡蛎又善于软坚散结。

代赭石除能平肝阳、清肝火外，重镇降逆、凉血止血也是其特长。刺蒺藜既能平肝潜阳，又能疏肝解郁，且能疏散肝经风热，祛风明目及止痒。

表 20-1 常用平肝息风药简表

药名	性味	归经	功效	主治
羚羊角	咸，寒	肝、心	凉肝息风，清肝明目，清热解毒	肝阳上亢之头晕目眩，肝火炽盛之头痛目赤，温热病壮热神昏
钩藤	甘，微寒	肝、心	息风止痉，清热平肝	惊痫抽搐，肝经有热，肝阳上亢
天麻	甘，微温	肝	息风止痉，平肝潜阳	肝风内动之惊痫抽搐，肝阳上亢之眩晕头痛
全蝎	辛，平，有毒	肝	息风止痉，攻毒散结，通络止痛	急慢惊风，中风偏瘫，疮疡肿毒，风湿顽痹，偏正头痛，疮疡，瘰疬
蜈蚣	辛，温，有毒	肝	息风止痉，通络止痛，解毒散结	偏瘫，抽搐，口眼㖞斜，瘰疬，顽固性风湿痹痛（头痛，肢体痛）
白僵蚕	辛，咸，平	肝、肺	息风止痉，祛风止痛，化痰散结	肝风内动与痰热壅盛所致的抽搐惊痫，风热与肝热之头痛目赤，瘰疬痰核
地龙	咸，寒	肝、脾、膀胱	清热定惊，通络，平喘，利尿	高热神昏，惊痫抽搐，关节痹痛，肢体麻木，半身不遂，肺热喘咳，水肿尿少
牡蛎	咸，微寒	肝、肾、胆	重镇安神，潜阳补阴，软坚散结	阴虚阳亢之烦躁不安，头晕目眩，瘰疬痰核，虚汗，遗精，带下
石决明	咸，寒	肝	平肝潜阳，清肝明目	眩晕头痛，目赤羞明
刺蒺藜	苦，辛，平	肝	平肝息风，疏肝明目	头痛、眩晕，目赤多泪，胸胁不舒，风疹瘙痒
代赭石	苦，寒	肝、心	平肝潜阳，降逆止血	眩晕头痛，呕吐呃逆，呕血衄血

第四节　方　剂

一、镇肝熄风汤（《医学衷中参西录》）

【组成】　怀牛膝　代赭石　生龙骨　生牡蛎　龟甲　白芍　玄参　天冬　川楝子　生麦芽　茵陈　甘草

【功效】　镇肝息风，滋阴潜阳。

【主治】　肝肾阴虚，肝阳上亢，肝阳内动。头目眩晕，目胀耳鸣，脑部热痛，心中烦热，面色如醉，或时常噫气，或肢体渐觉不利，口角渐形㖞斜；甚或眩晕颠仆，昏不知人，移时始醒；或醒后不能复原，脉弦长有力者。

【方解】　本方标本兼治，镇肝息风以治标，滋阴潜阳以治本。方中怀牛膝（一般60～90 g），引血下行，补益肝肾；代赭石、生龙骨、生牡蛎、龟甲镇肝潜阳；天冬、玄参、白芍养阴，意在壮水之主，以制阳光；茵陈、川楝子、生麦芽，疏泄肝气，以利于肝阳的平降，甘草调和诸药（图20-2）。

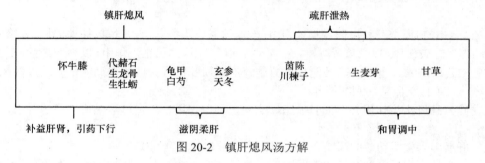

图20-2　镇肝熄风汤方解

二、天麻钩藤饮（《中医内科杂病证治新义》）

【组成】　天麻　钩藤　石决明　山栀　黄芩　桑寄生　川牛膝　夜交藤　益母草　杜仲　朱茯神

【功效】　平肝息风，清热安神。

【主治】　肝阳偏亢，肝风上扰证。头痛，眩晕，失眠多梦，或口苦面红，舌红苔黄，脉弦或数。

【方解】　方中天麻、钩藤平肝息风，为君。石决明咸寒质重，功能平肝潜阳，并能除热明目，与君药合用，加强平肝息风之力；川牛膝引血下行，并能活血利水，共为臣药。杜仲、桑寄生补益肝肾以治本；栀子、黄芩清肝降火，以折其亢阳；益母草合川牛膝活血利水，有利于平降肝阳；夜交藤、朱茯神宁心安神，均为佐药。本方与上方颇相似，同为肝肾阴亏，肝阳偏亢之证而设，但镇肝熄风汤镇潜息风之力较大，而本方则重在平肝息风，清热安神（图20-3）。

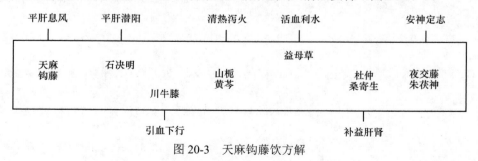

图20-3　天麻钩藤饮方解

三、羚角钩藤饮（《通俗伤寒论》）

【组成】　羚羊角　钩藤　霜桑叶　滁菊花　鲜生地　生白芍　川贝母　淡竹茹　茯神木　生甘草

【功效】　凉肝息风，增液舒筋。

【主治】　肝经热盛风动。高热不退，烦闷躁扰，手足抽搐，发为痉厥，甚则神昏，舌绛而干，或舌焦起刺，脉弦而数。

【方解】　方中羚羊角，清泄肝热、息风止痉之效颇佳，钩藤清热平肝息风止痉。两药相合，凉肝息风，共为君药。霜桑叶、滁菊花辛凉疏泄，清热平肝息风，以加强凉肝息风之效，用为臣药。热极动风，风火相煽，最易耗阴劫液，故用鲜生地、生白芍、生甘草三味相配，酸甘化阴，滋阴增液，柔肝舒筋，上述药物与羚羊角、钩藤等清热凉肝息风药并用，标本兼顾，可以加强息风解痉之功；邪热亢盛，每易灼津成痰，故用川贝母、淡竹茹以清热化痰；热扰心神，又以茯神木平肝、宁心安神，以上俱为佐药。生甘草调和诸药，又为使药。本方的配伍特点是以凉肝息风药为主，配伍滋阴化痰、安神之品，故为凉肝息风的代表方剂（图20-4）。

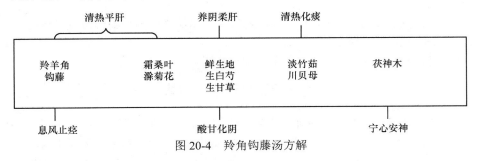

图20-4　羚角钩藤汤方解

思考题

1. 何谓内风证？可分为哪五大类？

2. 内风证的治法有哪些？请举出五个代表方名。

（王　勇）

第二十一章 湿 证

【内容提要】 湿证临床表现主要的特点为重、浊、滞。湿证的治法，总称祛湿法，或称理湿法，可分为化湿、燥湿及利湿三种治法。祛湿剂是以药性芳香温燥或甘淡渗利为主组成的方剂，代表方有平胃散、藿香正气散、茵陈蒿汤、八正散、五苓散、真武汤及完带汤等。

【学习目标】

1. 掌握湿证的概念和主要证候表现，祛湿法的主要治法类型和祛湿药物的主要类型。
2. 熟悉祛湿法的主要代表方剂。
3. 了解不同类型的祛湿药物的主要功效和治疗应用。

第一节 证 候

湿邪有外湿、内湿之分。外湿属外感六淫之一，内湿为内生五邪之一，其既是病理产物，又是致病因素。外湿致病，与季节、气候、环境有关。湿是长夏的主气，故湿证多发于长夏。阴雨气候，居处潮湿，涉水淋雨，外伤雾露，汗出沾衣等，均易感受湿邪。外湿侵犯人体，浅则伤人皮肉筋脉，或流注关节而为表湿；深则入于脏腑，呈现泄痢淋浊等而为里湿。内湿源于脏腑功能失调，与脾的关系最为密切。因过食酒水乳酪、生冷瓜果及滋腻之物致脾阳失运，或因脾虚失运，津液化谢失常，聚而成湿。

外湿依其所犯部位之不同有表湿证、里湿证之别，而内湿纯为里湿证（图21-1）。外湿、内湿是病因病机或病邪辨证的概念，而表湿、里湿则是病位的概念，二者不可混同。外湿指外来之湿邪，为六淫病邪之一，内湿指内生之湿，为内生五邪之一；湿邪犯肌表为表湿证，湿邪在脏腑为里湿证。表湿证纯为外湿所引起，而里湿证可由外湿入里，或内生之湿所致。

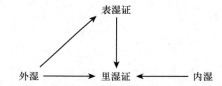

图 21-1 内湿、外湿、表湿、里湿之间的关系

湿与水本同类，其病因病机相同，只是表现形态有差别，前者弥漫而后者聚积。广义的湿乃指包括湿及水在内的水湿。

外湿所致之里湿证与内湿所致之里湿证，虽同为里湿证，但因病邪来源不同，其临床表现亦不同。外湿所致之里湿证皆为实证，多侵犯脾胃、肝胆、大肠、膀胱，且多与热结合表现为湿热证，如脾胃湿热证、肝胆湿热证、大肠湿热证、膀胱湿热证等。内湿所致之里湿证属虚证或本虚标实证，病发于脾、肾两脏之虚，本虚表现为气虚或阳虚，邪实表现为湿阻中焦或水湿泛滥，如脾气虚证（脾虚湿阻）、脾阳虚证（脾虚水泛）、肾阳虚证（肾虚水泛）。上述不同证型的临床证候可参见脏腑辨证。

外湿及内湿所致之里湿证虽有上述不同，但临床所见，并不一定完全如此界限分明，有些里湿证，外湿及内湿皆可参与，互为因果，如湿邪困脾，本因外湿而生，久之转化为脾虚生湿，便又有内湿。

湿证辨证应首先辨表里部位，是表湿证还是里湿证，如为表湿证须进一步辨别湿邪在肌表、肌腠或关节；如为里湿证须辨别湿邪所在脏腑；其次再辨湿邪的寒热表现，是寒湿证还是湿热证；最后还需辨别湿证的虚实性质，是外来湿邪所致的实证，还是因虚生湿而形成的本虚标实证。

湿邪致病的性质和特点首先表现是"重"，即重着下注，如头重如裹、闷胀昏沉，周身困重，关节重着肿痛，易袭下位等；其次为"浊"，即污浊垢腻，如口中黏腻，舌苔厚腻，面色晦暗，淋浊带下，泻痢，湿疹、疮疡等；最后是"滞"，即黏稠停滞，如病程迁延缠绵难愈，胸膈满闷，大便黏滞不爽，小便淋漓不爽，脉濡缓等。不同湿证的临床表现，都具有不同程度的上述特点。

一、外 湿 证

（一）湿邪伤表

湿邪伤表又称湿犯肌表。常伴随风邪、寒邪而出现，表现为恶寒喜温、肢体酸痛、头身困重等症状。

（二）湿浸肌腠

湿浸肌腠乃指一类皮肤病证，中医称外证（相当于现代医学的皮肤病）。表现为皮肤出疹起疱，瘙痒难忍，皮破流水，脂水滋黏，浸淫蔓延，迁延难愈。相当于现代医学的湿疹、皮炎、足癣等。

（三）湿流关节

湿流关节也称湿痹或着痹。湿邪为主，伴风邪、寒邪沿经络而流注关节。表现为关节疼痛，痛有定处，肢体重着，肌肤麻木。

（四）湿温

湿温是一种温病，多发于长夏季节。因感受时令湿热之邪与体内胃肠之湿交阻，酝酿发病。病变多留恋于气分，病势缠绵。相当于现代医学的伤寒。

（五）脏腑湿热诸证

外湿入里，多蕴而化热，形成多种脏腑之湿热证，如脾胃湿热、肝胆湿热、大肠湿热、膀胱湿热等。

二、内 湿 证

（一）脏腑湿热诸证

上述脏腑湿热诸证，病位在里。其湿热病邪，虽来自外，亦蕴于内，故其与外邪、内邪都有关。

（二）脾虚生湿

脾气不足，运化失健，输布精微乏力致水湿内生。表现为食少、腹胀、食后尤甚，大便溏薄或腹泻，消瘦无力。

（三）水湿泛滥

湿邪太甚，聚集成水，泛滥肌肤，是为水肿。水肿有阳水、阴水之分。凡属实证、热证者为阳水，凡属虚证、寒证者为阴水。阴水由脾、肾两脏之阳虚所致。

常见湿证分类见图21-2。

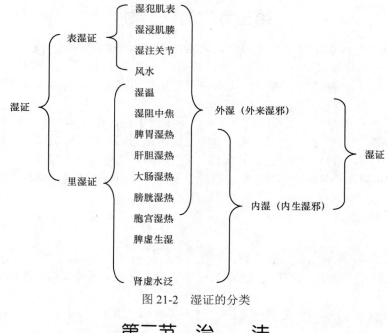

图 21-2　湿证的分类

第二节　治　法

湿证的治法，总称祛湿法，或称理湿法，可分为化湿、燥湿及利湿三种治法。

一、化　湿　法

化湿法亦称芳香化湿法，是用性味辛温、气味芳香的药物，使体内湿浊消散于无形的一种祛湿法。本法适用于湿浊内阻，脾为湿困，运化失常而引起的胸腹痞满，口中黏腻，纳呆食少，嗳腐吐酸，舌苔白腻之证。因芳香药物有辟秽化浊以促进脾的运化，鼓舞胃气以增进食欲的作用，故前人又用"芳香辟秽""醒脾开胃"来形容其作用。藿香、佩兰等为此类治法的代表药。

二、燥　湿　法

燥湿法是用性质温燥的药物以消除体内湿浊的一种祛湿法，又可分为苦温燥湿法及苦寒燥湿法两种。苦温燥湿法适用于寒湿证或湿证无明显热象者，用药以苍术、厚朴等为代表。此类药与芳香化湿药作用相似，本无多大区别，仅芳香化湿药气味芳香，而苦温燥湿药药味偏苦，故有人主张将此两类药合并，统属于化湿法，不必作化湿、燥湿之分。苦寒燥湿法适用于湿热证，用药以黄柏、黄芩等为代表。此类药有清热及燥湿作用，故通称清热燥湿药，放入清热药中讲述。

三、利　湿　法

利湿法是通利小便，使水湿从小便排出的一种祛湿法，又称渗湿法或渗湿利水法。下焦及中焦的水湿，常以此为主法治之，诸如水肿、淋浊、黄疸、带下等病证，都可应用此法。前人有"治湿不利其小便，非其治也"的说法，表明利湿法为治湿证的要法。根据用药的不同，利湿法又可分为淡渗利湿、利水消肿、利水通淋、利湿退黄、清热利湿诸法。

以上三种祛湿法，临床上较少单独应用，常数法合用，或与其他有关治法，如健脾、宣散、通痹、化痰、清热、逐水、通阳等法配合应用。具体治法有宣散表湿、蠲痹通络、芳香化湿、苦温燥湿、温阳利水、健脾祛湿、实脾利水、利水通淋、燥湿化痰、攻下逐水等十余种，各有其主治病证及代表方，限于篇幅，在此从略。

第三节 药 物

按照祛湿法的分类，祛湿药亦相应地分为化湿药、燥湿药及利湿药三类。

一、化 湿 药

此类药气味芳香，性味多为辛温，入脾、胃经。其主要作用是化湿醒脾，代表药如藿香、佩兰、砂仁等。

二、燥 湿 药

燥湿药分苦温燥湿及苦寒燥湿二类。苦温燥湿药性味多为辛苦温，入脾、胃经，作用与化湿药相似，惟燥性更甚，代表药如苍术、厚朴。苦寒燥湿药即清热燥湿药，代表药如黄芩、黄连、黄柏，此类药已在热证中讨论。

三、利 湿 药

本类药又称利水药或利水渗湿药，药味多甘、淡、苦，性多平、寒，主要入肾、膀胱经，兼入脾、肺、心、小肠、肝、胆经。其中偏于利水渗湿者称淡渗利湿药；能清利下焦湿热者，习称清热利湿药或利水通淋药。

常用药物见表 21-1，其功效和特点简要说明如下：

藿香、佩兰功效相似，常配伍应用。

苍术功专燥湿，为治疗湿证基本药，生用祛风解表，炒用健脾燥湿。

厚朴、草豆蔻既可燥湿，又可降气，厚朴降肺气，草豆蔻降胃气。

茯苓、猪苓、泽泻均有利水渗湿作用，通用于各类水湿疾病，茯苓兼有健脾安神作用，猪苓功专利水渗湿，泽泻可泻虚火，兼治水饮引起的眩晕。

薏苡仁兼有清热排脓作用，肺痈常用，还可治风湿痹痛。

茵陈适用于各种黄疸，但以湿热黄疸效果最佳。

滑石、车前子、车前草为常用利尿药，车前子尚明目，车前草尚可清热解毒。

木通、海金沙、瞿麦、萹蓄、金钱草多用于石淋，萹蓄又可驱虫止痒。

石韦有较强利水通淋作用，还可清热平喘。

冬瓜皮可利尿解暑，冬瓜子祛湿排脓，可用于肺痈。

表 21-1 祛湿药简表

药名	性味	归经	功能	主治
藿香	辛，微温	脾、胃、肺	化湿醒脾，辟秽和中，解暑，发表	湿阻脾胃，脘腹胀满，暑湿，发热恶寒，胸脘满闷
佩兰	辛，平	脾、胃、肺	芳香化湿，醒脾开胃，发表解暑	痰湿中阻，脘痞呕恶，暑湿表证，湿温初起
砂仁	辛，温	脾、胃、肾	化湿开胃，温脾止泻，理气安胎	湿浊中阻，脾胃虚寒，呕吐泄泻，胎动不安
苍术	辛、苦，温	脾、胃、肝	燥湿健脾，祛风散寒，明目	湿阻中焦，水肿，风湿痹痛，夜盲，眼目昏涩
厚朴	辛、苦，温	脾、胃、肺、大肠	燥湿消痰，下气除满	湿滞伤中，脘痞吐泻，食积气滞，腹胀便秘
草豆蔻	辛，温	脾、胃	燥湿行气，温中止呕	寒湿内阻，脘腹胀满冷痛，嗳气呕逆，不思饮食

续表

药名	性味	归经	功能	主治
草果	辛，温	脾、胃	燥湿温中，截疟除痰	脘腹冷痛，恶心呕吐，胞膈痞满，泄泻痢疾
猪苓	甘、淡，平	肾、膀胱	利水渗湿	小便不利，水肿胀满，脚气，泄泻，淋浊，带下
泽泻	甘、淡，寒	肾、膀胱	利水渗湿，泻热，化浊降脂	小便不利，水肿胀满，泄泻尿少，热淋涩痛
茯苓	甘、淡，平	心、肺、脾、肾	利水渗湿，健脾，宁心	水肿尿少，痰饮眩悸，脾虚食少，心神不安
薏苡仁	甘、淡，凉	脾、胃、肺	利水渗湿，健脾止泻，除痹，排脓，解毒散结	水肿，脚气，小便不利，脾虚泄泻，肺痈，肠痈
茵陈	辛、苦，微寒	脾、胃、肝、胆	清利湿热，利胆退黄	黄疸尿少，湿温暑温，湿疮瘙痒
车前子(草)	甘，寒	肝、肾、肺、小肠	清热利尿通淋，渗湿止泻，明目，祛痰	热淋涩痛，水肿胀满，目赤肿痛，痰热咳嗽
滑石	甘、淡，寒	膀胱、肺、胃	利尿通淋，清热解暑	膀胱湿热，暑热外感
木通	苦，寒	心、小肠、膀胱	利尿通淋，清心除烦，通经下乳	淋证，水肿，心烦尿赤，经闭乳少，湿热痹痛
海金沙	甘、咸，寒	膀胱、小肠	清利湿热，通淋止痛	热淋，石淋，膏淋，血淋，尿道涩痛
瞿麦	苦，寒	心、小肠	利尿通淋，活血通经	热淋，血淋，石淋，小便不通，经闭瘀阻
萹蓄	苦，微寒	膀胱	利尿通淋，杀虫止痒	热淋涩痛，小便短赤，虫积腹痛，皮肤湿疹
金钱草	甘、咸，微寒	肝、胆、肾、膀胱	利湿退黄，利尿通淋，解毒消肿	热淋，砂淋，尿涩作痛，黄疸尿赤，痈肿疔疮
石韦	甘、苦，微寒	肺、膀胱	利尿通淋，清肺止咳，凉血止血	淋病血尿，水肿，小便不利，久咳痰喘，肺痈
冬瓜皮	甘，凉	脾、小肠	利尿消肿	水肿胀满，小便不利，暑热口渴，小便短赤

第四节 方 剂

祛湿剂分为化湿和胃，清热祛湿，利水渗湿，温化水湿及祛湿化浊五类。平胃散及藿香正气散属化湿和胃方，茵陈蒿汤及八正散属清热祛湿方，五苓散属利水渗湿方，真武汤属温化水湿方，完带汤属祛湿化浊方。

一、平胃散（《太平惠民和剂局方》）

【组成】 苍术 厚朴 陈皮 甘草

【功效】 燥湿运脾。

【主治】 湿阻脾胃证。脘腹胀满，不思饮食，口淡无味，恶心呕吐，嗳气吞酸，肢体沉重，舌苔厚腻，脉缓。

【方解】 方中苍术辛香苦温，为燥湿运脾要药，使湿去则脾运有权，脾健则湿邪得化，为君药。厚朴辛温而散，长于行气除满，气行则湿化，且其味苦性燥而能燥湿，与苍术有相须之妙，为臣药。陈皮辛行温通，理气和胃，燥湿醒脾，协苍术、厚朴燥湿行气之力益彰，为佐药。甘草甘平入脾，既可益气补中而实脾，令"脾强则有制湿之能"（《医方考》），合诸药泄中有补，使祛邪而不伤正，又能调和诸药，为佐使药。煎煮时少加生姜、大枣以增补脾和胃之效。俾湿去脾健，气机调畅，胃气平和，升降有序，则胀满吐泻诸症可除（图21-3）。

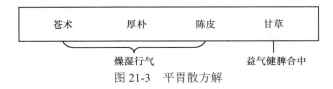

图21-3　平胃散方解

二、藿香正气散（《太平惠民和剂局方》）

【组成】　藿香　紫苏　厚朴　白术　茯苓　大腹皮　甘草　桔梗　白芷　半夏曲　陈皮　生姜　大枣

【功效】　解表化湿，理气和中。

【主治】　外感风寒，内伤湿滞证。霍乱吐泻，发热恶寒，头痛，胸膈满闷，脘腹疼痛，舌苔白腻，以及山岚瘴疟等。

【方解】　方中藿香辛温芳香，外散风寒，内化湿滞，辟秽和中，为治霍乱吐泻之要药，重用为君。半夏曲、陈皮理气燥湿，和胃降逆以止呕；白术、茯苓健脾助运，除湿和中以止泻，助藿香内化湿浊以止吐泻，同为臣药。紫苏、白芷辛温发散，助藿香外散风寒，紫苏尚可醒脾宽中、行气止呕，白芷兼能燥湿化浊；大腹皮、厚朴行气化湿，畅中行滞，且寓气行则湿化之义；桔梗宣肺利膈，既益解表，又助化湿；煎加生姜、大枣，内调脾胃，外和营卫，俱为佐药。甘草调和药性，并协姜、枣以和中，用为使药。诸药相合，使风寒外散，湿浊内化，气机通畅，脾胃调和，清升浊降，则寒热、吐泻、腹痛诸症可除。感受山岚瘴气以及水土不服，症见寒甚热微，或但寒不热、呕吐腹泻、苔白厚腻者，亦可以本方散寒祛湿，辟秽化浊，和中悦脾而治之（图21-4）。

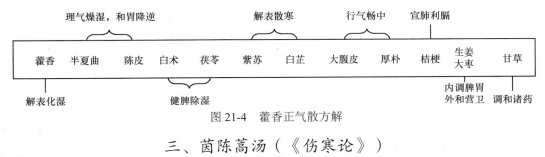

图21-4　藿香正气散方解

三、茵陈蒿汤（《伤寒论》）

【组成】　茵陈　栀子　大黄

【功效】　清热利湿退黄。

【主治】　湿热黄疸。一身面目俱黄，黄色鲜明，腹微满，口渴，小便不利，舌苔黄腻，脉沉数。

【方解】　方中重用茵陈为君药，以其苦寒降泄，长于清利脾胃肝胆湿热，为治黄疸要药。栀子泄热降火，清利三焦湿热，合茵陈可使湿热从小便而去，为臣药。大黄泻热逐瘀，通利大便，伍茵陈则令湿热瘀滞由大便而去，为佐药。诸药相合，使二便通利，湿热瘀滞前后分消，则腹满自减，黄疸渐消（图21-5）。

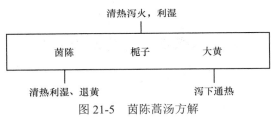

图21-5　茵陈蒿汤方解

四、五苓散（《伤寒论》）

【组成】　泽泻　茯苓　猪苓　白术　桂枝

【功效】　利水渗湿，温阳化气。

【主治】　①外有表证，内停水湿：头痛发热，烦渴欲饮，或水入即吐，小便不利，舌苔白，脉浮。②水湿内停：水肿，泄泻，小便不利，以及霍乱吐泻等证。③痰饮：脐下动悸，吐涎沫而头眩，或短气而咳者。

【方解】　方中重用泽泻为君，利水渗湿。臣以茯苓、猪苓助君药利水渗湿。佐以白术补气健脾以运化水湿，合茯苓既可彰健脾制水之效，又可奏输津四布之功。《素问·灵兰秘典论》谓："膀胱者，州都之官，津液藏焉，气化则能出矣。"膀胱之气化有赖于阳气之蒸腾，故又佐以桂枝温阳化气以助利水，且可辛温发散以祛表邪，一药而表里兼治。诸药相伍，共奏淡渗利湿，健脾助运，温阳化气，解表散邪之功。由于方中桂枝并非专为解表而设，故"蓄水证"得之，有利水而解表之功；痰饮病得之，有温阳平冲降逆之功；水湿内盛而无表证者得之，则可收化气利水之效（图 21-6）。

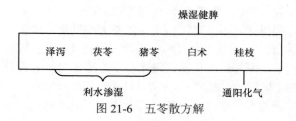

图 21-6　五苓散方解

五、八正散（《太平惠民和剂局方》）

【组成】　滑石　木通　瞿麦　车前子　大黄　萹蓄　栀子　甘草

【功效】　清热泻火，利水通淋。

【主治】　湿热下注。热淋，血淋，小便浑浊，尿痛，淋漓不畅，甚或癃闭不通，小腹急满，口燥咽干，舌苔黄腻，脉滑数。

【方解】　方中滑石清热利湿，利水通淋；木通上清心火，下利湿热，使湿热之邪从小便而去，共为君药。萹蓄、瞿麦、车前子均为清热利水通淋要药，合滑石、木通则利尿通淋之效尤彰，同为臣药。栀子清热泻火，清利三焦湿热；大黄荡涤邪热，通利肠腑，亦治"小便淋沥"（《本草纲目》），合诸药可令湿热由二便分消，俱为佐药。甘草调和诸药，兼以清热缓急，故有佐使之功。煎加灯心草则更增利水通淋之力。诸药合用，既可直入膀胱清利而除邪，又兼通利大肠导浊以分消，务使湿热之邪尽从二便而去，共成清热泻火、利水通淋之剂（图 21-7）。

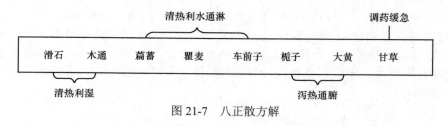

图 21-7　八正散方解

六、真武汤（《伤寒论》）

【组成】　附子　茯苓　白术　白芍　生姜

【功效】　温阳利水。

【主治】 脾肾阳虚之水湿内停。小便不利，四肢沉重疼痛，腹痛下利，或肢体浮肿，口不渴，舌苔白，脉沉。

【方解】 方中重用附子为君，取其辛热之性，温肾暖土以散寒湿。甘淡性平之茯苓，与附子相配，一热一利，热以胜寒，利以渗湿，使寒去湿消。苦温之白术，健脾燥湿，与茯苓共为臣药；佐以生姜助附子温阳散寒，又助术、苓温散水气；白芍利小便，缓急止痛。诸药合用，温中有散，利中有化，温肾健脾，阴水得制（图21-8）。

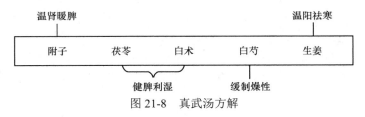

图 21-8 真武汤方解

七、完带汤（《傅青主女科》）

【组成】 白术 山药 人参 荆芥穗 柴胡 白芍 车前子 甘草 苍术 陈皮

【功效】 补脾疏肝，化湿止带。

【主治】 脾虚肝郁，湿浊带下。带下色白或淡黄，清稀无臭，面色㿠白，倦怠便溏，舌淡苔白，脉缓或濡弱。

【方解】 方中白术健脾而化湿浊，山药补肾以固带脉，二者相合，补脾肾，祛湿浊，约带脉，则带下可止，共为君药。人参补中益气，助君药补脾之力；苍术燥湿运脾，车前子利湿泄浊，以增君药祛湿之能；白芍柔肝理脾，使肝木条达而脾土自强，共为臣药。辅以陈皮理气和中，使君药补而不滞，又可令气行而湿化；柴胡、荆芥穗之升散，得白术可升发脾胃清阳，配白芍可疏达肝气以适肝性，均为佐药。甘草和中调药，为使药。诸药相配，使脾气健运，肝气条达，清阳得升，湿浊得化，则带下自止（图21-9）。

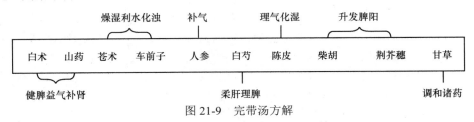

图 21-9 完带汤方解

思考题

1. 湿证的表现不包括（ ）

A. 全身困重 B. 恶心纳呆 C. 走窜胀痛 D. 胸闷脘痞 E. 苔腻脉滑

2. 外湿证的临床表现有哪些？

3. 对于各种不同的湿证有哪些不同治法？

4. 化湿药主要用于治疗何种证型？请列举五种代表药。

5. 平胃散的功用是什么？

6. 外感于寒、内伤于湿，症见恶寒发热，头痛头重，无汗胸闷，腹痛吐泻，舌苔白腻，脉浮而细软者可选用何种方剂？

（吴广阳）

第二十二章 痰 证

【内容提要】 痰证主要的表现为咳或吐大量痰涎；面色晦暗或光亮如油；清窍心神变化，如眩晕、惊悸失眠、癫狂痴呆、晕厥等；胸胁或脘腹胀满；舌体胖大，舌苔滑腻，脉滑、弦。痰证的治法总称祛痰法，包括化痰止咳法、豁痰息风法、消痰软坚法和化痰开郁法。祛痰剂是以理气、健脾祛湿药为主组成的方剂，代表方有二陈汤、温胆汤、清气化痰丸、半夏白术天麻汤和滚痰丸等。

【学习目标】
1. 掌握痰证的概念和主要证候表现，祛痰法的主要治法类型和清热药物的主要类型。
2. 熟悉祛痰法的主要代表方剂。
3. 了解不同类型的化痰药物的主要功效和治疗应用。

湿、水、饮、痰之间虽有着三个形态的转变过程：即从弥散到聚集，从无形到有形，从稀薄到浓稠，即所谓"聚湿成水，积水成饮，凝饮成痰"。但在临床应用上，并无严格的界限，乃因四者同源而异流，都是水液代谢障碍所形成的病理产物，有着共同的本质。

"痰饮"一词，源于古代《金匮要略》一书，古今概念不尽相同（图 22-1）。古称"痰饮"

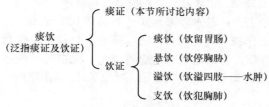

图 22-1 痰证的分类

实专指饮证，古代广义"痰饮"为四种饮之总称，狭义"痰饮"乃指饮证中的一种。后世痰、饮分家，将古之"痰饮"称为"饮证"，"痰饮"乃泛指痰证及饮证之总称。当今之内科教材仍有用古义者，将饮证称为痰饮。为避免词义的混淆，特作以上说明。

饮证不同于痰证之点有二：饮比痰稀薄且量多；饮停留在身体的局部为患，且必有形可鉴。饮流胃肠称痰饮，实为胃肠间的胃肠液潴留，见于幽门狭窄及不全性肠梗阻。饮停胸胁称悬饮，实为胸腔积液，多见于结核性胸膜炎。饮溢四肢为溢饮，实为四肢水肿。后世已认其为水湿泛滥，名为水肿。饮犯胸肺的支饮，实为肺部咳出多量痰液，即后世所称之寒饮伏肺或寒痰伏肺，见于慢性支气管炎及支气管扩张。可见饮证的概念及内容并不完备，置后世之发展于不顾，停留在古老的论述中，完全没有必要。

痰是机体水液代谢所形成的病理产物，同时也是致病因素。痰分为有形之痰和无形之痰，有形之痰是指从口腔中咳吐而出的可见之痰，也包括瘰疬、痰核等可以触及的病变；无形之痰则指停留在脏腑经络等组织中，引起各种顽症、怪症，手不能触，眼不能见的痰，它只能通过表现于外的症状，运用审证求因的方法确认。痰证是泛指痰涎停留于体内而引起的各种病证，其成因是由于多种原因导致脏腑功能失调，主要是肺、脾、肾的功能失常，人体津液输布和排泄障碍所致。肺主宣发肃降，通调水道，将水液向上、向外布散，若通调不利，水液停滞，则痰浊内生，故古人有"肺为水之上源""肺为贮痰之器"之说。脾主运化、主升清，为水液代谢的重要枢纽，脾失健运，则水湿内停，聚而成痰，故又称"脾为生痰之源"，脾的功能异常在痰形成过程中，作用最为关键。肾主水，为水火之宅，通过肾阳的蒸腾气化而调节机体水液代谢，若肾阳虚衰，气化无力，开合失常，水湿不化而成痰。

痰证可见于现代医学中的支气管哮喘、支气管炎、咽喉炎、神经官能症、耳源性眩晕、脑血管意外后遗症、神经分裂症、癫痫、甲状腺肿大、胃肠功能紊乱等多种疾病。

第一节　证　　候

痰浊一旦形成，可随气之升降，上达于头，下行于足，外而肌肤，内至脏腑，无所不至，因此，痰邪致病，其症候广泛复杂，变化多端。痰证的常见症候有：咳或吐大量痰涎；面色晦暗或光亮如油；清窍心神变化，如眩晕、惊悸失眠、癫狂痴呆、晕厥等；胸胁或脘腹胀满；舌体胖大，舌苔滑腻，脉滑、弦。由于痰湿同源，痰性类湿，因此，痰证往往出现气机受阻，气血不畅的临床表现，且其病势缠绵，病程较长，诊断不明，它药不效，病久不愈但形体不显大衰之象。

痰可与寒、湿、燥、热、风等病邪合而为病，据此，临床上分为寒痰、湿痰、燥痰、热痰、风痰。又因痰与气的运行密切相关，痰能与气郁结于身体相应部位而出现一系列症状，我们称之为郁痰证，也称为气痰证，本证常与肝郁气滞有关。

根据痰所侵犯的不同部位，常有不同症候：若痰湿犯肺，肺失宣降，发为咳喘吐痰；若痰阻脾胃，胃失和降，脾不升清，可见恶心呕吐，胃脘痞满，头晕目眩；若痰浊扰心、蒙蔽心窍、神明无主，则心悸神昏，癫痫；若停经络，则见瘰疬、痰核，肢体麻木等。

痰邪侵犯脏腑，引起的常见的病证有痰火扰心、痰蒙心窍、痰湿阻肺、痰热壅肺、胆郁痰扰等，具体内容详见脏腑辨证章节。

一、寒　　痰

本证是由于素有痰浊，又感受寒邪，或阳虚生寒，水湿不运，寒与痰相搏结所致。寒痰表现为：痰色白而清稀，胸闷咳喘，形寒肢冷，尿清便溏，舌质淡，苔白滑。根据临床表现，又可分为寒痰伏肺及寒痰阻肺两种证型。前者见于支气管哮喘，后者多见于慢性支气管炎。

二、热　　痰

本证是由痰与热结、痰热壅肺而成。热痰表现为：身热口渴，咳嗽胸痛，痰稠色黄，舌红苔黄，脉滑数。见于肺炎。

三、燥　　痰

外感内伤均能引起本证。外感燥热之邪蒸灼肺津；或肺阴不足，虚火灼肺，炼液而为燥痰。燥痰表现为干咳痰少，胶黏难咯，口鼻干燥，咽喉干痒少津，舌红色少津。

四、湿　　痰

湿痰又称痰湿，指痰浊内停日久而产生的痰证。多因脾虚失运，水湿内停所致。其表现为：咳嗽痰多，痰易咯出，色白质稀，胸部痞闷，或痰鸣喘促，或呕恶纳呆，肢体困重，面色萎黄或虚浮，舌淡胖，苔滑腻。

五、风　　痰

风痰证所指有二：一为肝风内动，夹痰上扰清窍，表现为眩晕，呕吐，见于内耳性眩晕；或表现为头痛眩晕，突然昏仆，喉中痰鸣，见于中风；或表现为突然昏仆，口吐痰涎，四肢抽搐，见于癫痫。二为外风袭人，夹痰入络，表现为口眼㖞斜，见于面瘫。

六、痰　　火

痰火又称痰火扰心或狂证。痰火表现为神志错乱，躁狂不安，脉象弦大滑数，见于精神病。

七、气　　痰

本证通称痰气互结，又称郁痰，是由痰与气郁结于身体各部所出现的一系列症状的总称。因其阻滞部位的不同而症状各异，痰气互结往往是在肝气郁结的基础上发展演变而来，若痰气痞结于胸则致胸痹，表现为胸闷痞塞，痛引心背。若痰气搏结于咽成梅核气，表现为咽喉如梅核堵塞，咽之不下，吐之不出。若痰气交阻于食管则致噎膈，表现为吞咽梗阻，胸膈疼痛，终致水饮难下，全身消瘦。若痰气郁结，蒙蔽神明可导致癫证，表现为神情痴呆，表情淡漠，语无伦次。若痰气互结于颈前可成瘿瘤。若痰气互结于颈旁可成瘰疬，表现为局部结块如豆，累累如珠。

八、瘀　痰

本证又称痰瘀互结，是由痰浊与瘀血相互搏结而出现的一系列临床表现的概称。见于缠绵日久、久治不愈的顽疾，其表现随瘀阻部位而异。若寒痰与瘀血搏结于胸，表现为胸部刺痛彻背固定不移，入夜感寒则痛甚，为胸痹。若痰瘀阻滞于肢体经络，表现为局部顽痛，固定不移，麻木沉重，皮色紫暗，关节肿胀变形，为顽痹。若邪热、痰浊与瘀血壅肺，则内结成痈表现为咳吐腥臭脓痰，或兼咯血，为肺痈。若痰气郁结或痰火扰心再与瘀血互结则为痰瘀犯心，所表现之癫狂更为顽烈难治。若风痰所致之中风，后遗半身不遂，肢体麻木，言语不利，经久不愈。尚有面色晦暗，舌质紫暗有瘀斑等特点，此为痰瘀互结，脉络痹阻。

痰证特点和分类简单概括如图 22-2。

痰证
- 特点
  - 痰贮于肺：咳嗽痰多，喉中痰鸣，胸胀满作痛
  - 痰性类湿：身重肢困，胸膈痞闷，恶心呕吐，舌苔厚腻或滑润
  - 痰致百病：致病广泛，如眩晕，神昏，神乱，瘿瘤，瘰疬，痰核流注，肢麻痹痛，半身不遂，腹内积块等
- 病证
  - 寒痰、热痰、燥痰、湿痰、风痰、痰火、气痰、瘀痰

图 22-2　痰证特点和分类

第二节　治　法

痰浊的产生，是由于肺、脾、肾功能失调所致，本于正虚，痰停于内，又现实证，故痰证多属本虚标实之证，因此治疗痰证，应遵循"治病必求其本"的原则，不仅要化痰，更要善于治其生痰之源，如健脾、宣肺、温肾等。另外，痰随气升降，气顺则痰消，气滞则痰聚，故祛痰时，常配以理气之法。

痰证的治疗方法，常用的有以下四种。

一、化痰止咳法

化痰止咳法适用于痰多咳嗽之证，一般分为温化寒（湿）痰和清化热（燥）痰两种。

1. 温化寒（湿）痰法　因苦能燥湿，温能祛寒，故采用本法时常选用苦温药物，以温化寒痰或燥湿化痰，适用于寒痰证和湿痰证。

2. 清化热（燥）痰法　运用本法时，选用的药物常凉而清润，具有清热、润燥的作用，适用于热痰证和燥痰证。

二、豁痰息风法

本法具有化痰息风止痉的作用，适用于风痰上壅或风痰上扰证引起的眩晕、抽搐、瘫痪等症。

三、消痰软坚法

本法既能化痰，又能软坚散结，适用于痰凝经脉所形成的瘰疬、瘿瘤等证。

四、化痰开郁法

本法选用化痰、理气、解郁药物，适用于郁痰证。

治疗痰证，还有涌吐法，用于治疗中风痰壅之闭证，本法临床上较少应用。另外，也常运用泻下之法，治疗痰证所致的癫痫、癫狂等。

第三节 药 物

化痰药分为止咳化痰药（又分温化寒痰药和清热化痰药）、祛风化痰药和软坚化痰药。

常用化痰药物（表22-1）的功效与特点简述如下：

杏仁有苦、甜之分，苦杏仁、甜杏仁均能止咳化痰平喘，前者用于咳喘之实证，后者滋润之性较佳，常用于久咳及肺虚的咳喘。

白芥子化寒痰兼有消肿散结的作用，可用于痰湿阻滞经络所致的肢体关节疼痛、麻木，以及阴疽流注等证。

半夏为寒痰、湿痰的常用药，又可止呕、散结。

桔梗、紫菀、款冬花、百部和白前专入肺经，为止咳化痰通用药，不必过分拘泥于寒痰、热痰，随配伍不同皆可用之。

枇杷叶通用于各种咳嗽，且可止呕。

前胡除可化痰止咳之外，还可宣散风热。

瓜蒌、竹茹仅能清热化痰，竹茹尚能清胃热止咳。瓜蒌分为瓜蒌皮、瓜蒌仁、全瓜蒌和瓜蒌根（天花粉）。瓜蒌皮和瓜蒌仁均可化痰，前者可清化热痰，后者可润肺化痰，且能润肠通便。全瓜蒌兼具以上功效。瓜蒌根能生津止渴，用于热邪伤津的阴虚证或消渴。

贝母、海浮石、海蛤壳兼有化痰软坚的作用，可用于瘰疬、瘿瘤。

桑白皮兼有利水消肿的作用。

天南星、白附子均可祛风化痰，前者重在化痰，后者偏重祛风。生南星有毒，一般不用于内服，多用于外敷痈肿，经炮制的南星有两种：用白矾姜汁制者称为制南星，毒性稍缓，属温性，善去风痰；用牛、羊或猪的胆汁加工而成的名胆南星，毒性降低，属凉性，能清化热痰，开窍祛风。白附子也有毒，一般用量为3～5g。风痰有寒、热的不同，风痰属寒者，宜用制南星、白附子；属热者宜用胆南星、天竺黄。

表 22-1 化痰药简表

药名	性味	归经	功能	主治
苦杏仁	苦，微温，有小毒	肺、大肠	降气止咳平喘，润肠通便	外感咳嗽，喘满，喉痹，肠燥便秘
芥子	辛，温	肺	温肺豁痰利气，散结通络止痛	痰饮咳喘，胸胁胀满疼痛，反胃呕吐，肢体痹痛麻木
半夏	辛，温，有毒	脾、胃、肺	燥湿化痰，降逆止呕，消痞散结	湿痰寒痰，痰饮眩悸，呕吐反胃，胸脘痞闷，梅核气；外治痈肿痰核
百部	甘、苦，微温	肺	润肺下气止咳，杀虫灭虱	新久咳嗽，肺痨咳嗽，顿咳
桔梗	辛、苦，平	肺	宣肺，利咽，祛痰，排脓	咳嗽痰多，胸闷不畅，咽痛音哑，肺痈吐脓
紫菀	辛、苦，温	肺	温肺，下气，消痰，止咳	风寒咳嗽气喘，虚劳咳吐脓血，喉痹，小便不利
款冬花	辛，微苦，温	肺	润肺下气，消痰止咳	新久咳嗽，气喘，虚劳咳血
白前	辛、苦，微温	肺	降气，消痰，止咳	肺气壅实，咳嗽痰多，胸满喘急

续表

药名	性味	归经	功能	主治
枇杷叶	苦，微寒	肺、胃	清肺止咳，降逆止呕	肺热痰嗽，阴虚劳嗽，咳血衄血，胃热呕哕，消渴
前胡	辛、苦，微寒	肺	降气化痰，散风清热	痰热喘满，咯痰黄稠，风热咳嗽痰多
瓜蒌皮	甘，寒	肺、胃	清化热痰，利气宽胸	痰热咳嗽，胸闷胁痛
旋覆花	苦、辛、咸，微温	肺、脾、胃、大肠	降气，消痰，行水，止呕	胸中痰结，肋下胀满，咳喘，呃逆噫气，大腹水肿
紫苏子	辛，温	肺	降气化痰，止咳平喘，润肠通便	痰壅气逆，咳嗽气喘，肠燥便秘
竹茹	甘，微寒	心、肺、胆、胃	清热化痰，除烦，止呕	痰热咳嗽，惊悸不宁，心烦失眠，胃热呕吐
海藻	苦、咸，寒	肝、胃、肾	消痰软坚散结，利水消肿	瘿瘤，瘰疬，睾丸肿痛，痰饮水肿
浙贝母	苦，寒	心、脾、肺、胃	清热化痰止咳，解毒散结消痈	心中逆气，伤寒结胸
蛤壳	苦、咸，寒	肺、肾、胃	清热化痰，软坚散结，制酸止痛	热痰喘嗽，水肿，淋病，瘿，瘤，血结胸痛
桑白皮	甘，寒	肺	泻肺平喘，利水消肿	肺热喘咳痰，水饮停肺，胀满喘急，水肿，小便不利
天南星	辛、苦，温，有毒	脾、肺、肝	散结消肿	顽痰咳嗽，风痰眩晕，蛇虫咬伤
胆南星	苦、微辛，凉	肺、肝、脾	清热化痰，息风定惊	中风，惊风，癫痫，头痛，眩晕，喘嗽
白附子	辛，温，有毒	肝、胃	祛风痰，定惊搐，解毒散结止痛	中风痰壅，惊风癫痫，破伤风，痰厥头痛，偏正头痛，瘰疬痰核，毒蛇咬伤
天竺黄	甘，寒	心、肝	清热豁痰，凉心定惊	热病神昏，中风痰迷，小儿痰热惊痫，抽搐，夜啼
青礞石	甘、咸，平	肺、心、肝	坠痰下气，平肝镇惊	顽痰癖积，癫狂惊痫，咳嗽喘急，痰涎上壅

第四节 方 剂

痰由湿生，而脾又为生痰之源，故治痰方剂中常配伍健脾祛湿之药；又因痰气关系密切，故也常配合行气消滞、降气平喘之药；当痰气郁结形成瘰疬痰核者，当使用软坚散结之药；当风痰上扰，出现眩晕抽搐，神昏神乱之际，当加用息风止痉、醒神开窍、泻火攻下之药。

一、二陈汤（《太平惠民和剂局方》）

【组成】 半夏 橘红 茯苓 甘草

【功效】 燥湿化痰，理气和中。

【主治】 湿痰证。咳嗽痰多，色白易咯，恶心呕吐，胸膈痞闷，肢体困重，或头眩心悸，舌苔白滑或腻，脉滑。

【方解】 方中半夏辛温而燥，燥湿化痰，降逆和胃，散结消痞，故为君药。湿痰既成，阻滞气机，橘红辛苦温燥，理气行滞，燥湿化痰，乃"治痰先治气，气顺则痰消"之意，为臣药。茯苓甘淡，渗湿健脾以杜生痰之源；煎药时加生姜、乌梅少许，生姜既助半夏降逆，又制半夏之毒；少许乌梅收敛肺气，与半夏相伍，散中有收，使祛痰而不伤正，且有"欲劫之而先聚之"之意，均为佐药。炙甘草调和诸药，为使药。方中"陈皮、半夏贵其陈久，则无燥散之患，故名二陈"（《医方集解·除痰之剂》）（图22-3）。

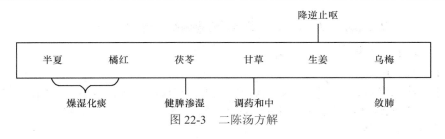

图 22-3　二陈汤方解

二、温胆汤（《三因极一病证方论》）

【组成】　半夏　竹茹　枳实　陈皮　茯苓　甘草

【功效】　理气化痰，和胃利胆。

【主治】　胆郁痰扰证。胆怯易惊，头眩心悸，心烦不眠，夜多异梦；或呕恶呃逆，眩晕，癫痫。苔白腻，脉弦滑。

【方解】　方中半夏辛温，燥湿化痰，和胃止呕，故为君药。臣以竹茹，取其甘而微寒，清热化痰，除烦止呕；半夏与竹茹相伍，一温一凉，化痰和胃，止呕除烦之功备。陈皮辛苦温，理气行滞，燥湿化痰；枳实辛苦微寒，降气导滞，消痰除痞；陈皮与枳实相合，亦为一温一凉，而理气化痰之力增。茯苓健脾渗湿，以杜生痰之源；煎加生姜、大枣调和脾胃，且生姜兼制半夏毒性，上药共为佐药。以甘草为使，调和诸药（图 22-4）。

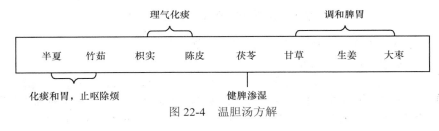

图 22-4　温胆汤方解

三、清气化痰丸（《医方考》）

【组成】　胆南星　瓜蒌仁　黄芩　半夏　橘红　茯苓　杏仁　枳实

【功效】　清热化痰，理气止咳。

【主治】　热痰咳嗽。咳嗽，痰黄稠，胸膈痞闷，甚则气急呕恶，舌质红，苔黄腻，脉滑数。

【方解】　本方系二陈汤去甘草、乌梅，加胆南星、瓜蒌仁、黄芩、杏仁、枳实而成。方中胆南星味苦性凉，瓜蒌仁甘寒质润而性滑，均善清热豁痰，共为君药。黄芩苦寒，功善清泻肺火，助君药以增强清肺热之功。制半夏虽属辛温之品，但与苦寒之黄芩相配，则避其性温助热之弊，而独取化痰散结、降逆止呕之功，共为臣药。治痰者必须顺其气，故佐以杏仁降利肺气，橘红理气化痰，枳实破气化痰，并佐茯苓健脾渗湿。使以姜汁为丸，既可制半夏之毒，又增强祛痰降逆之力（图 22-5）。

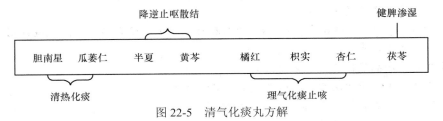

图 22-5　清气化痰丸方解

四、滚痰丸（《玉机微义》引《养生主论》）

【组成】 礞石 大黄 黄芩 沉香
【功效】 泻火逐痰。
【主治】 实热老痰证。癫狂昏迷，或惊悸怔忡，或咳喘痰稠，或胸腔痞闷，或眩晕耳鸣，或绕项结核，或口眼蠕动，或不寐，或梦寐奇怪之状，或骨节猝痛难以名状，或噎息烦闷，大便秘结，舌苔黄腻，脉滑数有力。

【方解】 方中礞石味甘咸而性平质重，咸能软坚，质重沉坠，下气坠痰以攻逐陈积伏匿之顽痰，并平肝镇惊而治痰火上攻之惊痫，且制以火硝，《本草问答》谓："礞石，必用火硝煅过，性始能发，乃能坠痰，不煅则石质不化，药性不发。又毒不散，故必煅用。"煅后攻逐下行之力尤强，为治顽痰之要药，故以之为君。臣以大黄苦寒降泄，荡涤实热，开痰火下行之路。大黄与礞石相伍，攻下与重坠并用，攻坚涤痰泻热之力尤胜。黄芩苦寒，清肺及上焦之实热；沉香行气开郁，降逆平喘，令气顺痰消，共为佐药。四药相合，药简而效宏，确为泻火逐痰之峻剂（图22-6）。

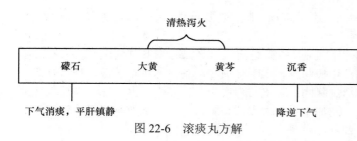

图 22-6 滚痰丸方解

五、半夏白术天麻汤（《医学心悟》）

【组成】 半夏 天麻 白术 茯苓 橘红 甘草
【功效】 化痰息风，健脾祛湿。
【主治】 风痰上扰证。眩晕，头痛，胸膈痞闷，恶心呕吐，舌苔白腻，脉弦滑。

【方解】 本方乃二陈汤去乌梅，加天麻、白术、大枣而成。方中半夏辛温而燥，燥湿化痰，降逆止呕；天麻甘平而润，入肝经，善于平肝息风而止眩晕，二者配伍，共为君药。白术健脾燥湿；茯苓健脾渗湿，以治生痰之本，与半夏、天麻配伍，加强化痰息风之效，共为臣药。橘红理气化痰，使气顺痰消，为佐药。使以甘草调药和中，煎加姜、枣以调和脾胃。诸药合用，共奏化痰息风、健脾祛湿之效（图22-7）。

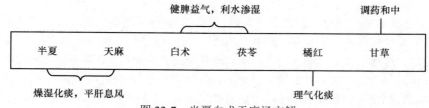

图 22-7 半夏白术天麻汤方解

思考题
1. 痰证的最主要表现是（　　）
A. 恶心纳呆 　　　B. 咳痰量多 　　　C. 神昏痴呆 　　　D. 头晕目眩 　　　E. 胸脘痞闷
2. 寒痰的临床表现有哪些？
3. 对于各种不同的痰证有哪些不同治法？
4. 清热化痰药主要用于治疗何种证型？请列举六种代表药。
5. 治疗风痰眩晕和痰厥头痛的代表方是什么？
6. 滚痰丸中用礞石与大黄的配伍意义是什么？

（彭金香）

第二十三章 食 滞 证

【内容提要】 食滞证是由于进食的质或量不合适，导致饮食不化，宿食停滞胃肠，传导失常而出现的各种证候。临床表现为：胃的受纳、腐熟、运化功能受阻，导致宿食停滞于胃，胃脘胀闷，甚至疼痛，胃失和降而胃气上逆，嗳腐吞酸、恶心、呕吐，吐出物呈腐酸馊臭味，舌苔腐腻，或黄腻等；日久不消，导致脾胃虚损，虚实夹杂，出现如面色萎黄，消瘦无力，纳少便溏，以及邪实症状。食滞证的治法：消食导滞，恢复脾胃运化功能。常用方剂有保和丸，枳实导滞丸，健儿丸等。

【学习要求】

1. 掌握食滞证的概念和主要证候表现，消食导滞法的主要治法类型和消食导滞药物的主要类型。
2. 熟悉消食导滞法的主要代表方剂。
3. 了解不同类型的消食导滞药物的主要功效和治疗应用。

食滞证又称食积、停食，轻者称为伤食，是由于食物的质或量不合适，损伤了脾胃的纳谷、运化或肠的传导功能，导致饮食不化，宿食停滞胃肠，传导失常而出现的各种证候。其发病的原因可由于饮食不节，损伤了脾胃的正常运化功能；也可能是由于脾胃本来虚弱，腐熟运化功能低下，导致饮食停滞而发病。前者多属实证，多见于暴饮暴食后，发病较急；后者多为虚中夹实证，常见于原有脾胃虚弱，或大病后胃气尚未恢复，或长期营养不良的患者进食不当而发生。

第一节 证 候

食滞证临床表现特点为胃的受纳、腐熟、运化功能受阻，导致宿食停滞于胃，表现为胃脘胀闷，甚至疼痛；胃失和降则表现为胃气上逆，嗳腐吞酸、恶心、呕吐，吐出物呈腐酸馊臭味；如若引起湿邪困脾，则进一步引起脾的运化功能障碍，脾气不升反而下降，出现肠鸣腹痛，泻下酸腐臭秽大便；若食滞日久，渐成积滞，消耗正气，病证可由实转虚，形成正虚邪实的虚实夹杂证，表现为脾胃虚弱的慢性症状，如面色萎黄、消瘦无力、纳少便溏，以及邪实症状，如腹大膨胀或脘腹痞硬等。

第二节 治 法

食滞证的基本治法是消食导滞法，又称消滞法，或称消导法，是消除食滞，恢复脾胃运化功能的治疗方法，属于治疗八法中的消法。由于食滞患者常同时伴有胃肠气滞证候，故常可适当加用理气药物以增疗效，兼有虚证者还应加用扶正药品。

一、消食导滞法

本法适用于一般食滞不化，脾胃失运的病症，是治疗食滞的基本方法。

二、攻下积滞法

本法适用于食滞较重者，腹部胀痛拒按、大便秘结者则可加用通下药物以便泄除积滞。

三、健脾化滞法

本法适用于脾胃素虚，伴有饮食停滞者，如果食滞较重，则在消食导滞法中加用适量健补脾胃之药品，如果脾胃虚弱较重，积滞较轻，则在健脾益气法中加用适量消食导滞药。

第三节　药　物

消食药大多味甘，性平或温，善于消食导滞，具有健运脾胃，消化食积，除胀和中之功效。适用于由宿食不消所致的脘腹胀闷，嗳气吞酸，恶心呕吐，大便失常等消化不良及脾胃虚弱症状。

临床应用应根据病情，适当配伍其他药物，食滞中焦往往阻塞气机，出现脾胃气滞之证，故在运用本类药物时，常配理气药行气宽中，以助消食化滞。证见寒象者，可配温性中药以散寒行滞。宿食积滞郁而化热者，可配性寒轻下之品以泄热导滞。湿浊中阻者，又当配伍化湿燥湿之品以醒脾祛湿。脾胃虚弱运化无力者，则应补脾调胃。常用的消食药如表 23-1 所示。

表 23-1　消食药简表

药名	性味	归经	功效	主治
神曲	甘、辛，温	脾、胃	消食和胃	谷、面食滞，消化不良或兼发热
麦芽	甘，平	脾、胃	行气消食，健脾开胃，回乳消胀	谷、面食滞，消化不良，乳汁过多（生用）
谷芽	甘，温	脾、胃	消食和中，健脾开胃	谷、面食滞，消化不良及脾虚食少
山楂	酸、甘，微温	脾、胃、肝	消食化滞，活血化瘀	肉食积滞，消化不良，血瘀经闭或产后瘀血痛
鸡内金	甘，平	脾、胃、小肠、膀胱	消食化滞，固精止遗	肉、油、乳等类食积，遗精，遗尿
莱菔子	辛、甘，平	脾、胃、肺	消食化滞，降气化痰	食滞，腹胀，痰饮喘咳

表 23-1 简要说明如下：

神曲的复方加工品有六曲及建曲，前者消食化滞兼健脾和胃，后者消食化滞兼发散风寒。

谷芽、麦芽二药常合用称为二芽，炒用能消米面食滞。谷芽专于消米谷食滞，生用尚可健脾养胃。麦芽专于消麦面食滞，生用尚可回乳。

山楂以消肉食积滞为其专长，又能活血化瘀，还用于治疗产后瘀阻腹痛，恶露不尽。今人又用生山楂降血脂及防治冠心病。

鸡内金除运脾消食外，尚能固精止遗，治遗精遗尿。

莱菔子除消食化积外，尚能降气化痰，治喘咳之实证。

第四节　方　剂

消食剂分为消食化滞与健脾消食两类。消食化滞剂，具有消食化积作用，适用于食积内停之证，代表方如保和丸。健脾消食剂，具有健脾消食作用，适用于脾胃虚弱，食积内停之证，代表方如健脾丸。

消食剂中虽主要由消食药组成，亦常配以行气、泻下之药，或健脾补气之药。

一、保和丸（《丹溪心法》）

【**组成**】　山楂　半夏　茯苓　神曲　陈皮　连翘　莱菔子

【**功效**】　消食和胃。

【**主治**】　食积停滞。症见脘腹痞满，腹胀时痛，嗳腐吞酸，厌食呕恶，大便不调，舌苔腐腻，脉滑。

【**方解**】　方中山楂为主药，以消一切饮食积滞，尤善消肉食油腻之积，辅以神曲消酒食、莱菔子消麦面痰气之积，共同消化各种食物；佐以半夏、陈皮行气化滞、止呕；茯苓健脾利湿，和中止泻，连翘清热散结，诸药配伍，使食滞得消，胃气得和（图 23-1）。

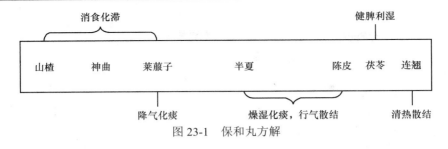

图 23-1 保和丸方解

二、枳实导滞丸（《兰室秘藏》）

【组成】 大黄 枳实 黄连 黄芩 六神曲 白术 茯苓 泽泻

【功效】 消导积滞，清利湿热。

【主治】 积滞内阻，蕴湿生热。症见脘腹痞满，下痢，泄泻腹痛后重，或大便秘结，小便短赤。舌红苔黄腻，脉沉实。

【方解】 方中君以大黄攻积泻热，使积热从大便而下。臣以枳实行气消积，而除脘腹之胀满。佐以黄连、黄芩清热燥湿，又能厚肠止痢；以茯苓、泽泻利水渗湿，且可止泻；用白术健脾燥湿，以攻积而不伤正；神曲消食化滞，使食消而脾胃和。诸药相伍，使积去滞消，湿化热清，则诸证自解（图 23-2）。

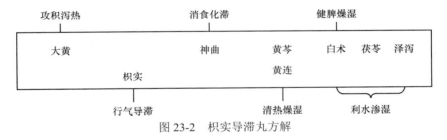

图 23-2 枳实导滞丸方解

三、健脾丸（《证治准绳》）

【组成】 白术 茯苓 甘草 人参 神曲 陈皮 砂仁 木香 黄连 麦芽 山楂 山药 肉豆蔻

【功效】 健脾消食。

【主治】 脾胃虚弱、食积内停。症见食少难消，脘腹痞闷，大便溏薄。苔腻微黄，脉虚弱。

【方解】 方中重用白术、茯苓，健脾渗湿以止泻，为君药。人参、甘草益气健脾；山药、肉豆蔻健脾止泻；山楂、神曲、麦芽消食化滞，以消食积，共为臣药。木香、砂仁、陈皮理气和胃，畅中消痞；黄连清热燥湿以治湿热，共为佐药。诸药合用，消补兼施，使脾虚得健，食积得消，湿祛热清，诸证自除（图 23-3）。

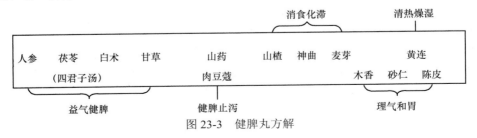

图 23-3 健脾丸方解

思考题

1. 下列哪项属于食滞证的症状（　）

A. 恶心呕吐　　　　　　B. 嗳腐吞酸　　　　　　C. 脘腹痞满

D. 不思饮食　　　　　　E. 大便秘结

2. 食滞证的常见临床表现有哪些?

3. 对于各种不同的食滞证有哪些不同治法?

4. 消食导滞法主要用于治疗何种证型? 请列举五种代表药。

5. 简述健脾导滞主治的证型，及其代表方剂。

6. 攻下积滞法的临床主治及其临床表现，采用什么方剂?

（张明敏）

第二十四章 气滞证与气逆证

【内容提要】 气滞证和气逆证是指气行不畅，气机阻滞，即气的升、降、出、入受阻，导致脏腑、经络功能失常而出现的证候，为实证。气滞证包括肝郁气滞，脾胃气滞。肝郁气滞常见胁痛，少腹或会阴等部位胀痛，女性可有乳房胀痛，常伴有情志不舒、喜太息、易怒等；脾胃气滞常见脘腹胀满、疼痛，亦常见纳呆、便溏等。气滞证的治疗法则为行气，包括：疏肝解郁法，畅中理气法；其方剂有：越鞠丸、柴胡疏肝散、五磨饮子、天台乌药散等。气逆证包括：胃气上逆，肺气上逆和肝气上逆。胃气上逆常见恶心、呕吐、呃逆、嗳气等；肺气上逆常见咳嗽、气喘等。气逆证的治疗法则为降气，包括：降逆止呕法、降气平喘法，其方剂有：苏子降气汤、旋覆代赭汤、丁香柿蒂汤等。

【学习要求】

1. 掌握气滞证和气逆证的概念和主要证候表现，行气法和降气法的主要治法类型，以及行气和降气药物的主要类型。

2. 熟悉行气法和降气法的主要代表方剂。

3. 了解不同类型的行气、降气药物的主要功效和治疗应用。

气是构成机体并维持其正常生命活动的最基本物质，气机则是指气在机体内正常状态下的运动，其表现形式为气的升、降、出、入。气为病乃气机失常所致，称为气证，可表现为气虚、气陷、气脱、气滞、气逆、气闭等证。一般而言，气证有虚实之分，前三者为虚，后三者属实。但是，气机失常由于病因病机复杂多样，可以虚中夹实、实中夹虚，因而虚实兼见。气陷，表现为脏器下垂，如子宫脱垂，或脱肛，或胃下垂等，但也可兼有湿热下注。气滞，如脾胃气滞表现为脘腹胀满、疼痛，亦常见纳呆、便溏等。气逆，包括：胃气上逆、肺气上逆和肝气升发太过而出现的肝气上逆，如胃气上逆表现为：恶心、呕吐、呃逆、嗳气等；肺气上逆表现为：咳嗽、气喘等；肝气上逆表现为头痛、眩晕、晕厥、呕血等。气证的虚实之分是相对的，常虚实互见；辨证时要结合患者的全身情况，仔细分析，分清主次，抓住主要矛盾。

气滞与气逆皆属气的实证。气滞之甚者亦可表现为气逆，气逆实际上也是气滞的另一表现形式，二者相关，无本质差异，故合并讨论。

第一节 证 候

气行不畅，气机阻滞即气的升、降、出、入受阻，导致脏腑、经络功能失常，可表现为气滞证和气逆证。

一、气 滞 证

气滞证是指人体某部分或某脏腑或某经络的气机障碍、运行不畅所表现的证候。轻者为痞塞，重者为胀满、疼痛。疼痛多表现为撑痛、胀闷痛、走窜痛，时轻时重，嗳气或矢气后减轻。与气滞证相关的脏腑有肝、脾、胃等。根据所及脏腑的不同，常将气滞证分为以下两型：

1.肝郁气滞 常见胁痛，少腹或会阴等部位胀痛，女性可有乳房胀痛，常伴有情志不舒、喜太息、易怒等。

2.脾胃气滞 常见脘腹部痞塞胀满、疼痛，进食后胀满加重等症状。

二、气 逆 证

气逆证是指人体气机升降失常，某脏腑之气当降而不降，甚或逆而上升，或升发太过所表现的证候，主要表现为胃气上逆、肺气上逆和肝气上逆。肝气上逆的证、治可参见内风证等相关章节。

1. 胃气上逆　表现为恶心、呕吐、呃逆、嗳气等症状。

2. 肺气上逆　表现为咳嗽、气喘等症状。

第二节　治　法

气滞宜疏通，称为行气；气逆宜平降，称为降气；二者合称为理气。理气法，特别是行气法，在临床上应用极为广泛，不仅用于气滞或气逆诸证，而且在施行补益、消导、化痰、泻下、理湿、活血等法时，如配合使用理气法能更好地发挥治疗作用。

一、行　气　法

行气法即疏通气滞的方法，常分为以下两种：

1. 疏肝解郁法　用于肝郁气滞证。

2. 畅中理气法　用于脾胃气滞证。

二、降　气　法

降气法即平降气逆的方法，常分为以下两种：

1. 降逆止呕法　用于胃气上逆证。

2. 降气平喘法　用于肺气上逆证。

第三节　药　物

凡能疏通气滞、平降气逆的药物，称为理气药；它具有消胀、除满、解郁、止痛、平喘、止呕、散结等作用，但用之不当，亦可耗气、伤阴、动血。因此，如属气虚，或阴亏，或失血患者不宜多用或久用。理气药味多苦、辛，性多属温，主要归脾、胃、肝、肺、大肠经。

常用理气药见表 24-1。

表 24-1　常用理气药简表

药名	性味	归经	功效	主治
橘皮	苦、辛，温	脾、肺	行气消胀，燥湿化痰	脾胃气滞，腹胀，咳嗽痰多
枳实	苦，微寒	脾、胃、大肠	破气消胀，去积滞	脾胃气滞，胀满疼痛，食积
砂仁	辛，温	脾、胃、肾	行气开胃，温脾止泻，顺气安胎	脾胃气滞，腹胀痛，胎动不安
香附	辛，平	肝	疏肝理气，调经止痛	肝郁气滞，胸胁胀满，月经不调，痛经
广木香	苦、辛，温	脾、胃、大肠、胆	行气消胀，止痛	脾胃气滞，腹胀痛，痢疾，里急后重
沉香	辛、苦，微温	脾、胃、肾	行气止痛，温中止呕，纳气平喘	脾胃气滞，腹胀，胃寒气逆，呕吐，肾不纳气，痰饮咳喘
乌药	辛，温	脾、肺、肾、膀胱	行气止痛，温肾缩尿	寒郁气滞所致的胸胁及少腹冷痛，尿频，遗尿
大腹皮	辛，微温	脾、小肠、胃、大肠	行气消胀，利水消肿	脾湿胃胀，小便不利，浮肿，腹水
川楝子（金铃子）	苦，寒	肝、胃、小肠、膀胱	疏肝解郁，行气，杀虫	肝郁气滞，胸胁胀，少腹疼痛，肠虫症
香橼	辛、酸、微苦，温	肝、脾、肺	疏肝解郁，行气消胀，化痰	脾胃气滞，腹胀，肝郁气滞，胁痛，咳嗽痰多
柿蒂	苦，平	胃	降逆止呃	胃失和降所致之呃逆

续表

药名	性味	归经	功效	主治
旋覆花	苦、辛、咸，微温	肺、脾、胃、大肠	消痰行气，降气治呃	痰涎壅肺之咳嗽，痰湿上逆之呕吐、噫气
白果	甘、苦、涩，平	肺、肾	敛肺平喘，止带缩尿	痰多喘咳，带下白浊，遗尿尿频

表 24-1 简要说明如下：

橘皮分为青皮与陈皮，幼果之皮为青皮，成熟的果皮为陈皮。青皮药性较猛，偏于疏肝破气、消积化滞；陈皮药性较缓，偏于健脾行气，燥湿化痰。

枳实破气作用较强，能消积除痞；枳实的外壳为枳壳，与枳实功效相似，但枳壳的作用较缓和，以行气宽中除胀为主。

砂仁之果壳为砂壳，行气作用不及砂仁。本药不宜久煎，用量在 3～6g。

香附、广木香、乌药都有行气止痛作用，但广木香行气宽中，善调脾胃气滞，多用于脘腹胀满，泻痢腹痛；香附长于疏肝解郁，调经止痛，多用于胁痛、痛经；乌药散寒行气用于寒郁气滞之胸胁及小腹冷痛。

大腹皮行气并利水消肿，乌药尚能温肾缩尿，砂仁还有顺气安胎作用。

疏肝理气常选香附、川楝子、青皮；宽中行气常选陈皮、广木香、砂仁、枳壳、沉香、大腹皮；乌药、香橼则既调肝气，又行脾胃之气。沉香宜研末冲服，每服 1～1.5g。

柿蒂用于胃气上逆，白果用于肺气上逆，旋覆花能兼治呕，平喘。

降气平喘药尚有苏子（见化痰药），莱菔子（见消食导滞药），杏仁（见化痰药）等；降逆止呕药尚有半夏（见化痰药），竹茹（见化痰药），代赭石（见平肝息风药），丁香（见温里药）等。

行气药辛燥者居多，易于耗气伤阴，故气虚阴亏者慎用。

第四节　方　　剂

本类方剂可分为行气与降气两类。行气以调畅气机、解郁散结为主；降气以降逆止呕，降气平喘为主。临床上气滞与气逆可同时出现，故行气与降气常结合使用。又由于气滞与气逆，常夹血瘀、痰结、湿阻、食积、火郁，故在理气剂中，常配合活血化瘀、化痰消结、健脾祛湿、消食导滞、泻火解郁类药物组方。

一、越鞠丸（《丹溪心法》）

【组成】　香附　川芎　苍术　神曲　栀子

【功效】　行气解郁。

【主治】　气机郁结证。症见胸膈痞闷，脘腹胀痛，吞酸呕吐，饮食不化等症。

【方解】　本方为治气郁乃至血、痰、火、湿、食诸郁轻症常用方。香附行气解郁，以治气郁为主；苍术燥湿健脾，以治湿郁；神曲消食和中，以治食郁；川芎活血行气，以治血郁；栀子清热除烦，以治火郁。痰郁多由脾湿引起，有时与气、火、食郁有关，诸郁得解，痰郁亦可消除，故方中不另用化痰药物，此亦治病求本之意（图 24-1）。

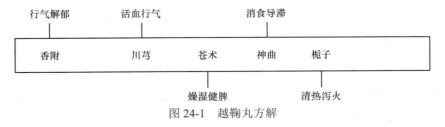

图 24-1　越鞠丸方解

二、柴胡疏肝散（《医学统旨》）

【组成】　柴胡　香附　川芎　陈皮　枳壳　芍药　甘草

【功效】　疏肝理气，活血止痛。

【主治】　肝气郁滞证。症见胁肋疼痛，胸闷善太息，情志抑郁易怒，或嗳气，脘腹胀满，脉弦。

【方解】　方中柴胡功善疏肝解郁，用以为君；香附理气疏肝而止痛，川芎活血行气以止痛，二药相合，助柴胡以解肝经之郁滞，并增行气活血止痛之效，共为臣药；陈皮、枳壳理气行滞，芍药、甘草养血柔肝，缓急止痛，均为佐药。甘草调和诸药，为使药。诸药相合，共奏疏肝行气、活血止痛之功（图24-2）。

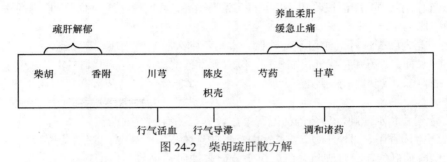

图 24-2　柴胡疏肝散方解

三、枳实薤白桂枝汤（《金匮要略》）

【组成】　瓜蒌　薤白　枳实　厚朴　桂枝

【功效】　通阳散结，祛痰下气。

【主治】　胸阳不振，痰气互结之胸痹。症见胸满而痛，甚或胸痛彻背，喘息咳唾，短气，舌苔白腻，脉沉弦或紧。

【方解】　方中瓜蒌涤痰散结，开胸通痹；薤白通阳散结，化痰散寒，能散胸中凝滞之阴寒、化上焦结聚之痰浊、宣胸中阳气以宽胸，为治疗胸痹之要药，共为君药。枳实下气破结，消痞除满；厚朴燥湿化痰，下气除满，二者同用，共助君药宽胸散结、下气除满、通阳化痰之效，均为臣药。佐以桂枝通阳散寒，降逆平冲。诸药配伍，使胸阳振，痰浊降，阴寒消，气机畅，则胸痹而气逆上冲诸证可除（图24-3）。

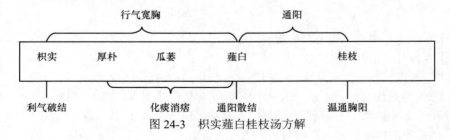

图 24-3　枳实薤白桂枝汤方解

四、天台乌药散（《医学发明》）

【组成】　天台乌药　青皮　小茴香　高良姜　木香　槟榔　川楝子　巴豆

【功效】　行气疏肝，散寒止痛。

【主治】　寒凝肝脉，气机阻滞。症见小肠疝气，少腹引控睾丸而痛，偏坠肿胀，或少腹疼痛，苔白，脉弦。

【方解】　方中乌药辛温，入厥阴肝经，行气疏肝，散寒止痛，为君药。青皮疏肝理气，小茴香暖肝散寒，高良姜散寒止痛，木香行气止痛，四药辛温芳香，合而用之，加强乌药行气疏肝、散寒止痛之功，共为臣药；槟榔行气导滞，直达下焦而破坚；苦寒川楝子与辛热之巴豆同炒，去巴豆而用川楝子，既可制其苦寒之性，又增其行气散结之力，共为佐使药。诸药合用，使寒凝得散，气滞得疏，肝络调和，则疝痛自愈（图24-4）。

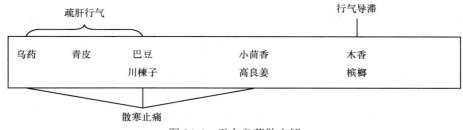

图24-4　天台乌药散方解

五、苏子降气汤（《太平惠民和剂局方》）

【组成】　紫苏子　厚朴　半夏　前胡　当归　肉桂　苏叶　生姜　甘草　大枣

【功效】　降气平喘，祛痰止咳。

【主治】　上盛下虚。症见痰涎壅盛，喘嗽短气，胸膈痞闷，咽喉不利，或腰痛脚弱，肢体倦怠，或肢体浮肿，舌苔白滑或白腻。

【方解】　本方中苏子降气化痰，止咳定喘，为君药。厚朴、半夏、前胡祛痰、止咳定喘，共为臣药。君臣配伍，以治上实之有余。肉桂祛寒温肾，平喘纳气；当归养血补肝，同肉桂既能温补下虚，又能止咳逆上气；略加苏叶、生姜以散寒宣肺，合为佐药。甘草、大枣调和诸药，合为使药。诸药共用，上下兼顾而以上为主，使气降痰化，则咳喘自平（图24-5）。

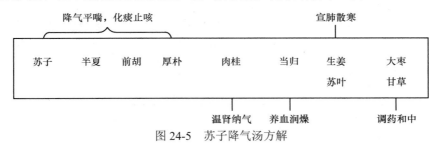

图24-5　苏子降气汤方解

六、五磨饮子（《医方考》）

【组成】　沉香　槟榔　木香　乌药　枳实

【功效】　行气降逆，宽胸散结。

【主治】　肝郁气逆证。症见大怒暴厥，或七情郁结，上气喘急，心腹胀痛，走注窜痛，脉弦。

【方解】　方用沉香、槟榔以降气，用木香、乌药以顺气；佐以枳实，破其滞；磨以白酒，和其阴。全五味药组成，用酒磨服，故名饮子，亦可改为煎服，全方为行气破结之品，力猛势峻，仅宜于体壮气实而气结较甚之证（图24-6）。

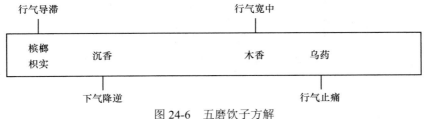

图24-6　五磨饮子方解

七、旋覆代赭汤 (《伤寒论》)

【组成】　旋覆花　代赭石　生姜　半夏　人参　甘草　大枣

【功效】　降逆化痰，益气和胃。

【主治】　胃气虚弱，痰浊内阻，胃气止逆。症见胃脘痞闷或胀满，按之不痛，频频嗳气，或见纳差、呃逆、恶心，甚或呕吐，舌苔白腻，脉缓或滑。

【方解】　方中旋覆花性温而能下气消痰，降逆止嗳，是为君药。代赭石质重而沉降，善镇冲逆，为臣药；生姜于本方用量独重，寓意有三：一为和胃降逆以增止呕之效，二为宣散水气以助祛痰之功，三可制约代赭石的寒凉之性，使其镇降气逆而不伐胃；半夏辛温，祛痰散结，降逆和胃，并为臣药；人参、炙甘草、大枣益脾胃，补气虚，扶助已伤之中气，为佐使之用（图 24-7）。

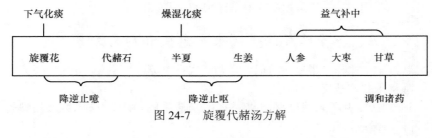

图 24-7　旋覆代赭汤方解

八、丁香柿蒂汤

【组成】　丁香　柿蒂　生姜　人参

【功效】　温中益气，降逆止呃。

【主治】　虚寒呃逆。症见呃逆，呕吐，脘闷，胸痞，舌淡苔白，脉迟。

【方解】　方中丁香温胃散寒，降逆止呃，为治胃寒呕吐、呃逆之要药；柿蒂苦平，长于降逆止呃，两药相配，温胃散寒，降逆止呃，共为君药；生姜温胃散寒止呕，与君药相合，增强温胃降逆之功；人参甘温益气以补其虚，共为臣佐药（图 24-8）。

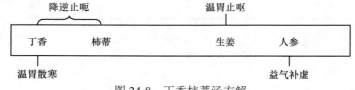

图 24-8　丁香柿蒂汤方解

思考题

1. 下列哪项属于气机失常（　　）

A. 气虚　　　　　　B. 气陷　　　　　　C. 气脱　　　　　　D. 气滞　　　　　　E. 气逆

2. 气滞证临床表现有哪些？

3. 气滞证有哪些不同治法？

4. 气逆证有哪些临床表现？

5. 气逆证有几种治法？

6. 理气药物主要用于治疗何种证型？请列举六种代表药。

7. 肝郁气滞、脾胃气滞应分别选用何种方剂？

8. 胃气上逆、肺气上逆应分别选用何种方剂？

（张明敏）

第二十五章 血 瘀 证

【内容提要】 血瘀证即是由瘀血所产生的各种临床病证的总称。血瘀证的表现极为复杂，病证常随瘀血阻滞的部位不同而异，多可见以下共同的特点：疼痛，肿块，出血，皮肤色泽紫暗，舌质紫暗或有瘀点、瘀斑，舌下络脉青紫、迂曲，脉细涩、沉弦或结代。活血化瘀法是主要治疗方法，包括活血止痛、活血消肿、破血消癥、活血调经法。活血化瘀剂是以活血化瘀药为主组成的方剂，代表方有桃红四物汤、血府逐瘀汤、膈下逐瘀汤、少腹逐瘀汤、补阳还五汤、复元活血汤、生化汤、温经汤、失笑散等。

【学习目标】

1. 掌握血瘀证的概念和主要证候表现，活血化瘀法的主要治法类型和活血化瘀药物的主要类型。
2. 熟悉活血化瘀法的主要代表方剂。
3. 了解不同类型的活血药物的主要功效和治疗应用。

凡血行受阻，滞留于血脉、经络及脏腑内，或离经之血积于组织之间，或蓄于脏腑、四肢之中而未能消散者皆称为瘀血。血瘀证即是由瘀血所产生的各种临床病证的总称。

瘀血的形成，主要有两方面原因。一是因气虚、气滞、血寒、血热等原因，使血行不畅而凝滞。"气为血帅"，气行则血行，若阳气虚衰，行血无力，血的运行可因而迟滞；若肝气郁结，血的运行因而阻塞；若寒入经脉，则血液凝涩不通；若热入营血，热血互结，也可使血液运行不畅。二是由于外伤、气虚统摄失职或邪热迫血妄行，使血离经脉，离经之血停留于体内不能及时消散而形成瘀血。

第一节 证 候

血瘀证的表现极为复杂，病证常随瘀血阻滞的部位不同而异。如瘀阻心脉，可见胸闷，心前区绞痛，口唇青紫等；瘀热在心，可致躁狂；瘀在胃肠，可见吐血或黑便；瘀阻于肝，可见胁痛，胁下痞块；瘀阻胞宫，可见少腹疼痛，痛经，经闭，月经不调，经色紫暗有块；瘀阻于四肢则可见肿痛、青紫等。此外，由于形成瘀血的原因不同，血瘀证常可伴有相应的兼夹证，如兼气虚，或兼气滞，或兼血寒，或兼血热等不同的兼夹证候。

血瘀证的证候表现虽多，但有以下共同的特点。

（1）疼痛：是瘀血证较为常见的症状之一，"不通则痛"，瘀血阻滞经脉，气血流行不畅或堵塞不通而发生疼痛。其痛多持续而顽固，多为剧痛，呈刺痛，或呈刀割样痛，痛处拒按，固定不移，夜间多加剧，或遇冷加重，得温则减，或遇阴雨、劳累后也加重。

（2）肿块：肿块固定不移。若外伤瘀血，可见局部青紫色肿块；若体内脏腑瘀血，则多为痞块或积块，按之坚硬，位置固定不移。临床常见于外伤血肿，痈疽，肝脾肿大，肿瘤等。

（3）出血：多为紫暗色，或夹有血块。若瘀在胃肠，则可呕血，黑便；若瘀在胞宫，则可见月经量多，紫暗有血块。

（4）皮肤色泽紫暗：面色黧黑，唇甲紫暗，皮肤青紫或有瘀点、瘀斑。

（5）舌质：紫暗或有瘀点、瘀斑，舌下络脉青紫、迂曲。

（6）脉象：多见细涩、沉弦或结、代。

因瘀血阻滞经络，经气流通不畅，"不通则痛"，故有疼痛；瘀血积于体内，停滞可致肿块；

血液瘀滞不流，即可出现暗紫色。因此，在一般情况下，任何疾病中出现上述症状时均可认为同时存在血瘀证。

瘀血可发生于身体任何部位及脏腑，导致不同部位、不同脏腑的功能受损而出现多种不同的相关症状，所以瘀血引起的疾病极为广泛，临床表现也极为繁杂，甚至可见很多种罕见古怪的表现，故有"怪病多瘀"之说法。

第二节　治　法

活血化瘀法是治疗血瘀证的主要方法，具有消散瘀血，疏通血脉，恢复血液正常流动的功能，用于治疗血流瘀滞所引起的种种症状或疾病。

一、活血止痛法

活血止痛法用于消除血瘀引起的各种痛证，包括跌仆伤痛。

二、活血消肿法

活血消肿法用于消除血瘀引起的各种肿胀，包括疮疡痈肿等。

三、破血消癥法

破血消癥法用于攻逐消散体内的肿块（如肿瘤或炎性包块），痞块（如肿大的肝脾），常运用的活血化瘀药物作用强烈，具有破血功能。

四、活血调经法

活血调经法用于治疗月经不调，如瘀血性闭经、痛经和经色紫暗有凝块等。

气为血帅，气行则血行，气滞则血凝，故在应用活血化瘀法的同时常辅以行气法，以增强行血散瘀的作用。此外，还应根据辨证，酌配相应的治法，如兼寒者应配以温经散寒法，瘀血化热者应配以荡涤瘀热法，瘀久正虚者应配以补养气血法。

第三节　药　物

凡以通利血脉、促进血行、消散瘀血为主要功效，治疗血瘀证的药物，称为活血化瘀药，也称活血祛瘀药，简称活血药、祛瘀药。按活血作用力度，由弱到强，分为行血和血、活血化瘀、破血逐瘀药。

活血药味多辛、苦，辛味能行，苦味能降，其性寒、温、平皆有，多归肝经、心经，部分药入脾经。

活血化瘀药主要适用于瘀血阻滞引起的胸胁疼痛、风湿痹痛、癥瘕结块、疮疡肿痛、跌仆伤痛，以及月经不调、经闭、痛经、产后瘀滞腹痛等病症，药性各有偏胜，需根据具体病情选用。瘀血阻滞每兼气行不畅，故常配合理气药同用；兼气虚不足者，可配补气药同用；活血化瘀药行散走窜，有伤血之虞，应注意防其耗血动血，做到化瘀而不伤正，可适当佐以养血药。

此类药物能促进血行，其性破泄，易于动血、伤胎，故凡月经过多及孕妇均当慎用或忌用。

活血化瘀药按作用特点及临床应用的不同，可分为活血止痛药、活血调经药、破血消癥药、活血疗伤药。

一、活血止痛药

常用活血止痛药见表 25-1。

表 25-1　常用活血止痛药简表

药名	性味	归经	功能	主治
川芎	辛，温	肝、胆、心包	活血行气，祛风止痛	胸痹心痛，胸胁刺痛，跌仆肿痛，月经不调，经闭痛经，癥瘕腹痛，头痛，风湿痹痛
延胡索	辛、苦，温	肝、脾	活血，行气，止痛	心腹腰膝诸痛，月经不调，癥瘕，崩漏，产后瘀阻，跌仆肿痛
郁金	辛、苦，寒	肝、胆、心、肺	活血止痛，疏肝解郁，凉血清心，利胆退黄	胸胁刺痛，胸痹心痛，经闭痛经，乳房胀痛，热病神昏，癫痫发狂，血热吐衄，黄疸，尿赤
姜黄	辛、苦，温	肝、脾	活血行气，通经止痛	胸胁刺痛，胸痹心痛，痛经经闭，癥瘕，风湿肩臂疼痛，跌仆肿痛
乳香	辛、苦，温	心、肝、脾	活血定痛，消肿生肌	胸痹心痛，胃脘疼痛，痛经经闭，产后瘀阻，癥瘕腹痛，风湿痹痛，筋脉拘挛，跌打损伤，痈肿疮疡
没药	辛、苦，平	心、肝、脾	散瘀定痛，消肿生肌	胸痹心痛，胃脘疼痛，痛经经闭，产后瘀阻，癥瘕腹痛，风湿痹痛，跌打损伤，痈肿疮疡
五灵脂	苦、咸、甘，温	肝	活血止痛，化瘀止血	生用行血止痛，治心腹血瘀气滞诸痛，妇女经闭，产后瘀血作痛。炒用止血，治妇女血崩，经水过多，赤带不绝

　　活血止痛药主治血液瘀滞的各种痛证，包括川芎、延胡索、郁金、姜黄、乳香、没药、五灵脂等。其中，川芎、延胡索、郁金、姜黄兼能行气，又称活血行气药。姜黄、郁金皆能活血及行气，姜黄善治风湿肢臂痛及经闭腹痛，郁金长于疏肝解郁，治胸胁胀痛及利胆退黄。乳香、没药常相须为用，乳香功擅活血伸筋利痹，没药则以散瘀止痛见长。

二、活血调经药

　　常用活血调经药见表 25-2。

表 25-2　常用活血调经药简表

药名	性味	归经	功能	主治
丹参	苦，微寒	心、肝	活血化瘀，通经止痛，清心除烦，凉血消痈	胸痹心痛，脘腹胁痛，癥瘕积聚，热痹疼痛，心烦不眠，月经不调，痛经经闭，疮疡肿痛
桃仁	苦、甘，平	心、肝、大肠	活血化瘀，润肠通便，止咳平喘	经闭痛经，癥瘕痞块，肺痈肠痈，跌仆损伤，肠燥便秘，咳嗽气喘
红花	辛，温	心、肝	活血通经，散瘀止痛	经闭，痛经，恶露不行，癥瘕痞块，胸痹心痛，瘀滞腹痛，胸胁刺痛，跌仆损伤，疮疡肿痛
益母草	辛、苦，微寒	肝、心包、膀胱	活血调经，利尿消肿，清热解毒	月经不调，痛经经闭，恶露不尽，水肿尿少，疮疡肿毒
泽兰	苦、辛，微温	肝、脾	活血调经，祛瘀消痈，利水消肿	月经不调，经闭，痛经，产后瘀血腹痛，疮痈肿毒，水肿腹水
牛膝	苦、甘、酸，平	肝、肾	祛瘀通经，补肝肾，强筋骨，利尿通淋，引血下行	经闭，痛经，腰膝酸痛，筋骨无力，淋证，水肿，头痛，眩晕，牙痛，吐血，衄血
鸡血藤	苦、甘，温	肝、肾	活血补血，调经止痛，舒筋活络	月经不调，痛经，经闭，风湿痹痛，肢体麻木瘫痪
王不留行	苦，平	肝、胃	活血通经，下乳消肿，利尿通淋	经闭，痛经，乳汁不下，乳痈肿痛，淋证涩痛

桃仁、红花常配伍应用，桃仁善治肺痈肠痈，且能润肠通便，红花则长于活血调经，治妇科瘀血。丹参、鸡血藤兼能补血；益母草、泽兰兼能利水。

三、破血消癥药

常用破血消癥药见表 25-3。

表 25-3　常用破血消癥药简表

药名	性味	归经	功能	主治
三棱	辛、苦，平	肝、脾	破血行气，消积止痛	癥瘕痞块，痛经，瘀血经闭，胸痹心痛，食积胀痛
莪术	辛、苦，温	肝、脾	破血行气，消积止痛	血瘀气滞心痛，饮食积滞，脘腹胀痛，血滞经闭，痛经，癥瘕痞块，跌打损伤
水蛭	咸、苦，平，小毒	肝	破血通经，逐瘀消癥	血瘀经闭，癥瘕痞块，中风偏瘫，跌仆损伤
虻虫	苦，微寒，小毒	肝	破血逐瘀，破积，通经	癥瘕，积聚，少腹蓄血，血滞经闭，跌仆瘀血

三棱、莪术药性峻烈，既能破血祛瘀，又能行气消积，三棱破血作用较莪术强，但行气止痛之力稍逊。水蛭、虻虫药力猛峻，均为破血祛瘀，通经消癥之药，水蛭较缓而持久，虻虫则峻急而短暂。

四、活血疗伤药

常用活血疗伤药见表 25-4。

表 25-4　常用活血疗伤药简表

药名	性味	归经	功能	主治
血竭	甘、咸，平	心、肝	活血定痛，化瘀止血，生肌敛疮	跌打损伤，心腹瘀痛，外伤出血，疮疡不敛
骨碎补	苦，温	肝、肾	续伤止痛，补肾强骨	肾虚腰痛，牙痛，耳鸣，久泻，跌打损伤，外用治斑秃等

第四节　方　剂

活血化瘀剂是以活血化瘀药为主组成的具有活血化瘀作用的方剂，适用于各种血瘀证。

活血化瘀剂中常用的活血化瘀药如川芎、红花、赤芍、丹参等，常配伍他类药物组方，因气行则血行，气滞则血瘀，方中常配伍行气药以行气活血；因血瘀证的病因病机有寒、热、虚、实的不同，遣药组方又相应有所侧重，有寒者配温经祛寒药以温通血脉，有热者伍以清热凉血药以清化瘀热，瘀久成癥积者配以破积消瘀药以消化肿块，瘀久伤正者应扶正与活血兼顾。活血化瘀剂易于动血、伤胎，故妇女经期、月经过多及孕妇均当慎用或忌用。

代表方如桃红四物汤、血府逐瘀汤、膈下逐瘀汤、少腹逐瘀汤、补阳还五汤、复元活血汤、生化汤、温经汤、失笑散。

一、桃红四物汤（《医宗金鉴》）

【组成】　桃仁　红花　川芎　芍药　熟地黄　当归

【功效】　补血活血。

【主治】　用于血虚瘀血诸证，尤其是瘀血所致的月经不调及痛经等证。

【方解】　本方为活血化瘀的基本方，为四物汤加桃仁、红花所组成。四物汤为补血的基本方，以甘温之熟地黄、当归滋阴养血；芍药养血和营，以增补血之力；川芎活血行气、调畅气血，以助活血之功，加破血之品桃仁、红花更增强活血化瘀之功（图25-1）。全方配伍得当，使瘀血祛、新血生、气机畅，化瘀生新是该方的显著特点。

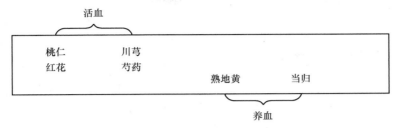

图25-1　桃红四物汤方解

二、血府逐瘀汤（《医林改错》）

【组成】　桃仁　红花　川芎　赤芍　牛膝　当归　生地黄　桔梗　枳壳　柴胡　甘草

【功效】　活血化瘀，行气止痛。

【主治】　胸中血瘀证。症见胸痛，头痛，日久不愈，痛如针刺而有定处，或呃逆日久不止，或饮水即呛，干呕，或内热瞀闷，或心悸怔忡，失眠多梦，急躁易怒，入暮潮热，唇暗或两目暗黑，舌质暗红，或舌有瘀斑、瘀点，脉涩或弦紧。

【方解】　本方由桃红四物汤加味组成，方中桃仁破血行滞，红花活血化瘀以止痛，共为君药。川芎活血行气，通达气血；赤芍活血止痛；牛膝活血通经，祛瘀止痛，引血下行，共为臣药。当归养血活血，化瘀而不伤正；生地黄凉血清热；桔梗开宣郁气，载药上行；枳壳行气化滞，除胀散痞；柴胡疏肝解郁，理气散结，配合桔梗、枳壳一升一降，使气行则血行，共为佐药。甘草调和诸药为使药（图25-2）。全方行血分瘀滞，解气分郁结，活血而不耗血，化瘀而不伤正，祛瘀而生新，行气而止痛，故诸症可愈。

配伍特点：①活血与行气配伍，既行血分瘀滞，又散气分郁结；②祛瘀与补血同用，则活血而无耗血之虑，行气又无伤阴之弊；③升降兼顾，既升达清阳，又降泄下行，使气机调畅，气血和调。

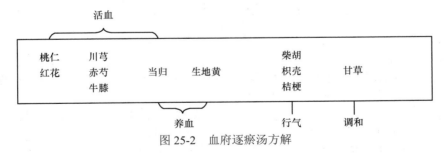

图25-2　血府逐瘀汤方解

三、膈下逐瘀汤（《医林改错》）

【组成】　桃仁　红花　当归　川芎　赤芍　牡丹皮　延胡索　五灵脂　乌药　香附　枳壳　甘草

【功效】　逐瘀消痞，行气止痛。

【主治】　瘀血阻滞膈下证。症见膈下瘀血蓄积，形成积块痛处不移。

【方解】　本方以桃红四物汤为基础，去地黄，加延胡索、五灵脂、牡丹皮以增加其活血止痛作用，香附疏肝解郁，再加枳壳、乌药以理气滞（图25-3）。全方以逐瘀活血和行气药物居多，气帅血行，能更好地发挥其活血逐瘀之力，使逐瘀之力更强，止痛之功更好。

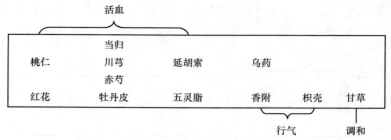

图 25-3 膈下逐瘀汤方解

四、少腹逐瘀汤（《医林改错》）

【组成】 当归 赤芍 川芎 五灵脂 蒲黄 延胡索 没药 小茴香 肉桂 干姜

【功效】 活血化瘀，温经止痛。

【主治】 寒凝血瘀证之少腹积块疼痛及月经不调。

【方解】 本方以四物汤合失笑散（五灵脂，蒲黄）为基本方，去熟地黄，加延胡索、没药、小茴香、肉桂、干姜。方用小茴香、肉桂、干姜味辛而性温热，入肝肾而归脾，理气活血，温通血脉；当归、赤芍入肝，行瘀活血；蒲黄、五灵脂、川芎、延胡索、没药入肝，活血理气，使气行则血活，气血通畅故能止痛，共成温逐少腹瘀血之剂（图 25-4）。

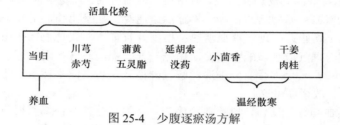

图 25-4 少腹逐瘀汤方解

五、补阳还五汤（《医林改错》）

【组成】 黄芪 当归尾 赤芍 川芎 桃仁 红花 地龙

【功效】 补气活血通络。

【主治】 中风后遗偏瘫之气虚血瘀证。见半身不遂，口眼㖞斜，语言謇涩，口角流涎，小便频数或遗尿失禁，舌暗淡，苔白，脉缓无力。

【方解】 本方证以气虚为本，血瘀为标，即王清任所谓"因虚致瘀"，治以补气为主，活血通络为辅。方以桃红四物汤去熟地黄，加黄芪、地龙。重用生黄芪，补益脾胃之气，意在气旺则血行，瘀去络通，为君药。当归尾活血通络而不伤血，为臣药。赤芍、川芎、桃仁、红花协同当归尾以活血化瘀；地龙通经活络，力专善走，周行全身，以行药力，共为佐药（图 25-5）。

配伍特点：重用补气药与活血药相伍，使气旺血行以治本，祛瘀通络以治标，标本兼顾；补气而不壅滞，活血又不伤正。

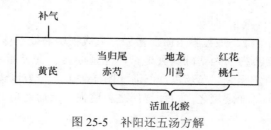

图 25-5 补阳还五汤方解

六、复元活血汤（《医学发明》）

【组成】　柴胡　大黄　当归　桃仁　红花　穿山甲　天花粉　甘草

【功效】　活血化瘀，疏肝通络。

【主治】　跌打损伤，瘀血留于胁下，胁肋瘀肿，痛不可忍。

【方解】　本方重用酒制大黄荡涤留瘀败血，引瘀血下行，柴胡疏肝理气，使气行血活，且兼引诸药入肝经，两药合用为君药，当归、桃仁、红花活血化瘀，穿山甲、天花粉活血消肿，甘草缓急止痛，调和诸药。诸药合用，使气畅血行，瘀去新生（图25-6）。

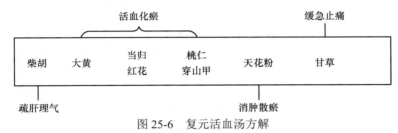

图 25-6　复元活血汤方解

七、生化汤（《傅青主女科》）

【组成】　当归　川芎　桃仁　炮姜　甘草

【功效】　活血化瘀，温经止痛。

【主治】　血虚寒凝，瘀血阻滞证。产后恶露不行，小腹冷痛。

【方解】　本方为妇女产后常用方，以产后恶露不行，小腹冷痛为主证。方中重用全当归补血活血，化瘀生新，行滞止痛，为君药。川芎活血行气，桃仁活血化瘀，均为臣药。炮姜入血散寒，温经止痛共为佐药。甘草和中缓急，调和诸药，用为使药。全方寓生新于化瘀之中，使瘀血化，新血生，诸症向愈（图25-7）。

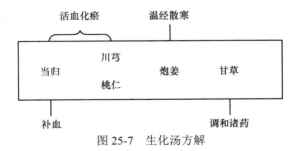

图 25-7　生化汤方解

八、温经汤（《金匮要略》）

【组成】　吴茱萸　桂枝　当归　川芎　牡丹皮　阿胶　白芍　麦冬　人参　半夏　生姜　甘草

【功效】　温经散寒，养血祛瘀。

【主治】　冲任虚寒、瘀血阻滞证。漏下不止，血色暗而有块，淋漓不畅，或月经超前或延后，或逾期不止，或一月再行，或经停不至，而见少腹里急，腹满，傍晚发热，手心烦热，唇口干燥，舌质暗红，脉细而涩。亦治妇人宫冷，久不受孕。

【方解】　本方中吴茱萸散寒止痛，桂枝温通血脉，共为君药。当归、川芎活血化瘀，养血调经；牡丹皮既助诸药活血散瘀，又能清血分虚热，共为臣药。阿胶养血止血，滋阴润燥；白芍养血敛阴，柔肝止痛；麦冬养阴清热，三药合用，养血调肝，滋阴润燥，且清虚热，并制吴茱萸、桂枝之温燥。人参、甘草益气健脾，以资生化之源，阳生阴长，气旺血充；半夏、生姜辛开散结，通降胃气，以助祛瘀调经；其中生姜又温胃气以助生化，且助吴茱萸、桂枝以温经散寒，以上均为佐药。甘草尚能调和诸药，兼为使药。诸药合用，共奏温经散寒，养血祛瘀之功（图25-8）。

配伍特点：一是温清补消并用，但以温经补养为主；二是大队温补药与少量寒凉药配伍，能使全方温而不燥、刚柔相济，以成温养化瘀之剂。

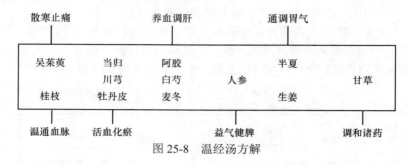

图 25-8　温经汤方解

九、失笑散（《太平惠民和剂局方》）

【组成】　五灵脂　蒲黄

【功效】　活血行瘀，散结止痛。

【主治】　瘀血引起的心腹诸痛证，或痛经、产后恶露不尽之少腹痛等。

【方解】　本方中五灵脂苦咸甘温，入肝经血分，功擅通利血脉，散瘀止痛；蒲黄甘平，行血消瘀，炒用并能止血，二者相须为用，为化瘀散结止痛的常用组合。

思考题

1. 血瘀证的主要临床表现有哪些？

2. 对于各种不同的血瘀证有哪些不同治法？

3. 活血化瘀药主要用于治疗何种证型？请列举六种代表药。

4. 桃红四物汤、血府逐瘀汤、膈下逐瘀汤、少腹逐瘀汤、补阳还五汤、生化汤、温经汤、失笑散的主要功效、组成及主治病证。

（刘艳娟）

第二十六章 出 血 证

【内容提要】 血液不循常道，溢出于脉管之外称为出血。按发生的部位可分为：吐血、咳血、咯血、鼻衄、齿衄、便血、尿血、肌衄（紫癜）及崩漏。病因病机不外血热、气虚及血瘀三类。针对出血的原因常用的治法有凉血止血法、益气止血法、活血止血法等，常配合收敛止血法同用。以止血药为主组成的具有止血作用的方剂为止血剂。代表方有十灰散、小蓟饮子、槐花散、胶艾汤、四生丸、咳血方、黄土汤等。

【学习目标】
1. 掌握出血证的概念和主要证候表现，止血法的主要治法类型和止血药物的主要类型。
2. 熟悉止血剂的主要代表方剂。
3. 了解不同类型的止血药物的主要功效和治疗应用。

血液不循常道，溢出于脉管之外称为出血，医书上通称此为血证或出血证，其实，出血只是一种症状而非证候，出血按发生的部位可分为：吐血、咳血、咯血、鼻衄、齿衄、便血、尿血、肌衄（紫癜）及崩漏等。

第一节 证 候

除外伤出血外，不论何部位的出血，究其病因病机，不外血热、气虚及血瘀三类，此为出血辨证之大纲。

1. 血热性出血 火热邪盛，入于血脉，损伤脉络，迫血妄行而产生出血。凡热证伴有出血症状者，即为血热性出血，此种出血有虚实之分，见于急性热性病之出血，为温病血分证，概属实证；见于内伤杂病热证之出血，当辨别虚实（图26-1）。

$$
\text{血热性出血} \begin{cases} \text{实证} \begin{cases} \text{血热妄行：见于温病血分证} \\ \\ \text{火热炽盛：见于杂病，肝、肺、胃等脏腑火热证} \end{cases} \\ \\ \text{虚证——阴虚火旺：见于杂病，肝、肺、肾等脏阴虚证} \end{cases}
$$

图 26-1 血热性出血

2. 气虚性出血 气能摄血，控摄血液在脉内运行，气虚易导致血不循经运行而溢出于脉外，此称气不摄血。由于脾为气血生化之源，气虚必以脾气虚为基础，故气不摄血又称脾不统血。凡出血兼气虚证者，即为气虚性出血。可见于一些慢性出血性疾病，如痔出血，上消化道出血，异常子宫出血等。

3. 血瘀性出血 瘀血阻滞血脉，使血不得流通而溢出脉外，此称血瘀性出血。瘀血不去，出血不止，是血瘀出血的病因病机。凡出血兼血瘀证者，即为血瘀性出血，可见于异位妊娠、不全流产、产后胎盘滞留、外伤性出血等。

4. 外伤性出血 见于跌仆、外伤致血管破裂而出血，轻者可见皮肤损伤或血肿，重则可致脏器损伤导致死亡。

第二节 治 法

应用止血的药物制止各部位出血的方法，称为止血法。针对出血的原因常用的治法有凉血止血法、益气止血法、活血止血法、收敛止血法等。

一、凉血止血法

凉血止血法用于血热妄行引起的出血性疾病，多为急性出血，常与清热凉血法同用；因阴虚火旺而出血者，常配合滋阴降火法同用。

二、益气止血法

益气止血法用于气虚不能摄血的出血性疾病，如功能性子宫出血、气虚型大便出血，常配合健脾益气法同用。

三、活血止血法

活血止血法用于瘀血引起的出血，如不全流产，产后恶露不尽，小腹疼痛，多配活血化瘀法同用。

四、收敛止血法

收敛止血法用于各种类型的出血证。以上凉血止血法、益气止血法和活血止血法三种止血法常配合收敛止血法同用。

第三节 药 物

凡功能为制止体内外出血的药物，称为止血药。

止血药主要适用于各部位出血病证，如咯血、衄血、吐血、尿血、便血、崩漏、紫癜及创伤出血等。

止血药味有甘、苦、涩、酸诸种，性多为寒凉，其次为平，少数为温，止血药多归肝经，其次为心、肺、胃、大肠经等。

止血药是治标之品，有凉血止血、温经止血、化瘀止血、收敛止血等不同种类，临证时须根据出血的病因、病机和证型，选用相应的止血药，并配伍相应的药物如清热药、温热药、活血化瘀药以及补益药，以标本兼治之。如血热妄行者，用凉血止血药配伍清热凉血药；阴虚出血者，用凉血止血药配伍滋阴降火药；瘀血阻滞而出血不止者，用活血止血药配伍行气活血药；虚寒性出血用补益药配合温经止血药；出血过多而致气随血脱者，则须大补元气以益气固脱。不论何种出血，初起宜加收敛止血药以治标，久之，宜加活血化瘀药以防瘀血停留。而大量出血每有气随血脱、亡阳、亡阴之症，首应考虑大补元气、急救回阳以挽回阳气，以免贻误病机。

一、凉血止血药

常用凉血止血药见表 26-1。

表 26-1 常用凉血止血药简表

药名	性味	归经	功能	主治
小蓟	甘、苦，凉	心、肝	凉血止血，散瘀解毒消痈	衄血，吐血，尿血，血淋，便血，崩漏，外伤出血，痈肿疮毒
大蓟	甘、苦，凉	心、肝	凉血止血，祛瘀解毒消痈	衄血，吐血，尿血，便血，崩漏，外伤出血，痈肿疮毒

续表

药名	性味	归经	功能	主治
地榆	苦、酸、涩，微寒	肝、大肠	凉血止血，解毒敛疮	便血，痔血，血痢，崩漏，水火烫伤，痈肿疮毒
槐花	苦，微寒	肝、大肠	凉血止血，清肝泻火	便血，痔血，血痢，崩漏，吐血，衄血，肝热目赤，头痛眩晕
侧柏叶	苦、涩，寒	肺、肝、脾	凉血止血，化痰止咳，生发乌发	吐血，衄血，咯血，便血，崩漏下血，肺热咳嗽，血热脱发，须发早白
白茅根	甘，寒	肺、胃、膀胱	凉血止血，清热利尿	血热吐血，衄血，尿血，热病烦渴，肺热咳嗽，湿热黄疸，水肿尿少，热淋涩痛

其中大蓟、小蓟尚能解毒消痈、利尿、利胆及降压；地榆、槐花多用于下部出血，善治便血、痔血；白茅根又善清胃肺热，治热病烦渴、小便不利及肺热咳嗽；茜草兼能活血化瘀；侧柏叶兼能祛痰止咳。

他类药中兼有凉血止血作用者有：墨旱莲、代赭石、栀子、夏枯草等。

二、温经止血药

常用温经止血药见表 26-2。

表 26-2　常用温经止血药简表

药名	性味	归经	功能	主治
艾叶	甘、苦，温，小毒	肝、脾、肾	温经止血，散寒止痛；外用祛湿止痒	吐血，衄血，崩漏，月经过多，胎漏下血，少腹冷痛，经寒不调，宫冷不孕
炮姜	辛，热	脾、胃、肾	温经止血，温中止痛	阳虚失血，吐衄崩漏，脾胃虚寒，腹痛吐泻
灶心土	辛，温	脾、胃	温中止血，止呕，止泻	虚寒失血，呕吐，泄泻

艾叶、炮姜温经止血、散寒止痛，妇科常用之；灶心土专入脾胃，温中止血，降逆止呕为其特长。

三、化瘀止血药

常用化瘀止血药见表 26-3。

表 26-3　常用化瘀止血药简表

药名	性味	归经	功能	主治
三七	甘、微苦，温	肝、胃	化瘀止血，活血定痛	咯血，吐血，衄血，便血，崩漏，外伤出血，胸腹刺痛，跌仆肿痛
茜草	苦，寒	肝	凉血，止血，祛瘀，通经	吐血，衄血，崩漏下血，外伤出血，经闭瘀阻，关节痹痛，跌仆肿痛
蒲黄	甘，平	肝、心包	止血，化瘀，通淋	吐血，衄血，咯血，崩漏，外伤出血，经闭通经，胸腹刺痛，跌仆肿痛，血淋涩痛

此外，活血类中药的五灵脂、降香亦能化瘀止血。

四、收敛止血药

常用收敛止血药见表 26-4。

表 26-4　常用收敛止血药简表

药名	性味	归经	功能	主治
白及	苦、甘、涩，微寒	肺、胃、肝	收敛止血，消肿生肌	咯血，吐血，外伤出血，疮疡肿毒，皮肤皲裂
仙鹤草	苦、涩，平	心、肝	收敛止血，截疟，止痢，解毒，补虚	咯血，吐血，崩漏下血，疟疾，血痢，痈肿疮毒，阴痒带下，脱力劳伤
紫珠	苦、涩，凉	肝、肺、胃	收敛止血，清热解毒	咯血，呕血，衄血，牙龈出血，尿血，便血，崩漏，皮肤紫癜，外伤出血，痈疽肿毒，毒蛇咬伤，烧伤
棕榈炭	苦、涩，平	肝、肺、大肠	收敛止血	吐血，衄血，便血，尿血，血崩，外伤出血
血余炭	苦，平	肝、胃	收敛止血，化瘀，利尿	吐血，咯血，衄血，血淋，尿血，便血，崩漏，外伤出血，小便不利
藕节	甘、涩，平	肝、肺、胃	收敛止血，化瘀	吐血，咯血，衄血，尿血，崩漏

其中仙鹤草兼泻痢、杀虫，紫珠善治肺胃出血，兼能解毒疗疮，棕榈炭功专收敛止血。

他类药中兼有收敛止血作用者有五倍子、赤石脂、禹余粮、乌贼骨、石榴皮、龙骨、荆芥炭、马勃等。

第四节　方　剂

一、十灰散（《十药神书》）

【组成】　大蓟　小蓟　荷叶　侧柏叶　白茅根　茜根　棕榈皮　栀子　大黄　牡丹皮

【功效】　凉血止血。

【主治】　血热妄行的上部出血证，如吐血、咯血、衄血等，血色鲜红，来势急暴，舌红，脉数。

【方解】　本方中大蓟、小蓟性味甘凉，长于凉血止血，且能祛瘀，是为君药。荷叶、侧柏叶、白茅根、茜根皆能凉血止血；棕榈皮收涩止血，与君药相配，既能增强澄本清源之力，又有塞流止血之功，皆为臣药。栀子、大黄清热泻火，可使邪热从大小便而去，使气火降而助血止，是为佐药；以牡丹皮配大黄凉血祛瘀，使止血而不留瘀，亦为佐药。诸药炒炭存性，亦可加强收敛止血之力。全方以凉血止血为主，兼有清降祛瘀作用，为一治急性出血的方剂，虚寒性出血不宜用（图 26-2）。

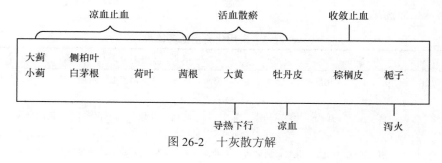

图 26-2　十灰散方解

二、小蓟饮子（《济生方》）

【组成】　小蓟　生地黄　蒲黄　藕节　滑石　竹叶　木通　栀子　当归　甘草

【功效】　凉血止血，利水通淋。

【主治】　热结下焦所致的血淋、尿血。见尿中带血，小便频数，赤涩热痛，舌红，脉数。

【方解】　本方是治疗血淋、尿血之属于实热证的常用方。方中小蓟甘凉入血分，功擅清热凉血止血，又可利尿通淋，尤宜于尿血、血淋之症，是为君药。生地黄甘苦性寒，凉血止血，养阴清热；蒲黄、藕节助君药凉血止血，并能消瘀，共为臣药。君臣相配，使血止而不留瘀。热在下焦，宜因势利导，故以滑石、竹叶、木通清热利水通淋；栀子清泄三焦之火，导热下出；当归养血和血，引血归经，且有防诸药寒凉滞血之功，合而为佐。使以甘草缓急止痛，和中调药。诸药合用，共成凉血止血为主，利水通淋为辅之方。配伍特点：止血之中寓以化瘀，使血止而不留瘀；清利之中寓以养阴，使利水而不伤正（图26-3）。

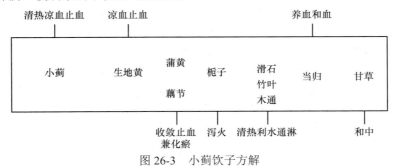

图 26-3 小蓟饮子方解

三、槐花散（《普济本事方》）

【组成】 槐花 侧柏叶 荆芥穗 枳壳

【功效】 清肠止血，疏风行气。

【主治】 风热湿毒壅遏肠道，损伤血络证。便前出血，或便后出血，或粪中带血，以及痔疮出血，血色鲜红或晦暗，舌红苔黄脉数。

【方解】 本方中槐花专清肠中湿热，凉血止血而为君药。侧柏叶凉血兼收涩止血，荆芥穗疏风入血而能止血，俱为臣药。枳壳行气宽肠，为佐使药，以达"气调则血调"之目的。四药合用，既能凉血止血，又能疏风行气。配伍特点：寓行气于止血之中，寄疏风于清肠之内（图26-4）。

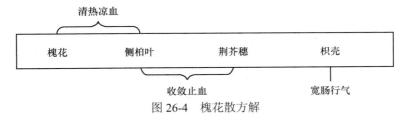

图 26-4 槐花散方解

四、四生丸（《妇人大全良方》）

【组成】 生地黄 生柏叶 生荷叶 生艾叶

【功效】 凉血止血。

【主治】 血热妄行所致的吐血、衄血，血色鲜红，口干咽燥，舌红或绛，脉弦数有力。

【方解】 本方用生柏叶性寒入肝归肺，能凉血止血，为君药。生地黄甘寒入肝，清热凉血滋阴，使热除血凉则血止，为臣药。荷叶清凉入肝归胃，轻清解热，能治吐血，艾叶入肝，止血为长，配伍本方可加强止血之功，共为佐使。因方中凉血之品较多，若多用则应注意瘀血停滞之弊（图26-5）。

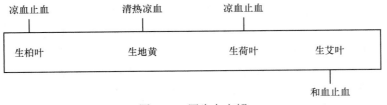

图 26-5 四生丸方解

五、咳血方（《丹溪心法》）

【组成】 青黛　栀子　瓜蒌仁　海蛤粉　诃子

【功效】 清肝宁肺，凉血止血。

【主治】 肝火犯肺之咳血证。咳嗽痰稠带血，咯吐不爽，心烦易怒，胸胁作痛，咽干口苦，颊赤便秘，舌红苔黄，脉弦数。

【方解】 本方中青黛咸寒，入肝、肺二经，清肝泻火，凉血止血；栀子苦寒，入心、肝、肺经，清热凉血，泻火除烦，炒黑可入血分而止血，两药共为君药。火热灼津成痰，痰不清则咳不止，咳不止则血难宁，瓜蒌仁甘寒入肺，清热化痰、润肺止咳；海蛤粉清肺降火，软坚化痰，共为臣药。诃子苦涩性平，入肺与大肠经，清降敛肺，化痰止咳，为佐药。诸药合用，共奏清肝宁肺之功，使木不刑金，肺复宣降，痰化咳平，其血自止（图26-6）。

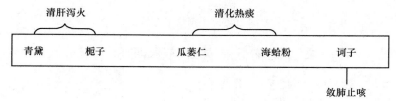

图26-6　咳血方方解

六、胶艾汤（《金匮要略》）

【组成】 阿胶　艾叶　当归　干地黄　川芎　芍药　甘草

【功效】 补血止血，调经安胎。

【主治】 冲任虚损，血虚有寒。症见崩漏下血，月经过多，淋漓不止；产后或流产后下血不绝；妊娠下血，腹中疼痛，血色淡红质清，腰酸乏力，面色无华，舌淡，苔白，脉细弱。

【方解】 本方由四物汤加阿胶、艾叶和甘草组成，以补血为主，兼以调经安胎，为治疗血虚崩漏以及安胎的常用方剂。阿胶滋阴补血安胎，艾叶暖胞止血、止痛安胎，二药合用则调经止血、养血安胎之功益著，共为君药；川芎、芍药、当归、干地黄即为后世之四物汤，既可补肝肾、益精血，又可调气机、行血滞，使营血流行，则疼痛可愈，均为臣药；甘草和中缓急，调和诸药，是为佐使之药。合而用之，则可以和血止血，亦可以暖宫调经，治腹痛、安胎（图26-7）。

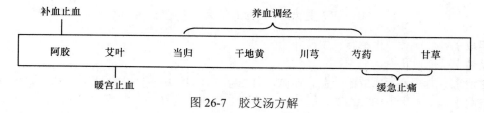

图26-7　胶艾汤方解

七、黄土汤（《金匮要略》）

【组成】 灶心黄土　附子　白术　干地黄　阿胶　黄芩　甘草

【功效】 温阳健脾，养血止血。

【主治】 脾阳不足，脾不统血证。大便下血，及吐血、衄血、妇人血崩，血色黯淡，四肢不温，面色萎黄，舌淡苔白，脉沉细无力。

【方解】 灶心黄土温暖脾阳，恢复脾运，又能止血，为君药。配白术、附子温脾阳，补脾气，以恢复阳气统摄之权，为臣药。佐以干地黄、阿胶补血止血，黄芩入大肠，防止辛热之品动血。甘草调药和中为使药。诸药合用，寒热并用，标本兼治，刚柔相济（图26-8）。

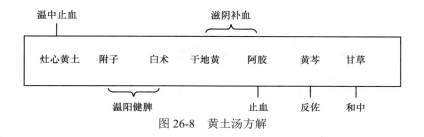

图 26-8　黄土汤方解

思考题

1. 出血证的病因病机是什么？

2. 出血证有哪些治法？

3. 止血药的分类、适应病证及常用的代表药分别是什么？

4. 小蓟饮子、咳血方、胶艾汤、黄土汤的组成、功效及主治病证分别是什么？

（刘艳娟）

第二十七章 气 虚 证

【内容提要】 气虚证的主要表现为少气懒言，神疲乏力，头晕目眩，自汗，活动时诸症加剧，舌淡苔白，脉虚无力。气虚证的治法总称补气法，包括补气健脾法、益气升陷法、益气补肺法、补益心气法、补气养血法、补气固脱法等。补气药以补气为主要作用，补气剂是以甘温补气药物为主组成的方剂，代表方有四君子汤、参苓白术散、补中益气汤、玉屏风散、生脉散等。

【学习目标】
1. 掌握气虚证的概念和主要证候表现，补气法的主要治法类型和补气药物的主要类型。
2. 熟悉补气法的主要代表方剂。
3. 了解不同类型的补气药物的主要功效和治疗应用。

气虚证是指正气虚弱，气的推动、温煦、固摄、防御、气化等功能减退，或脏腑功能减退所表现的证候。诸虚证中，气虚证尤为常见。凡久病、重病、劳倦过度、先天不足、后天饮食失调、年高体弱者都可出现气虚证。

第一节 证 候

一、常见的气虚证型

气虚证如以脏腑分论之，五脏中除肝外，其余四脏皆可产生气虚，而其中以脾气虚和肺气虚最为重要和常见，其次是心气虚，至于肾气虚往往表现在肾阳虚或肾阴虚中，较少单独出现，通常所称之"气虚"，如不冠以脏名乃指脾气虚或脾肺气虚中气的功能减退。

二、气虚证的症候与病机

气虚不足，其推动、温煦、防御、固摄和气化功能减退，气虚证的症候及病机归纳如下：
（1）气的推动功能减弱，会出现生长发育迟缓或早衰、脏腑功能减退、血和津液生成不足、运行不畅，甚则血流迟缓，导致血瘀病症的发生。
（2）气的温煦功能失常，不仅可出现畏寒喜暖、四肢不温、体温低下等寒象，还可引起血行迟缓，津液代谢失常等病变。
（3）气的防御功能减弱，表现为机体抗病能力下降，则人体易受外感或病后难以治愈。
（4）气的固摄作用减弱，表现为卫表不固、虚汗自出，或气不摄血引起慢性出血，或肾气不固引起滑精遗尿、久泻不止。
（5）气化功能失常，会影响气、血、津液的代谢，饮食物的消化吸收，汗液、尿液和粪便等的排泄，导致多种代谢异常的病变。

三、常见气虚证的临床表现

在气虚诸症状中，以"无力"最为突出，最有概括性，"无力"可视为各种气虚证所共有的核心症状和代表症状。气虚辨证以脏为目，分为脾气虚、肺气虚、心气虚和肾气虚四种证型，临床表现见图27-1。

气脱证是元气极虚而欲外脱所表现的危重证候，是在气虚证、气失固摄的基础上进一步发展而来，出现呼吸微弱或不规则，神情淡漠或昏愦，大汗不止，面色苍白，口开目合，二便失禁，脉微欲绝等。

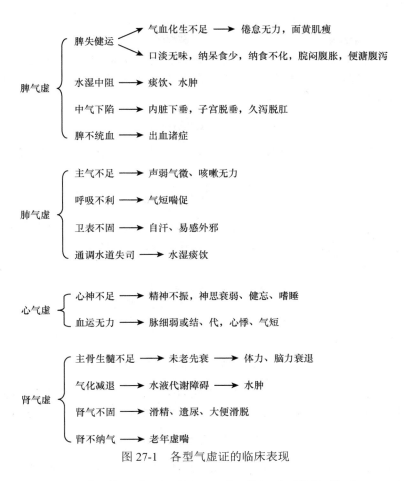

图 27-1　各型气虚证的临床表现

四、气虚证与血虚证、阳虚证之间的关系

气虚虽可单独存在，但气虚与血虚、阳虚关系密切。由于气病浅而血病深，气虚不包含血虚，而血虚必兼有气虚症状；又血为气的载体，载体（血）虚，其所载之气必虚。阳虚必以气虚为基础，常由气虚进一步发展而成，故阳虚必含有气虚。此外，气与血、津液关系密切，在气虚的情况下可引起血和津液的多种病变，如气虚血瘀证，气不摄血证，气随血脱证等。此外，气虚与阴虚可同时出现，呈气阴两虚证；与血虚同时出现，呈气血两虚证（图 27-2）。

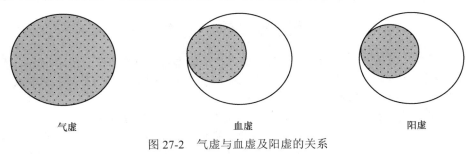

气虚　　　　　　　　　　血虚　　　　　　　　　　阳虚

图 27-2　气虚与血虚及阳虚的关系

第二节 治 法

气虚证的基本治法是补气，因肺主气、脾为气血生化之源，补气着重于补脾肺两脏之气，补

气的主要治法如下。

一、补气健脾法

补气健脾法适用于治疗脾气亏虚证，表现为脾虚失运，水湿内停，脾不统血而出现纳少，便溏，水肿，或出血等。脾气虚证若伴脾虚食滞，需配以消食导滞；若脾虚湿阻明显，则配化湿利湿；如脾不统血，则常配以收敛止血。

二、益气升陷法

益气升陷法适用于治疗脾不升清，中气下陷证，表现为短气懒言，内脏下垂，子宫脱垂，久泻脱肛等。

三、益气补肺法

益气补肺法适用于治疗肺气虚证，表现为主气不足，呼吸不利，卫表不固，通调水道失司，而出现咳嗽无力，气短喘促，汗多，水湿痰饮等。肺气虚证如久咳虚喘，常配宣肺止咳平喘；气虚自汗，则配固表止汗。

四、补益心气法

补益心气法适用于治疗心气虚之证，表现为心神不足，血运无力而见健忘，心悸，气短，脉细弱或结代等，治疗上常配安神之法。

五、补气养血法

补气养血法适用于治疗心脾气血两虚证，表现为脾失健运，气血生化不足，心不藏神而出现心悸，失眠，健忘，纳少，便溏，乏力，面色萎黄，或见出血，女子月经量少色淡等。

六、补气固脱法

补气固脱法适用于治疗气虚欲脱重证，表现为面色苍白、精神淡漠、呼吸微弱、气短神疲、自汗如珠、脉微欲绝等。

补气法除用以治疗气虚证外，还可配合其他治法而治疗其他证，气能生津，脾胃气旺则化生津液之力强，故配伍生津法以治疗津亏不足证；气虚易感受外邪，益气可固表，故配合解表法以治疗气虚外感；气虚而运血无力可致血瘀，气旺则血行，故配合活血法以治疗血瘀证；气虚湿盛可致身重水肿，气能行津，故配伍祛风利水法可治疗风水证；由于阳虚是以气虚为基础，故配合祛寒法以治疗中焦虚寒证；由于气能摄血，故配合止血法以治疗出血证；由于气能托里而排脓，故配合活血解毒法以治疗痈疽不溃或久溃不愈。

第三节　药　　物

补气药的性味以甘平或甘温为主，少数兼能清火或燥湿者，可有苦味，能清火者，药性偏寒。其主要用于治疗脾气虚和肺气虚，故补气药多归脾、肺二经（包括人参、西洋参、党参、太子参、黄芪、山药等）。少数药兼能补心气者，可归心经。

补气药以补气为主要作用，能补益脏气以纠正人体脏气虚衰的病理偏向。补气包括补脾气、补肺气、补心气、补肾气等，同时兼有养阴、生津、养血等不同功效。补气药的药性大都偏于温燥，温燥则容易伤阴动火，因此阴虚有热者慎用；另外补气药的药性多壅滞，易致中满气滞，出现胸闷腹胀、食欲不振等，应用时宜适当辅以理气药。

常用补气药见表 27-1。现简要说明如下：

人参与党参均具有补脾肺之气，益气生津，扶正祛邪之功，人参补气功效最强，能大补元气，强心救脱，用于气虚重证及脱证；党参性缓力薄，力不及人参，因价格低廉，在一般补气方中用以代人参，但重症、急症仍需用人参。

太子参益气兼能生津，为补气药中的一味清补之品。

西洋参补气之力不如人参、黄芪，但兼具有补气与滋阴的功效。

黄芪、党参皆为常用补气主药，二药的不同点在于：黄芪补气而兼固表、升陷、利水消肿及托毒生肌之功效，而党参专补脾之气，故有党参"守而不走"，黄芪"走而不守"之称。

白术、山药、白扁豆均能补脾益气，不同点在于：白术甘温偏燥，为健脾燥湿必用之药，并能安胎；山药益气养阴，平补脾肺肾气阴，兼涩性，能补肾固精；白扁豆善化湿，且补脾不腻，除湿不燥。

西洋参、山药、饴糖、蜂蜜诸药既补气又滋阴。

甘草、大枣均能益气健脾，调和药性，甘草甘平，生用清火解毒，炙用润肺缓急；大枣甘温，并能养血安神。

表 27-1　常用补气药简表

药名	性味	归经	功能		主治
人参	甘、微苦，微温	心、肺、脾、肾	补益脾肺之气，生津止渴	大补元气，复脉固脱，安神增智	体虚欲脱，肢冷脉微，脾虚食少，肺虚喘咳，津伤口渴，内热消渴，久病虚羸，惊悸失眠
党参	甘，平	脾、肺		补益脾肺、生津之功与人参相似，药力较缓，并能养血	脾肺虚弱，气短心悸，食少便溏，虚喘咳嗽
太子参	甘、微苦，平	脾、肺		兼养阴润肺	脾虚体倦，食欲不振，病后虚弱，气阴不足，自汗口渴，肺燥干咳
西洋参	苦、微苦，凉	心、肺、肾	补气养阴，清热生津		气虚阴亏，内热消渴，咳喘痰血，虚热烦倦，口燥咽干
黄芪	甘，微温	脾、肺	补气升阳，固表止汗，利水消肿，生津养血，行滞通痹，脱毒排脓，敛疮生肌		气虚乏力，食少便溏，中气下陷，久泻脱肛，便血崩漏，表虚自汗，气虚水肿，痈疽难溃，久溃不敛，血虚痿黄
白术	甘、苦，温	脾、胃	补气健脾，止泻，止带	燥湿利水，固表止汗，安胎	脾虚食少，腹胀泄泻，痰饮眩悸，水肿，自汗，胎动不安
山药	甘，平	脾、肺、肾		益肺生津，补肾涩精	脾虚食少，久泻不止，肺虚喘咳，肾虚遗精，带下，尿频，消渴
扁豆	甘，微温	脾、胃		化湿消暑	暑湿吐泻，食欲不振，大便溏泻，白带过多，胸闷腹胀
大枣	甘，温	脾、胃、心	补中益气	养血安神，缓和药性	脾虚食少，乏力便溏，妇人脏躁
饴糖	甘，温	脾、胃、肺		生津，润燥	劳倦伤脾，里急腹痛，肺燥咳嗽，吐血，口渴，咽痛，便秘
甘草	甘，平	心、肺、脾、胃	补脾益气，缓急止痛，解毒	祛痰止咳，调和药性	脾胃虚弱，中气不足，咳嗽气喘/痰多，痈疽疮毒，腹痛，解药毒
蜂蜜	甘，平	肺、脾、大肠		润肺止咳，润肠通便	中虚脘腹疼痛，肺虚燥咳及肠燥便秘，解药毒

第四节　方　剂

补气的方剂，适用于脾肺气虚的病证，多以人参（或党参代替）、黄芪、甘草等甘温补气药物为其主要组成部分,加白术、山药、茯苓等健脾药以健脾益气,加升麻、柴胡等升提药以升阳益气,加陈皮、木香等行气药以调中行气,使补而不滞。

一、四君子汤(《太平惠民和剂局方》)

【组成】 人参 白术 茯苓 炙甘草

【功效】 益气健脾。

【主治】 脾胃气虚证。面色苍白,语声低微,气短乏力,食少便溏,舌淡苔白,脉虚弱。

【方解】 方中君药人参甘温,大补元气,健脾养胃;臣药以甘苦温之白术健脾燥湿,加强益气助运之力;佐以茯苓渗湿健脾;炙甘草补气和中,调和诸药,为使药。四药配伍,共奏益气健脾之功。全方温而不燥,平补不峻,体现了治疗脾胃气虚的基本大法,犹如宽厚平和之君子,故有"四君子汤"之名(图27-3)。

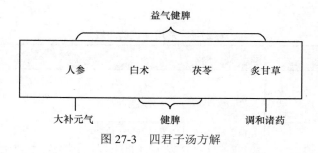

图27-3 四君子汤方解

本方加减:以四君子汤加陈皮、半夏,名六君子汤,主治脾胃虚弱,兼有痰湿。六君子汤加木香、砂仁而成,名香砂六君子汤,主治脾胃虚弱、寒湿滞于中焦。

二、参苓白术散(《太平惠民和剂局方》)

【组成】 人参 白术 茯苓 山药 莲子 白扁豆 薏苡仁 砂仁 桔梗 甘草

【功效】 益气健脾、渗湿止泻。

【主治】 脾虚湿盛证。脾虚腹胀、饮食不化、胸脘满闷,气短乏力,肠鸣泄泻,面色萎黄,舌淡苔腻,脉虚缓。

【方解】 参苓白术散是在四君子汤基础上加山药、莲子、白扁豆、薏苡仁、砂仁、桔梗而成。两方均有益气健脾之功,但四君子汤以补气为主,为治脾胃气虚的基础方;参苓白术散兼有渗湿行气作用,并有保肺之效,是治疗脾虚湿盛证及体现"培土生金"治法的常用方剂。方中以人参、白术、茯苓益气健脾渗湿为君药。臣药以白扁豆、薏苡仁助白术、茯苓健脾渗湿;山药、莲子肉健脾益气,兼能止泻。佐药以砂仁醒脾和胃,行气化滞。使药以桔梗宣肺利气,通调水道,又能载药上行,培土生金,甘草健脾和中,调和诸药(图27-4)。

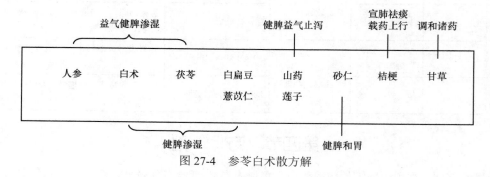

图27-4 参苓白术散方解

三、补中益气汤（《脾胃论》）

【组成】　黄芪　人参　炙甘草　白术　当归　陈皮　升麻　柴胡

【功效】　补中益气，升阳举陷。

【主治】　脾胃气虚证，脾虚气陷证及气虚发热证。食少体倦肢软，少气懒言，面色萎黄，大便稀溏，内脏下垂，舌淡脉虚等或身热自汗，渴喜热饮，气短乏力，舌淡，脉虚大无力。

【方解】　补中益气汤由四君子汤去茯苓，加黄芪、陈皮、升麻、柴胡、当归而成，是升阳益气的代表方。方中以黄芪为君药，味甘微温，入脾肺经，补中益气，升阳固表；人参、炙甘草、白术，补气健脾为臣药；当归养血和营，协人参、黄芪补气养血，陈皮理气和胃，使诸药补而不滞，共为佐药；少量升麻、柴胡升阳举陷，协助君药以升提下陷之中气，共为使药（图27-5）。

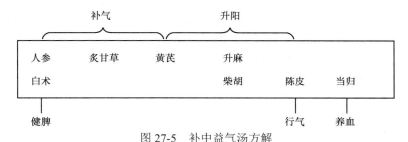

图 27-5　补中益气汤方解

四、玉屏风散（《医方类聚》）

【组成】　黄芪　防风　白术

【功效】　益气固表止汗。

【主治】　肺卫气虚、表虚自汗证。汗出恶风，面色㿠白，舌淡脉虚。

【方解】　玉屏风散中黄芪甘温，内可大补脾肺之气，外可固表止汗，为君药；白术健脾益气，助黄芪以加强益气固表之力，为臣药，两药合用，使气旺表实，则汗不外泄，外邪亦难内侵；佐以防风走表而散风御邪，黄芪得防风，则固表而不留邪；防风得黄芪，则祛风而不伤正（图27-6）。

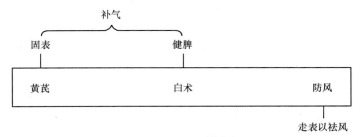

图 27-6　玉屏风散方解

五、生脉散（《医学启源》）

【组成】　人参　麦冬　五味子

【功效】　益气生津，敛阴止汗。

【主治】　气阴两虚证。汗多神疲，体倦乏力，气短懒言，咽干口渴，干咳少痰，短气自汗，舌红少苔，脉虚细。

【方解】　人参甘温，益元气，益肺生津为君药；麦冬甘寒养阴生津为臣药；人参、麦冬合用，气阴双补，五味子酸温，敛阴止汗为佐药。全方三药配伍，人参补气虚之本，麦冬滋不足之阴，五味子敛肺止汗治标，使气复津生，汗止阴存，气充脉复，故名"生脉"（图27-7）。

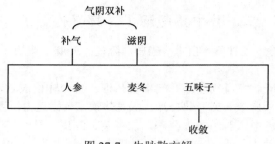

图 27-7　生脉散方解

思考题

1. 下列哪项不属于气虚证的症状（　　）

A. 倦怠乏力　　　B. 气短懒言　　C. 内脏下垂　　D. 烦躁不安　　E. 食少便溏

2. 中气下陷证的主要临床表现有哪些？

3. 请列举 5 种常见的补气药，并说明其功能。

4. 请说明四君子汤的组成、功效、主治。

5. 请列举 3 种常用的补气方剂。

（熊新贵）

第二十八章　血　虚　证

【内容提要】　本章主要内容包括血虚证的概念、证候、治法、药物、方剂等。血虚证指血液亏虚、全身失养的证候。其主要表现为面色淡白或萎黄，口唇、爪甲色淡，心悸多梦，手足发麻，头晕眼花，妇女经血量少色淡、衍期甚或闭经，舌淡脉细等。血虚证的基本治法除补血法外，还有益气补血法、益肾补血法、祛瘀生血法和解毒生血法等。补血的常用药物有当归、白芍、阿胶、熟地黄、何首乌、龙眼肉等。常用的补血方剂有四物汤、胶艾汤、归脾汤和当归补血汤等。

【学习目标】
1. 掌握血虚证的概念、主要证候表现、常用治法。
2. 熟悉常用药物的功效、常用方剂的组成与功效。
3. 了解血虚证的症状病机、常用药物的主治应用、常用方剂的方解与主治应用等。

第一节　证　候

血虚证是指体内血液亏虚，脏腑、形体官窍、经脉等全身失养而出现的虚弱证候。其形成原因有生成不足和耗血太过两个方面。生成不足多由于先天禀赋不足，或后天失养、脾胃虚弱、生化乏源，或瘀血阻络、新血不生等所致；耗血太过多由于急慢性失血，或久病暗耗阴血所致。

一、常见血虚证型

因心主血脉，肝主藏血，故血虚证最常见于心、肝两脏，即心血虚与肝血虚。心血虚、肝血虚可单独存在，亦可同时出现，即心肝血虚证。脾虽具统血功能，是指脾气固摄血液、防止出血的作用，故临床并无脾血虚的概念。肺主气，肾藏精，肺肾二脏亦无血虚的提法。

二、血虚证的症状病机

血液的生理功能为营养滋润作用，血虚则血脉不充，周身失荣、失养。血虚证常见症状的病机归纳如下（图28-1）：

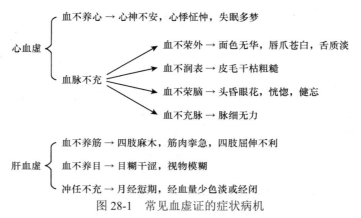

图28-1　常见血虚证的症状病机

1. 血虚不荣　血不荣于外则面色苍白无华或萎黄，口唇、指甲、舌质淡白；血不润于表则皮肤干涩粗糙，毛发枯槁易脱。

2. 血虚不养　血不养心则心神不安而心悸怔忡,失眠多梦;血不养脑则头昏眼花、恍惚健忘;血不养目则目糊干涩,视物昏花;血不养筋则四肢麻木,爪甲干枯、筋肉挛急,关节屈伸不利。

3. 血虚不充　血虚不充则血脉不充而脉细无力;冲任不充则经血量少色淡,或来迟或经闭。

三、常见血虚证的临床表现

心血虚、肝血虚和心肝血虚的临床表现见图 28-2。图左侧为心血虚的症状,右侧为肝血虚的症状,交叉部分为两型血虚共有的症状。三组症状同时出现时,即为心肝血虚证。

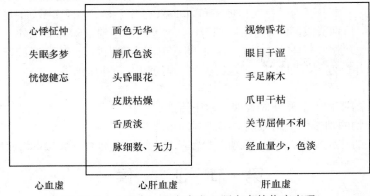

图 28-2　心血虚、肝血虚和心肝血虚的临床表现

四、血虚证与脾胃、肺、肾等脏腑的关系

血虚证虽然最常见于心、肝两脏,但血液的化生与脾胃、肺、肾等脏腑均有密切关系。脾胃为后天之本,气血生化之源。若脾胃纳运失常,直接影响水谷精微的化生与气血的生成,可导致血虚。肺主一身之气,朝百脉,若肺气不足,气不生血亦会导致血虚,常表现为气血两虚。肾藏精,精能生髓,髓能化血。若肾精不足,精不化血,同样可以引发血虚。故临床治疗血虚证时,除补心肝之血外,常兼用补脾肺之气与补肾益精之法。

第二节　治　　法

血虚证的基本治法是补血。此外尚有补气生血法、补肾生血法、祛瘀生血法和解毒生血法等。

一、补　血　法

补血法通用于一切血虚证,方如四物汤。常用的补血药有当归、白芍、阿胶、熟地黄等。

二、补气生血法

依据"气能生血"的理论,治疗血虚时,常在补血药中,配以益气健脾之品,此法为补血的重要方法之一。常用的方剂有归脾汤、当归补血汤等。常用的补气药有黄芪、人参、党参、白术、黄精、山药、大枣等。此法尤其适用于心脾两虚或气血两虚证。

三、补肾生血法

肾藏精,精生髓,髓化血。中医有"生血根本在于肾""精血同源"之说。临床上,治血虚,常补肾以填精,精髓足,血自旺。常用方剂有大菟丝子饮、二仙丹等。常用补肾药有鹿茸、鹿角胶、桑椹、何首乌、龟甲胶、巴戟天、锁阳、淫羊藿、补骨脂、菟丝子、枸杞子、紫河车等。此法尤其适用于兼有肝肾亏虚的血虚证。

四、祛瘀生血法

瘀血阻络，则新血不生。气血瘀阻，脉道不通，就会造成骨髓乏养而枯竭，致使血液生化无由。故血虚兼有血瘀时，必须加入活血化瘀之品，如当归、鸡血藤、川芎、丹参、三七等。

第三节 药 物

治疗血虚证的药物，称补血药，又叫养血药。常用的补血药有当归、白芍、阿胶、熟地黄、何首乌、龙眼肉等（表28-1）。上述药物，根据其功能特点大体可分为四类：

1. 补血兼活血药 此类药的特点为既可补血，又兼活血作用。代表药为当归、鸡血藤（见血瘀证）。除补血活血化瘀外，当归且长于调经、润肠。鸡血藤尚有调经止痛、舒筋活络之功。

2. 补血兼健脾益气安神药 代表药物有龙眼肉、大枣（见气虚证）。二药均既可补血，又具益气健脾、安神之功。大枣尚有调和药性的作用。

3. 补血兼滋阴药 代表药物有白芍、熟地黄、阿胶，此类药物均既可补血又兼滋阴。白芍尚有敛汗和营、缓急止痛之功；阿胶又有止血作用。

4. 补血兼补肾精药 代表药物有何首乌等。此类药物多数入肝肾二经，既有补血作用，又兼补肾益精之功。

表28-1 常用补血药简表

药名	性味	归经	功效	主治
当归	甘、辛，温	肝、心、脾	补血，活血，止痛，润肠	血虚，血瘀，月经不调，肠燥便秘等
白芍	苦、酸，微寒	肝、脾	养血调经，敛阴止汗，柔肝止痛，平抑肝阳	血虚，肝阳上亢，胸胁脘腹疼痛，痛经，四肢挛痛，盗汗、自汗
熟地黄	甘，微温	肝、肾	补血滋阴，益精填髓	血虚，阴虚，月经不调
何首乌	苦、甘、涩，微温	肝、肾、心	益精血，润肠通便，解毒，截疟	血虚，阴虚，久疟，痈疽，瘰疬，肠燥便秘
阿胶	甘，平	肺、肝、肾	补血，止血，滋阴润肺	血虚，出血，肺燥咳嗽
龙眼肉	甘，平	心、脾	养血安神，补益心脾	心脾两虚，心血不足所致之心悸、怔忡、失眠、健忘

第四节 方 剂

一、四物汤（《太平惠民和剂局方》）

【组成】 熟地黄 当归 白芍 川芎

【功效】 补血调血。

【主治】 营血虚滞。月水不调，少腹疼痛，崩中漏下。瘕块硬结，时发疼痛。妊娠胎动不安，血下不止。产后恶露不下，少腹坚痛，时作寒热。面色萎黄，唇爪无华，舌质淡，脉弦细或细涩。

【方解】 方中熟地黄甘微温，滋阴补血，为君药；当归甘辛温，补血和血为臣药；白芍苦酸微寒，养血柔肝，和营止痛是为佐药；川芎辛温，活血理气则为使药。其中地、芍为血中之阴药，归、芎为血中之阳药，四药相合，补血而不滞血，行血而不破血，补中有散，散中有收，为治血分疾病的基本方剂（图28-3）。

本方加减：如兼气虚，可加四君子汤，名

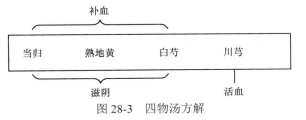

图28-3 四物汤方解

八珍汤；如兼瘀血则白芍改赤芍，加桃仁、红花，名桃红四物汤。

二、归脾汤（《济生方》）

【组成】　人参　黄芪　白术　当归　龙眼肉　酸枣仁　远志　茯神　木香　生姜　大枣　甘草

【功效】　益气补血，健脾养心。

【主治】　心脾两虚，气血不足。见心悸怔忡，健忘不眠，盗汗虚热，食少体倦，面色萎黄，舌质淡，苔薄白，脉细缓；脾不统血，见便血，妇女崩漏，月经超前，量多色淡，或淋漓不止，或带下等。

【方解】　方中人参、黄芪、白术、甘草、生姜、大枣甘温补脾益气；当归、龙眼肉甘辛温养血；茯神、酸枣仁、龙眼肉甘平养心安神；远志交通心肾而定志宁心；木香理气醒脾，以防益气补血药滋腻滞气，影响脾胃运化。全方气血并补，重用补气健脾，意在生血，方名归脾，意即在此（图28-4）。

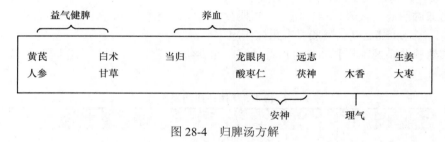

图 28-4　归脾汤方解

三、当归补血汤（《内外伤辨惑论》）

【组成】　黄芪　当归

【功效】　补气生血。

【主治】　血虚阳浮发热。治劳倦内伤，气弱血虚，阳浮外越所致血虚发热，肌热面赤，烦渴欲温饮，脉洪大而虚软，重按无力，舌质淡嫩；妇女经行、产后血虚发热，头痛；疮疡溃后，久不愈合。

【方解】　方中黄芪补气，当归养血。方中重用补气之黄芪，黄芪的用量为当归的五倍，取补气生血之意（图28-5）。

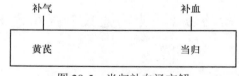

图 28-5　当归补血汤方解

思考题
1. 简述血虚证的概念。简述其主要临床表现与辨证要点。
2. 简述心血虚与肝血虚的相同点与不同点。
3. 简述血虚证的常用治法与常用中药。
4. 简述四物汤的组成、功效与主治。

（张国华）

第二十九章 阴 虚 证

【内容提要】 本章主要内容包括阴虚证的概念、证候、治法、药物、方剂等。阴虚证是指阴液不足，机体失缺滋润，同时阴不制阳而虚热内生的证候。其主要表现为五心烦热，骨蒸潮热，面红颧赤，头晕耳鸣，口唇、鼻咽、皮肤干燥，盗汗遗精，便秘，舌红少苔或红绛光剥，脉细数无力等。阴虚证的基本治法为滋阴，兼清热、润燥、补气等。常用的滋阴药有沙参、天冬、麦冬、玉竹、石斛、女贞子、枸杞子、墨旱莲、龟甲、鳖甲等。常用的补阴方剂有六味地黄丸、大补阴丸、左归丸、一贯煎、百合固金汤、益胃汤等。

【学习要求】
1. 掌握阴虚证的概念、主要证候表现、常用治法。
2. 熟悉阴虚证常用药物的功效、常用方剂的组成与功效。
3. 了解阴虚证的症状病机、常用药物的主治应用、常用方剂的主治应用与方解等。

第一节 证 候

阴虚证是指阴液不足，机体失缺滋润，同时阴不制阳而虚热内生的证候。《黄帝内经》云"阴虚则内热"，即指阴虚证，又称虚热证。

阴虚证的成因多由热病、久病耗伤阴液，或因五志过极、房事不节、过服温燥之品等使阴液亏少，机体失去滋润濡养所致。同时由于阴虚不能制阳，则阳相对偏亢而生内热，故表现为一派机能活动虚性亢奋的证候。血、精及津液，其属性虽皆属于阴，但阴虚与血虚、精亏及津伤既有区别，又有联系。血虚主要表现为周身失养；精亏主要表现为发育迟缓或不育不孕；津伤主要表现为内燥；而阴虚则主要表现为虚热。血、精、津的虚损可发展为阴虚。

阴虚证与多个脏腑有关，临床表现多样，但临床均可见低热、手足心热、午后潮热、盗汗、口燥咽干、心烦失眠、头晕耳鸣、舌红少苔、脉细数等虚热之象。

一、常见阴虚证型

理论上五脏均有阴虚，但脾为阴中之至阴，脾阴虚在临床上较为少见，肾、肝、肺、心、胃等脏腑之阴虚最为常见。故临床常见的单脏阴虚证有：肾阴虚、肝阴虚、心阴虚、肺阴虚、胃阴虚；两脏阴虚有：肝肾阴虚、肺肾阴虚、心肾阴虚。阴虚证常见相兼证还有：气阴两虚、阴阳两虚（图29-1）。因肾阴是五脏之阴的根本，故肾阴虚在阴虚病机中占有重要地位。

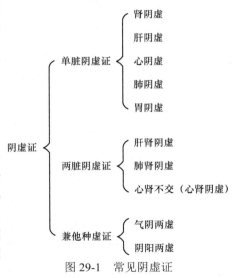

图 29-1 常见阴虚证

二、常见阴虚证的症状病机

常见阴虚证的症状病机见图29-2。

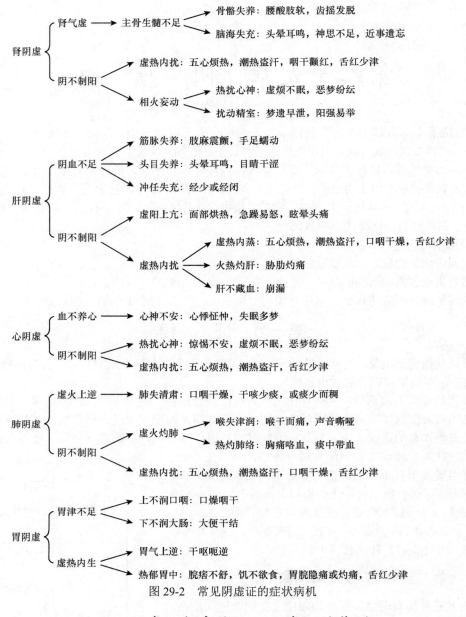

图 29-2　常见阴虚证的症状病机

三、阴虚证与实热证、血虚证的鉴别

阴虚证与实热证的区别：阴虚证是正气不足的虚证，阴虚而内热的虚热证；实热证是邪气有余的实证，因阳热之邪引发，阳盛则热。

阴虚证与血虚证的鉴别：二者均属正气不足的虚证。阴虚证以阴虚不制阳，虚热内生为特点；血虚证以周身失养为特点，通常无明显热象。阴虚证多以肾阴虚为基础，如肝肾阴虚、肺肾阴虚、心肾不交，而血虚证病变仅在心、肝二脏。

第二节　治　法

阴虚的基本治法是滋阴，又称养阴、补阴。

针对不同的脏腑，滋阴的具体治法有：滋阴补肾，用于肾阴虚，方如六味地黄丸；滋补肝肾，用于肝肾阴虚，方如左归丸；滋养肺肾，用于肺肾阴虚，方如百合固金汤；补养心阴，用于心阴虚，方如天王补心丹；滋养胃阴，用于胃阴耗伤，方如益胃汤。

滋阴又常与清热、润燥、补气、补阳等治法联合运用，称滋阴清热，滋阴润燥，滋阴补气及滋阴补阳，如图 29-3 示。

滋阴清热 { 滋阴降火：用于阴虚火旺，方如知柏地黄丸
滋阴清肺：用于肺肾阴虚火旺，方如养阴清肺汤

滋阴润燥 { 清燥润肺：用于温燥伤肺，方如清燥救肺汤
清养肺胃：用于燥伤肺胃，方如沙参麦冬汤
养阴润肠：用于肠燥便秘，方如增液汤

第三节 药 物

滋阴补气：用于气阴两虚，方如玉液汤

滋阴补阳：用于阴阳两虚，方如地黄饮子

图 29-3 滋阴法与其他治法的联用

治疗阴虚证的药物叫作滋阴药，又称养阴药、补阴药。滋阴药的性味以甘寒为主，少数药物性味甘平，多入肾、肝、肺、胃、心等经，分别可补肾阴、补肝阴、补肺阴、补胃阴、补心阴等（表 29-1）。滋阴药性质滋腻，凡脾胃虚弱、痰湿内阻、腹胀便溏者均应慎用。

表 29-1 养阴药简表

药名	性味	归经	功效	主治
沙参	甘，微寒	肺、胃	润肺止咳，养胃生津	肺燥咳嗽，胃燥干渴，热病津伤
麦冬	甘、微苦，微寒	肺、心、胃	润肺清心，养阴生津	肺燥干咳，心烦失眠，胃燥干渴
天冬	甘、苦，寒	肺、肾、肺、胃	滋阴润燥，清肺降火	阴虚潮热，盗汗遗精，肺燥咳嗽，热病伤津
玉竹	甘，微寒	肺、胃	养阴润肺，益胃生津	肺胃燥热，津伤口渴
石斛	甘，微寒	胃、肾	益胃生津，滋阴清热	阴虚津亏，虚热不退，胃阴不足，口燥咽干
黄精	甘，平	脾、肺、肾	滋阴润肺，补脾益气	肺燥咳嗽，脾胃气虚，肾精不足
女贞子	甘、苦，凉	肝、肾	滋补肝肾	肝肾阴虚
枸杞子	甘，平	肝、肾	补益肝肾，养肝明目，补血益精	肝肾阴虚
墨旱莲	甘、酸，寒	肝、肾	滋阴益肾，凉血止血	肝肾阴虚，阴虚血热之出血
龟甲	咸、甘，微寒	肾、心、肝	滋阴潜阳，益肾强骨，养血补心，固经止崩	阴虚阳亢或热病伤阴，虚风内动，肝肾不足，腰膝痿软；小儿囟门不闭，牙齿迟生，阴虚血热，月经过多，崩漏，心虚惊悸失眠等
鳖甲	咸，寒	肝、肾	滋阴潜阳，软坚散结	阴虚发热，骨蒸盗汗，虚风内动，癥瘕积块

常用的滋阴药根据兼有功效的不同，大体分以下几类：

一、滋阴兼养血

滋阴兼养血代表药物有枸杞子等。此类药多数归肝、肾经，既可滋养肝肾之阴，又有补血作用。

二、滋阴兼清热

滋阴兼清热代表药物有墨旱莲等。此类药性多甘寒，既可滋阴，又兼有清热凉血之功。

三、滋阴兼潜阳

滋阴兼潜阳代表药物有龟甲、鳖甲等。此类药物多数味咸，既能滋阴潜阳，又多兼软坚散结之功效。龟甲滋阴力强，兼能养血壮骨；鳖甲兼能清虚热，长于软坚散结。

四、滋阴兼益气

滋阴兼益气代表药物有黄精等。此类药物兼具益气养阴之功。

五、滋阴兼润燥

滋阴兼润燥代表药物有麦冬、沙参、玉竹、石斛、天冬等。此类药大多入肺、胃经，有滋阴生津润燥之功效，主要用于肺、胃阴虚证。此类药物味甘性寒，滋阴之余，尚有一定的清热作用，如天冬、石斛。

第四节　方　　剂

一、六味地黄丸（《小儿药证直诀》）

【组成】　熟地黄　山茱萸　山药　茯苓　牡丹皮　泽泻

【功效】　滋阴补肾。

【主治】　肾阴虚。腰膝酸软，头晕耳鸣，骨蒸潮热，盗汗遗精，五心烦热，消渴，虚火上炎，口燥咽干，舌红少苔，脉细数。

【方解】　方中重用熟地黄滋阴补肾，填精益髓，为君药，山茱萸、山药滋阴兼能涩精共为臣药，三药相配，滋阴补肾，称为三补；牡丹皮清泄相火，茯苓、泽泻渗利湿浊，称为三泻。本方为滋阴补肾的基本方。方解如图29-4。

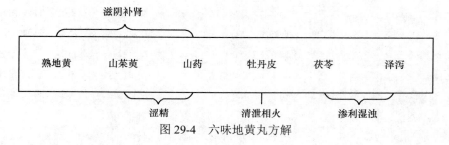

图29-4　六味地黄丸方解

本方加减：六味地黄丸加知母、黄柏，名知柏地黄丸，滋阴而降火，主治阴虚火旺证。六味地黄丸加枸杞子、菊花，名杞菊地黄丸，滋阴而明目，主治肝肾阴虚之目干眼花。三方之间的关系如图29-5。

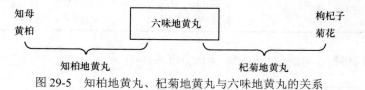

图29-5　知柏地黄丸、杞菊地黄丸与六味地黄丸的关系

二、左归丸（《景岳全书》）

【组成】　熟地黄　山茱萸　山药　枸杞子　菟丝子　龟甲胶　鹿角胶　牛膝

【功效】　滋阴补肾。

【主治】　真阴不足。头晕目眩，腰膝酸软，遗精滑泻，自汗盗汗，口燥咽干，渴欲饮水，舌光少苔，脉细或数。

【方解】　方中重用熟地黄滋肾益精；枸杞子补肾益精、养肝明目；鹿龟二胶，为血肉有情之品，峻补精髓，其中龟甲胶偏于补阴，鹿角胶偏于补阳，在补阴之中配伍补阳药，意在"阳中求阴"；菟丝子性平补肾。佐山茱萸养肝滋肾、涩精敛汗，山药补脾益阴、滋肾固精，牛膝益肝肾、强腰膝、健筋骨、活血，既补肾又兼补肝脾。共收滋肾填阴，育阴潜阳之效。左归丸方解如图29-6所示。

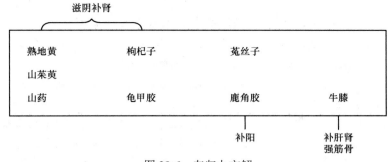

图 29-6　左归丸方解

三、大补阴丸（《丹溪心法》）

【组成】　熟地黄　龟甲　猪脊髓　黄柏　知母

【功效】　滋阴降火。

【主治】　阴虚火旺。虚火上炎所致骨蒸潮热，盗汗遗精，咳嗽咯血，心烦易怒，足膝疼热，舌红少苔，尺脉数而有力。

【方解】　方中主药重用熟地黄、龟甲，以滋阴潜阳，壮水制火；佐以黄柏、知母清泄相火而保真阴；猪脊髓为血肉甘润之品，以滋补精髓，制黄柏苦燥之性。诸药合用，共奏培本清源，滋阴降火之功效。方解如图 29-7 所示。

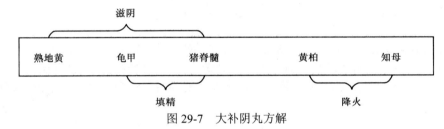

图 29-7　大补阴丸方解

四、一贯煎（《柳州医话》）

【组成】　生地黄　北沙参　枸杞子　麦冬　当归　川楝子

【功效】　滋阴疏肝。

【主治】　肝肾阴虚，血燥气郁。胸脘胁痛，吞酸吐苦，舌干口燥，舌红少津，脉细弱或虚弦；疝气瘕聚。

【方解】　方中生地黄滋阴补血，兼益肝肾，为君药；枸杞子、当归养血柔肝，麦冬、北沙参滋阴生液，善养肺胃之阴，知木能克土，必先培土，又清金之所以制木，以上均为臣药；佐以川楝子疏肝理气消热，遂肝木条达之性，虽属于苦寒之品，但配入大队甘凉养阴药中，使肝体得养，肝气通畅，诸证自消，实为治疗阴虚脘胁疼痛的佳方。该方方解如图 29-8 所示。

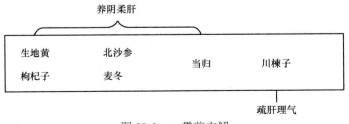

图 29-8　一贯煎方解

五、百合固金汤（《慎斋遗书》）

【组成】　生地黄　熟地黄　当归　白芍　玄参　麦冬　百合　川贝　桔梗　甘草

【功效】　滋肾润肺，止咳化痰。

【主治】　肺肾阴虚，虚火上炎所致咳嗽，气喘，痰中带血，咽喉燥痛，头晕目眩，午后潮热，手足烦热，舌红少苔，脉细数。

【方解】　方中主药百合、生地黄、熟地黄滋肺肾之阴；辅以川贝、麦冬润肺养阴，化痰止咳；佐以白芍、当归养血益阴，玄参滋阴清热，桔梗利肺止咳；使以甘草调和药性，伍桔梗以利咽喉。诸药合用，甘寒培元，肺肾同治，金水并调，滋肾保肺，为其配伍特点。方解如图 29-9 所示。

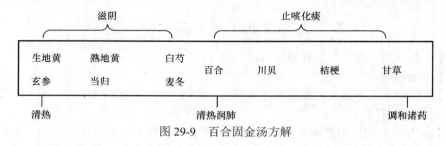

图 29-9　百合固金汤方解

六、益胃汤（《温病条辨》）

【组成】　生地黄　麦冬　沙参　玉竹　冰糖

【功效】　益胃生津。

【主治】　胃阴虚损。不能食，口干咽燥，舌红少苔，脉细数者。

【方解】　本方为滋胃阴的代表方。方中生地黄、麦冬、沙参、玉竹甘寒滋阴、生津润燥，其滋而不腻，不妨碍脾胃；加冰糖养胃和中，全方共奏养阴生津和胃之效。本方方解如图 29-10 所示。

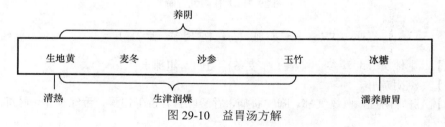

图 29-10　益胃汤方解

思考题

1. 简述阴虚证的概念。简述其主要临床表现与辨证要点。

2. 阴虚证常见于哪些脏腑？其各自临床表现的特点是什么？

3. 比较六味地黄丸、大补阴丸、一贯煎、百合固金汤、益胃汤的主治特点。

（张国华）

第三十章 阳 虚 证

【内容提要】 阳虚证主要的表现为面色㿠白，短气懒言，精神倦怠，四肢不温，尿清，便溏，舌淡苔薄，脉细弱或大而无力。阳虚证的治法，包括温补肾阳法、温中健脾法、温补心阳法、温阳利水法、补肾固脱法、温补脾肾法、滋阴补阳法。补阳药皆为温性，以补助人体阳气（补阳、助阳）为主要作用。阳虚主要责之于心、脾、肾三脏，其中心、脾阳虚以"温里剂"治之，补肾阳为补阳剂的主要功用，代表方有肾气丸、桂附八味丸、济生肾气丸、右归丸等。

【学习要求】
1. 掌握阳虚证的概念和主要证候表现，补阳法的主要治法类型和补阳法的主要代表方剂。
2. 熟悉常见补阳药物的主要功能。
3. 了解不同补阳药物的治疗应用。

第一节 证 候

阳虚证是指机体阳气不足，机能衰退所产生的虚寒表现的概称，阳虚证属于八纲辨证的里虚寒证。常由素体阳虚，久病体弱，暴病伤正，饮食生冷，禀赋不足，过度劳倦，年高脏气亏虚所致。

阳虚证的病机是阳气虚衰，阳虚不能制阴，温煦功能减弱，脏腑、经络等组织器官的某些功能活动减退，血和津液运行迟缓，水液不化，阴寒内盛而出现的全身虚寒表现。主要表现为面色㿠白，短气懒言，精神倦怠，四肢不温，尿清便溏，舌淡苔薄，脉细弱或大而无力。

一、常见阳虚证型

阳虚证责之脏腑可分为脾阳虚、肾阳虚、心阳虚、脾肾阳虚、心肾阳虚等，肝无阳虚，肺虽有阳虚，但尚未被通用教材所接受，余下心、脾、肾三脏阳虚证，以肾阳虚及脾阳虚最为多见，肾阳虚与脾阳虚常同时存在，称为脾肾阳虚。

二、常见阳虚证的临床表现

阳虚具有气虚的全部表现，再加上寒象。肾阳虚之寒象表现为全身性虚寒，脾阳虚之寒象表现为里虚寒，寒象局限于中焦脾胃，心阳虚之寒象为心脉虚寒，虽局限于心及血脉，但心脉温养全身，其寒可影响全身，甚至关系到生命。

肾阳虚的临床表现：肾气虚而主骨生髓不足出现体力、脑力早衰；气化失司而水饮泛滥，封藏失司而久泻、遗精、遗尿；肾不纳气而虚喘；全身温煦不足而机能减退，代谢低下，全身畏寒。

脾阳虚的表现：因脾气虚而中气不足，运化失调而出现倦怠无力，少气懒言，消化不良，水湿中阻；中焦虚寒而出现腹中冷痛，喜温喜按等。

心阳虚的临床表现：心气虚而心神不足、血运无力，进而出现精神不振，神思衰弱，健忘，心悸怔忡，气短息促等；血脉寒滞而出现心胸憋闷疼痛，形寒肢冷，面色苍白等。

脾肾阳虚的临床表现：脾阳虚加肾阳虚。

心肾阳虚的临床表现：心阳虚加肾阳虚。

三、阳虚与气虚、亡阳之间的关系

气属于阳，阳虚是气虚的进一步发展，故阳虚证必包括气虚证的表现，在倦怠无力，少气懒言，脏腑机能减退等气虚表现的基础上，若再出现虚寒之象则为阳虚证。阳虚证与气虚证的鉴别：前者有寒象，而后者通常无，前者的病变多以肾阳虚为基础，如脾肾阳虚、心肾阳虚，总离不开肾，而后者病变多以脾为基础，如脾肺气虚、心脾两虚，总离不开脾。

阳虚与亡阳均有一派寒象，但前者发病缓慢，病程长，呈慢性的、渐进性的阳气衰减，而后者病情急，病情重，为阳气的暴脱，如心阳暴脱是在心阳虚衰的基础上阳气暴脱，见突然冷汗淋漓，四肢厥冷，呼吸微弱，面色苍白，脉微细欲绝。心气虚、心阳虚、心阳暴脱三证，是心的功能由轻到重逐渐衰微的三个发展阶段，心气虚的基础上出现虚寒征象便是心阳虚，心气虚、心阳虚的基础上出现亡阳的征象便是心阳暴脱。

第二节 治　　法

阳虚的基本治法是补阳，补阳又称助阳或壮阳，由于阳虚证是由气虚证发展而成，其证候表现以五脏气虚证加寒象，因此补阳法的基本治则是除补五脏之气外，酌加温阳散寒之品。

肾阳为全身阳气的根本，因此补阳法主要是补肾阳，至于补脾阳、补心阳，只是在补气的基础上加上祛寒药，并无补脾阳或补心阳的专药，故本章重点讨论补肾阳。补阳法属补法，治疗虚寒证，祛寒法属温法，治疗实寒证，理论上虽如此，但在临床应用时，并无严格划分，阳虚证在补阳基础上常配以祛寒法，其实某些祛寒药也兼为助阳药。

补阳法与固涩法也有关联，滑脱证多由阳气虚所致，特别是肾阳虚，常导致遗精、遗尿、久泻、自汗等滑脱证，此时补阳法须配合固涩法应用，实际上一些固涩药本身就是补阳药。

补阳法与滋阴法更是不可分离，根据阴阳互根的道理，补阳法常佐以滋阴法，即所谓"善补阳者必于阴中求阳，则阳得阴助而生化无穷"之意。

一、温补肾阳法

温补肾阳法为肾阳虚证的基本治疗，代表方为肾气丸、右归丸。

二、温阳利水法

温阳利水法适用于治疗肾虚水泛之证，代表方如真武汤。

三、补肾固脱法

补肾固脱法适用于治疗肾气不固之诸证，包括补肾涩精、固肾缩尿、涩肠固脱、固崩止带、补肾安胎诸治法。

四、温补脾肾法

温补脾肾法，又称益火生土法，适用于治疗脾肾阳虚之证，表现为形寒肢冷，面色㿠白，腰膝或腹部冷痛，久泻久痢，或五更泄泻，粪质清稀或完谷不化，或小便不利，面浮肢肿，甚则腹胀如鼓，舌淡胖，苔白滑，脉沉迟无力。

第三节 药　　物

补阳药皆为温性，以补助人体阳气（补阳、助阳）为主要作用，甘能补，故补阳药多为甘味，或带咸、苦、辛味，补阳药皆入肾经，其次为肝、脾、肺经。由于肾为命火元阳之所，阳虚之因必责之肾，故补阳药必入肾经；又因多数补阳药有强筋壮骨、活血续筋、止漏安胎、益精明目的作用，故入肝经；一些补阳药能温脾止泻，故入脾经；一些补阳药纳气定喘，敛肺止咳，故亦入肺经。

补阳药与温里药均能助阳，治疗阳虚证，温里药重在祛寒，以祛邪为主，补阳药重在补阳，

以补虚为主。补阳药性多温燥，能伤阴助火，阴虚火旺时不宜使用。

常用补阳药见表 30-1，简述如下：

表 30-1　常用补阳药简表

药名	性味	归经	功能		主治
鹿茸	甘、咸，温	肝、肾	补肾助阳	益精血，强筋骨，固冲任，托疮毒	肾阳亏虚，精血不足证；肝肾亏虚证；冲任虚寒，崩漏带下；疮疡不敛
鹿角	咸，温，涩	肝、肾		强筋壮骨，行血消肿	肾阳不足，阳痿遗精，腰脊冷痛，阴疽疮疡，乳痈初起，瘀血肿痛
鹿角霜	咸，温	肝、肾		收敛止血	脾肾阳虚，白带过多，遗尿尿频，崩漏下血，疮疡不敛
鹿角胶	甘、咸，温	肾、肝	补肾益精	养血止血	肾虚精血不足，阳痿滑精，腰膝酸冷，虚劳羸瘦，崩漏下血，便血尿血，阴疽肿痛
冬虫夏草	甘，平	肺、肾	补肺益肾，纳气定喘，助阳益精	补肺止血化痰	肾虚精亏，阳痿遗精，腰膝酸痛，劳嗽咯血，久咳虚喘
蛤蚧	咸，平	肺、肾			虚喘气促，劳嗽咯血，阳痿遗精
胡桃肉	甘，温	肾、肺、大肠		润肠	腰膝酸软，阳痿遗精，虚寒喘嗽，大便秘结
肉苁蓉	甘、咸，温	肾、大肠	补肾阳，益精血，润肠通便	药性缓和	阳痿滑精，不孕，腰膝酸软，筋骨无力，肠燥便秘
锁阳	甘，温	肝、肾、大肠		药性猛烈	
杜仲	甘，温	肝、肾	补肝肾，强筋骨	安胎	肾虚腰痛，筋骨无力，妊娠漏血，胎动不安
续断	苦、辛，微温	肝、肾		续伤止痛 / 止崩漏	肾虚腰痛，腰膝酸软，风湿痹痛，崩漏，胎漏，跌仆损伤
骨碎补	苦，温	肾、肝			肾虚腰痛，耳鸣耳聋，牙齿松动，跌仆闪挫，筋骨折伤
补骨脂	辛、苦，温	肾、脾	温补脾肾，固精缩尿，止泻	纳气平喘	肾阳虚证，脾肾阳虚久泻，肾不纳气虚喘
益智仁	辛，温	脾、肾		温脾摄涎	脾肾虚寒证，口涎自流
菟丝子	辛、甘，平	肝、肾、脾	补肾固精，明目	止泻，安胎，善治男子不育	阳痿遗精，尿有余沥，遗尿尿频，腰膝酸软，目昏耳鸣，肾虚胎漏，胎动不安，脾肾虚泻
沙苑子	甘，温	肝、肾		偏于固涩，善治男子遗精	肾虚腰痛，遗精早泄，白浊带下，小便余沥，眩晕，目暗昏花
巴戟天	辛、甘，微温	肝、肾	温肾壮阳，散寒除湿	益精	阳痿，少腹冷痛，小便不禁，子宫虚冷，风寒湿痹，腰膝酸痛
仙茅	辛，热，有毒	肾、肝、脾		补肾阳之峻剂	阳痿精冷，筋骨痿软，腰膝冷痛，阳虚冷泻
淫羊藿	辛、甘，温	肝、肾		止咳平喘	肾阳虚衰，阳痿遗精，筋骨痿软，风湿痹痛，麻木拘挛
蛇床子	辛、苦，温，有小毒	肾	温肾壮阳，燥湿，祛风，杀虫		阴痒带下，湿疹瘙痒，湿痹腰痛，肾虚阳痿

鹿茸为雄鹿头上尚未骨化的幼角，壮阳力强，且能益精血、强筋骨，宜从小量开始，缓缓增加，

不可骤用大量；鹿角为硬化成骨质之老角，药力较弱；鹿角胶由鹿角煎熬浓缩而成，补阳兼滋阴；鹿角霜为鹿角熬膏后所存残渣，补阳之力弱，尚有收敛作用。

冬虫夏草、蛤蚧、胡桃肉均归肺肾经，长于补肺益肾，纳气平喘，补阳益精，药力均较缓，久服方效，但蛤蚧咸平，偏补肺气而定喘；冬虫夏草甘平，兼补肺阴，并化痰止血，劳嗽咯血用之为佳；胡桃肉甘温，偏于温肺，又兼润肠，可治津枯肠燥便秘。

肉苁蓉、锁阳均甘温，均归肾与大肠经，同具有补肾壮阳，润肠通便作用，肉苁蓉性不燥不腻，药力从容和缓，为治疗肾阳不足、精血亏虚之常用药；锁阳性较温燥，兴阳作用胜于肉苁蓉，益精血功效不及肉苁蓉。

补骨脂、益智仁均为补火助阳兼收涩之品，补骨脂辛苦大温，助阳的力量较强，作用偏于肾，长于补肾壮阳，还能纳气平喘；益智仁助阳之力较补骨脂弱，偏于补脾阳，长于开胃摄唾。

骨碎补、续断、杜仲具有补肝肾、强筋骨的作用，三者同用于肾虚腰痛；骨碎补、续断具有活血、续伤的作用，二者常同用于跌仆损伤；杜仲、续断具有安胎的作用，二者均可用于胎动不安，续断安胎作用不及杜仲，但能行血脉、续筋骨，为补而不滞之品；骨碎补常配伍补骨脂温肾脾而止泻，续断常配伍杜仲治肾虚腰痛及胎动漏血。

淫羊藿、仙茅、巴戟天均为辛温之品，皆有补肾阳强筋骨，同时兼有祛寒湿的作用，常配合用于命门火衰之腰膝冷痛；淫羊藿祛风湿之力较明显，治风湿痹痛麻木，仙茅辛热有毒，燥热之性较淫羊藿为胜，但有伤阴之弊；巴戟天辛散温燥之性较小，且兼有益肾精的作用。

第四节 方　　剂

补阳的方剂，适用于治疗阳气虚弱的病证。阳虚主要责之于心、脾、肾三脏，其中心、脾阳虚以"温里剂"治之，补肾阳为本类方剂的主要功用。

一、肾气丸（《金匮要略》）

【组成】　桂枝　附子　干地黄　山药　山茱萸　泽泻　茯苓　牡丹皮

【功效】　补肾助阳。

【主治】　肾阳不足证。腰膝酸软，肾虚水肿，少腹拘急，小便不利，或小便反多，入夜尤甚，阳痿早泄，遗精滑精，舌淡而胖，脉虚弱。

【方解】　肾气丸也称八味肾气丸，由六味地黄丸（山药、山茱萸、泽泻、牡丹皮、茯苓、干地黄）加桂枝、附子而成，适用于肾阳不足诸证，其衍生方有桂附八味丸、济生肾气丸及十味丸。方中重用干地黄滋阴补肾生精，配伍山茱萸、山药补肝养脾益精；以少量桂枝、附子温补肾中之阳，意在微微生长少火以生肾气；泽泻、茯苓利水渗湿，牡丹皮泻肝化瘀，与温补肾阳药相配，意在补中寓泻，从而补而不腻（图30-1）。

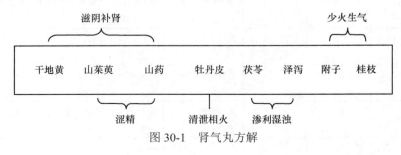

图30-1　肾气丸方解

二、右归丸（《景岳全书》）

【组成】　熟地黄　附子　肉桂　山药　山萸肉　菟丝子　当归　杜仲　鹿角胶　枸杞子

【功效】 温补肾阳、填精补血。

【主治】 肾阳不足、命门火衰证。年老或久病气衰神疲、畏寒肢冷、腰膝软弱、阳痿遗精或阳衰无子，或完谷不化、大便不实，或小便自遗，下肢水肿，舌淡苔白，脉沉迟等。

【方解】 右归丸为桂附八味丸去三泻药，加益精血之鹿角胶、枸杞子、菟丝子、杜仲、当归组成，为纯补无泻之剂，是温阳益精之峻剂。方中附子、肉桂、鹿角胶培补肾中元阳，温里祛寒；熟地黄、山萸肉、枸杞子、山药滋阴益肾，养肝补脾，填精补髓，取"阴中求阳"之义；再用菟丝子、杜仲补肝肾，强腰膝，配以当归养血和血，共补肝肾精血。右归丸方解如图30-2所示。

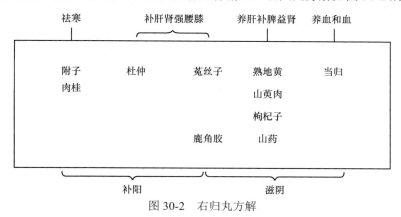

图 30-2 右归丸方解

思考题

1. 下列哪项不属于阳虚证的症状（ ）

A. 面色㿠白 　　 B. 精神倦怠 　　 C. 短气懒言 　　 D. 四肢不温 　　 E. 恶寒喜暖

2. 气虚证和阳虚证如何鉴别？

3. 请列举 3 种阳虚证的治法。

4. 请列举 5 种常用的补阳药及功能。

5. 请说明肾气丸的组成及功效。

（熊新贵）

参 考 文 献

郝丽莉, 傅南琳, 2017. 中医药学概论. 2 版. 北京: 科学出版社

何建成, 张忠德, 2021. 中医学基础. 3 版. 北京: 人民卫生出版社

吕志平, 赵春妮, 2017. 基础中医学. 2 版. 北京: 科学出版社

王建, 2016. 中医药学概论. 8 版. 北京: 人民卫生出版社